科学出版社"十四五"普通高等教育研究生规划教材

医学影像技术研究生核心课程教材

供医学影像技术、医学影像学、生物医学工程、智能影像工程、临床医学、预防医学等医学相关专业使用

医学影像信息与人工智能技术学

主　　编　刘景鑫　陈　峰
副 主 编　杨晓鹏　郭建新　张　翼　杨　炼
编　　委（按姓氏笔画排列）

王志强（北华大学）　　　　　　　王欣萍（哈尔滨医科大学）
刘景鑫（吉林大学中日联谊医院）　许　锋（北京大学第三医院）
李永生（牡丹江医科大学）　　　　杨　炼（华中科技大学同济医学院
杨　萌（中国医学科学院北京　　　　　　　附属协和医院）
　　　　协和医院）　　　　　　　杨晓鹏（郑州大学第一附属医院）
杨海涛（重庆医科大学附属第一医院）余　瑛（江西中医药大学）
张　翼（青岛大学附属山东省　　　陈　文（湖北医药学院附属太和医院）
　　　　妇幼保健院）　　　　　　陈　勇（兰州大学第一医院）
陈　峰（海南医科大学附属　　　　陈江源（江汉大学）
　　　　海南医院）　　　　　　　周　彬（华中科技大学同济医学院
周凌霄（深圳大学）　　　　　　　　　　　附属协和医院）
单　飞（上海市复旦大学附属公共　孟　垣（北华大学附属医院）
　　　　卫生临床中心）　　　　　胡　芳（湘南学院）
费晓璐（首都医科大学宣武医院）　袁小聪（深圳大学）
聂　壮（华中科技大学同济医学院　郭建新（西安交通大学第一附属医院）
　　　　附属协和医院）　　　　　薛晓琦（北京大学第三医院）
薛蕴菁（福建医科大学附属协和医院）

编写秘书　李俊怡（吉林大学）
插图制作　焦　龙（吉林大学）

科　学　出　版　社
北　京

内 容 简 介

本书全面系统地介绍了医学影像信息、影像大数据与人工智能的质量控制以及医学影像人工智能技术等方面的内容。由浅入深，从基础到技术，再到应用和研究，涵盖知识范围广，理论与实践相结合。

希望本书有助于研究生学习、研究及进行论文选题，并满足多领域相关学科人员新知识学习需求。

图书在版编目（CIP）数据

医学影像信息与人工智能技术学/刘景鑫，陈峰主编. —北京：科学出版社，2024.10

科学出版社"十四五"普通高等教育研究生规划教材 医学影像技术研究生核心课程教材

ISBN 978-7-03-077281-7

Ⅰ.①医… Ⅱ.①刘… ②陈… Ⅲ.①影像诊断–信息学–研究生–教材 Ⅳ.① R445

中国国家版本馆 CIP 数据核字（2023）第 251686 号

责任编辑：王锞韫 / 责任校对：宁辉彩
责任印制：吴兆东 / 封面设计：陈 敬

科学出版社 出版
北京东黄城根北街 16 号
邮政编码：100717
http://www.sciencep.com

北京中科印刷有限公司印刷
科学出版社发行 各地新华书店经销

*

2024 年 10 月第 一 版 开本：787×1092 1/16
2025 年 8 月第二次印刷 印张：17 1/2
字数：517 000

定价：98.00 元
（如有印装质量问题，我社负责调换）

科学出版社"十四五"普通高等教育研究生规划教材 医学影像技术研究生核心课程教材 编审专家委员会

主 任 委 员 余建明 李真林

副主任委员（按姓氏笔画排序）

马新武 牛延涛 刘景鑫 李大鹏 邱建峰

陈 峰 郑君惠 倪红艳 雷子乔

委　　员（按姓氏笔画排序）

王世威 王红光 石凤祥 冯 骥 吕发金

刘 杰 刘义军 孙存杰 李大鹏 李文美

杨晓鹏 何玉圣 汪启东 张 翼 陈 晶

罗来树 周学军 周高峰 袁 元 郭建新

曹国全 路 青 暴云锋 薛蕴菁

序

为了顺应医学技术（一级学科）下医学影像技术学（二级学科）及其亚学科快速发展的需求，紧跟新设备、新技术、新方法和新理论日新月异且更新周期不断缩短的发展步伐，科学出版社启动了"十四五"普通高等教育规划教材医学影像技术研究生核心课程教材申报工作，为学科交叉性、融合性和前沿性的快速发展提供了良好的机遇。经医学影像技术研究生核心课程教材编审专家委员会研究决定，组织全国各省市的影像技术专家编写《医学数字X线成像技术学》《医学CT成像技术学》《MR成像技术学》《医学影像处理技术学》《医学影像信息与人工智能技术学》系列医学影像技术研究生教材，填补我国医学影像技术无研究生教材的空白。本系列医学影像技术研究生教材可供高等医药院校医学影像技术、医学影像学、生物医学工程、智能影像工程、临床医学、预防医学等医学相关专业使用。

本系列研究生教材以《教育部 国家发展改革委 财政部关于加快新时代研究生教育改革发展的意见》（教研〔2020〕9号）、《国务院办公厅关于加快医学教育创新发展的指导意见》（国办发〔2020〕34号）、《普通高等学校教材管理办法》（教材〔2019〕3号）、《教育部关于印发〈国家教材建设重点研究基地管理办法〉的通知》（教材〔2020〕1号）和《普通高等学校本科专业类教学质量国家标准》等文件的精神为指导，全面深化普通高等学校教育改革，提升教育水平和培养质量，推进新医科建设。

本系列研究生教材遵循医学影像技术研究生专业的培养目标，以临床实际问题为导向，以忠实专业要求、高于专业标准、强化研究专业、回归和服务专业为指导思想。坚持研究生教材的思想性、科学性、先进性、启发性、实用性和创新性的原则；本着源于本科教材的基本理论、基本知识和基本技能的基础上进行升华的理念；适应医学影像技术学二级学科下相关亚学科的各种技术更新周期不断变短的趋势；紧跟相关学科新技术日新月异的发展步伐；追踪相关学科的新理论和新方法及新技术；强调学科的交叉性、融合性和前沿性。

本系列研究生教材的编写倡导医学影像技术学二级学科相关亚学科的应用技术理论化和理论知识实用化，力戒与临床脱节，强调实用性，避免纯理论。参加本系列研究生教材的编委大多是来自各地域的大学附属医院或教学医院临床第一线的"双师型"教师，具有丰富的教学经验和临床工作的实际体验。

由于编者水平所限，书中如有缺点和不足，恳请广大读者不吝赐教，提出宝贵的改进意见。

余建明
2023年6月

前　言

当今世界正经历百年未有的大变局，数字化与人工智能技术的浪潮席卷全球，推动着世界科技革命的快速发展。近年来我国在这些领域取得了令人瞩目的成就，5G 技术全球领先，芯片技术取得突破，人工智能快速发展并上升为国家战略。当前，医学影像大数据日显重要，智能医学产生并快速发展，医学影像全流程质控及同质互认成为行业急需，医学影像信息与人工智能技术学科成为新热点，出版《医学影像信息与人工智能技术学》这一本研究生教材正当其时。感谢科学出版社、中国医师协会医学技师专业委员会、中华医学会影像技术分会为学科发展做出的巨大贡献！

本教材强调医学影像信息与人工智能技术学的系统性、理论性、科学性和实用性，注意融入临床思维、实践技能和科研方法。按照循序渐进、由浅入深的原则安排章节内容。第一章为绪论，介绍医学影像信息与人工智能技术发展、现状及研究新进展；第二至四章介绍医学影像信息技术基础类知识；第五至六章介绍医学影像信息新技术应用；第七章介绍医学影像信息新技术及研究进展；第八章介绍医学影像大数据及人工智能的质量控制，这是医学影像信息与人工智能有机融合的关键章节，通过质控形成同质化、标准化的影像大数据，为人工智能奠定数据基础；第九至十二章介绍医学影像人工智能技术及其应用相关内容。

本教材的特点是跨学科交叉融合，编写编委由影像技术、影像诊断、医学信息、医学工程、人工智能及大数据等多学科专家组成。本教材内容较新，覆盖面宽，适用性广，涵盖了影像云、3D 打印、5G 影像、物联网、区块链等最新技术及影像应用，介绍了相关国家重点研发计划研究动态及最新科研成果，适于影像技术、影像诊断、医学信息、生物医学工程、人工智能及大数据等专业硕士研究生学习，兼顾博士研究生的教学。希望本教材有助于研究生论文选题及未来工作和研究方向的确定，并满足多领域相关学科人员新知识学习需求。

本教材在编写过程中得到了中国医师协会医学技师专业委员会和中华医学会影像技术分会各位专家的具体指导和帮助，在此一并表示感谢！

本教材虽经编者互审、副主编及主编一审、二审、三审定稿，反复修改多次，但书中难免有不足之处，诚恳希望广大读者提出宝贵意见。

刘景鑫　陈　峰
2024 年 1 月

目　　录

第一章　绪论 ·· 1
第一节　医学影像信息与人工智能技术发展与现状 ································ 1
第二节　医学影像信息与人工智能技术研究新进展 ································ 6

第二章　医学影像信息系统 ··· 10
第一节　影像信息系统基本架构 ·· 10
第二节　相关标准规范 ·· 14
第三节　系统相关硬件 ·· 20
第四节　系统软件功能 ·· 33
第五节　研究进展 ·· 37

第三章　医学影像信息系统应用 ·· 39
第一节　医学影像信息系统的临床应用 ··· 39
第二节　结构化报告的应用及其发展 ·· 45
第三节　图像压缩处理技术 ·· 52
第四节　远程医学影像技术 ·· 58

第四章　医学影像信息系统管理技术 ·· 66
第一节　智慧化管理 ··· 66
第二节　系统管理 ·· 70
第三节　系统安全管理 ·· 83
第四节　与其他信息系统整合 ··· 86
第五节　研究进展 ·· 90

第五章　医学影像云技术 ·· 92
第一节　医学影像云存储 ··· 92
第二节　云计算的核心技术 ·· 93
第三节　医学影像云服务平台 ··· 97
第四节　医学影像云服务 ··· 98
第五节　云影像的质量控制 ·· 102

第六章　医学3D打印技术 ··· 104
第一节　概述 ·· 104
第二节　医学影像数据采集 ·· 105
第三节　医学影像数据后处理与3D打印 ··· 107
第四节　医学3D打印技术类型 ··· 114
第五节　医学3D打印材料 ··· 117
第六节　医学3D打印技术的质量控制 ·· 119
第七节　医学3D打印技术的应用 ·· 120
第八节　3D打印技术的发展趋势、问题与挑战 ································ 122

第七章　医学影像信息新技术及研究进展 ... 125
第一节　虚拟现实、增强现实及混合现实技术及应用 ... 125
第二节　5G 技术及应用 ... 131
第三节　区块链技术及应用 ... 139
第四节　物联网技术及应用 ... 148

第八章　医学影像大数据与人工智能的质量控制 ... 152
第一节　医学影像大数据 ... 152
第二节　医学影像全流程质量控制 ... 156
第三节　基于人工智能的远程质量控制 ... 159
第四节　影像数据的互认共享技术 ... 161
第五节　影像大数据与人工智能的科研设计 ... 165
第六节　研究进展 ... 169

第九章　医学影像人工智能技术及研究进展 ... 171
第一节　概述 ... 171
第二节　机器学习 ... 175
第三节　深度学习 ... 180
第四节　常用开源数据库及环境配置 ... 197
第五节　基于深度学习的医学图像辅助诊断/评估系统 ... 204
第六节　研究进展 ... 208

第十章　医学影像人工智能技术的临床应用 ... 211
第一节　AI 在影像诊断中的应用 ... 211
第二节　AI 在影像学检查技术中的应用 ... 219
第三节　AI 在影像科管理流程中的应用 ... 230
第四节　AI 在影像引导治疗中的应用 ... 231
第五节　AI 在影像相关科室的研究与应用 ... 234
第六节　AI 应用中存在的问题 ... 247

第十一章　医学影像数据标注及数据库 ... 249
第一节　人工智能对影像数据的要求 ... 249
第二节　数据库的构建 ... 251
第三节　影像数据的规范化标注 ... 254
第四节　医学影像公开数据集 ... 257
第五节　专家共识 ... 259

第十二章　影像组学研究方法与应用 ... 260
第一节　起源和概念 ... 260
第二节　工作流程和方法 ... 261
第三节　临床应用 ... 267
第四节　发展趋势和挑战 ... 270

第一章 绪 论

第一节 医学影像信息与人工智能技术发展与现状

一、医学影像信息技术发展与现状

(一) 医学影像信息技术的发展

1895 年伦琴发现了 X 射线,X 射线摄影技术由此诞生。1972 年,X 射线计算机体层成像(computed tomography,CT)出现,医学影像信息技术迈入数字化时代。随着医学影像设备的飞速发展,到 20 世纪 80 年代,磁共振成像(magnetic resonance imaging,MRI)、数字减影血管造影(digital subtraction angiography,DSA)、单光子发射计算机体层成像(single photon emission computed tomography,SPECT)、正电子发射体层成像(positron emission tomography,PET)、计算机 X 射线摄影(computed radiography,CR)、数字 X 射线摄影(digital radiography,DR),以及超声成像(ultrasonography,USG)等各种医学成像技术不断涌现,逐步形成了放射、超声、核医学等医学影像分支学科。

随着 CR、DR 的出现,常规 X 射线摄影也实现了数字化,医学影像信息技术全面进入数字化时代。如何高效地管理这些数量巨大、种类繁多的医学影像信息成为极为重要的问题,计算机及网络技术的快速发展为此提供了解决方案。20 世纪 90 年代,医学影像存储与传输系统(picture archiving and communication system,PACS)、放射信息系统(radiology information system,RIS)、医院信息系统(hospital information system,HIS)应运而生。HIS 的应用极大地提升了医院在管理方面的能力和水平,提高了医院整体的运行效率,同时节省了大量人力和物力。RIS 的出现促进了放射科运行模式的改变,放射科进入信息化管理时代。PACS 的出现给医疗领域带来了意义深远的变革,PACS 得到广泛应用并日益普及。

目前,PACS、RIS 与 HIS、电子病历(electronic medical record,EMR)系统已集成融合发展成为以患者为中心的、面向医疗服务的医学影像信息系统(medical imaging information system,MIIS)。医学影像信息系统与各种影像成像设备相连接,与 HIS 和 EMR 系统集成融合,利用计算机辅助诊断(computer aided diagnosis,CAD)的方式支持临床决策;同时还具有医学影像远程服务和移动医疗等功能。

医学影像信息系统经历了几十年的探索、融合、规范、优化等阶段,形成了医学影像信息学。关于医学影像信息学的定义,至今尚未形成权威性的统一意见。以下两种意见较为贴切,Nancy Knight 认为,"医学影像信息学"是"任何与图像获取、图像处理、图像传输、图像释读及报告、图像存储及检索链有关的技术";Andriole 认为,"医学影像信息学"涉及的影像链包含医学影像的形成、图像获取、图像通信、图像管理、图像存档、图像处理、图像分析、图像显示(可视化)和影像释读。

(二) 医学影像信息的种类

医学影像信息来源于医学影像设备,医学影像设备的种类、成像原理及模式多种多样,因而医学影像信息的呈现方式和医学影像数据结构也多种多样,包含图片、结构化表格、半结构化文本、非结构化影像等。按照医学影像成像源的成像原理不同,常见医学影像信息可以分为放射影像类、核医学影像类、超声影像类及其他影像类。

1. 放射影像类 依成像原理不同，放射类影像可以分为两大类型：一类是依靠人体不同组织对 X 射线吸收程度进行成像，如 DR、CT、DSA 等；另一类是依靠人体不同组织内水分子（氢原子核）在高强度磁场内受激发震荡产生的信号差异进行成像，为 MRI 影像。

2. 核医学影像类 核医学影像是利用放射性同位素标记在人体所需的某种代谢产物上制成探针，将这种探针注入人体后，观察一定时间内同位素在体内的分布、代谢、排泄情况，以了解人体内某种特定的功能，如 SPECT、PET 等。核医学影像可以反映出特定组织的代谢功能。

3. 超声影像类 超声影像是利用超声声束扫描人体，通过对超声波反射信号的接收时间间隔、强度等信息加以处理和显示，以获得体内器官的图像。超声成像操作灵活、简单，设备价格较低廉，广泛应用于临床。

4. 其他影像类 除上述常见的放射、核医学及超声影像外，还有许多其他常见影像类，如细胞病理影像、内镜影像、眼底图像、皮肤镜图像及生物电信号图像等。常见生物电信号图像包括心电图（electrocardiogram，ECG）、脑电图（electroencephalogram，EEG）、肌电图（electromyogram，EMG）、眼电图（electrooculogram，EOG）和视网膜电图（electroretinogram，ERG）等。

（三）医学影像信息系统

1. 影像存储与传输系统 PACS 的概念是 20 世纪 70 年代末提出的，其原型包括用于图像处理和评价的工作站、用于图像通信的网络和用于图像存储的文件系统。在 1981 年 6 月第 19 届国际放射学术会议上，首先提出了数字化 X 射线成像技术的物理概念。1982 年，在国际光学工程学会（International Society for Optical Engineering，SPIE）医学图像处理会议上，PACS 这个概念被明确为经通信网络获取、存储、管理和显示放射医学图像的集成信息系统。最早由传统医学影像设备生产厂商率先推出了产品化的 PACS，同时专业化的显示设备也随之出现。从 20 世纪 90 年代开始，国内 PACS 产品开始迅速发展，并在医院开始应用，目前已经广泛普及。

PACS 的发展至今大致经历了 3 个阶段：第一阶段，是在 20 世纪 80 年代初期至 90 年代中期，为 PACS 发展的初级阶段，当时大多数系统是小型 PACS，主要是在医院局部将影像科一些影像设备进行连接。当时以胶片的数字化为目标，在小范围内成功地实现了医学影像的传输、管理和统一显示，但由于各 PACS 间所采用的信息格式和传输模式并不相同，使得它们之间无法进行顺畅的数据交流，而相互独立，形成了所谓的信息孤岛。第二阶段，是在 20 世纪 90 年代中后期至 21 世纪初期，各厂家的 PACS 建设开始遵循医学数字成像和通信（DICOM）协议，能够直接从医学成像设备处获取符合 DlCOM 标准的数字化图像数据，初期采用了客户机/服务器（client/server，C/S）架构，并具备了初步的网络通信能力，具有了 PACS 的互联性和开放性。各家以实现整个医院的影像共享为目标，对 PACS 与 HIS 和 RIS 进行整合，提高了读片诊断的效率和准确率，并大大方便了临床其他科室的应用。第三阶段，在 2000 年以来，PACS 应用逐步从建设数字化医院向组成数字化医院集团、区域化 PACS 解决方案和地域及国域之间连接的方向发展，并以此为基础逐步发展成为远程放射学系统（teleradiology system），目前已成为医疗一体化中的重要组成部分。目前的 PACS 大多采用灵活的浏览器/服务器（browser/server，B/S）架构，图像处理工具软件大多部署在服务器端，还有的采用分布式架构，解决了过去 C/S 架构 PACS 对高带宽网络的依赖，减少了大量调阅原始数据而带来的网络传输压力，图像处理速度、响应时间都比原来 C/S 架构的 PACS 具有优势，对医生端的硬件要求也有所降低。

2. 放射信息系统 RIS 是放射科"以医疗和患者为中心"的管理信息系统，是医院信息化管理的重要组成部分。RIS 包含多种应用功能模块，支撑着医院放射科的任务管理工作，如患者预约与分诊、缴费划价与终端确认、患者报告书写及打印、科室效益分析与统计、检查信息核对等模块。为了提高信息的共享性和减少信息的冗余，RIS 还基于 DICOM、卫生信息交换标准（Health Level Seven，HL7）等国际标准，与 PACS 实现无缝集成，起到承上启下的作用，实现了医学影像资料和患者基本信息资料的双向传输。

3. 医学影像信息系统 以计算机和网络为基础,与各种影像成像设备相连接,利用海量存储和数据库技术,以数字化方式收集、压缩、存储、管理、传输、检索查询、显示浏览、处理、发布、远程会诊医学影像信息;以计算机化的方式预约登记影像学检查,管理影像诊断机房、书写报告,审核签发报告,发放胶片和诊断报告;以利用计算机辅助诊断的方式支持临床决策;同时还具有医学影像远程服务和移动医疗等功能。

4. 远程放射学系统 是PACS在空间的延伸,可包含在PACS之内,也可自成系统。通常意义下,PACS是指局限于医院内或影像科室内的图像存储与传输系统,属于局域网通信;而远程放射学系统是通过多媒体通信技术和医学信息(如高分辨力的静态和动态图像、声音、数据和文字等)相结合而产生的一种新的医学影像科学。远程放射学系统将卫星线路、公用数据网、因特网和电话线路等通信介质作为载体,可以进行多种远程医疗卫生活动。

(四)医学影像信息技术相关标准

1. 医学数字成像和通信标准 医学数字成像和通信(DICOM)标准是医学影像和相关信息的国际标准。20世纪70年代,美国放射学会(American College of Radiology,ACR)和美国国家电气制造商协会(National Electrical Manufactures Association,NEMA)成立了一个联合委员会,即ACR-NEMA联合委员会,委员会的主要工作就是推动不同制造商的设备间数字图像信息通信标准的建立,使它可以与医院信息系统进行交互,允许广泛分布于不同的影像诊断设备,创建统一的医学影像诊断信息数据库。DICOM标准直接支持并被最广泛应用于传输控制协议/互联网协议(transmission control protocol/internet protocol,TCP/IP)标准和国际标准化组织/开放系统互连(International Standards Organization/open system interconnection,ISO/OSI)系列标准,使来自不同生产者的成像设备使用同一网络标准和协议成为可能。ACR-NEMA联合委员会于1985年发布了最初的1.0版本,1988年该委员会推出2.0版本,而1993年发布的DICOM标准3.0版本,现在已发展成为医学影像信息学领域的国际通用标准。DICOM标准涵盖了医学数字图像的采集(acquisition)、归档(archive)、存储(store)、传输、打印(print)及查询(query/retrieve)等几乎所有信息交换的协议;以开放互联的架构和面向对象的方法定义了一套包含各种类型的医学诊断图像及其相关的分析、报告等信息的对象集;定义了用于信息传递、交换的服务类与命令集,以及消息的标准响应;详述了唯一标识各类信息对象的技术;提供了应用于网络环境(OSI或TCP/IP)的服务支持;结构化地定义了制造商的兼容性声明。

2. 卫生信息交换标准(HL7) 是对医院和医学信息的各种格式和操作给出相应的编码,主要用于文本数据交换。HL7是基于国际标准化组织(ISO)所公布的网络开放系统互连(OSI)模型第7层(应用层)的医学信息交换协议。HL7是由成立于1987年的Health Level Seven标准组织制定的。HL7协议目前已被HIS和RIS广泛应用。

3. 医疗信息系统集成(integrating the healthcare enterprise,IHE) 不同于前面介绍过的DICOM、HL7,IHE是一份面向场景提供解决方案建议的规范文档,通过提高已有通信标准之间的协同使用水平,优化医疗信息系统之间的共享信息的能力,实现为患者提供最佳服务。IHE实现了医疗工作流程的优化和信息的共享。

二、人工智能技术发展与现状

当前,以人工智能(artificial intelligence,AI)为代表的新技术给人们生产、生活带来了深刻的变革,拉开了第四次工业革命的序幕。AI已经上升为我国的国家战略。

(一)AI技术及其发展

AI是研究、开发用于模拟、延伸人的智能的理论、方法、技术及应用的一门新的技术科学,是在计算机科学、控制论、信息论、神经心理学、哲学、语言学等多种学科研究的基础上发展起来的一门综合性很强的交叉前沿学科。AI 是计算机科学的一个分支，内容主要包括知识表示、自然语言处理、机器学习和知识获取、知识处理系统、计算机视觉、自动推理和搜索方法、智能机器人、自动程序设计、专家系统等方面。

1950 年，国际上提出图灵测试、机器学习、遗传算法和强化学习；1956 年，国际会议首次提出"AI"概念。

1982 年，霍普菲尔德神经网络被提出；1986 年，误差反向传播（error backpropagation）算法出现。人类开始探索数学模型在医学诊断和治疗决策中的便携性和灵活性、提升成本效率，以及面向医学专家的自主学习能力。同时，获取和处理数据的方法、知识的获取及呈现，以及将临床决策系统开始集成到专业医疗人员的工作环境中，并涌现了一些商业化应用系统，能够为患者提供一系列诊疗方案。

1997 年 5 月 11 日，AI"深蓝"战胜了当时国际象棋世界冠军卡斯帕罗夫，说明 AI 在某些情况下可以完全不弱于人脑。

2000 年后，人类开始将原始数据和答案交给机器深度学习，大量与智能医学相关的应用开始出现，智能医学相关课程开始出现。AI 诊断决策支持系统在疾病的客观数据资料，如病理图像、影像学图像、实验室检查等方面展现出较大的应用价值。

2011 年以后，医学 AI 进入快速发展时期，国内医学 AI 研究飞速发展。从图像识别、AI 算法等基础方法研发、专病模型评估应用，到模型产品化以及临床评价研究等系列工作大量出现。图形处理器（graphics processing unit，GPU）的不断发展，使 AI 算力不断提升，为 AI 的爆发提供了坚实的基础。

近年来随着大数据技术的兴起和高性能计算能力的发展，以深度学习（deep learning，DL）为代表的 AI 已经在图像识别、机器翻译、自动驾驶等领域取得了令人震惊的成绩，并越来越受到医学领域的关注和重视。具体而言，AI 包括许多研究分支，其中机器学习（machine learning，ML）是实现 AI 的一种非常重要的算法，而深度学习又是机器学习的一个分支，通过构建深度神经网络实现对大脑感知过程的模拟。

（二）医学 AI

AI 在医学领域的应用将会把医学带入一个崭新的时代——智能医学时代。智能医学，就是"智能"的"医学"，即通过 AI 的方法，辅助或替代人类进行医疗行为的科学。近年来，AI 技术与医疗健康领域的融合不断加深，语音交互、计算机视觉和认知计算等技术逐渐成熟，AI 在医疗领域的应用场景越发丰富，AI 技术也逐渐成为影响医疗行业发展、提升医疗服务水平的重要因素。其应用技术主要包括医学影像辅助诊断、医疗机器人、虚拟助理、药物研发、个人健康大数据的智能分析等。

医学 AI 目前的应用包括自然语言处理与诊断报告系统、手术机器人、智慧医院及新型智慧医疗等。

（三）计算机辅助诊断

计算机辅助诊断（computer aided diagnosis，CAD）是指通过影像学、医学图像处理技术及其他可能的生理、生化手段，结合计算机的分析计算，辅助发现病灶，提高诊断的准确率。在文献中经常看到的 CAD 有多种含义，除计算机辅助诊断外，还有计算机辅助设计（computer aided design）技术、计算机辅助检测（computer aided detection）。医学上的计算机辅助诊断与计算机辅助检测有区别，后者重点是检测，计算机只需要对异常征象进行标注，在此基础上进行常见的影像处理，并无须进行进一步诊断。计算机辅助诊断是计算机辅助检测的延伸和最终目的，计算机辅助检测是计算机辅助诊断的基础和必经阶段。本书中后续所述 CAD 技术主要是指基于医学影像学的计算机辅助诊断技术。

CAD 在医学中的应用可追溯到 20 世纪 50 年代。1959 年，美国学者 Ledley 等首次将数学模型引入临床医学，提出了 CAD 的数学模型，并诊断了一组肺癌病例，开创了 CAD 的先河。1966 年，Ledley 首次提出 CAD 的概念。20 世纪 80 年代初期，CAD 系统获得进一步发展，其中应用在中医领域的专家系统最为引人瞩目。CAD 过程包括患者一般资料和检查资料的搜集、医学信息的量化处理、统计学分析，直至最后得出诊断。

一方面，CAD 研究在 20 世纪 60 年代之后一度陷入低谷，当时人们对于 CAD 期望过高，希望能够借助计算机实现自动诊断（automated diagnosis）；另一方面 CAD 的研究发展仍然受限于相应的理论算法和原理分析的匮乏。这种内外皆有的双重困境直到 20 世纪八九十年代，由于计算机技术及各种数学、统计学的快速发展，才有了质的改善，并在医学影像学领域获得较快发展。目前，国内外学者对于 CAD 在医学影像学中的作用基本达成共识，即应用 CAD 系统时最终诊断结果仍是由医生决定，并非完全由机器进行自动诊断，只是作为医生判断的参考，使得诊断结果更客观、更准确。

医学影像 CAD 通常分为 3 步：①图像预处理。把病变从正常结构中提取出来，让计算机能够从复杂的解剖背景中将病变及可疑结构识别出来。②特征提取。将第一步提取的病变特征进一步量化分析，如病变的大小、密度、形态特征等。③数据处理。将第二步获得的图像征象的数据资料输入人工神经网络等各种数学或统计算法中，形成 CAD 系统，对病变进行分类处理，进而区分各种病变，即实现疾病的诊断。这一步中常用的方法包括决策树、人工神经网络（ANN）、贝叶斯网络、规则提取等方法。目前 ANN 应用十分广泛，并取得较好的效果。

近年来，随着计算机技术的高速发展，CAD 技术在医学领域取得了较快的发展，特别是在涉及医学影像学的领域。实践证明，CAD 在提高诊断准确率、减少漏诊、提高工作效率等方面起到了极大的促进作用。CAD 技术又被称为医生的"第三只眼"，CAD 系统的广泛应用有助于提高医生诊断的敏感性和特异性。

（四）医学影像 AI

医学影像 AI 是医学 AI 研发最重要也是发展最快的部分。目前，医学影像 AI 的研究主要在以下几方面取得进展。

1. 学术研究　影像组学、深度学习、迁移学习等 AI 算法已经在医学影像数据上进行了开发和测试，形成了病灶检出、病灶分割、病灶性质判断、治疗规划、预后预测等多种应用模式。肺部病变、骨科病变、神经系统病变、消化道病变等方面已有大量研究成果发表。

2. 产品开发　国内外众多企业已投入医学影像 AI 产品开发，如肺癌等疾病的 AI 影像分析和辅助决策。传统影像设备厂商在自己的后处理工作站中融入了很多机器学习算法，如多类疾病的 AI 辅助早期筛查诊断系统、AI 辅助诊断平台和 AI 智能问诊平台等。

3. 临床应用　目前，虽然医学影像 AI 成型产品不断涌现，但临床实践中真正规范应用的产品较为缺乏。美国食品药品监督管理局（FDA）自 2017 年成立 AI 与数字医疗审评部，认证通过一些产品，如 AI 的脑梗死早期诊断产品、骨折检测产品等。而国内较多临床单位也开展了医学影像 AI 学术研究以及产品的小规模验证应用。

医学影像 AI 技术的临床应用主要包括肺结节的智能检测评估、乳腺癌筛查、骨龄评估预测分析、前列腺癌检测、病理影像 AI 应用、生物电信号 AI 应用、阿尔茨海默病的早期诊断、皮肤镜图像的 AI 应用、眼底图像的 AI 应用等。

目前，AI 在医学领域中的研究和应用较多，但还面临很多困难，如医学影像专家对 IT 技术缺乏理解，而 IT 技术专家则不太理解医学实际内涵，跨学科人才缺乏是医学影像大数据技术的难点之一。另外，医学影像数据质量控制也是制约医学影像 AI 大范围、通用性发展的难题。

为了更好地利用医学影像大数据，应提高数据对使用者的透明度和方便性，提高数据使用效率和数据质量。当务之急是开发适合医学影像信息的规范、技术和专用工具，并在保障患者隐私和数据安全的基础上，建立不依赖于厂商的影像大数据及其分析平台，使用统一的术语和标准，发展定量的影像组学、影像共享、数据挖掘和 AI 工具，有计划地对影像数据进行定量化、结构化分析和挖掘。

第二节　医学影像信息与人工智能技术研究新进展

一、医学影像信息技术研究新进展

（一）医学成像新技术

近年来医学成像技术发展迅速，除前述的放射影像类、核医学影像类、超声影像类及其他常见影像类外，近年来还发展了一些医学成像新技术，如光声成像、光学相干断层成像、热成像、电阻抗断层成像等。

1. 光声成像　是近年来快速发展的一种基于光声效应的生物医学成像方法，兼具光学成像对比度高以及声学成像穿透力强的特点，在获得高分辨率组织影像的同时，定量分析组织的一系列生理参数变化，从而实现功能成像。光声成像的理论依据是光声效应（photoacoustic effect），该效应描述的是：当使用脉冲或经过调制的电磁波来辐照物体时，有些物体会吸收电磁波能量并发热，随之产生热膨胀，并以声波的形式向外传播。

2. 光学相干断层成像技术　又称光学相干断层扫描（optical coherence tomography，OCT）技术，利用弱相干光的干涉特性，以及采集样品组织的后向散射光来重建样品内部结构，进行高分辨率成像，具备无创、实时、高分辨率等特点，是近年来发展非常迅速的一种新型医学光学成像技术。它不仅可以对活体组织微观结构进行无创、高分辨率检查，还可以对血流速度、光学性质、血氧等进行定量评估和功能成像。

3. 热成像技术　是一种记录人体热场的影像装置，是计算机技术和红外热成像技术结合的产物。红外探测器利用红外辐射来判别物体表面温度和热场分布情况，根据其辐射功率的强弱转换成相应的电信号，成像装置通过电信号来计算物体表面温度的分布数据，经成像系统处理，形成红外热图像视频信号，显示在屏幕上，得到了物体的红外热图像。

4. 电阻抗断层成像技术　电阻抗断层成像（electrical impedance tomography，EIT）是一种以人体内部电阻抗的分布为成像目标的医学成像技术。通过体表电极阵列给人体施加小的安全驱动电流，在体外测量相应电压信号，并按照一定的图像重建算法来重建人体内部的电阻抗分布或其变化的图像。

（二）医学影像信息新技术及应用

近年来，国内外信息技术发展极为迅速，大数据及云计算技术、5G 技术、3D 打印技术、虚拟现实（virtual reality，VR）技术、增强现实（augmented reality，AR）和混合现实（mixed reality，MR）技术、物联网技术、区块链技术、数字孪生及元宇宙技术等发展迅速，促进了医学影像信息技术的快速发展，推动了各种新技术在医学影像领域的应用。

1. 云影像技术　自 2015 年在国内外医院开始应用，它借助云计算平台和移动网络，将数字医学影像延伸至互联网和移动互联网，实现更广泛的医学影像共享协同。医院可以将影像数据通过前置机归档到海量存储的影像云平台，实现异地安全备份，既缓解了存储扩容和数据安全两方面的压力，又为开展云影像应用奠定基础。云影像可在 PACS、电子病历、视频的基础上，提供网上交流的便利，促进医院间、临床医生与影像医生之间的交流。患者根据自身情况，按照系统指导自助云预约检查，凭取片单上的二维码或医院推送的短信或微信，手机调阅个人或家人的图文报告和电子胶片。若配合危急值主动通知功能，第一时间告知患者，可提升患者满意度。云咨询可以让患者提交病历及相关检查资料至云影像平台，影像或临床专家在研判后给出权威的意见返回申请者，供患者进一步诊疗参考。此外，患者可自行管理影像资料，进行云盘存档、网上问诊等。

2. 3D 打印技术 医学 3D 打印是医学影像信息应用新领域。医学上最早开始使用无生物相容性的 3D 打印材料，主要应用于手术设计、手术导板等医疗模型和体外医疗器械。CT 或 MRI 扫描得到的图像，通过 3D 打印机可以生成一定比例的实物模型，病变器官组织能直观地展现，临床医生在观察病变部位或制订手术方案时更加方便，对患者及其家属讲述病情时更加简明易懂。后来，在医学上开始使用具有生物相容性但非降解的 3D 打印材料，主要应用于永久植入物，不降解的骨、关节、血管支架等内植物。如今，大量具有生物相容性且可以降解材料的 3D 打印技术被应用于组织工程支架的相关研究，具有活性细胞等的生物 3D 打印也正在进行研究。目前，已经有生物打印的肝单元、皮肤、血管、肿瘤模型等用于毒理学研究和临床药物研究见诸报道。

3. 虚拟现实、增强现实和混合现实技术 1965 年，计算机图形学的重要奠基人萨瑟兰（Sutherland）教授提出了人机协作新理论，并描绘了一种用户直接沉浸在计算机控制的虚拟环境之中并能与虚拟环境交互的全新的显示技术；1968 年，他开发的头盔式立体显示器，被认为是世界上首台虚拟现实设备。2002 年，数字化虚拟人系列研究被列入中国"863"计划并正式启动，中国成为世界上第三个拥有本国虚拟人数据库的国家。虚拟现实技术在医学相关的教学、临床培训等方面，也进行了大量的尝试。如今，除虚拟现实技术外，增强现实技术和混合现实技术在医学相关领域也进行了大量探索。如在解剖教学、模拟手术、手术导航等方面，国内一些知名医院在虚拟现实、增强现实和混合现实技术医学应用领域进行了深入的探索。

4. 5G 技术 2019 年，第五代移动通信技术（5G）开始在全球多个地方试点，为全行业数字化转型打下良好基础。医学云增强现实和混合现实可以进行实时计算机图像渲染和建模，5G 的大带宽、低时延优势使无线医疗远程会诊的安全性和准确性得到大幅度提升。同时，5G 提供稳定的连接能力，也促使医院管理更高效有序。2019 年，我国开展了国内首例 5G 环境下混合现实云平台远程会诊手术，专家团队通过实时传送的高清视频画面，佩戴 MR 眼镜实施远程手术会诊，精准地为 600km 外一名 76 岁的女性患者置入 6 枚椎弓根螺钉，完全达到预期效果，成功完成手术。

5. 医学大数据技术 大数据技术在医学影像领域的最早应用是卫生经济学分析。医学影像检查在整体医疗费用里占了很大比例，所以从降低费用、提升价值的角度引起了广泛的关注。大数据研究分析了人群中大量影像检查的项目、费用和结果，提出影像检查对患者整体诊治结局、整体花费的影响，为影像学检查适应证的制订提供了帮助。在申请检查过程中，可基于数据分析提示申请者应选择何种检查方法及相关的费用情况，对脑卒中、肿瘤患者的合理化检查建议已获得较好的评价。虽然当今医学影像的数据总量很大，但只有极小的一部分能被整合、理解和分析，面对海量数据研究的困难在于数据量极大、数据源过多、数据格式不统一以及瑕疵数据充斥数据库。在大数据处理过程中，统计理论和机器学习技术非常重要，但医学影像专家对 IT 技术所知有限，而 IT 技术专家则不易理解医学问题的实质，跨学科人才稀缺。为了克服医学影像大数据工作的困难，应研发适应影像信息存储、处理和挖掘的规范、技术和工具。为了更好地利用医学影像大数据，应提高数据对使用者的透明度和方便性，提高数据使用效率和数据质量，对影像数据进行定量化、结构化的分析和挖掘。

（三）新技术联合应用的趋势

在物联网与互联网技术应用方面，物联网、数据分析及 AI 的融合将创造出一个巨大的智能机器网络，可为加强医院精细化管理、实现优质资源共享、推进智能医院建设提供技术支持，同时也为医疗设备和医疗实时监测研究提供技术保障。随着越来越多的可穿戴设备、医疗设备研发应用，它们与互联网连接，可通过实时监测收集海量数据，实现医院、患者、医疗设备之间整合和创立联动的物联网平台。通过互联网与物联网技术的应用，可以提升医疗效率与诊断准确率，提高患者自诊比例；实现疾病早期筛查，辅助医生进行病变检测；大幅降低制药时间与成本，提升新药研发效率；协助优化医疗卫生资源配置，提高公共卫生服务能力，共享药品供应体系；推进医疗保障体系建设、推广医学教育和健康科普服务，全面推进医疗健康大数据智能化。利用人体传感器和数学模型追踪复杂的生命系统，将大数据、云计算和 AI 整合到医学范围，从而实现精准的个性化、定制化医疗。

在 3D 打印临床应用方面，建立基于患者临床数据的高度仿真个体化心脑血管疾病模型的一体化 3D 打印平台和系统方法，结合多功能传感器及智能控制技术，可实现各种典型心脏及血管疾病的功能化医学模型平台；开发不同难度等级的血管介入手术训练模型，重点提高未破裂动脉瘤、复杂血管畸形等疾病的预后。利用高危患者影像学信息提炼个性化解剖特征，开发柔软度和弹性接近人体器官组织的手术训练模型；基于磁导航、视觉捕捉和力反馈测定等技术，形成对腹腔镜及达芬奇机器人手术关键问题进行培训及客观评测的体系。量化研究模型在影像设备下疾病定位、术中导航、穿刺活检等方面的应用。建立的医学模型、专家共识及手术标准化培训课程通过对大量现有临床数据进行分析，比较同病种不同治疗措施的有效性，医生能够选择更优的与病症信息相匹配的治疗方案。如围绕多模态影像学与 X 射线下不同衰减材料的交叉研究，开展高影像对比度、多彩仿真模型在骨科、颌面外科、整形外科等术前规划及术后效果评价方面的应用，医生在确定好相应的治疗方案之后，采集所需切除的骨组织数据，然后通过对比大数据库内的类似病例，进行 3D 打印制作，最大限度地确保植入物的可靠性和安全性。在运行模式上，尝试建设以 "3D 打印终端 +3D 打印云平台 + 医学大数据共享中心" 三位一体的运营模式，以快速制造技术有限公司、掌握 3D 打印技术的科研高校及国家快速成型制造生产力促进中心等为产业链加工与服务的主体，发挥 "互联网+" 的作用，联合具有管理大数据、分析处理大数据经验和能力的互联网公司，建立集 3D 打印方案提供、3D 打印模型制作、3D 打印设备销售等为一体的 3D 打印公共服务平台，对接医学大数据中心所需打印需求，快速、高效地为患者定制 3D 打印的个性化植入物。通过扫描、设计软件、仿真软件、3D 打印等数字化技术及云设计和制造替代传统的手工制作的方式，实现数据信息的快速传递共享以及 3D 产能高效使用。

在大数据的应用与分析方面，随着数据资源的积累、数据分析技术的进步和临床人员的广泛参与，大数据在医学中的应用模式将得到更加充分的展现和更大程度的推广。区块链和大数据是生产力与生产关系发展的天然结合，而区块链技术与云计算技术的有效融合可以使信息被破坏或被篡改问题得到解决。多元创新的整合汇流，弥补各自的技术短板，为产业跨越式革命提供了巨大的想象空间。这不但可以提高临床工作质量与效率，而且将创新传统医学工作模式，使得 AI、智慧医疗、人机协同等未来医学模式成为可能。

二、人工智能技术研究新进展

近年来医学影像领域 AI 研究进展较快，一些医学影像 AI 产品逐渐成熟并陆续进入临床验证阶段。但医学影像 AI 的发展还存在许多问题需要解决。

(一) 医学影像 AI 产品

国内外目前已上市的医学影像 AI 产品，按照其临床功能主要包括以下几类：一是使用 AI 技术改善成像质量、提升成像速度和进行图像重建等前处理的计算机软件；二是使用 AI 技术进行图像分割和测量分析等后处理的计算机软件；三是利用 AI 技术辅助临床决策（如病灶检测、定位和良恶性判别）的计算机软件；四是使用 AI 技术优化临床流程服务方面的计算机软件。

医学影像 AI 产品目前涉及肺结节、糖尿病视网膜病变、冠状动脉、脑肿瘤、脑卒中、骨折、乳腺、肝脏、盆腔等器官或疾病。2021 年上半年，已经有 13 家企业获得了 15 张国家药品监督管理局三类医疗器械注册证，有些企业获得了美国 FDA 的注册证和欧盟的 CE 认证，多数企业产品已有两类医疗器械注册证。医学影像 AI 正呈现多种良好的发展趋势，未来智慧医院、智慧科室将逐步走入社会生活。

（二）医学影像 AI 技术发展趋势

1. AI 产品多样化　现阶段诊断性 AI 产品是医学影像领域的主流，从事影像辅助诊断的产品类型占 70%~80%，支撑类、管理类产品大约不到 10%，放疗、手术辅助等产品类型约占 5%。从病种来看，在肺部、眼部、心血管、脑部等应用比较丰富。大部分 AI 产品都集中在影像诊断方面，如肺结节和冠状动脉疾病等，目前已经在一线医疗工作中使用，信任度正逐渐提高。未来医学影像 AI 产品将趋于多样化。

2. AI 应用人性化　AI 软件的应用将会越来越人性化。医学影像 AI 产品逐渐贴近医生想要的临床场景和工作习惯，将影像医生诊断与 AI 产品的提示结果科学地整合成一体化、结构化报告。人机工程界面和诊断内容将越来越精细化，使 AI 产品能有良好的使用效果和应用体验。未来将整合医院统一的 AI 产品入口，提升工作效率，保证工作质量。

3. 影像质控标准化　在医学影像数据采集过程中，加强医学影像全流程质量控制工作非常重要。必须采用同一标准获得统一的适合 AI 技术标准化医学影像数据，否则推出的 AI 产品很难具有普适性，可能会出现在一个医院好用，而到另一个医院就无法应用的尴尬局面。

4. 医工融合密切化　AI 发展是 IT 技术与临床医学技术密切合作、共同发展的过程。在此过程中，持续的、密切的医工合作会使 AI 辅助诊断系统越来越智能，诊断准确性越来越高。

（三）医学影像 AI 发展存在的问题

目前，医学影像 AI 的发展还存在许多问题需要解决。

1. 数据质控　需要加强医学影像数据产生过程的全流程质量控制，包括医学影像设备质控、医学影像操作质控、医学影像标注质控等。确保获得统一的、适合 AI 技术的标准化医学影像数据。

2. 数据安全　需要加强数据安全工作，明确数据所有权和使用权，建立健全数据安全性和规范化使用的法律法规，健全 AI 产品使用的伦理规范，需要医疗主体明确 AI 的使用目的、路径和规范。

3. 技术突破　在 AI 技术方面，还需要在 AI 算法方面有所突破，加强原创性 AI 算法研究开发。

4. 监督管理　由于 AI 技术的介入，发生的医疗风险情况跟传统医疗风险管理方式有所不同，需要提出针对 AI 产品分类、分级的新的监管措施。临床准入方面，明确 AI 的临床安全性和可靠性，需要建立临床质控和评价体系。通过行业协会建立用于 AI 产品的临床验证和评价规范体系，帮助相关企业尽快完成产品的验证，让更多的符合临床的产品获批三类注册证，造福患者和影像科医生。

从发展角度来看，医学影像领域将因 AI 技术的不断成熟而发生巨大改变。这些改变会发生在医学影像的各个工作环节，包括影像学检查、疾病诊断、设备维护保养及质控检测、影像质控、科研、教学等。未来在临床工作中将会出现更多的 AI 技术，医学影像信息学将会随着 AI 技术的进步而快速发展。

（孟　垣　刘景鑫）

第二章　医学影像信息系统

近年来，医学影像信息系统的应用与快速发展，在世界范围内持续推动着医学影像信息、医学影像设备及人工智能技术的发展与提高。国内医院所采用的医学成像检查设备和 PACS 以国外产品居多，这些产品所采用的技术、信息标准、支撑环境等均属世界科技前沿，很多并不掌握在我国手中。成像设备和 PACS 虽然也有民族品牌，但一些核心技术仍在国外。这种形势容易造成国外对我国科学技术的打压和"卡脖子"，进而影响我国医学事业的发展，特别是医学影像事业。近些年，我国取得了令世人瞩目的发展。以华为为代表的一批高科技公司已经脱颖而出，5G 技术在全球领先。据数字中国发展报告（2022 年），我国 5G 实现了技术、产业、网络、应用的全面领先，6G 也在加快研发和布局。自主的集成电路、芯片技术、操作系统、数据库、人工智能、高性能计算等方面取得重要进展，数字技术协同创新生态不断优化。科技工作者要面向世界科技前沿、面向经济主战场、面向国家重大需求、面向人民生命健康，不断向科学技术广度和深度进军，努力实现关键核心技术自主可控，在自主创新上奋发有为。

第一节　影像信息系统基本架构

一、概　念

医学影像信息系统（medical imaging information system，MIIS）以计算机和网络为基础，与各种影像成像设备相连接，利用海量存储和关系型数据库技术，以数字化方式收集、压缩、存储、管理、传输、检索查询、显示浏览、处理、发布、远程会诊医学影像信息；以计算机化的方式预约登记影像学检查，管理影像检查机房、初写报告，审核签发报告，发放胶片和诊断报告。医学影像信息系统主要包括 PACS 和 RIS，与 HIS 和 EMR 系统集成融合，与医院的 EMR 系统、HIS 等相关信息系统交换患者基本信息、其他检查检验报告、支付信息、诊断报告等。同时利用计算机辅助诊断（CAD）的方式支持临床决策，还具有医学影像远程服务和移动医疗等功能。

医学影像信息系统将医学成像设备连接起来，将数字化医学影像采集、压缩、传输，存储到海量存储设备的文件系统和数据库系统中加以管理；提供检索查询、浏览展现、图像处理、图像发布、辅助诊断等功能，采用医用显示器或普通显示器，供医务人员通过桌面终端、移动终端使用。同时，将医学影像学检查流程，从预约登记、执行检查、初写报告、审核签发报告，到发放胶片和诊断报告等，实现全流程数字化闭环管理。

在云计算、大数据、物联网、移动互联网、人工智能等技术的推动下，现代医院已向智慧医院方向发展。现代计算机技术、网络通信技术与医学的深度融合，已使医学影像成像诊断设备的智慧化程度越来越高，极大地提高了临床诊断质量和效率。

二、系统组成

医学影像信息系统由 PACS 和放射信息系统（radiology information system，RIS）两部分组成，见图 2-1。应用在医院影像科室，按照 DICOM3.0 国际标准设计，以高性能服务器、海量存储设备和计算机网络系统为运行环境，采用大型关系型数据库系统、文件系统存储与管理数据和图像，其核心是医疗图像的采集、传输、存储和诊断，是集图像采集、传输与存储管理、影像诊断报告与检索查询管理、辅助诊断管理、综合信息管理等应用于一体的综合性应用信息系统。

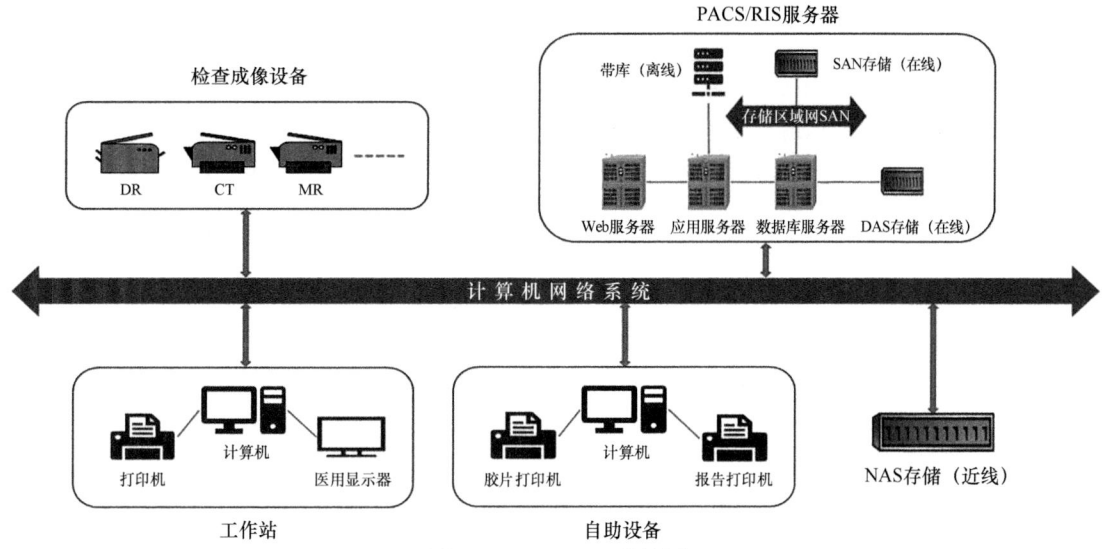

图 2-1　PACS/RIS 结构图

SAN: storage area network，存储区域网络；DAS: direct-attached storage，直连式存储；

NAS: network-attached storage，网络接入存储

（一）PACS

PACS 是与各种医学影像成像设备相连接，以数字化方式获取、压缩、存储归档、管理、传输、查询检索、显示浏览、处理、发布医学影像信息和相关病历资料的信息系统。主要的任务就是把影像科室的成像检查设备，如 MR、CT、DR、超声、内镜等，在检查过程中产生的各种医学影像，通过各种接口，如 DICOM、网络和模拟，以数字化的方式采集出来，经压缩以后，通过网络系统传输到海量存储设备保存起来，供临床医生按照相应权限，经解压以后，共享医学影像。放射医生通过工作站，使用医用显示器，调阅所需医学影像，借助辅助诊断工具进行临床诊断。PACS 将医学影像以高质量的方式并辅以后处理的技术手段呈现给终端用户。放射医生发布诊断报告后，相应的医学影像才可以供其他临床医生经授权使用。PACS 还可以通过卫生专网或互联网，为医联体单位和帮扶对象单位进行远程医学影像诊断。

PACS 控制功能结构组成包括数字图像获取子系统、PACS 数据流控制器和图像显示子系统。PACS 一般由工作站、医用显示器、打印机、服务器、存储设备、医用激光相机、计算机网络系统和 PACS 软件等软硬件组成。

（二）RIS

RIS 是为管理放射科医疗流程的任务执行过程而设计的信息系统，是影像科室用于患者服务、诊断服务、设备管理、检索查询、科室管理、统计分析、代码字典管理和科研教学等的信息系统。它与 PACS 紧密结合，协同工作，共同构成医学影像信息系统。通过全面汇总并充分使用信息资源，整合业务环节，优化工作流程，从而提高诊断质量与效率，提升患者满意度，推动影像科室持续智慧化发展。

RIS 的基本流程是临床医生在电子病历系统开出影像学检查申请单，患者在 HIS 中完成申请单支付，该申请单就会传输到 RIS。RIS 为患者预约检查时间进行登记，做检查时，成像设备通过 DICOM Worklist 从 RIS 中取得需要做检查的患者列表，检查人员选择患者，经核对无误后做检查。检查完成后，医学影像便传到 PACS 中存储。放射医生运用 PACS 调阅患者医学影像进行诊断，在 RIS 中做出诊断报告，经上级医生审核后，发布诊断报告。该诊断报告由 RIS 传入电子病历系统，供临床医生使用。当前，RIS 与 HIS、电子病历系统等医院其他信息系统的信息交换与共享，

主要是通过医院信息集成平台完成。

PACS 要发挥作用，必须有好的 RIS 协同工作，以此推动整个影像科室的工作流程。PACS 和 RIS 是两个侧重点完全不同的信息系统，PACS 是用来控制放射科内的医学影像数据流，需要较多的软硬件精密支持。RIS 用软件来控制影像科的日常工作流程。

其他影像科室，如核医学、超声科、内镜等，也有类似流程与功能的信息管理系统，并与其 PACS 紧密结合。

（三）工作流程

PACS 作为影像科整个流程的核心，承担了流程引导者角色，所有环节被有序地关联在一起，使业务有条不紊地运行，一般的流程图见图 2-2。PACS 的工作流程没有定式，可以根据影像诊断的效率和患者服务的满意度来制订，并随着技术与业务的发展而不断优化完善。

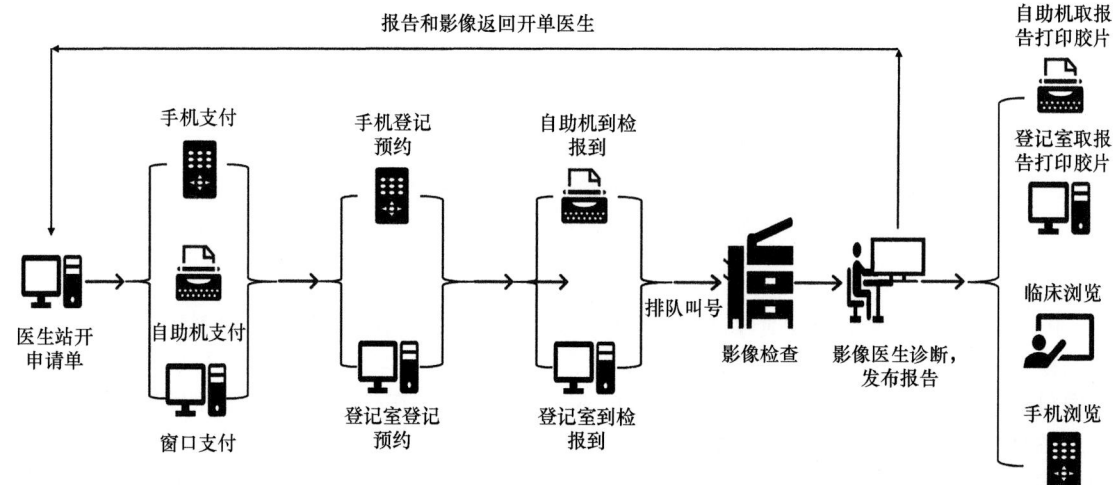

图 2-2　PACS/RIS 基本流程

工作流程一般是：①患者就诊后，医生根据患者病情，需要进行影像学诊断时，在医生工作站上通过电子病历系统开具检查申请单。②患者支付检查费用，表明愿意进行检查。③患者用申请单或就诊卡在网上或到影像科进行登记及预约检查。登记员或系统自动为患者安排检查时间、检查设备，并生成包含二维码的报告取件信息凭证给患者。④患者在约定的时间到影像科报到，排队叫号系统呼叫后进入检查室检查，此时检查设备已从 PACS 服务器获取患者检查的工作列表（worklist），扫描技师无须在影像设备上再次重复手工输入患者的相关信息。⑤患者影像学检查完成后，影像被发送到 PACS 服务器归档，并将按 DICOM 标准解析的相关信息写入数据库。⑥影像诊断医生通过 PACS 调阅图像，在 RIS 中书写报告。通过审核的图像和报告将被 PACS/RIS 的打印功能集中或自助打印成纸张和胶片。⑦患者可以凭取件凭证，到窗口或自助设备或网上获取检查报告和胶片。⑧临床医生可通过工作站或移动终端浏览报告和图像，辅助其诊断与治疗。⑨当医疗机构采用云服务器时，PACS 服务器还需将本地存储的图像向云端归档。

（四）应用意义

PACS/RIS 的应用意义在于：①减少物料成本。医学影像均采用数字化存储，节省了大量的纸张、胶片等。②减少管理成本。数字化存储可以使医学影像不失真，占地少，节省介质管理费用。③提高工作效率。数字化使得在任何有网络的地方调阅影像成为可能,提高医生的工作效率。临床、急诊科室医生能够随时调阅不同时期、不同成像手段的影像数据，便于对照和比较，为放射医生的正确诊断和临床医生的后续治疗带来了极大方便。④提高医院的医疗水平。通过数字化，以及各种图像处理技术，可以使以往难以察觉的病变变得清晰可见。以往医学影像的调阅可以让医生能够参考借鉴，以便做出更准确的诊断，有助于提高医院的诊断水平。⑤积累医学影像与诊断资源。医学影像和诊断报告是非常宝贵的医学资源，而无失真的数字化存储和在专家系统下做出的规范报告是医院宝贵的数据积累。⑥充分利用医学影像资源。通过远程医疗，实现图像数据共享，可以促进医院之间的技术交流与发展。

三、系统架构

PACS/RIS 的系统架构主要有以下两种。

（一）客户端/服务器（C/S）架构

客户端/服务器（client/server，C/S）架构是一种软件系统体系结构，始于 20 世纪 80 年代，见图 2-3。这种结构是将需要处理的业务合理地分配到客户端和服务器端，也被称为两层架构。服务器端部署复杂的数据库管理及其他信息处理任务，客户端部署应用程序，用于与用户交互。这种信息化的解决方案，充分发挥了网络和计算机的特性，又能够实现信息共享，同时系统资源分配较为平均，任务清晰，因此得到了广泛的应用。

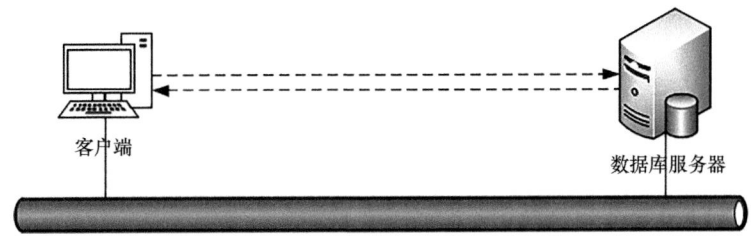

图 2-3　客户端/服务器（C/S）架构

C/S 架构充分发挥了客户端的计算处理能力，程序界面和操作可以更加丰富。同时服务端通常采用性能较高、资源管理上更简单的小型计算机或高性能 PC 服务器来提供服务，致使整个信息交互过程响应速度较快。

C/S 架构一般通常应用在局域网内，对网络环境要求低，是典型的中央集权的机械式处理模式。需要花费相当多的人力资源对客户端软件进行部署，任何客户端出现问题都需要单独进行维护，不具备集中维护的特性。当客户端操作系统或软件进行升级时，都需要人员进行维护，提高了维护和升级的成本。客户端操作系统一般也有限制，如当 Windows 系统更新换代或停止维护时，软件的开发环境和应用环境也需要进行相应的升级或变更，提高了软件开发和维护成本。在移动业务访问上需要利用专门的技术才能实现，同时要对现有的信息系统进行针对性的设计来应对分布式解决方案。随着计算机及信息网络技术的不断发展，C/S 架构已不能完全满足信息化建设的需求。

（二）浏览器/服务器（B/S）架构

浏览器/服务器（browser/server，B/S）架构是一种软件系统体系结构，是在互联网和 Web Service 等技术逐渐发展起来以后形成的，见图 2-4。这种模式统一了客户端，用浏览器作为应用软件，极少数事务逻辑在前端实现，应用软件实际部署在服务器端，由服务器端完成复杂的系统功能。客户端只需要有浏览器，就可以通过网络与数据库进行数据交互。

B/S 架构又被称为三层架构，分为浏览器端、浏览器服务器端（Web 服务器）、数据库服务器端三层。第一层为表现层，主要完成用户和后台的交互及最终查询结果的输出；第二层为逻辑层，主要是利用服务器完成客户端的应用逻辑；第三层为数据层，主要是接受客户端请求后独立进行各种运算。浏览器（browser）指的是 Web 浏览器服务器，处于第二层，连接客户端和服务器端。

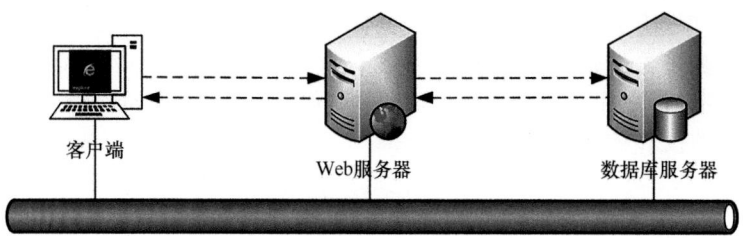

图 2-4 浏览器/服务器（B/S）架构

B/S 架构的客户端是浏览器，基本不需要维护，维护的任务主要在服务器端。应用系统需要升级时，只需要升级服务器端即可。因其部署敏捷，扩展灵活，维护和升级方式简单，同时能够极大地降低人工维护成本，所以是目前主流的信息系统架构。

B/S 架构具有良好的互通性，对应用环境的依赖性较小；系统功能的核心部分集中到服务端，简化了系统的开发、维护和部署工作量；其分布式信息处理方式，有效降低建设成本，提高整个信息系统的性能。但这种架构也存在一些缺点，程序开发者需要考虑浏览器的选择，应用软件在不同的浏览器上呈现的效果不尽如人意；不能媲美 C/S 客户端程序的强交互性，响应速度上较 C/S 要低；可能需要用户经常性刷新浏览器页面或清理浏览器缓存，才能体现界面的更新。

第二节　相关标准规范

在计算机网络与信息系统中，由于技术、信息、设备众多，各种设备的相互连接与通信、互操作、信息的交换与共享等需要遵守一定的标准、协议、规范才能完成。信息标准是指在信息的产生、传输、管理、交换和加工时对相关的规则、概念、名词、术语、传输格式、表达格式和代码等制定的需共同遵守的准则和依据。规范是指网络与信息系统中设备和信息系统等的研发、生产、测试、部署及使用所需确立的行为标准。网络协议是指在计算机网络中互相对等实体间交换数据而建立的规则、标准或约定的集合。

一、DICOM 标准

（一）简介

在 20 世纪 70 年代，数字成像诊断设备在临床得到广泛应用。但因影像设备制造商各自采用自己定义的影像存储格式和影像传输方式，使得医学影像不能在不同制造商的设备间共享，也不能供其他信息系统使用。美国放射学会（ACR）和美国国家电气制造商协会（NEMA）在 1983 年成立联合委员会，制定相应规范，建立不同制造商设备间数字医学影像信息通信标准，完善和推动 PACS 发展，促进 PACS 与医院其他信息系统交互，为分布在医院不同地理位置的不同数字成像诊断设备创建统一的诊断信息数据库，因此，医学数字成像和通信（digital imaging and communication in medicine，DICOM）标准产生。DICOM 标准是指由 ACR 和 NEMA 联合推出的医学影像处理、储存、打印、传输方面的协定标准。以便整合不同厂商的医疗影像仪器、服务器、工作站、打印机和网络设备，建立医疗仪器和装备间联系、接收、交换影像及患者资料，以及现代影像存储与传输系统和医院信息系统的重要前提条件。ACR-NEMA 联合委员会于 1985 年发布了最初的 1.0 版本（ACR-NEMA Standards Publications No.300-1985），1988 年该委员会推出 2.0 版本（ACR-NEMA Standards Publications No.300-1988），到 1993 年发布 DICOM 标准 3.0 版本，目前已发展成为医学影像信息学领域的国际通用标准。

（二）主要内容

DICOM 标准主要针对数字医学影像的工作流程和数据管理进行标准化，由一系列的信息交换协议组成,涵盖了数字医学影像的采集、传输、归档、交换、展现及查询等所有工作流程。它采取计算机系统中开放互连的架构和面向对象的方法,定义了一套包含各种类型的医学诊断影像及其关联的分析、报告等信息的对象集;定义了用于信息传递、交换的服务类与命令集,以及消息的标准响应方式;详述了唯一标识各类信息对象的方法,提供了基于 OSI 和 TCP/IP 网络环境应用的服务支持。DICOM 标准内容众多,覆盖面广,功能与技术实现复杂,不是影像设备能够完全涵盖的。设备制造商在交付产品时必须提供本设备所支持的 DICOM 功能的说明,即兼容性声明。

1. 基本组成 DICOM3.0 标准文件由 16 部分组成,通过每一部分的标题可以知道该部分表述的主题,其具体内容在文档中有非常翔实而且严谨的描述和定义。DICOM3.0 标准的第一部分提供了整个 DICOM 标准的概述。它描述了标准的历史、范围、目标和结构,还包含一个关于标准的每一部分内容的简短的描述。其核心内容主要是第三到第八部分,以及第十部分。其中第三部分定义了信息对象;第四部分说明作用与信息对象上的命令及其产生结果的服务类;第五部分定义了数据结构及语义;第六部分描述了由数据元素组成的信息对象经编码形成的数据字典;第七、第八部分定义包括网络通信支持和消息交换等的通信规程;第十部分说明便于数据互换的介质存储方式和文件格式。

2. 基本概念和定义

(1) 唯一标识符(unique identifier,UID):用 < 根 >.< 后缀 > 的数字方式标识实物、事件、功能和服务等,保证全球通用,唯一识别。

(2) 数据元素标记 tag:用一对 16 进制数表示 DICOM 数据字典中的数据元素,前面是组号,后面是元素号。组号为偶数的是标准数据元素;组号为奇数的是私有数据元素,由用户在使用过程中自己定义。如(0018,1088)表示心率。

(3) 数据元素:有标准和私有两种类型,通过 tag 唯一标识,包含值和值长度。

(4) 数据集:是由若干个数据元素组成,按数据元素标记中的组号及元素号数值增加的方式排序。

(5) 值表示(value representation,VR):是 DICOM 标准中表示属性值的方式,一般有 27 种,分隐式和显式两种形式。

(6) 实体(entity):在计算机系统中用于表示一个或一类有相同属性和功能又能相互区别的个体,是现实世界中的实物、事件、概念等在计算机系统内的抽象表示。如患者实体,具有姓名、性别和年龄等属性。图像也是一个实体,具有尺寸、像素、分辨率等属性。

(7) 对象(object):是实体经抽象后在计算机系统内的表示,是实体属性值和处理方法的集合。

(8) 信息对象定义(information object definition,IOD):实体以信息来描述,成为信息实体。将信息实体组合在一起,形成一个集合,成为信息对象定义。

(9) 服务(service):封装在对象内的程序,以功能形式为其他对象或程序提供应用,可理解为 DICOM 命令或内部调用函数。

(10) 服务对象对(service object pair,SOP):DICOM 信息传递、存储、展现的基本功能单位,包括一个信息对象和与此对象相关的服务。

(11) 传输语法(transfer syntax):规定传送内容的编码方式、字节发送的次序、图像封装形式等。它定义:①数值表示法;②多字节数在存储或传输时的字节顺序,是低位字节先存储或发送(little-endian),还是高位字节先存储或发送(big-endian);③封装情况下的压缩格式,是采用 JPEG 还是 RLE 的压缩算法,是有损还是无损方式等。传输语法是由 UID 标识的,默认为隐式 VR Little Endian,采用无损 JPEG 压缩算法。

3. 影像学检查基本数据元素 与影像学检查相关的主要数据元素见表 2-1。

表 2-1　与影像学检查相关的主要数据元素

组号	元素号	数据元素	VR	长度
0008	0018	SOP 实例唯一号 UID	CS	16 字符
0010	0010	患者姓名	PN	64 字符
0010	0020	患者编号	LO	64 字符
0010	0040	患者性别	CS	16 字符
0010	0030	患者出生日期	DA	8 字符
0010	0032	患者出生时间	TM	16 字符
0010	1010	检查时年龄	AS	4 字符
0008	0050	检查次序号（RIS 的生成序号）	SH	16 字符
0020	0010	检查编号	SH	16 字符
0020	000D	检查实例唯一号 UID	UI	64 字符
0008	0020	检查日期	DT	26 字符
0008	0030	检查时间	TM	16 字符
0008	0061	检查类型	CS	16 字符
0018	0015	身体部位	CS	16 字符
0008	0015	检查部位	CS	16 字符
0008	1030	检查描述	LO	64 字符
0020	0011	序列号	IS	12 字符
0020	000E	序列实例唯一号 UID	UI	64 字符
0008	0060	检查设备（MRI/CT/CR/DR）Modality	CS	16 字符
0008	103E	序列描述	LO	64 字符
0020	0032	图像位置	DS	16 字符
0020	0037	图像方向	DS	16 字符
0008	0008	图像类别	CS	16 字符
0020	0013	图像识别号	IS	12 字符
0028	0002	图像采样率	US	2 字符
0028	1050	窗位	DS	16 字符
0028	1051	窗宽	DS	16 字符
0028	1052	截距	DS	16 字符
0028	1053	斜率	DS	16 字符

4. 图像信息模型　是图像处理、存储方式的定义，一般有 4 个方面。

（1）患者：患者基本数据，如姓名、病历号码、生日等。

（2）检查：患者的检查数据，如检查部位、描述、检查日期、检查医生等。

（3）序列：检查所用的影像设备及其摄影时所用的参数，如矩阵、层厚、采集时间等，表明图像成像的形态类型。

（4）图像：记录图像信息，每帧图像包含了获取、位置及图像数据本身。图像包含有一幅（单幅）、两幅（双屏）和在相对短的时间内收集的多幅图像（多帧图像）。DICOM 规定了不同影像应具有的不同字段，若有缺失 DICOM Viewer 就无法显示出来了。

5. DICOM 文件头解析 DICOM 文件是按照 DICOM 标准而存储的医学文件,是一种专用存储格式,后缀为 .dom。它实际上将 DICOM IOD 的一个 SOP 实例,以数据集的形式封装在一个文件中,一般由一个 DICOM 文件头和一个 DICOM 数据集(图点数据)组成 B。整个文件由文件元信息、目录信息、图像信息模型实例组成。

文件头描述、标识与本文件相关的数据集合的所有信息,包括患者信息、检查信息、序列信息(所用的影像设备及其成像参数)、图像信息(几行、几列、每点用了几位、有无压缩、调色板等)。它的文件元信息主要包括:①前言,通常是 128 个字节;②前缀:4 字节,标识是否为 DICOM 文件;③组长,2 字节,每字节标识文件元信息头的版本;④介质存储 SOP 类唯一标识符 UID;⑤介质存储 SOP 类实例唯一标识符 UID;⑥传输语义 UID;⑦执行类唯一标识符 UID 等。

(三)DICOM 标准在医学中的应用

DICOM 标准应用极为广泛,已经从最初的放射影像发展到覆盖所有医学影像成像检查范畴。它除了指导制造商按标准生产医学影像设备外,还用于不同影像设备间的影像交换,更重要的用途在于构建 PACS/RIS,实现影像科室业务的数字化、网络化,并推动 PACS/RIS 向智慧化方向发展。PACS 最初建立时主要在放射影像诊断领域,主要把各类设备产生的各种医学影像,通过设备网络接口,基于 DICOM 标准,以数字化的方式海量存储。同时患者从预约、登记、检查、诊断报告、胶片打印等全流程,需要 RIS 管理。PACS 与 RIS 是分别独立发展的,但它们迫切需要交换的信息。通过 DICOM 标准中的工作列表(worklist)和一系列信息对象,将描述患者检查过程和报告产生过程中需要的信息融合在一起,使得 RIS 与 PACS 能够协同运行。

二、HL7 标准

(一)HL7 简介

卫生信息交换标准(Health Level Seven,HL7)是医疗领域不同应用之间电子数据传输的标准。由 HL7 委员会制定,用于医疗领域不同应用软件之间信息传输和信息交换,适用于多种异构操作系统、硬件环境和应用系统间的文件与数据交换。具体而言,就是规范各医疗机构之间,医疗机构与患者、医疗事业主管单位、保险单位及其他单位之间各种不同信息系统之间进行医学信息交换的标准。HL7 最初的应用是规范 HIS 与 RIS 及其设备之间的通信,涉及患者信息、实验室信息系统(LIS)、药房系统、放射系统、收费系统等各个方面。HL7 几经发展,目前已成为开发和研制医疗领域数据传输和信息交换的标准。HL7 参考了国际标准化组织(ISO)的开放系统互连(open system interconnection,OSI)的通信模式,"Level 7"是指位于 OSI 的七层模型中的最高一层,即第七层。它只是用来构成自己的抽象数据类型和编码规则,没有规定如何支持 OSI 第一层到第六层的数据。

HL7 是从事医疗服务信息传输协议及标准研究和开发的非营利性组织,成立于 1987 年,美国宾夕法尼亚州大学医院主持的一次会议促成了 HL7 组织和通信标准的诞生。从 1994 年起是美国国家标准学会(American National Standards Institute,ANSI)授权的标准开发组织(Standard Development Organization,SDO)之一。HL7 委员会的目的是开发和研制医院数据信息传输协议及标准,优化临床及其数据信息管理流程。

作为信息交换标准,HL7 自 1987 年发布 v1.0 版后相继发布了 v2.0、v2.1、v2.2、v2.3、v2.3.1,2000 年发布了 v2.4 版,现已用 XML 开发了 v3.0 版,但 HL7 v2.4 版本仍是 ANSI 正式发布的版本。

(二)HL7 的主要内容

HL7 及其成员为医疗健康信息的交换、集成、共享和检索提供了系列的技术框架。这些标准定义了信息是如何从一方打包和传输到另一方的,预设了系统间无缝集成所需的语言、数据结构和业务模型。HL7 主要包括消息应用(messaging)、参考信息模型(reference information model)、词语表（vocabulary）、数据类型（data type）、常见的术语服务（common terminology service）、实体识别服务（entity identification service）、其他（other）等。它预留了供不同使用者使用的特殊的表、编码定义和消息段。具有消息交换（information exchange）、软件组织（software components）、文档与记录结构（document and record architecture）、医学逻辑（medical logic）四大功能。HL7 是基于 XML 格式的临床文档结构（clinical document architecture，CDA）的标准化文档进行信息交换的。它预设了众多的结构化文档模板供使用，如患者基本信息、患者支付信息、病程记录、检验检查报告、护理记录等。在 HL7 协议中，消息（message）是数据在信息系统间交换的基本单位。一个消息由多个段（segment）组成，一个段由多个数据字段（data field）组成。需要交换的信息，以 HL7 消息的形式，被封装在控制行为数据包内，而控制行为数据包又被封装在数据传输包中。控制行为数据包定义了消息的处理方式，数据传输包则控制消息的传输路由和消息到达目的地的确认。

（三）HL7 的主要应用

HL7 标准汇集了不同厂商用来设计应用软件之间接口的标准格式，它将允许各个医疗机构在异构系统之间进行数据交互。HL7 标准主要通过中间件技术，用于不同信息系统之间、不同医疗机构之间等交换医疗信息。当前，国内医院已从数字化医院向智慧化医院发展。医院的信息系统主要包括临床服务、患者服务、医疗管理、运营管理和后勤保障等 5 个方面，分别由不同的厂商，运用不同的技术构建。这众多信息系统之间的信息交换与协同运行，都是按照 HL7 标准来实现。经历了最初的两个信息系统间点对点的接口交换模式，发展到如今所有信息系统全部接入医院信息集成平台，通过企业服务总线连接、交换与协同的最新阶段。医院信息集成平台按照面向服务架构 SOA 思想，采用中间件技术构建，其中的企业服务总线的核心是消息中间件。

两个信息系统间信息交换的技术实现较为复杂，还有多种不同的交换形式，其中典型的交换形式如下。当医生在电子病历中开出影像学检查申请单，电子病历系统调用消息构造器，将该申请单按照 HL7 标准格式，转换成标准文档，封装成消息，发往消息中间件。消息中间件根据消息的路由，将其发往 RIS。RIS 调用消息解析器，将消息解析还原成 HL7 标准的文档，从而获取患者的基本信息、检查信息等。当放射医生完成影像学检查报告后，RIS 调用消息构造器，将该检查报告按照 HL7 标准格式，转换成标准文档，封装成消息，发往消息中间件。消息中间件根据消息的路由，将其发往电子病历系统。电子病历系统调用消息解析器，将消息解析还原成 HL7 标准的文档，从而获取患者的影像诊断报告。

三、IHE 规范

（一）IHE 简介

医疗信息系统集成（integrating the healthcare enterprise，IHE）是医疗卫生保健专业人员和行业的一个倡议，协调使用已有的相关标准，以实现用最佳患者诊疗护理方式满足特定临床需要，旨在改善医学信息系统集成方式。可使医学信息系统更好地通信和实施，并保证实施诊疗护理的医疗人员能够更有效地使用信息。IHE 项目组制订和维护 IHE 技术框架（technological frame），为互操作性提供规范、工具和服务来促进、协调各方使用已建立的标准。IHE 技术框架通过定义 DICOM 和 HL7 等现行标准的实现方式，来指导用户、医疗设备和信息系统厂商，进行信息系统集成的开发，再通过组织 IHE 测试活动，验证信息系统对于相关标准遵循的程度，以便各厂商改进自己的产品，从而达到促进医疗信息共享和优化医疗流程的目的。根据 IHE 开发的系统可以更好地相互通信，更容易实施，让医务人员、卫生机构、行业和厂商开发、测试和实施基于标准的解决方案，以满足各类卫生信息需求。

IHE 成立于 1997 年，最初由北美放射学会（Radiological Society of North America，RSNA）和医疗信息与管理系统学会（Healthcare Information and Management Systems Society，HIMSS）倡导，

由医疗机构和医疗企业的工作者联合发起成立的国际组织，会员包括专业协会、政府机构、供应商组织、医疗信息技术公司，旨在提高数字化医疗设备和医学信息系统之间的互联、互通、集成和共享水平。IHE 活动由放射领域逐步扩展，成为覆盖整个医疗领域运用信息标准进行数据共享的指导原则。IHE 规定的业务流程具有一定的普遍性，但对于具体的应用环境，各个国家的 IHE 组织都发展和扩充了适于本国实际的技术框架。中国 IHE 通过中国医学装备协会等行业协会和组织，负责中国发起、组织、管理使用 IHE 开展医疗信息系统之间的互联互通的测试活动。

（二）IHE 的主要内容

IHE 在现有标准的基础上定义了各集成模型中的角色及基于标准的事务，为异构信息系统间的工作流集成提供了技术框架和规范，并为实现这些框架的验证过程。IHE 规定了 5 个重要基本概念：角色（actor）、事务（transaction）、集成规范（integration profile）、技术框架（technological frame）及领域（domain）。①角色：是从医疗过程中抽象出来的一个功能组件，如患者登记模块。②事务：是两个角色之间的信息交互过程。③集成规范：由一组角色和事务按一定顺序组成，以满足特定的医疗过程需要而形成的作业流程。④技术框架：详细周密的作业流程文档，用以全面指导实现特定的系统整合能力。⑤领域：IHE 分类，即应用的领域，如内镜、放射肿瘤学、放射学等。

IHE 为各个不同的领域规定了不尽相同的集成规范，放射学的集成规范一般有以下 13 个：①预定工作流程（scheduled workflow，SWF）；②患者信息协调（patient information reconciliation，PIR）；③图像一致性表达（consistent presentation of image，CPI）；④成组操作表达（presentation of grouped procedure，PGP）；⑤读取放射学信息（access to radiology information，ARI）；⑥关键影像标注（key image note，KIN）；⑦简单图像和数字报告（simple image and numeric report，SINR）；⑧基本安全（basic security，SEC）；⑨收费处理（charge posting，CHG）；⑩后处理工作流（post-processing workflow，PWF）；⑪报告工作流（reporting workflow，RWF）；⑫证明文档（evidence document，ED）；⑬便携影像数据（portable image data，PID）。

（三）IHE 的主要应用

IHE 为信息共享提供了一种能优化临床流程的框架，强化了不同科室之间的信息连接。按照 IHE 框架建立的信息系统面向医疗过程，定义了一套角色，通过彼此交互，完成特定的医疗过程，能够使临床信息连贯，减少发生错误并提高效率。IHE 用于指导某一医疗业务领域的信息系统之间，基于工作流程的业务集成与协同工作。首先梳理出该业务领域的所有角色和事务，确定所需要的集成规范，再通过技术框架，运用 DICOM 标准和 HL7 标准，实现工作流程的集成。最后对工作流程进行测试，检验各信息系统的协同性，为进一步优化提供依据。各个信息系统的提供者对于 IHE 的遵从，需要提供四个方面说明：①该信息系统对应的 IHE 角色；②每个角色参与了哪些集成规范；③每个集成规范下的每个角色，它将实现哪些可选事务，该集成规范中的所有事务是否全部实现；④每个事务都支持哪些可选项。

对于 IHE 的理解，可以让临床医生和管理人员通过信息系统的协同，加强信息的共享和业务协同，优化工作流程。信息技术专业人员可以相对轻松地选择合适的产品。开发人员和系统集成人员可以提升自身产品的标准化程度，更加注重与其他信息系统的交互与信息共享，以及信息系统基于工作流程的协同的实现和标准符合性测试。

（四）IHE 与 DICOM、HL7 的关系

HL7 标准与 DICOM 标准是不同标准化组织制定的特定信息对象交互的标准。HL7 是文本信息的交换，多用于各种信息系统间的信息共享，如 EMR、HIS、LIS、RIS 等。而 DICOM 则是影像类信息的交换，如各种影像学检查设备与 PACS 间的影像共享和交互。随着信息技术的发展，需要二者融合交互的应用越来越多。影像科室检查时需要从 HIS 获得患者的基本信息，从电子病历系统获得检查项目的申请单，在 RIS 和 PACS 建立唯一关系进行影像学检查。检查完成后，影像及报告存储于 PACS 和 RIS，再将检查报告回传到电子病历系统归档，同时让临床医生对照检

查报告调阅患者影像。DICOM3.0 已经将 HL7 用于信息交换的临床文档架构 CDA 纳入其标准。

IHE 实际上定义了 DICOM 和 HL7 标准的应用场景和实现过程。它把医疗业务场景划分成不同的业务领域，再定义每个业务领域的所有功能（角色）以及功能之间的业务关系（事务），通过定义业务领域的业务流程（集成规范）和实现过程（技术框架），从而完成该场景下的医疗过程。实现这样的医疗过程会用到不同的信息系统进行业务协同，这些信息系统之间的信息交换和共享，依据需交换的数据对象类别分别采用 DICOM 或 HL7 标准。

第三节　系统相关硬件

一、工　作　站

根据工作站使用者的角色和开展的业务不同进行分类，通常分为以下几种。

1. 登记及事务管理工作站　登记工作站是 PACS/RIS 的数据入口，通过医院信息集成平台从医生站的电子病历系统获取电子申请单，从而发起影像科室检查数据流，直到整个检查结束，反馈报告结果。事务工作站在整个系统的后端，具有设定系统字典、维护收费项目、角色管理、排班管理、模板管理、统计报表、系统配置、日志管理、运行监控、站点配置、设备管理等系统级功能，是进行系统管理不可缺少的角色。

登记工作站主要提供的功能有费用确认、检查预约、检查登记、检查排程、申请单确认、条形码打印、报告打印等。

2. 影像重建工作站　医学影像设备厂商为提高临床诊断质量，满足科研需求，通常会为检查设备配备专门用于影像重建的高性能工作站。它通过部署设备厂商的影像处理软件作为辅助工具，专门针对复杂的检查，如心脏 CTA、血管 CTA 等进行影像重建。这类工具属模块化结构，医院可根据特定需求添加不同模块。影像重建工作站的功能主要有影像处理、灰阶处理、数字减影、参数显示、同屏展现、动态电影等。目前，通过配备高性能工作站，安装医学影像后处理软件，将这类专用工作站已经扩展应用到 PACS 中。

3. 影像诊断工作站　是供影像科医师对检查影像进行浏览、辅助处理、编辑检查报告、提交和审核报告使用的计算机系统。这类工作站使用配置较高的个人计算机或专用的工作站，同时安装 PACS 和 RIS，使用专业显卡，连接一台或两台医学影像显示器。

4. 临床浏览工作站　一般供临床医师使用，部署在医生办公室或手术室等需要的场所。这类工作站可以采用普通的计算机和显示器，需要时可配医用显示器。PACS 既可以单独部署，也可以集成到电子病历系统中。临床医师可以浏览患者的医学影像，查阅患者的影像学检查及相关报告，结合病情在电子病历系统中更新或修改治疗方案。

二、显　示　器

医学影像显示器即医疗行业所使用的高清晰度、高亮度显示器，是医学影像在 PACS 中的最终呈现，它承载着替代传统胶片、保证影像显示质量、实现直接调阅数字胶片的作用。

（一）医学影像显示器的分类

1. 按工作原理分类　分为阴极射线管（cathode ray tube，CRT）显示器和液晶显示器（liquid crystal displayer，LCD）两种。

2. 按用途分类

（1）医用诊断显示器：用于将 DR、CT、MRI 等成像设备产生的医学影像传输到 PACS 中，供电子阅片使用。按照传统胶片阅片室的布置及阅片习惯，此类显示器往往在使用中旋转为竖屏（需要旋转 90°）。此类医学影像显示器遵循灰阶处理相关的医用标准，也有多种规格，如灰阶屏、彩色屏、一体双屏等。

（2）医用会诊显示器：满足医学影像稳定和一致性的显示要求，方便医生进行影像标注、记录和回放。具备多点触控和电子白板功能，可以应用在综合会诊、手术示教、教学培训及远程会诊等场景。

（3）医用内镜显示器：具有多种视频输入输出接口，完全符合各种内镜要求。可以连接的设备包括消化内镜、腹腔镜、关节镜等，也被称为"内镜监视器"。这类显示器能够对色彩、清晰度和画面质量等进行真实精确的还原，确保在微创环境下的显示效果，为医生精细化观察和处置提供可靠的支持。具有良好的防护能力，易清洁与消毒，满足手术室、ICU 等高等级净化标准环境的要求。

（4）医用超声显示器：用于显示超声诊断仪的图像，因为医用超声诊断的影像有自身特殊的灰阶诊断需求，需要使用专门的超声显示器，才能完整清晰地展示超声影像的画面细节及灰阶层次。

3. 按分辨率分类 医学影像显示器按分辨率分类，见表 2-2。

表 2-2 医学影像显示器按分辨率分类

分辨率	像素数	屏幕参数	色阶	亮度	对比度	颜色	适用设备的影像
1MP	100 万	1280×1024	12bit	1000cd/m²	900∶1	灰阶	CT、MRI、数字胃肠机
2MP	200 万	1600×1200	12bit	1000cd/m²	1000∶1	灰阶	CR、DSA、数字胃肠机
			12bit	400cd/m²	1400∶1	彩色	
3MP	300 万	2048×1536	12bit	1200cd/m²	1200∶1	灰阶	DR、PACS 诊断工作站
			12bit	800cd/m²	1400∶1	彩色	
4MP	400 万	2560×1600	14bit	350cd/m²	1000∶1	彩色	CR、DSA、数字胃肠机
5MP	500 万	2560×2048	12bit	1200cd/m²	1200∶1	灰阶	DR、乳腺机、PACS 诊断工作站
6MP	600 万	3280×2048	14bit	800cd/m²	1000∶1	彩色	DR、PACS 诊断工作站
8MP	800 万	3840×2160	14bit	450cd/m²	1000∶1	彩色	DR、PACS 诊断工作站
10MP	1048 万	4096×2560	14bit	1400cd/m²	800∶1	灰阶	DR、乳腺机、PACS 诊断工作站

（二）医学影像显示器的特点

1. 稳定性 医学影像显示器因需采用先进的技术和部件满足医用标准要求，相对于普通显示器而言价格较为昂贵。显示器的亮度都会随着使用时间而不断衰减，当亮度衰减到最大亮度的 50% 时，就不能再使用。在使用寿命内，显示器的亮度并不是每天都一样。为保证显示器的一致性，每 3~6 个月就必须做亮度及灰阶的校正。较先进的显示器内部会配置传感器，能侦测亮度变化而自动调整，使显示器在使用寿命内能随时保持亮度的稳定。在亮度未达到预设值时，显示器不适合进行诊断使用，一般在开机后，经过 20~30min 后才能完成对亮度的调整。当操作系统的屏幕保护程序开始运行，显示器电源也随之关闭，这种处理方法可以延长显示器的使用年限。还有一些显示器在侦测到亮度未达标时，则提高显示器的供电电压，使其在极短时间内达到预设值。这样既不用等待显示器预热，又可以延长使用寿命。

2. 一致性 医学影像显示器具有质量控制功能，也配备预防性维护工具，用以保障影像显示的一致性。这种一致性体现在不同地点的工作站上呈现同一影像时，能够保持一致，以及打印在胶片上的图像与显示在显示器上的图像一致。

（三）医学影像显示器的校准

灰阶标准显示函数（grayscale standard display function，GSDF）是 DICOM 标准中关于灰度影像显示方面的标准，保证医学影像传输到任何地点、在任何符合 DICOM 标准的显示设备上，能够以一致的灰度呈现。医学影像显示器主要有外在和内在两个方面的因素影响其正常使用。外因是环境光源影响显示器成像效果，内因则是显示器液晶面板的物理特性引起的亮度变化。液晶面板的背光灯管的效率在很大程度上依从于温度，启动后随温度变化，导致亮度可以在很短时间内发生巨大变化。背光灯管的老化，会使亮度逐渐变暗。医学影像显示器使用亮度计和相应的程序来进行校正，使其符合 DICOM 要求。常见的有外置亮度计手动校正和内置亮度计自动校正两种。

1. 外置亮度计手动校正　在校正时，亮度计置于显示器前方。显示器显示各种不同的测试影像，亮度计分别测量这个影像中特定位置的亮度值。然后利用显示器配套的亮度校正软件，对显示器的亮度进行校正。

其最大的优点就是直观，因为亮度计放置在显示器前，亮度计所测得的数据就是人眼所见的亮度，不需要通过计算进行转换。但也存在不足之处：①需要具备专门技术人员手动操作，对人员的要求较高；②显示器每隔一段时间就需要进行校正，工作量大，且容易错过矫正时间；③亮度计采光区域小，所测得的数据不能代表整个屏幕的亮度水平。

2. 内置亮度计自动校正　内置亮度计安装在液晶面板后部，从透光孔接收液晶背光，测量背光的亮度，并由校正器控制电路完成校正工作，是主流医学影像显示器所采用的技术。它采用光学传感技术来实现医学影像的校正，是自动检测亮度和温度的精密控制系统，有效解决了传统医学影像显示器需要定期检测和重新校准的问题。显示器内置的存储器能够存储 DICOM 校正结果，根据校正结果智能修正和补偿显示的亮度输出。

其优点是：①不需人工介入，显示器自动完成，省却了专业人员及工作量，同时避免人工操作可能产生的误差；②自动检测到显示器的亮度变化并自动调整，使得显示器在使用寿命内保持稳定的亮度输出；③测量的背光灯亮度即是显示器的整体亮度，能够准确识别显示器的亮度情况。

（四）医用显示器的应用环境

1. 数字化阅片室

（1）房间布局：数字化阅片场景下，网络化使得医生之间具有更多的交流方式，医生更希望在相对独立的环境下工作。将诊断、会诊等区域相对分开，既可以减少相互之间的干扰，又可以优化空间布局。

（2）环境光：在传统阅片的环境下几乎没有影响，在数字化阅片场景下，环境光照亮度的增加会导致医生眼疲劳程度增加。选择使用高亮度的医学影像显示器会抵消一部分环境光照的负面影响。数字化阅片室需要环境光照连续且可以进行调节，同时需要按照功能分配公共照明和阅读灯源。

（3）噪声：数字化阅片场景下需要相对安静的环境，噪声不可避免地会影响医生工作，因此在设计阅片室时，建议采用一些隔音和吸音材料，同时与诊断区域和其他区域隔离，以减少声源对诊断医生的干扰。

（4）人体工学的工作台和座椅：采用人体工学设计的办公家具，可以明显提高医生工作的舒适度和满意度。因此工作台和座椅的高度应该可以自由调节，显示器的上下高度和倾斜度也可以根据需要调节。

2. 特定工作环境的需求

（1）手术科室：手术科室在进行疾病诊断、确定手术方式和手术范围时对医学影像的依赖程度较高，这就需要为医生配备能够清晰展现器官和骨骼组织的医学影像显示器。通常会配置 3M 的灰阶显示器。此类型的显示器不但可以满足诊断医师对 CT、MRI 检查影像的阅片需求，同时能够满足对 CR、DR 设备产生的高分辨率影像的阅片需求。对于特定的手术科室，还可以配备与其影像分辨率相适应的医用显示器，如乳腺科对数字乳腺的阅片，就需要配备 5M 的医用显示器等。

（2）内镜科室：随着内镜检查和手术的盛行，这些科室需要配备专用的医学影像显示器与内镜手术和检查设备连接，用于手术与检查过程中能够清晰地观察检查情况或手术处置。与诊断显示器不同，它需要高亮度、高分辨率及彩色显示效果。专用的内镜医学影像显示器能够真实地显现内镜输出的医疗影像，并在手术与检查过程中精确地显示解剖、放射、监护、超声等多种影像，满足内镜、微创等数字化手术与检查的精确性和复杂性等的需求。

(3) 其他临床科室：以内科为主的其他临床科室，影像学检查一般会采用 CR 等设备，配备 2M 的医学影像显示器，即可满足需求。

（五）医学影像显示器的选择

医学影像显示器是 PACS 的终端设备，为使用者提供"软阅读"的功能。医学影像根据不同的临床使用需求，一般分为基本级、参照级、定位级 3 级。基本级：一般为影像科室医师凭原始影像做出初步的临床诊断，撰写诊断报告；参照级：一般为临床科室医师，参照影像科的诊断报告，同时阅读图像；定位级：一般用于教学，仅需要显示特定的病变区域影像。一般来说，CT、MRI、DSA、PET 及超声等设备生成的医学影像，与 1K 和 2K 显示器的受试者操作特征曲线重合，亦即 1K 显示器即可满足上述医学影像的诊断要求。但对 X 射线胸片的影像做精准诊断时，则必须应用 2K 显示器。医学影像显示器的选择需注意以下几个方面。

1. 亮度　显示器的亮度越高，人眼对灰阶的辨识能力越强，人眼能辨识的灰阶也就越多。这说明人眼对灰阶的辨识能力和亮度之间不是呈线性关系的。只有提升显示器的亮度，才能提高灰阶的分辨率。阅片环境的照度对显示器的折射率有影响，进而影响显示器的亮度。利用光学手段对显示器亮度进行 DICOM 校正，使亮度基本保持在一定的区间，从而保证亮度的稳定性和影像的一致性。

2. 灰阶　人类的眼睛对灰阶的反应并不是线性的，人眼对黑暗部分的反应灵敏度不如明亮部分。在影像学诊断中，这种组织密度小的灰度差异，有可能对早期病灶的诊断有很大的帮助。显示器显示的黑白影像的灰阶数与所连接的显卡有关，普通显卡是在 Windows 操作系统环境下，它的 8bit 的输出信号应当是 256 灰阶。由于 Windows 系统调色盘占去了 20 个灰阶，显示器实际显示的灰阶只有 236 个灰阶，这就导致一些影像会出现明显的灰阶断层。要完整地显现灰阶连续的黑白影像，应该选配专业的灰阶输出≥10bit 的显卡。

3. 分辨率　高分辨率影像在低分辨率显示器上显示时，影像会严重失真，显示器的分辨率与图像本身的分辨率密切相关。数字影像的分辨率基本要求：DSA、数字胃肠机为 1024×1024；MRI 为 256×256 或 512×512；CT 为 512×512；CR/DR 为 300 万像素以上；MG 为 500 万像素以上。在浏览 DSA、CT、MRI 的单幅图像时，仅需要 1280×1024 分辨率的显示器即可，但要同时浏览多幅图像时，分辨率应该在 1600×1200 左右才能满足诊断需求。因 MG 影像的分辨率一般都超过 500 万像素，所以最好选择 500 万像素的显示器阅片。CR/DR 则适合选择 300 万像素的显示器阅片。

4. 响应时间　一般是指显示器对输入信号的反应速度，主要有上升时间和降落时间，通常以毫秒（ms）计算。响应时间一般是针对动态影像而言，对于静态的 CR/DR 影像并无多大影响。人眼具有"视觉暂留"的情况，响应时间若过长，会导致出现动态影像的拖尾状况，不适合动态影像的实时播放。因此在需要浏览 DSA 和数字胃肠机等影像时，就应首先考虑选择响应时间 20ms 以下的显示器。

5. 横屏或竖屏　显示器是横屏或竖屏，其实没有相关的标准或规定。根据医生阅片的习惯和需求，显示器厂家已设计生产了横竖可以转换的显示器。医学影像有横有竖，一般选择横竖可以自由转换的显示器。

6. 其他　显示器还应具备能用专用校正软件，进行 DICOM 影像校正功能；背面应有光学传感器接口，可以接入光学传感器进行校正。还应可以运用电子白板功能，进行影像学会诊与教学。

三、存储设备

存储设备是指在计算机系统中采用特定介质来存储信息的设备。一般有电能存储方式的存储器，如 RAM、ROM 等；磁能存储方式的软盘、硬盘、磁带等；光学存储方式的光盘，如 CD、DVD 等；磁光方式的磁光盘，如 MO 等。服务器是信息系统的核心，最早时数据是直接存储在服务器的硬盘上的，但随着数据的快速增长，单块磁盘的容量就不能满足需求，这时出现了由多块磁盘组成的独立磁盘冗余阵列（redundant arrays of independent disks，RAID）。随着技术的发展和海量数据的存储要求，服务器内置的独立磁盘冗余阵列显然受空间的限制，于是出现了外接的独立磁盘冗余阵列，直至当前的存储设备。存储设备泛指主要由硬盘、控制部件、控制系统组成的容量大、速度快、稳定性和可靠性高而且又能与服务器及网络系统等连接的海量数据存储设备。存储设备的接口一般有小型计算机系统接口（small computer system interface，SCSI）、光纤通道接口（fibre channel interface，FC）、互联网协议（internet protocol，IP）3 种。

（一）医学影像存储架构

1. 直连式存储（direct-attached storage，DAS） 通常采用 SCSI 接口与影像数据服务器直接相连，如服务器内部的硬盘、直接连接到服务器上的磁带库、直接连接在服务器上的存储设备等，如图 2-5 所示。直连式存储依赖服务器主机操作系统进行数据的读写和存储维护管理，主机资源消耗较大，同时接口也是数据传输的瓶颈。直连式存储或服务器主机的升级扩展，只能由原设备厂商提供，往往受原设备厂商限制。

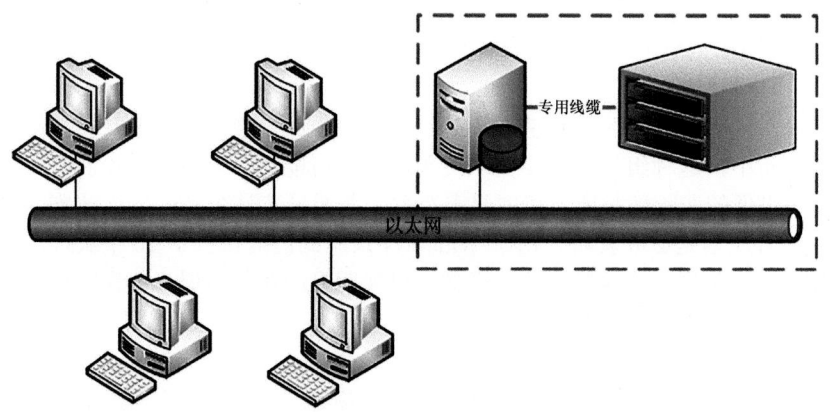

图 2-5 直连式存储架构

2. 网络接入存储（network-attached storage，NAS） 是一种直接接入网络，用户能够通过网络协议和应用程序进行访问的存储设备，如图 2-6 所示。NAS 将存储设备与服务器彻底分离，通过提供数据和文件服务，集中管理和处理网络上的所有数据，将负载从应用服务器上卸载下来，在提高性能的同时，降低了整体拥有成本。NAS 存储为影像服务器提供海量数据存储资源，易于

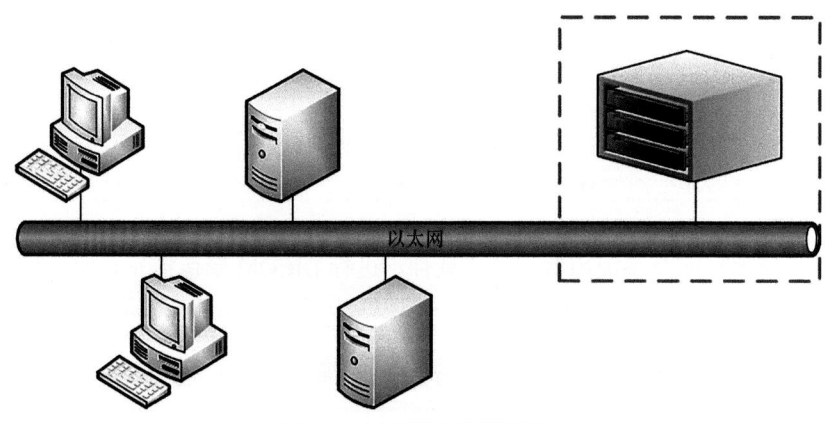

图 2-6 网络接入存储架构

扩充，还可以有效降低客户端与影像服务器在访问过程中产生的性能瓶颈。NAS 存储被广泛地作为离线存储应用。

3. 存储区域网络（storage area network，SAN） 是以网络为中心的存储方式，是服务器和存储设备之间专用的、高性能、高可用和高可靠的网络，见图 2-7。常见的 SAN 有 FC-SAN 和 IP-SAN，其中 FC-SAN 为通过光纤通道转换成 SCSI 接口，IP-SAN 通过网络传输通道转换成 SCSI 接口。SAN 一般由服务器、存储设备、SAN 交换机组成，通过 SAN 交换机连接服务器与存储设备，是一种专门为存储设备建立的专用网络。

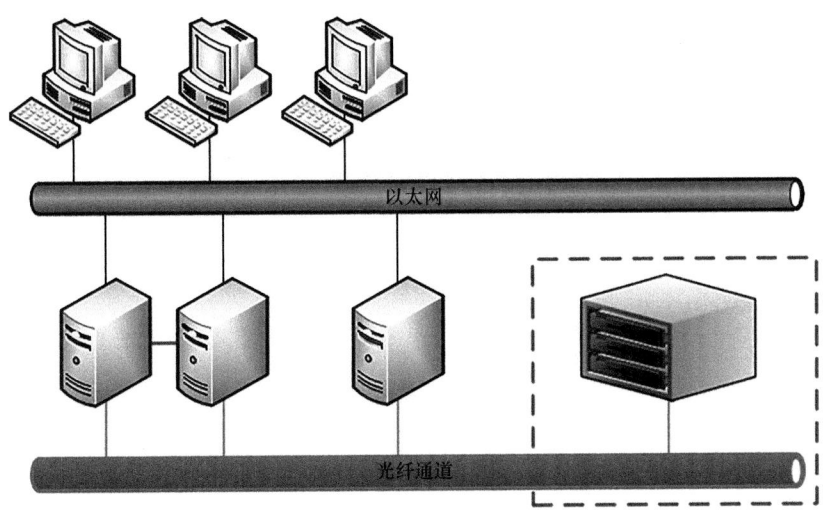

图 2-7 存储区域网络架构

（二）医学影像存储的分类

根据 PACS 的业务特点、数据存储技术及存储设备的性价比等，一般按用途将存储设备分为以下几类。

1. 在线存储 是工作级存储，也被称为"一级存储"，因存储设备和所存储的数据时刻保持"在线"状态而得名，是 PACS 的直接存储设备。PACS 将采集到的医学影像，归档并存放于在线存储中，便于用户随时快速读取、查阅和处理。在线存储一般按能够存储医学影像半年至 1 年的数据量配备。为保证数据存储的效率，通常在该存储层中使用光纤通道的 FC-SAN 架构存储设备。

2. 近线存储 设定于在线存储和离线存储之间，是指将日常生产环境下按时间顺序，超过一定时限（如半年等），访问量不大或不常访问的数据存放于性能相对较低的存储设备上，但同时要求存储设备具备更大的存储空间和快速的存储访问。

PACS 完成影像数据归档后，根据设定好的数据生命周期维护参数，自动将在线存储的数据复制到近线存储中存放。如影像数据写入在线存储 24h 后，系统自动将该数据复制一份到近线存储。当在线存储容量到达生命周期阈值时，系统则将已经存在于近线存储的数据，从在线存储中删除，以保证业务系统的正常运行。通常使用在近线存储层的设备可以是 NAS 或 FC-SAN。

3. 离线存储 是相对于在线存储而言的，它用于对在线存储数据进行备份，以防可能发生的数据灾难，因此又称为"备份级存储"。PACS 完成影像数据归档后，系统根据设定好的数据生命周期维护参数，将存放于在线存储中的数据备份到离线存储层中。离线存储扮演的角色就是备份在线存储的数据。离线存储通常使用光盘、虚拟磁带库、磁带库作为存储介质。离线存储主要有以下两种。

（1）磁带库：通常是指磁带机和磁带库的集合，通过标准的接口与服务器连接。每盒磁带的容量从几百 GB 到几 TB，其单位存储空间的价格最低。

（2）虚拟磁带库：是数据备份领域的创新应用，它具有性能高、故障率低、可靠性高、成本投入及运营成本低等特点。它通过存储控制器将设备模拟成一台磁带库,设备内部使用物理磁盘为系统提供存储空间,不但提供了物理磁带库自动备份的功能,又解决了磁带读写性能不高、磁带存放环境严格等问题。

(三)医学影像存储的要求

PACS 在存储影像数据时,采取无压缩(原始数据)或无损压缩方式。任意一份影像数据在系统中均应保证至少为一份无压缩或无损压缩的数据。医学影像数据应能长期保存,但不得采用任何有损压缩的方式。

医学影像数据具有以下特点。

1. 大容量存储 医学影像数据具有高分辨率、高精度的特点,每幅图像的文件都比较大。

2. 高速度传输 医学影像数据量比文字数据量大得多,需要高带宽的计算机网络和高速度的存储设备支撑。

3. 高可靠性和高稳定性 医学影像数据事关患者的疾病诊断,不能出现意外删除、访问不到或不能连续访问的现象。

4. 高安全性 存储设备须具备多重防护技术,不仅要保障数据存储的安全,还要保障不被非法窃取。

5. 可扩展性 存储设备需具备在线扩展能力,满足不断增长的海量影像数据存储的要求。

四、网 络 系 统

计算机网络是指将地理位置不同的具有独立功能的多台计算机及其外部设备,通过通信线路连接起来,在网络操作系统,网络管理软件及网络通信协议的管理和协调下,实现资源共享和信息传递的计算机系统,如图 2-8 所示。计算机网络一般包括工作站(如计算机等)、服务器(如高性能计算机等)、网络操作系统(如 Unix、Windows 等)、传输介质(如双绞线、光纤和无线电波等)、网络管理软件等。计算机网络一般分为局域网、城域网、广域网和互联网。局域网一般来说只能是一个较小区域内如一个企事业单位;城域网是一个城市内的网络互联;广域网是多个城市或不同地区的网络互联;互联网又称因特网,是网络与网络之间所串联成的庞大网络。

(一)网络传输设备

不管是局域网、城域网还是广域网,在物理上通常都是由网卡、交换机、路由器、网线、RJ45 接头等网络连接设备和传输介质组成。主要的网络设备如下。

1. 交换机(switch) 是一种基于网卡的媒体访问控制(media access control,MAC)地址识别,通过在数据的始发者和目标接收者之间建立临时的交换路径,使数据直接由源地址到达目的地址,实现信息交换功能的网络通信设备。

交换机可以分为广域网交换机和局域网交换机。广域网交换机主要应用于电信领域。局域网交换机则应用于企事业单位内部的局域网络,用于连接终端设备,如 PC 机和网络打印机等。从规模和应用上可分为企业级交换机、部门级交换机和工作组交换机等。作为骨干交换机时,支持 500 个信息点以上大型企事业单位应用的交换机为企业级交换机。支持 300 个信息点以下中型企事业单位的交换机为部门级交换机,而支持 100 个信息点以内的交换机为工作组级交换机。

2. 路由器(router) 在网络通信中,路由器具有判断网络地址及选择 IP 路径的作用,可以在多个网络上交换和路由数据包。通过不同的数据分组及介质访问方式,可以在多个网络环境中对各个子网进行链接。

3. 网关(gateway) 又称网间连接器、协议转换器,是实现网络互连,充当转换重任的计算机系统或设备。它对收到的信息进行转换,重新打包,再转发到目的地,是通信协议、数据格式或语言,甚至体系结构完全不同的两种系统之间的翻译器。

4. 防火墙(firewall) 是运用现代网络技术和信息安全技术,通过连接内部网络和外部网络,

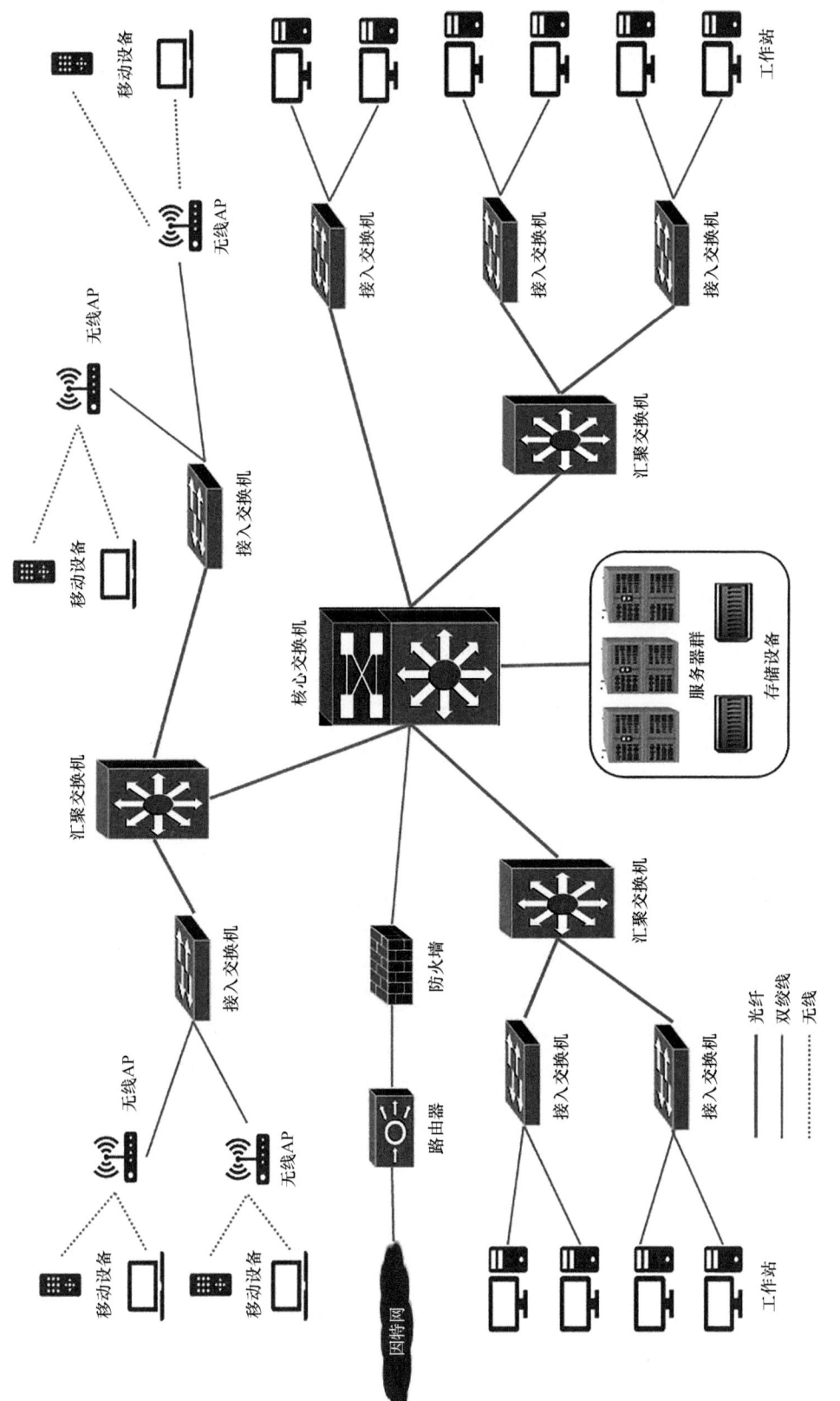

图 2-8 计算机网络结构图

在内部网络的外端形成保护屏障的软件系统或设备。防火墙通过记录与检测网络交换信息或网络操作行为，及时发现并处理可能存在的数据交换问题或其他安全风险，采取隔离与保护措施来确保用户资料与信息完整，保障内部计算机网络运行的安全。

（二）网络传输技术

网络传输是指通过网络传输介质，如双绞线、光纤等，在网络发送方与接收方之间建立物理通路，依据网络传输协议进行通信，实现数据交换的过程。常用的传输介质有双绞线、同轴电缆、光纤、无线传输媒介等。网络传输协议是指网络中用于传递、管理信息需要共同遵守的一些规范，以命令或程序形式存在。光纤传输以其高带宽和高可靠性成为信息高速公路的主干传输手段，也有取代双绞线等传统介质的全光网络应用。而移动通信则是以无线网络形式，通过高度的灵活性和机动性成为人类较喜欢采用的通信形式。

1. 开放系统互连参考模型 开放系统互连（open system interconnect，OSI）是国际标准化组织（ISO）在20世纪80年代早期，为了更好地促进互联网络的研究和发展而制定的一套普遍适用的规范集合，能够使全球范围内的计算机可进行开放式通信。OSI参考模型是由物理层、链路层、网络层、传输层、会话层、表示层和应用层组成的七层结构的体系模型，如图2-9所示。它采用分层结构技术，把一个网络系统分成若干层，每一层都去实现不同的功能，每一层的功能都以协议形式规范描述。协议定义了某层同远方一个对等层通信所使用的一套规则和约定。每一层向相邻上层提供一套确定的服务，并且使用与之相邻的下层所提供的服务。

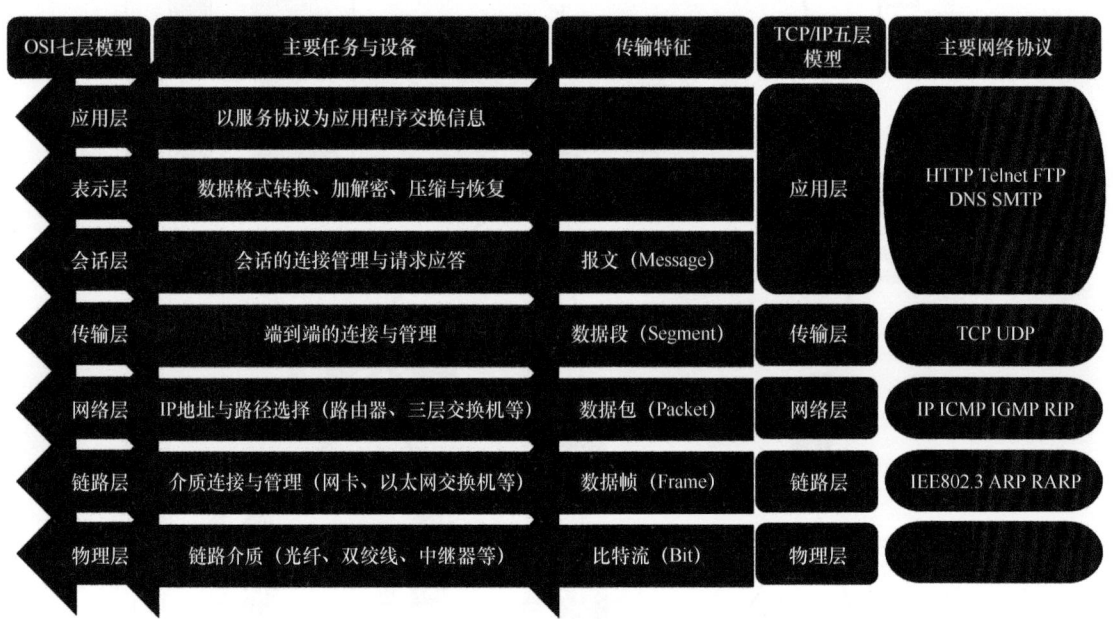

图2-9 OSI七层模型

（1）物理层（physical layer）：是参考模型中的最底层，利用传输介质为数据链路层提供物理连接，负责数据流的物理传输工作。物理层传输的基本单位是比特流，即0和1，也就是最基本的电信号或光信号，具有最基本的物理传输特征。物理层的典型设备主要包括光纤、双绞线、中继器和集线器等。

（2）链路层（link layer）：在通信实体间建立数据链路连接，逻辑上识别不同协议类型，将信息封装成数据帧，在物理线路上把数据帧传输到其他目标设备，在不可靠的物理介质上提供可靠的传输。主要网络设备包括二层交换机、网桥、网卡等。

（3）网络层（network layer）：为数据在源站点和目的站点地址之间传输创建逻辑链路，通过路由选择算法选择最佳路径，确保数据从源网络及时传输到目标网络。互联网是运用网络层的路由路径选择功能，将多个网络连接起来而形成的集合。网络层的数据传输单元是数据包，协议有 IP、IPX、OSPF 等，典型设备有网关、路由器等。

（4）传输层（transport layer）：主要功能是从 OSI 模型的较高层次接收数据，将数据转换成数据段后传输到网络层，从而实现数据透明可靠地传输。它是建立在网络层和会话层之间的逻辑层次，是高低层之间的接口，也是 OSI 模型分层体系的核心。传输层的数据单元是数据段，协议有 TCP、UDP 等。

（5）会话层（session layer）：通过提供诸如访问验证、数据交换管理、流量控制、连接的恢复与释放等功能，建立和维护两个节点应用之间的会话，实现有组织的、同步的数据传输。会话层的数据传输单元是报文，主要协调会话间的请求与应答。

（6）表示层（presentation layer）：为在应用程序之间通过通信系统交换信息提供表示方法服务。表示方法服务包括所传送数据的语法和语义协调、数据格式转换、数据加密与解密、数据压缩与解压等。

（7）应用层（application layer）：是 OSI 模型的最高层，是作为操作系统提供给用户的接口，为用户提供网络管理、文件传输、事务处理等服务。它直接面向用户，通过通用服务协议，为应用程序之间的信息交换提供专用的程序服务。

2. TCP/IP　网络传输协议是网络上所有设备如服务器、计算机、交换机、路由器和防火墙等之间传输信息需采用的通信标准，是计算机通信或网上设备的共同语言。

美国国防部于 1969 年建立最早的阿帕网（ARPANET）时，发布了一组计算机军用通信协议标准，它是 FTP、SMTP、TCP、UDP、IP 等五个协议构成的协议簇，因 TCP 和 IP 协议最具代表性，被称为 TCP/IP 协议。在最新操作系统中已经将 TCP/IP 作为默认安装的通信协议。

TCP/IP 即传输控制协议/互联网协议，为了保证网络信息及时和完整地传输，对网络中各实体进行通信的标准和方法进行了定义。它在一定程度上参考了 OSI 模型，也采用分层体系结构，共划分 5 个层次，分别是物理层、链路层、网络层、传输层和应用层。应用层是将 OSI 参考模型中的高三层合并而成。

（1）互联网协议（internet protocol，IP）：应用于网络层，是一套由软件程序组成的协议软件，用于制定通信对象的地址规则。IP 地址是一个 32 位的二进制数，通常用"."分为 4 个"8 位二进制数"（也就是 4 个字节）。在局域网中，前面三字节代表网络地址，后面一字节表示主机地址。如果两个 IP 地址在同一个子网内，则网络地址一定相同。子网掩码（subnet mask）由一系列的 1 和 0 构成，从逻辑上把一个大网络划分成一些小网络。局域网中的子网掩码一般设为 255.255.255.0。通过较长的子网掩码将一个网络划分为多个网络的方法就叫作子网划分（subnetting）。

（2）传输控制协议（transmission control protocol，TCP）：应用于传输层，是一种面向连接的、可靠的、基于字节流的通信协议。传输层通过它定义端口，标识应用程序身份，实现端口到端口的通信。TCP 传输的数据包由首部和数据两部分组成，长度通常不会超过 IP 数据包的长度，以确保单个 TCP 数据包不必再分割。

（3）用户数据报协议（user datagram protocol，UDP）：应用于传输层，提供面向事务的简单而又不可靠的信息传送服务。UDP 定义了主机端口，规定网络中传输的数据包必须包含端口信息。当强调传输性能而不是传输的完整性时，UDP 是许多应用最好的选择，如音频、多媒体和视频会议应用等。

（4）路由协议（route protocol，RP）：应用于网络层，是一种在网络中适配最佳路径来转发数据包的协议。

（5）地址解析协议（address resolution protocol，ARP）：应用于网络层，是根据 IP 地址获取主机物理地址的协议。主机发送信息时将包含目标 IP 地址的 ARP 请求广播到网络上的所有主机，通过接收返回的消息确定目标主机。

（6）互联网控制报文协议（internet control message protocol，ICMP）：应用于网络层，用于在

主机或路由器之间传递网络是否连通、主机是否存在、路由是否可用等网络本身的控制消息。

（7）以太网标准（ethernet standard）：美国电气和电子工程师学会（IEEE）和 ISO 推出有线局域网 IEEE 802.3 和无线局域网 IEEE 802.11 标准。① IEEE 802.3 定义了总线型网络结构，包括物理层的连线介质为铜缆或光缆，介质的传输速率，双绞线作为铜缆连接两个节点间的距离为 100M，光缆的连接距离不低于 500M 等。802.3 局域网标准不断发展，依次推出了 100M、1000M 甚至 10G 的高速以太网标准。② IEEE 802.11 定义了无线网络通信的媒体访问控制层和物理层，主要有 2.4G 和 5G 两个工作频率。当前流行的 802.11ac 的传输速率已达 1Gbps。WiFi 是遵循 802.11 标准的无线通信技术，相应的技术和设备需要得到国际 WiFi 联盟组织认证。

（8）文件传输协议（file transfer protocol，FTP）：作用于应用层，用于在网络上进行文件传输的一套标准协议。它面向连接，使用 TCP 传输，保证客户端与服务器之间的连接是可靠的，为数据传输提供可靠保证。用 FTP 访问远程主机资源，实现往返传输文件、目录管理等功能。

（9）远程上机协议（telnet protocol）：作用于应用层，它提供远程登录服务的标准协议，使用户能够使用本地计算机登录连接到远程主机，从而达到在本地就能控制和管理远程主机，共享其资源的目的。

3. DICOM 的网络通信　PACS 系统运用 DICOM 在计算机网络中传输医学影像信息，需要遵从互联网协议。DICOM 采用 TCP/IP 和 OSI，作为基础定义自己基于消息的信息交换上层协议（dicom message service element，DIMSE）。一般数据的网络传输如图 2-10 所示，DICOM 数据在网络中的传输如图 2-11 所示。

DICOM 通信建立在 OSI 模型之上，将应用、表现和会话层功能组合为一个层，称为 DICOM 高层（upper layer protocol，ULP）。DUL 将应用实体间的联系映射到一个 TCP 连接，把映射的 TCP 端口号，与 IP 地址或主机名相结合，形成网络中唯一的 IP 地址与 TCP 端口组合的套接地址。

DICOM 采用 C/S 模式定义网络传输，即客户端连接到服务端，使用服务端提供的各项服务。Serve 端角色被称为服务类提供者（service class provider，SCP），而 Client 端的角色被称为服务类用户（service class user，SCU）。当需要进行 DICOM 通信时，SCU 会向 SCP 发送本次连接请求的 DICOM 服务及相关要求。SCP 接收该信息并确认自己是否支持 SCU 请求的相关服务，给出反馈信息，以此确保 DICOM 通信的可靠性。

DICOM 是通过消息（message）交换信息的，一个消息是由数据集和作用在其上的命令集组成。协议数据单元（protocol data unit，PDU）是信息交换格式，由协议控制信息和用户数据组成。两个应用实体间用于信息交换的连接称为联系（association）。通信内容由描述上下文（presentation

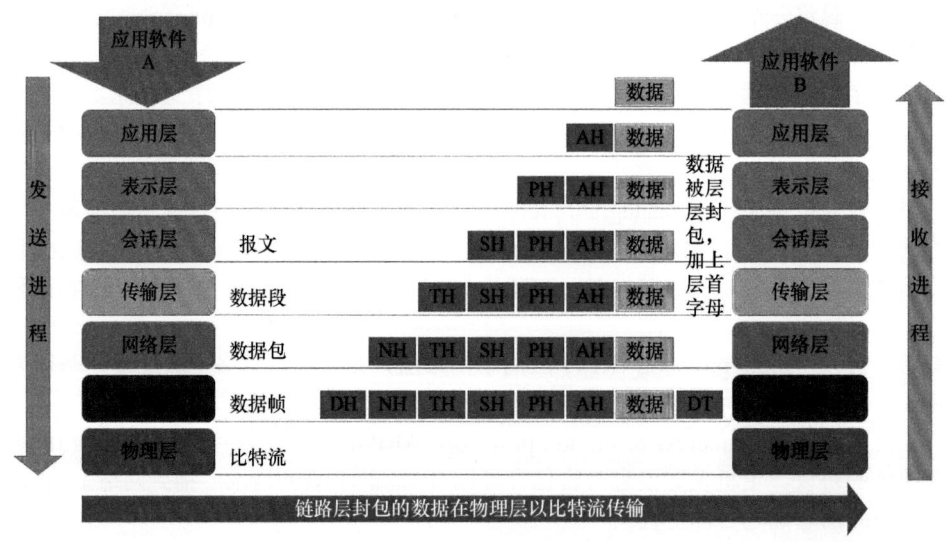

图 2-10　一般数据在网络传输中的信息交换

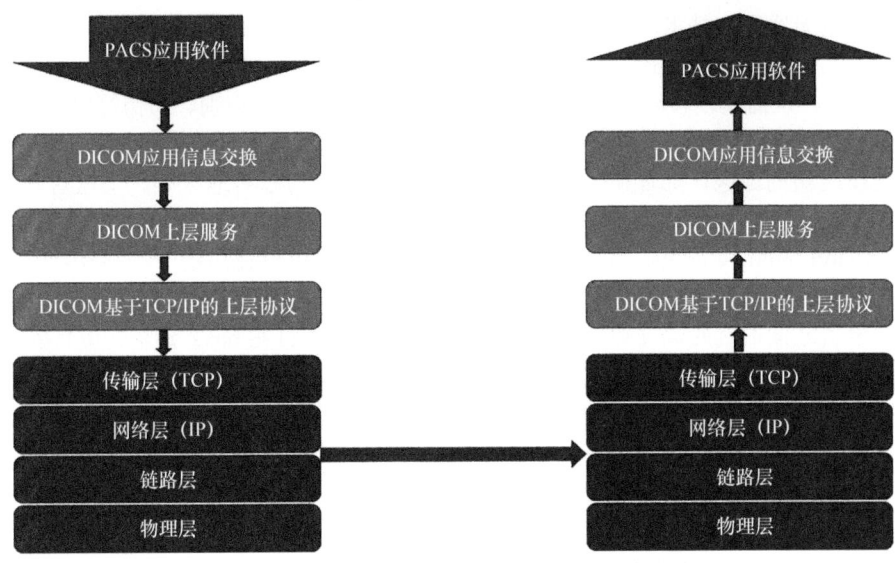

图 2-11 DICOM 数据在网络传输中的信息交换

context）确定，双方必须根据这个上下文的定义协调动作。一个描述上下文用 UID 标识，在连接初始化时由 SCU 传递到对方，SCP 依据描述上下文所要求的 SOP 类及其服务，根据自己的能力，作出接受或拒绝建立连接的指令。若接受连接，SCP 从 SCU 建议的传输语法中选择一个传输语法，协商双方 SOP 类都接受的描述上下文被确定，随后连接信息封装在 PDU 中经过 TCP/IP 及物理层传送到对方，完成信息交换后，连接就被终止。

请求消息中还包括以下信息：①请求端（calling）应用实体名称（application entity title，AE title），类似网络中每台服务器的主机名，用于标识 SCU 的身份；②被请求端实体名称（called AE title），用于标识 SCP 的身份；③描述上下文主要包括 SCU 向 SCP 请求获得的服务清单，每一项服务都包括了 SOP Class 和传输语法列表。

4. 网络传输技术分类 传输技术依据网络传输介质的不同分为有线传输技术和无线传输技术。

（1）有线传输技术：主要遵循 IEEE 802.3 系列协议。有线传输技术抗干扰能力强，能够保持信号稳定，准确地将信息从一端传递到另一端，具有快速和安全等特点。有线传输需要将传输介质作为线路铺设，建设与使用会受到空间的限制。有线传输介质有电话线、同轴电缆（双绞线）、光纤等。光纤传输具有信号稳定、频带较宽、抗干扰能力强、传输距离远、保真能力强、传输质量高等特点。

（2）无线传输技术：无线传输是将电磁波信号作为载体在空间中广泛传播的信息传输方式。无线传输技术具有以下优点：①成本低，仅有少量的物理线路，不用大量的人力去铺设线缆；②破坏小，少有穿墙打洞、架设桥架、敷设线槽等工程，对建筑和家具损坏小；③部署快，只要无线发射装置安装调试到位即可启用；④移动性好，不受环境场地限制，用户在覆盖范围内可以任意移动；⑤灵活性高，可以通过新增或减少无线发射装置来扩充或收缩网络；⑥复杂度低，整体网络构成简单，中间环节少，故障诊断较为容易，易于管理和维护。

常见的无线传输技术分为两种：近距离无线传输技术和远距离无线传输技术。

1）近距离无线传输技术：是指通信双方传输距离在较近的范围内。一般有以下几种。①无线 WiFi：遵循 IEEE 802.11 系列协议，满足所有带无线网卡的计算机、笔记本、智能手机等无线设备的网络连接需求，覆盖半径可达 100m，传输速率已达 1Gbps；②蓝牙（bluetooth）：主要遵循 IEEE 802.15 系列协议，适用于移动设备与其近距离设备间的通信，可实现点对点或一点对多点的无线连接。蓝牙 5.0 覆盖半径从最初的 15m 扩展到现在的 300m，数据传输带宽可以达到 2Mbps，广泛应用于各种数据及语音设备，如 U 盘、耳机、车载娱乐系统等；③近场通信（near field communication，NFC）：是以非接触式射频识别（RFID）技术为基础，结合无线互联技术而发展起来的新型无线通信技术。遵循 ISO/IECl8092 标准，通信距离为 10cm 以内，通过在单一芯片上集成感应式读卡器、感应式卡片和点对点通信功能，可以使移动电话等，在彼此靠近的情况下进行数据交换，从而实现移动支付、电子票务、门禁、移动身份识别、防伪等应用。

2）远距离无线传输技术：是指传输距离较远、覆盖范围更广的无线传输技术，使用在较为偏远或不宜铺设线路的地区，如煤矿、海上、有污染或环境较为恶劣地区等。①运营商通信网络：目前进入 5G 时代，主要有通用分组无线服务（general packet radio service，GPRS）和码分多路访问（code division multiple access，CDMA），是移动电话用户可以使用的一种移动数据交换应用，能够方便和因特网互相连接。②无线网桥：是无线射频技术和传统的有线网桥技术相结合的产物，可用于固定设备之间的远距离（可达 50km）无线高速（可达百兆 bps）通信；③卫星通信：是指利用人造地球卫星作为中继站来转发无线电信号，从而实现在多个地面站之间进行通信的一种技术。卫星通信系统通常由卫星端和地面端两部分组成。卫星端在空中将地面站发送的信号放大，再转发给其他地面站，从而实现信息交换。

五、辅 助 系 统

（一）医用激光相机与打印系统

医用激光相机是用激光作相干光拍摄全息照片的装置，又称为激光打印机。医用激光相机是数字医学影像系统的主要输出设备。它将从成像设备上经采集和处理的灰度影像，通过利用半导体激光器的光电特性和胶片感光特性曲线进行线性化处理，最终将二维医学影像清晰地成像到医用胶片上。根据成像过程是否有湿法冲洗环节，医用激光相机分为湿式激光相机和干式激光相机。

1. 湿式激光相机　是在激光感光后采用湿法显像技术的相机，需要配备洗片机，经过显定影冲洗成像。湿式激光相机主要由 6 部分组成：①开关电源；②影像控制系统（IMS）；③抓片机控制系统（PCB）；④激光打印控制系统；⑤胶片传动控制系统（MCS）；⑥自动冲洗单元。湿式激光相机采用化学冲洗药冲洗形成胶片，容易造成水环境污染，其刺激性气味也对操作者身体健康具有潜在风险，因而医疗机构已经放弃使用。

2. 干式激光相机　是在完全干燥的环境下激光打印成像，无须配备冲洗系统，是环保型打印设备。干式激光相机也由 6 部分组成，与湿式激光相机明显不同的是激光打印控制系统和胶片显影旋转加热系统。干式激光相机在激光打印过程中，胶片始终处于静止状态，激光束在胶片 x 轴和 y 轴方向上的扫描全由激光头上所附带的控制机械完成。激光扫描后的胶片通过胶片显影旋转加热系统进行加热而使其显影，从而完成干式激光相机中自动洗片机的显影、定影、水洗、烘干等工作。

3. 胶片集中打印系统　专门用于胶片打印任务的集中和批量处理。当患者检查完成后，其胶片会传输到打印管理服务器保存。工作人员通过打印任务列表逐一或批量确认，将不同打印任务发送到一台或多台激光相机处理。打印后的胶片与普通纸质打印机打印的检查报告一起装入胶片袋，统一发放给患者。

4. 自助打印系统　主要为患者提供自助打印检查报告与胶片服务。该系统由一体化自助设备、检查设备和影像工作站通过网络连接，并与 PACS 集成，通过打印功能、运用条形码识别技术，协同完成自助服务。一体化自助设备集成了符合 DICOM 标准的胶片打印机和普通纸质打印机。自助打印系统减少整个业务流程中人为干预的成分，不但减少人工查找、核对胶片和报告的工作量，同时又不需要人工分拣。自助服务实现按需打印，降低了影像科室的耗材成本。

（二）医学影像光盘刻录系统

医学影像光盘刻录系统是指 PACS 以光盘作介质，利用自动化光盘打印刻录设备，按照定义好的生命周期或存储策略，把大量数字化影像资料刻录在一张光盘内，并将患者及其相关信息等打印在光盘盘面，方便识别，以此实现医学影像的长期存储与快速传递。该系统以光盘替代传统胶片及纸质报告的模式，实现影像科室对历史检查结果的归档保存。

光盘刻录是将患者本次和所有历史检查数据，合并 DICOM 浏览器一起刻录在一张光盘介质上保存，也可发放给需要的患者。患者可以携带光盘到上级医院就诊，使数字影像能够在不同的医疗机构间传递，解决了胶片信息量有限和不易携带的问题。采用光盘作存储介质，能够有效节省保存纸质报告的物理空间，还能有效避免设备故障导致的数据丢失。光盘存储的缺点在于其读写性能不高，光盘与刻录机之间存在兼容性问题，存储盘面的划伤可能导致整张光盘的数据无法读取等。

第四节　系统软件功能

一、图像采集

典型的 PACS 主要由 3 部分组成：影像的采集、影像存储与管理、影像显示与处理。影像采集是 PACS 的数据来源，主要有以下几种形式。

（一）直接 DICOM 采集

PACS 系统可以将支持 DICOM 标准的成像检查设备，如 CT、MRI、DR 等，通过 DICOM 接口将其接入网络系统，运用采集功能直接获取数字影像。这种方式的实时性好，效率高，不会引起各种形式的误差，是 PACS 最主要的影像数据来源。

（二）间接 DICOM 采集

间接采集是指将不直接支持 DICOM 标准成像设备的影像，经相关技术转换后，成为 DICOM 标准影像的过程。如计算机 X 射线摄影（computed radiography，CR）通过一个可以反复读取的成像板（IP 板）来替代胶片和增感屏。设备曝光后，IP 板上生成潜影，将 IP 板放入 CR 扫描仪中，用激光束对 IP 板进行扫描，读取信息，经过模拟信号转换为数字信号，将 IP 序列号生成的影像与相应的患者信息对应，封装成最终的 DICOM 数字影像，并传送到 PACS 服务器归档。

（三）视频采集

视频采集主要用于超声影像学检查。这类设备本身不具备 DICOM 接口，但配置有视频输出接口，如 VGA、S 端子。检查工作站上一般需要配置视频采集卡，用于将检查设备输出的模拟信号转换成数字信号形成视频数据，保存到计算机中，并通过工作站软件，将存储下来的静态图片文件或动态视频文件与患者的检查信息一起封装成 DICOM 格式，发送到服务器归档。

（四）其他方式采集

使用高分辨率的医用胶片扫描仪，将 CT、MRI 等设备产生的影像胶片，扫描成 DICOM 数字格式，方便浏览、存储、打印等。

通用的胶片扫描仪，可通过预览扫描快速获取影像，而专用的胶片扫描仪的控制界面具有直观显示和交互功能，可根据预览的扫描影像任意调整扫描区域，还可以将影像进行放大、缩小及窗宽/窗位调整，然后将扫描的影像直接转换成 DICOM 格式保存到 PACS 中。

胶片扫描仪生成的胶片有如下问题：①只能呈现胶片格式，无法像原始数据一样进行影像后处理；②每个影像尺寸较小，需要放大，不断调节影像在屏幕上的位置才能进行整张胶片的浏览。

二、影像管理

（一）接口管理

对于支持 DICOM 标准的影像设备，若其配有并开放 DICOM 模块，才可以将其通过网线接入 PACS 网络，完成影像数据的采集。DICOM 设备接入到网络中需要专业工程师，按照设备厂商提供的详细资料，按步骤操作完成。除了设置设备的 IP 地址、应用端口、AE Title 信息外，还要设置一系列的 DICOM 参数,以及配置所连接的符合 DICOM 标准的工作站,才能实现 DICOM 连接。

(二) 网络传输

影像学检查设备通过 DICOM 接口与采集工作站建立网络连接后,采集工作站上的 PACS 的网络传输功能就可以通过 DICOM 的通信协议接收检查设备以 DICOM 文件格式发送的影像。这些文件是否压缩,由设备设置的参数决定,并由其内置系统完成。工作站收到 DICOM 文件后,转发到 PACS 服务器归档。采集工作站也被称为 DICOM 网关,可以将非 DICOM 标准的影像封装成标准影像。还可以部署到医联体等其他单位,用于采集其设备影像到上级医院诊断。

(三) 影像存储

采集工作站在收到检查设备传来的 DICOM 文件后,将其转发到 PACS 服务器,由其归档存储到存储设备上。存储设备上的 DICOM 文件有自己的文件形式,独立于操作系统,如 Windows、Linux 等,内容上不会被其文件系统读取修改。只有通过 PACS 运用 DICOM 标准的各种服务,才能读取与使用这类文件。

(四) 图像调阅与打印

PACS 运用 DICOM 标准中关于影像显示的系列标准服务与技术,保证在显示器与胶片上展现的医学影像始终保持一致,以此保证诊断的准确性。影像诊断医师或临床医师可以通过住院号等多种检索方式,使用 PACS 的诊断阅片功能,调取患者影像在专用显示器或普通显示器上阅片。影像诊断医师完成诊断,发布的诊断影像传输到 PACS 服务器,由其打印功能和打印设备,以人工或自助方式输出诊断胶片。

(五) 图像处理

图像处理功能需先设置相关参数,如用户自定义图像上姓名和年龄等文字信息、窗宽/窗位值、放大镜的放大比例、设备型号等。操作中一般具有图像的窗宽/窗位调整、缩放、镜像、移动、旋转、反相、伪彩、滤波、锐化、播放等功能。还能测量 ROI 值、长度、角度、面积等数据。可以在图像上标注和注释。图像保存时除 DICOM 标准格式外,还能够选择 JPG、BMP 等多种格式。此外还能够在设备间传输影像,用于同时调阅患者不同时期、不同影像设备的影像及报告。

三、主要软件功能

(一) 登记预约

检查医师开出检查申请单,患者完成支付,明确表达检查愿望,相关信息即刻传输到 RIS,通过登记预约功能进行检查排程,是影像科室业务流程的始发环节。

登记时 RIS 会给新患者分配一个在 PACS/RIS 中的唯一识别号 ID,用于匹配基本信息、检查信息等相关信息,并将历次检查信息相关联。登记人员还需确认患者基本信息,检查项目等,分配检查设备、检查房间、预约检查时间等,然后生成检查流水号。RIS 将本次检查的相关信息生成 DICOM Worklist,将 Worklist 及其包含的重要字段如患者 ID、姓名、性别、年龄、检查流水号等传送到检查设备上。

预约功能可根据患者的检查申请、检查耗时、紧急程度、队列情况等,将检查时间精确到日、时、分,为患者预约合适时间,然后打印出包含检查结果取件条形码的登记预约凭条。同时可以将预计到检时间、取件凭条等,以短信、微信等多种方式通知患者,使其合理安排时间,不必在检查科室持续等待。

(二) 检查报告

检查完成后系统会产生一条与申请单对应的未填写的报告记录。影像科医生在 PACS 中调阅患者的检查影像，结合 RIS 中调阅的病史情况，进行临床诊断。将诊断意见在 RIS 的报告功能模块中进行书写，完成诊断报告后提交给上级医生审核。上级医生审核通过后，诊断报告标记为"已审核"，此时才能与典型影像一起正式发布，供各方查询和打印。系统根据不同的疾病诊断提供不同的报告模板，这些模板一般分为科室级、组级、个人 3 类，分别由相应人员维护。报告功能模块中包含了报告修改留痕，下级医师可以根据修改痕迹查看上级医师审核报告时对原始报告进行的修改，从而提高下级医师的诊断能力，积累阅片经验。

（三）统计报表

根据医院和科室临床管理、运营管理等需要，将业务项目如工作量、设备效率、疾病种类、诊断结果、申请单、阳性率等，按不同业务领域和不同应用途径进行组织，再按不同时限要求，汇总数据生成各种统计报表、统计报告或统计图表。影像科内部常用的统计功能有：①人员/部门工作量，统计科室某一角色类型所有员工或个人工作量；②设备工作量，统计检查设备工作量；③胶片曝光量，统计不同检查类型的胶片数和曝光数，或某一检查类型所选检查部位的胶片数和曝光数；④疾病种类，根据 ICD 或 ACR 代码、报告关键字或所见所得等，统计疾病诊断种类和疾病的年龄区间；⑤申请单，按病区、患者类型和开单医师等统计检查申请单；⑥阳性率统计，统计检查报告中结果为"阳性"的报告数量以及相关比率；⑦操作事件，统计业务流程中相关环节的操作事件，以及平均耗时；⑧诊断符合率，统计医师检查报告的诊断符合率；⑨报告质量，统计医师报告的质量。

（四）综合查询

根据业务流程和环节特点，结合统计报表功能，为医师、技师等不同角色人员，按领域、项目、时间等维度和综合组合，提供操作简便、灵活适配、功能强大的查询功能。同时还可提供其他工作所需查询，如诊断模板、诊断字典、患者病史、检查申请单、预约队列等。

（五）质控管理

把质量控制评价方法融合到 RIS 中，从患者等候时长、摄片质量、设备运行、三维重建、报告质量、审核质量、诊断符合率、系统运行状况等维度，评估患者服务水平，业务流程与环节效率，成像设备效益，技师、医师职业能力等，增强对各环节有效监管，有效规范影像科室业务流程和主要操作事件，从而提高服务质量、诊断、技术和管理水平，再通过记录关键环节的质量状态与统计分析数据，总结出循环改进的措施并予以实施。质控管理根据影像科室业务确定质控项目，形成不同评价对象的质控表单，供不同角色按分配的权限使用。评价对象与相关人员绑定，将质控项目以分数形式落实到人，按规定的时间汇总形成质控报表。质控管理一般具有 3 种功能：①抽样指控，根据抽样规则设定参数，在环节任务过程中按一定频率和总次数，随机弹出表单供填写；②例行质控，各环节操作人员按设定的规则主动填写质控表单；③专业质控，由质控人员从专业角度，集中检查各业务环节，然后操作评价。

（六）危急值管理

危急值管理是指患者的检查结果如果存在阳性值、严重情况或紧急指征时，影像科医师需要及时通知临床医师及时处置。根据临床诊疗指南，可以在系统中事先定义危急征象的关键字和程度值，如气胸、结核等。当影像科医师的诊断报告经审核发布时，系统会自动根据报告内容的关键字及程度值，提醒诊断医师是否需要提交危急征象记录。当诊断医师确认后，系统将保存此次危急征象记录，同时将危急征象信息传输给电子病历系统，以弹窗的形式及时提醒临床医师关注患者状态，并回传其已知悉信息，否则系统会持续提醒。

（七）诊断任务分配

诊断任务分配功能通过检查部位、检查系统、设备类型、检查难度等一系列条件，结合医师排班情况，根据定义的规则自动为当班医生从完成检查状态的患者列表，分配阅片诊断任务。诊断医师不能通过报告列表查询任何数据，仅能看到分配给自己的数据。该功能可以有效避免诊断医师在报告列表中挑选难度低的检查，从而获取较高工作量的情形。也避免了报告列表中难度高的检查因没人负责，出现无人问津的情况。每个检查对应了相应难度的分值，当诊断医师因某种原因无法完成报告时，可通过管理员将报告退回报告列表以便重新分配。该功能使用完成报告的分值进行工作量统计，摒弃原本使用报告数量衡量医师工作量的方式。不仅做到公平合理，还能够客观评估每个诊断医师的工作水平。

（八）结构化报告

影像诊断报告包含反映患者疾病特征的诊断信息，无论是传统的手写报告，还是键盘录入、语音设备录入的诊断报告，均属于叙述性的文本数据，而非结构化数据，以自然语言的形式存在。自然语言的多义性使得人们对其进行分析、研究、分类、总结和提取显得十分困难，不利于数据的分析、共享、质量评估和科学研究等。

结构化报告是指规定诊断报告的结构，再按内容将结构分为不同的层级。规定每一层级包含的内容字段及字段间的关系，从而形成诊断报告模型。依据医学术语和常用诊断词汇，为每一字段建立代码字典和测量值。使用结构化报告模板时，字段的录入必须使用代码，或从字典列表中选取，以此将诊断报告变成计算机能够识别的数据。

DICOM 3.0 标准中，首次出现结构化报告（structured report，SR），提出将影像诊断报告的内容按照一定的结构方式组织起来，并使用数字代码表达相关概念，从而使计算机能准确识别和表达诊断报告的含义。DICOM 结构化报告使 PACS 能够方便管理不同系统的影像诊断报告和影像，解决传统报告文本信息与影像、波形等分离的问题，并使报告能够关联医学影像。同时也使影像诊断报告中的信息能够快速检索和充分利用。

RIS 根据影像诊断报告的特点和要求，定制结构化报告模块的用户界面，按照 DICOM 标准定义的内容、项目类型和关系类型，组织结构化报告模板，建立结构化报告的数据模型。同时建立结构化报告模块的编码体系，包括疾病诊断编码 ICD-10、影像学病理编码数据库 ACR 及临床医学术语 SNOMED CT，其中 ICD-10、ACR 编码用于对影像诊断结论编码，而 SNOMED CT 则用于征象和相互关系的描述。

（九）综合管理

提供科室日常管理和系统运行维护功能，主要有以下几种。①资源管理：管理和配置检查设备资源。②代码字典：维护系统中使用的不同种类和用途的基础信息字典及其代码，如人员代码、项目代码、设备代码等。③疾病诊断字典：可以维护 ACR 代码和 ICD-10 等。④检查代码：可对检查代码和注意事项模板进行编辑。⑤排班管理：为医师、技师等人员排班。⑥系统配置：设置全局参数、警报时间、提示信息、查询条件配置、排他条件、热键设置、消息设置、登录配置等。⑦角色管理：增加、修改、停用系统中的角色，分配角色权限。⑧用户管理：增加、修改、停用系统中的用户，并设置相应角色等。⑨客户端配置：维护客户端的运行环境。⑩备份管理：设置备份策略，将系统中的业务数据、系统配置等予以自动备份，如结构化报告模板、各种代码字典等。⑪科室公告：管理员将医院或科室的各种工作信息在系统中发布，便于科室人员知晓和执行。⑫操作日志：记录系统每个用户的操作过程，用于日常监管，在有纠纷时便于追溯。

四、辅助软件功能

（一）排队叫号系统

排队叫号系统用于为来医院就诊的患者建立排队与叫号机制，它由报到机、呼叫显示屏等硬件与排队叫号软件组成，并与相关系统集成应用。根据不同类型、不同科室和不同业务流程定制不同的排队叫号方案。对影像科室而言，患者按预约的时间到院检查时，首先要在系统报到，告诉系统自己已到现场。系统根据排队队列，及时在检查室门口的屏幕上显示检查进度，在轮到患者时，会有语音提示，告诉患者应前往哪个检查室检查。排队叫号系统需与 RIS 集成，以获取检查队列信息。

（二）即时通信

RIS 中可以包含基于 Web 的即时通信软件，类似于 QQ 或微信，可以独立部署或与 RIS 集成。影像科内部员工可通过该功能进行随时的消息通信，如下级医师可通过该功能向上级医师发起共同阅片，让影像科内部工作更加紧密；影像科室内部可以通过即时通信功能向其他医师发起共同阅片的邀请；也可以点对点地对某个病例开展讨论等；管理人员也可以通过该功能完成科室的管理工作，如人员考勤等。

（三）电子签名认证系统

电子签名是指数据电文中以电子形式所含、所附用于识别签名人身份并表明签名人认可其中内容的数据。这些数据是指以电子、光学、磁或类似手段生成、发送、接收或储存的信息。是通过密码技术对各种电子文档的电子形式的签名，并非是图片化的书面签名。可靠的电子签名与手写签名或盖章具有同等的法律效力。数字证书由具有权威性、公正性，能够进行电子认证服务（certificate authority，CA），且有资质和受信任的第三方机构颁发，用于电子签名来证明用户身份的可靠性。第三方机构一般被称为 CA 中心，它采用非对称加密技术，以公钥基础设施（public key infrastructure，PKI）体系为核心，负责签发、认证、管理数字证书，用以确认证书持有者的身份和电子化行为的真实性。证书的内容包括发证机关信息、用户信息、公钥、权威机构签字和有效期等。数字证书可以存储在智能卡、USB key 之类的硬件设备和手机中，方便携带和使用。

卫生部于 2010 年 5 月发布的《关于做好卫生系统电子认证服务体系建设工作的通知》中指出，全国各类卫生健康信息系统，均需要采取电子认证技术有效防止假冒身份、篡改信息、越权操作、否定责任等问题。电子签名认证系统在医疗机构使用，可以有效提高医疗文书、检查报告结果等医疗服务活动的公信度和法律效力，具有保密性、认证性、完整性和不可抵赖性。它部署在医院内部，与 CA 中心连接，它的管理功能包括证书及电子签章的制作、授权、使用、撤销、认证、维护等。应用时要与医院其他信息系统集成，主要用在系统登录和签字环节。

使用 CA 系统以后，影像科医师用数字证书登录 RIS，系统会校验操作者的合法性。提交诊断报告时，CA 系统将医师的证书信息和诊断结果进行绑定，再将图形签名显示在诊断报告上，完成电子签名。

第五节 研究进展

PACS/RIS 的发展，已经实现从最初的单机版系统，到科室级、全院级、集团化级和区域级的全面应用型系统。随着社会的进步，每次新的信息技术的出现或创新，都将对 PACS/RIS 在整体架构、计算能力、网络传输、影像存储及系统功能带来革命性创新，必将促进医学影像诊断的质量和效率持续提升。PACS/RIS 的研究主要体现在以下几个方面。

一、医学影像云

医学影像云是指运用云计算等新兴计算机技术，通过互联网与医院网络相结合，构建 PACS/RIS，将医学影像集中存储，为用户提供随时随地的医学影像诊断服务。医学影像云有 3 种形式：私有云、公有云、混合云。私有云一般指医疗卫生机构自行建设、运行和维护。公有云由第三方服务商构建和运营。混合云是医疗卫生机构与第三方服务商共同构建和运营。医学影像云可以为集团化医院、医联体医院、对口支援医院、远程医疗、区域协同医疗、互联网医疗等服务。目前，影像云已经开始在有些省份的医疗卫生机构和第三方服务商开始商用。

二、云胶片

"云胶片"是指医疗卫生机构或服务商,将医学影像以数字化的形式,提供给患者或医师,便于他们使用手机或计算机的照片功能或专门的工具保存、携带和调阅,灵活方便地进行诊断、会诊、交流和共享。云胶片的信息比传统胶片丰富,可读性强。将来将取代传统胶片,节约大量胶片费用和保存空间。目前,云胶片已经在我国东南部的医疗机构中开始商用。

三、移动医学影像工作站

移动医学影像工作站是指将 PACS/RIS 扩展部署到手机等移动终端设备上,使之具有与传统 PC 工作站一样的功能,方便医师通过互联网或无线 WiFi,进行放射诊断、临床调阅、科室管理等。移动终端设备的标准化程度没有 PC 设备高,不同的厂家、不同的产品,所采用的操作系统、开发工具和应用环境兼容性较差,致使移动端的 PACS/RIS 需要针对性开发,因此开发和维护成本较高。现在已有基于苹果和安卓手机的产品应用,大范围推广还需时日。

四、混合现实应用

PACS 可以运用混合现实技术,将患者的医学影像进行三维重建,形成虚拟的多层次多色彩的三维组织器官模型,再将其引入到现实环境中,让用户通过智能眼镜观察,任意缩放、任意翻转,在新的可视化环境里使物理和数字对象共存,实时展开互动。这项功能可以方便影像科医师进行疑难病例诊断、临床医师确定手术方案、手术科室查房、手术前的医患沟通、临床教学等。还可以与 5G 技术结合,开展远程手术引导等。基于 PACS 的混合现实应用,已经在许多医院和研究机构都有成功探索,普及应用为时不远。

五、全无线医学影像传输

5G 具有高带宽、广连接、低时延的特点,使医学影像文件如同文本文件一样利用无线网络快速传输成为可能。在影像学检查设备的 DICOM 接口加装 5G 模块,通过无线网络与 PACS 服务器和其他影像设备互连,快速采集、传输与共享影像文件,能够快速构建全无线的 PACS,也使 PACS 的应用场景更为广泛。全无线的 PACS 在不久的将来将会普及。

思 考 题

1. 简述 PACS 的基本组成。
2. 简述 PACS 与 RIS 的关系。
3. 简述影像科室一般的工作流程。
4. 简述存储设备的分类及发展趋势。
5. 写出医用显示器的关键指标。
6. 写出自助打印系统的组成。
7. 简述 DICOM 标准的主要作用。
8. 简述 IHE 规范的主要作用。
9. 分析 DICOM、HL7、IHE 之间的关系。
10. 简述 PACS 的研究进展。

(周 彬 费晓璐)

第三章 医学影像信息系统应用

第一节 医学影像信息系统的临床应用

医学影像信息系统最初用来改进放射科的工作效率,现在已经发展成为医院信息系统重要的组成部分。狭义上,医学影像信息系统就是指 PACS/RIS。广义上,医学影像信息系统指 PACS/RIS,以及以之为核心满足影像业务需求的其他功能系统,如影像后处理系统、自助打印系统等。从应用层次结构上,医学影像信息系统可以分为 3 个层级:科室级、全院级、区域级。3 个层级自内而外构成一个"内嵌型"结构。

一、影像科的应用

PACS/RIS 能够充分满足影像科的业务需求与应用,并满足临床应用、教学、会诊和科研的需要,快速、准确、实时地提供有效的医学影像及诊断等综合信息,满足医院本地化要求。科室级 PACS/RIS 主要是要保证系统运行的安全和稳定性,适当考虑大数据量压力、系统安全应急解决方案,确保业务连续不间断运行。系统主要应具备以下功能。

(一) 患者预约登记

在临床科室医师开具影像学检查申请后,受检者需要在影像科登记预约窗口办理相关手续。该过程是通过 RIS 预约登记工作站实现的,主要功能包括以下方面。

1. 进行患者影像学检查预约。
2. 进行影像学检查登记,定制影像号的分配策略。
3. 支持多种患者信息录入方式,可调用 HIS 中的患者基本信息。
4. 对不同类型检查的收费可自行预设及维护,并自动进行计算显示。
5. 可按多种方式进行信息资料检索、查询及统计。
6. 可进行检查申请单扫描,可录入患者临床诊断、病史资料。
7. 生成 DICOM Worklist 服务。
8. 对用户权限进行分级管理。

(二) 设备的接入

1. DICOM 设备的连接 对于 CT、MRI、CR、DR 等支持 DICOM Storage SCU 的设备,可通过在设备上设定 DICOM 技术参数(AE 名称,IP 地址,端口号)直接接入 PACS,将其影像传输至服务器及存储系统进行集中存储管理。通过 DICOM Storage 方式可获取原始的影像数据,可保证影像及相关信息的完整性。

2. 非 DICOM 设备的连接 对于非 DICOM 设备,如部分超声设备,可以通过 PACS 网关转换为标准 DICOM 影像并与患者信息进行整合后归档到 PACS 服务器。

(三) 图像传输、存储

一般来说,PACS 具备图像及相关信息的长期存储管理(LTSM)和短期存储管理(STSM)。

存储系统中存储设备通常会分成 3 类:在线存储(on-line storage)、近线存储(near-line storage)、离线存储(off-line storage)。

1. 在线存储 是指连接在计算机系统中可保持直接、实时、快速访问的存储设备。在线设备实际应用中通常选用光纤磁盘阵列。

2. 近线存储　介于在线存储和离线存储之间，近线存储可采用硬盘、数据流磁带、光盘作为存储介质，通常由 SATA 磁盘阵列、磁带库、光盘库和存储管理软件构成。

3. 离线存储　是指设备或介质平时不在计算机系统中，在存取数据时将设备或介质临时装载或连接到计算机系统。离线方式因其可以随时更换存储介质，所以其存储容量没有实际限制。由于离线到在线的介质装载过程很长，所以离线存储一般用来存储那些不经常使用的冷数据。

通常将传输速率要求高或经常访问的数据，存放在在线存储的设备上，如 SAN 磁盘阵列。将不经常访问的数据存放在近线或离线存储的设备上。

（四）诊断报告书写

主要由 RIS 报告工作站完成。RIS 报告工作站具有书写、审核、打印诊断报告功能，RIS 应具有严格的用户权限定义和人性化的设计，便于医师方便、快速地书写诊断报告。

RIS 诊断报告工作站主要功能如下。

1. 与 PACS 影像浏览诊断软件融合，支持通过患者信息调阅影像数据。
2. 支持多条件综合查询信息，支持自定义查询标签。
3. 具有严格的分级用户诊断权限管理，具有用户组管理策略，便于系统管理。
4. 提供常用诊断报告书写模板或知识库系统，并可进行自定义编辑。
5. 支持诊断报告修改痕迹保留。
6. 支持患者历史诊断调阅、参考。
7. 支持查看患者临床诊断、详细病史和扫描录入的申请单。可灵活定义打印诊断报告方式。
8. 具有方便的典型病例库管理功能，有随访记录功能。支持病理诊断结果调阅，可以进行阳性符合率统计。

（五）胶片打印输出及管理

对于支持 DICOM 3.0 标准的激光相机可通过在设备上设定 DICOM 3.0 技术参数直接接入 PACS，实现统一的、集中的、可管理的网络胶片打印。PACS 通过严格的用户权限管理制度，统一进行胶片和报告打印管理。

为满足科室对胶片输出的管理、统计，可以通过打印服务器实现（图 3-1）。影像被发送到打印服务器，打印服务器接收到影像，并加以管理。最后由打印服务器向激光相机发出打印胶片请求，由激光相机完成打印任务。

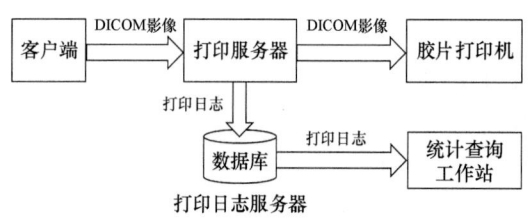

图 3-1　应用打印服务器实现胶片打印的管理和统计

二、全院应用

PACS 除了需要满足影像科应用外，在系统的用户数量、访问模式、负载能力以及跟 HIS 的集成能力方面都提出了更高的要求。

（一）负载能力的提升

除了应对影像科完成日常工作外，PACS 还须能满足临床科室对图像的调阅、处理、下载等需求，PACS 的客户端的配置数量要大量增加。根据终端环境和调阅目的，影像科内部多采用 C/S 架构，以保证图像调阅速度；在临床科室多采用 B/S 架构，以免去客户端的安装和维护。图 3-2 是一个典型的全院级 PACS 架构图，它采用服务器分级体系架构。整个服务器集群系统由两台中心服务器（构成双机热备份）、多套科室服务器，Web 服务器、Worklist 服务器等系统构成。各个子系统的目的与作用如下。

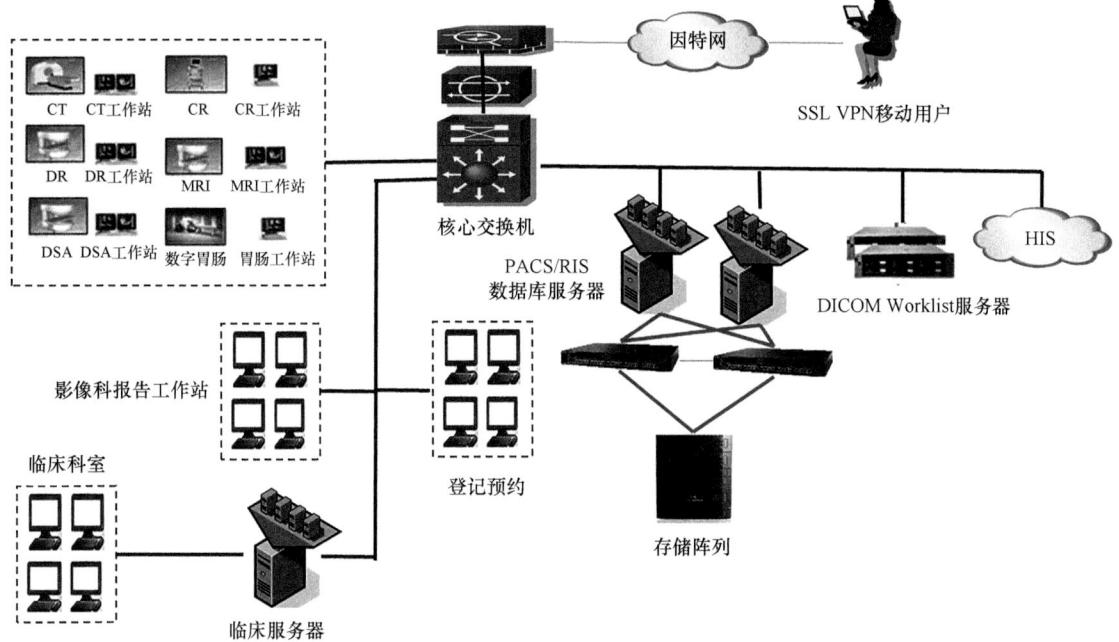

图 3-2　全院级 PACS 架构图

1. 中心服务器系统　是 PACS 的核心,部署有中心数据库、RIS 服务模块及 PACS 中心服务模块,负责对各个前置服务器发送来的影像进行自动归档存储,并进行全局影像数据库管理,系统网络通信管理;提供全部 RIS 的文本信息存储及检索服务,提供全部影像数据的存储和检索服务,提供长期历史影像数据的访问服务;在接收到来自各检查科室前置服务器转发来的数据后,负责向临床服务器发送影像及报告数据;当各个子网的图像访问终端试图调阅图像时,中心服务器负责返回给调阅者指定影像信息存储的具体位置。

2. 前置服务器系统　PACS 前置服务器部署在各个检查子网上,部署 PACS 分中心服务模块,主要负责向 PACS 中心服务器转发设备发来的原始图像,同时向子网终端客户提供近期图像访问服务以减轻主服务器访问压力,进行系统负载均衡,形成多级访问机制,提高系统的安全性、稳定性、可靠性和访问速度。PACS 前置服务器可配合 PACS 中心服务器组成负载均衡集群,解决前端(各影像科室)应用压力和负载压力,并额外提供多一级的本地应用安全保障。

3. 临床服务器系统　PACS 临床服务器部署在各个临床科室子网上,部署 PACS 分中心服务模块,主要负责向对影像质量和处理功能要求较高的临床终端客户提供患者原始图像及文字报告访问服务以减轻主服务器访问压力,进行系统负载均衡,形成多级访问机制,提高系统的安全性、稳定性、可靠性和访问速度。PACS 临床服务器可加入到 PACS 中心服务器集群系统中,解决前端应用压力和负载压力,并额外提供多一级的本地应用安全保障。

4. Web 服务器系统　PACS Web 服务器可以架设在临床服务器硬件上,部署 Web 服务模块,主要负责向对图像要求一般的临床终端客户或配置较低的临床终端客户提供患者原始或压缩图像及文字报告访问服务,客户端以浏览器方式运行,不须安装任何软件,对硬件要求较低,易于部署和快速实施,后台系统通过数据库实体化视图方式保持与中心服务器的数据同步,可以达到减轻主服务器访问压力,形成多级访问机制,提高系统安全性、稳定性、可靠性和访问速度的目的。

5. 数据备份管理系统　由系统管理工作站和近线磁盘阵列组成,物理上位于 SAN 内部,通过与存储备份管理软件的结合,负责完成数据库备份、图像文件备份、存储规划、系统监控、数据还原等功能;能对数据库进行自动备份,备份任务统一管理,备份时间放在业务量较小的夜间进行,不影响系统的正常业务。

（二）PACS/RIS 与 HIS 的集成

医院信息系统（HIS）是指对在医疗活动各阶段产生的数据进行采集、存储、处理、提取、传输、汇总，加工形成各种信息，从而为医院的整体运行提供全面的自动化管理及各种服务的信息系统。HIS 是医院信息系统的核心，PACS/RIS 需要与 HIS 进行信息交互，以满足下列临床诊疗需求。

1. 患者信息集成 为避免患者信息在不同系统中的重复录入，RIS 需要从 HIS 中获得患者的人口学信息与检查申请信息。

2. 功能集成 PACS/RIS 工作站需要通过 HIS 查询就诊者的医疗记录、诊断报告、检查预约等信息。

3. 图像管理需求 PACS/RIS 通过与 HIS 的融合，能够实现把图像作为电子病例的组成部分，通过多种途径对影像进行检索，提高了医学影像的管理力度，提高为临床、教学和科研服务的能力。

（三）PACS/RIS 与 HIS 集成方式

1. PACS/RIS 与 HIS 直接进行数据库读取 该方式将 HIS 和 PACS/RIS 统一进行设计实施，统筹考虑 PACS/RIS 和 HIS 的信息交互，将两者各项功能和信息融合为一体。该方法融合度最高，信息交换效率也最高。但在实际开发中，很难有一个厂商能全面提供上述产品，因此在实际工作中比较少见。

2. 基于中间件技术的数据交换 由于医院的信息系统是由多个厂商自主开发的系统共同组成，这些不同的系统遵循不同的标准，这就给他们之间的信息交互带来了困难。为解决系统的异构问题，提出了中间件（middleware）的概念。中间件是处于应用软件和系统软件之间，为了实现信息互连的一类软件，通常需要进行二次开发。

3. 基于 HL7 标准的信息集成 基于 HL7 的信息接口交换标准是目前国际上通用的 HIS 和 RIS 的集成方法。HL7 是一种用于记录医疗信息的数据格式，主要是规范 HIS/RIS 及其设备之间的通信，它涉及病房和患者信息管理、化验系统、药房系统、放射系统、收费系统等各个方面。HL7 是依靠消息来驱动事务向前推进，这类似 Windows 操作系统的消息驱动。每一个 HL7 消息由消息头（MSH）、事件（ENV）和消息体组成，其中消息体由段（segment）、字段（field）、元素（component）及子元素（subcomponent）组成。HL7 的宗旨是开发和研制医院数据信息传输协议和标准，规范临床医学和管理信息格式，降低医院信息系统互连的成本，提高医院信息系统之间数据信息共享的程度。采用 HL7 标准来实现 HIS 与 PACS/RIS 间的集成，可以降低系统间的耦合；可扩展性及互操作性也大大提高，也是国际通用的做法。

三、区域应用

（一）区域医疗对影像信息系统的需求

随着以医联体为主体结构的区域医疗的发展，对医学影像信息系统的应用需求从单院区内拓展到了区域内的多个独立单位，这就要求医学影像信息系统具备满足区域内多单位的协作管理和多系统的数据互通，需求主要包括以下内容。

1. 分层级的影像远程会诊/诊断 会诊指多个医生共同诊断疑难病症，远程影像会诊一般是指提交会诊申请的医生与接收会诊的医生通过医学影像资料共同诊断疑难病例。远程影像诊断指医生异地对患者检查的影像出具诊断报告。两者在概念和操作方式上有所区别，前者针对基层医院有诊断医生的情况，仅对疑难病例提供会诊意见；后者为基层医院提供所有或某一类的影像诊断服务，不需要当地影像科医生进行诊断。

2. 区域影像共享 在不改变医疗机构原有 PACS/RIS 的前提下，在互联网医疗机构内实现异地跨机构调阅图像及报告，解决信息孤岛导致的资源不能共享的问题，实现医学影像学检查资料互认，降低重复检查率。

3. 与其他信息平台的数据交互　遵循一定的规范，实现同区域内的其他临床信息平台互联互通。以患者为索引，实现病理、检验、电子病历等信息的调阅，为影像学诊断提供更多信息并验证影像诊断结果，为质量控制提供诊断符合率的评价依据。

4. PACS/RIS 云服务　针对小医院无影像信息系统的问题，通过区域影像信息系统提供 PACS/RIS 服务，以整合资源，节约投资。

（二）技术实现

区域影像信息系统的建设方案有很多，本节介绍的方案是以医疗信息系统集成（integrating the healthcare enterprise，IHE）为标准，本着不改变互联网机构的原有信息系统架构，强调互操作性的基本原则，向医院原有的各业务系统和信息系统等提供接口，使其与医院信息平台实现对接，继承已有的数据资源和服务，最大限度地减少重复性建设。

1. 系统框架　系统中心端采用企业服务总线（enterprise service bus，ESB）进行协议的转换及消息的转化，对外提供非 IHE 标准数据接口和 IHE 标准数据接口（图 3-3）。非 IHE 标准数据接口面向 PACS/RIS 不便维护或没有 PACS/RIS 的基层医院。非标准数据采用网关转换为标准数据后传输至平台。除满足基层医院远程会诊的需求外，此架构还实现了为基层医院提供 PACS/RIS 云服务的功能，通过管理权限设置，分配不同机构，不同人员相应的权限和存储空间。

对于可以进行标准化通信的医疗机构，如地市级医院或其他临床信息平台，其 PACS/RIS 符合标准或能进行改造，则按照标准数据模式直接注册至 ESB，使之成为影像共享平台的一个分布式影像中心。通过交叉索引，将影像文件留在医疗机构本地的存储，仅上传索引文件至影像中心注册。客户终端向 XDS-I 注册中心查询，影像文件由分影像数据源提供调阅。这样避免影像数据的重复存储，降低了对网络带宽的需求。

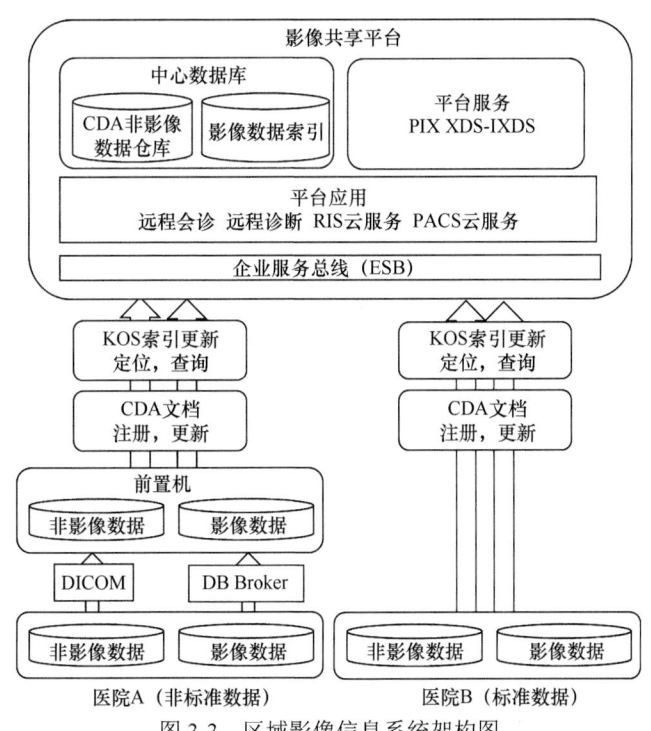

图 3-3　区域影像信息系统架构图

2. 注册服务　其他系统接口通过 Web Service 方式向 ESB 注册其服务，当其系统需要使用平台服务时，ESB 也通过 Web Service 方式提供服务。平台按照 IHE 患者身份标识交叉引用（patient identity cross-reference，PIX）框架，通过建立患者主索引（master patient index，MPI）实现患者信息向平台中心端的注册,形成患者的 PIX 和对应的区域唯一 MPI。兼顾各医疗机构的 ID 和区域唯一索引,不去改变原有患者和报告在医疗机构的 ID,有利于资料的关联和使用。主索引服务的架构如图 3-4 所示。该服务架构既支持 PIX,又支持患者基本信息查询(patient demographics query,PDQ)。在 Server 端兼顾 PIX Server 和 PDQ Server,其对于标准的兼容性更佳。符合 IHE 规范的产品需要和该服务进行通信,采用 PIX 规范或 PDQ 规范均可兼容。

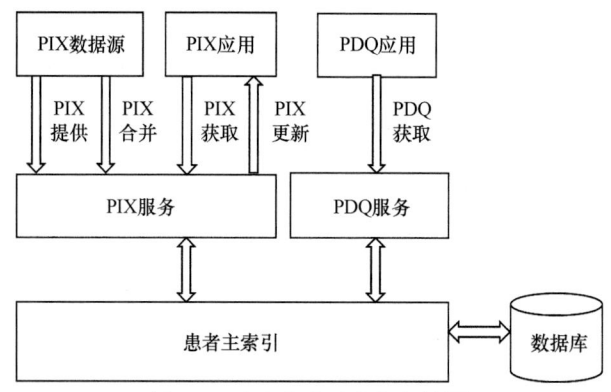

图 3-4 患者主索引服务架构图

3. 跨机构文档共享 应用 IHE 定义的医疗文档交换技术框架文件 XDS(cross-enterprise document sharing)以及医疗影像信息共享交换的技术框架文件 XDS-I(cross-enterprise document sharing for images)实现不同机构间影像与临床信息的共享及调阅。按照上述文件定义的有关医疗信息的目录注册(registry)、存储池(repository)、文档/影像信息源、文档/影像信息使用者等功能接口和流程模块,按照图 3-5 所示,为不同医疗机构信息系统通信、信息共享交换提供技术规范。

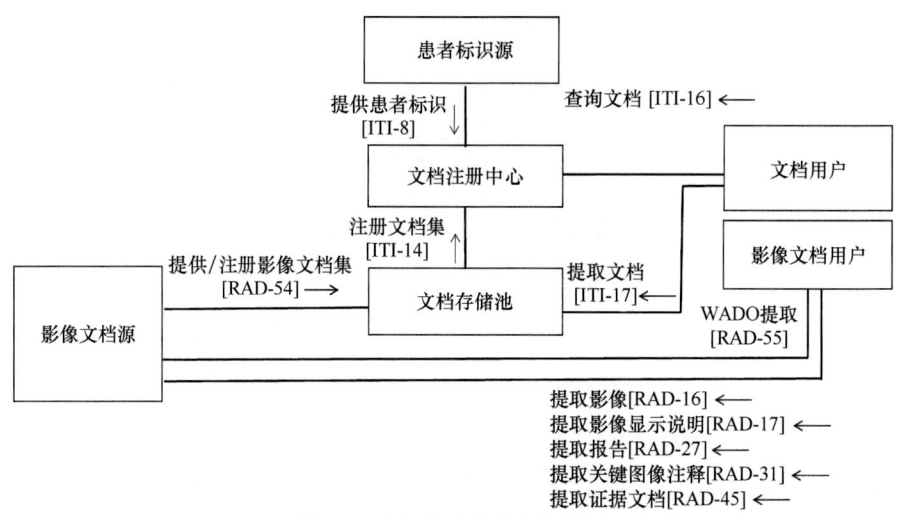

图 3-5 跨机构文档共享架构图

该架构核心是分布式存储和集中式影像文档索引,该架构减轻了平台数据中心建设成本和系统压力,并能充分使用医疗机构原有影像信息系统。除了医学影像分布式存储之外,医疗文档一般也采用分布式部署,即拥有"影像文档源"的医疗机构部署自己的"文档存储池"。

对于不能满足 XDS-I 接口要求的 PACS 或 PACS 浏览客户端,平台服务端提供 PACS Server,支持与 XDS-I 相关的所有功能。原有的非标准 PACS 可以通过图像转发的方式将数据汇总至 PACS Server,由 PACS Server 负责与医院信息平台交互。客户端 HIE 平台集成了 Web 浏览工具,可以使用该标准DICOM Web浏览终端调阅HIE平台影像,并能进行传统PACS客户端的所有操作。

第二节 结构化报告的应用及其发展

一、结构化数据的概念

结构化数据也被称为定量数据,是由二维表结构来逻辑表达和实现的数据,是能够用数据或统一的结构加以表示的信息,严格地遵循数据格式与长度规范。典型的结构化数据包括患者姓名、年龄、性别、电话号码、身份证号等。由于结构化数据由明确定义的数据类型组成,可以采用表格的形式将其定义(表3-1),是最好处理的数据,也便于搜索和归档。

表 3-1 结构化数据举例

姓名	性别	年龄	检查号	电话
张××	男	42	00132546	139××××7525
李××	女	65	00264525	150××××6987
王××	女	12	00086540	178××××9689

非结构化数据本质上是结构化数据之外的一切数据。这类数据不方便用数据库的二维逻辑表来组织,也不能通过预定义的数据模型或模式进行结构化,如影像,音视频,叙述性的文本等。

当前业内标准的影像报告基本格式见图3-6,其中患者姓名、性别、年龄、检查部位、检查方法以及检查目的、报告医师及报告时间都属于结构化数据,在信息系统中也都采用与表格概念类似的关系型数据库进行存储。这就意味着对这些数据进行归档和检索时可以表现出很好的一致性。而对于影像学表现与影像学诊断两项内容,虽然整体上按照结构化的方式存储,但就其具体内容而言,由于按照叙述性文本的方式书写,属于非结构化数据。

××医院医学影像学报告单

检查日期:　　　　　　　　　　影像号:

科别		患者姓名		性别		年龄		病案号	
检查部位		胸部		检查方法			CT平扫		
检查目的				肺结节复查					

影像学表现:
　　双肺野多发结节状密度增高灶,部分呈磨玻璃样密度,边界清,大者位于右肺上叶前段外后部,最大截面约0.7cm×0.6cm,呈磨玻璃样密度,较2018年2月2日CT检查无明显变化。双肺纹理清晰,走行可,段及段以上支气管通畅,管腔未见狭窄。纵隔内未见异常增大淋巴结。胸膜未见增厚,未见胸腔积液。

影像学诊断:
　　双肺多发结节灶,较前未见明显变化,建议年度复查。

报告医师:苏××　　审核医师:吕××
　　　　　　　　　　报告时间:2020-03-17 13:20

图 3-6 非结构化的医学影像报告示例

从医疗数据分布来看，只有不到 20% 的数据作为结构化数据，其余大部分均为非结构化数据，尤其是医学影像数据。随着信息量的爆炸式增长，每年各种医疗检查所产生的影像文件，多达数十 TB。医学信息处理面临的问题就是如何将这些非结构化数据合理、安全、无损失地保存和高效地利用，将"大量数据"转变成可用的"大数据"。

二、医学影像结构化报告构架

（一）传统影像学诊断报告存在的问题

医学影像诊断报告用于表达疾病影像学表现的内在信息，是放射科医师对影像的解读，也是放射科医师向其他临床医师、患者传递医学影像信息的重要媒介，属于病案资料的重要组成部分，关乎临床医师对疾病的判断、治疗方案的设计或手术计划的制订。但相对于影像设备和成像技术的飞跃发展，诊断报告的书写模式并没有太多的改进，尤其是报告中的影像学表现和诊断结论，依旧采用叙述性文本，即非结构化的形式。尽管业内对报告的书写有一定的规范要求，但不同的医师在分析同一病例的时候仍然会采用不同的描述习惯和术语，依赖于医师的主观判断和经验。有研究分析了 297 所医院 822 例患者影像报告，发现 14 种术语用于描述"浸润"征象，23 种术语用于描述"异常"，30 种术语用于表达"不确定"。这就给后续的数据归档和检索带来很大困难。在这些叙述性文本中，还存在有些模糊的表达方式，容易对病变的理解和沟通造成干扰。如常见的冠状动脉 CTA 报告中，经常会出现"血管重度狭窄"的诊断描述或结论。"重度"这样一个描述狭窄程度的词汇在影像科医生和心内科医生的理解可能并不完全一样，导致对狭窄程度判断的歧义。

从信息技术角度看，这种报告属于非结构化数据，计算机只能以自由文本的形式对影像学表现和诊断结论进行存储，导致在信息检索时只能通过关键字组合的方式，如"脑+梗死"。这实质上是通过医师输入一系列描述图像相关信息的关键词，然后利用这些关键词为图像建立索引，把对病症的检索变成了文本的检索。由于这种方式的主观性，导致出现查全率、查准度较低，检索返回无关信息过多、词义间的上下位关系、整体局部关系无法体现等缺点。从影像学检查角度看，存在诊断、随访、术前术后评估等多种目的，临床科室对影像报告的关注点也不仅限于诊断结论，而是越来越注重疾病表现的表达及其相关的继发表现，这就要求影像报告所反映的内容更加充实和客观。因此，无论是从大数据的构建，还是个体化的诊疗，都需要对目前影像报告的形式和内容进行改进。基于标准化扫查、规范化处理的结构化医学影像报告（structured report，SR）应运而生。

（二）结构化报告的概念

医学影像结构化报告是指从医学信息学角度把以自然语言方式录入的影像报告，按照医学语义要求对报告内容进行定义、设计及分析，以术语间的关系来描述报告的预计结构，并将术语和关系保存到数据库中。

结构化报告被看作提升报告质量与信息含量的一种有效手段，是引领影像报告向智能化报告改变的一种模式，具有以下优势。

1. 结构化报告首先减少了报告的错误率。 据文献统计，影像报告的错误率可达 4%，尽管有些错误是不会影响诊断结果的。这些错误发生的原因来自多方面，其中主要原因是医师的先入为主的认知有时替代了对影像的观察，如经常会根据病史或化验室检查结果就作出了初始的判断而忽略了其他阳性表现。而结构化报告则要求诊断医师把扫描范围内的所有组织影像表现都要填写，因此可以有效避免漏诊的现象发生。一项针对 3000 例 MRI 腰椎报告的研究表明，应用结构化报告可以比传统文本报告多发现 28.5% 的阳性表现。类似地，在颈椎 CT 报告中，采用结构化报告能提升骨折以外的阳性征象的发现率。

2. 由于结构化报告本身是对诊断指南的分解，包含了各种循证的手段，因此除了减少出错概率外，还提升了报告的质量。例如，美国放射学会推出的胸部 CT 报告及数据收集系统在对 1603 例患者随访过程中，发现结构化报告对肺癌的预测准确值从 6.9% 提升到了 17.3%。另一个关于膝关节 MRI 检查的研究也表明结构化报告的出错率要明显低于传统的报告。

3. 结构化报告通过模板的建立，引导放射科医师把一些临床关注的信息单独表现出来，这样有助于临床医师对疾病的客观评估。例如，冠状动脉 CTA 应用结构化报告将血管狭窄程度和位置用客观的方法进行表达，有助于心内科医师正确理解冠状动脉的情况。同样，结构化报告还有利于判断肿瘤的分期分型，以及制订相应的手术计划。Brook 等比较了结构化报告与非结构化报告在评估胰腺肿瘤的分期与切除情况方面的区别。结果表明外科医师对结构化报告的认可度更高。Sahni 在直肠癌的 MRI 影像评估研究中也得到了类似研究，优质报告比率由 38% 上升至 70%。结构化报告还降低了语法和语义上的错误发生率，对数据的归档、分析有独特的优势。

（三）结构化报告的架构

根据影像报告内容结构化的程度，由简单到复杂可以分为三类。

1. 将患者基本信息进行结构化。类似于图 3-6 样式的报告可以认为是最基本的结构化报告。在这类报告中，除了影像学表现和诊断结论中的内容采用叙述性语言描述以外，其他信息基本上都以结构化的方式进行存储。

2. 将影像表现按照器官或组织分类。例如，在胸部 CT 报告中，将影像表现按照肺与气道、胸膜、心脏纵隔、骨骼、血管等解剖结构进行分项描述。这些解剖结构作为结构化的标签，列入了报告数据库中的表结构。在这些结构之下，允许医师采用叙述性文本对该器官组织的表现进行描述（图 3-7）。

3. 在上述结构化基础上，对进一步的描述进行结构化。增加下拉列表、测量值、选择框以提升报告书写效率，增加了有助于表达病症的索引标签词汇。例如，在胰腺癌 CT 报告模板中（图 3-8），需要通过输入测量值表达肿瘤的大小，关键影像的索引；通过下拉列表选择血供情况、肿瘤位置、动脉类型等实现定义的内容。

4. 增加结构化表格，解剖示意图、趋势图表及支撑结构化报告的知识库系统。在报告书写过程中，需要采用图像后处理技术挑选或处理出对疾病诊断具有帮助的关键影像。通过后处理系统与报告模板的结构化消息传递，实现图像阅片、处理、图像标注与数据集构建为一体的流程。报告包含定量的数值表达与定性的循证结果。医学影像图文诊断及评估报告的书写流程与表现形式与传统影像报告有显著的不同，除了传统报告要求的内容外，还应包含对疾病诊断、随访、评估有重要价值的测量值、图表、关键影像及特征描述（图 3-9）。

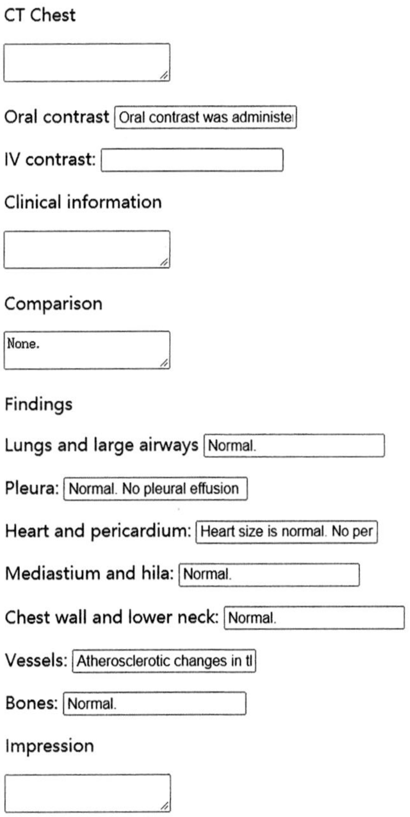
CT Chest
Oral contrast: Oral contrast was administe
IV contrast:
Clinical information
Comparison: None.
Findings
Lungs and large airways: Normal.
Pleura: Normal. No pleural effusion
Heart and pericardium: Heart size is normal. No per
Mediastium and hila: Normal.
Chest wall and lower neck: Normal.
Vessels: Atherosclerotic changes in tl
Bones: Normal.
Impression

图 3-7　北美放射学会发布的常规胸部 CT 扫描结构化报告模板

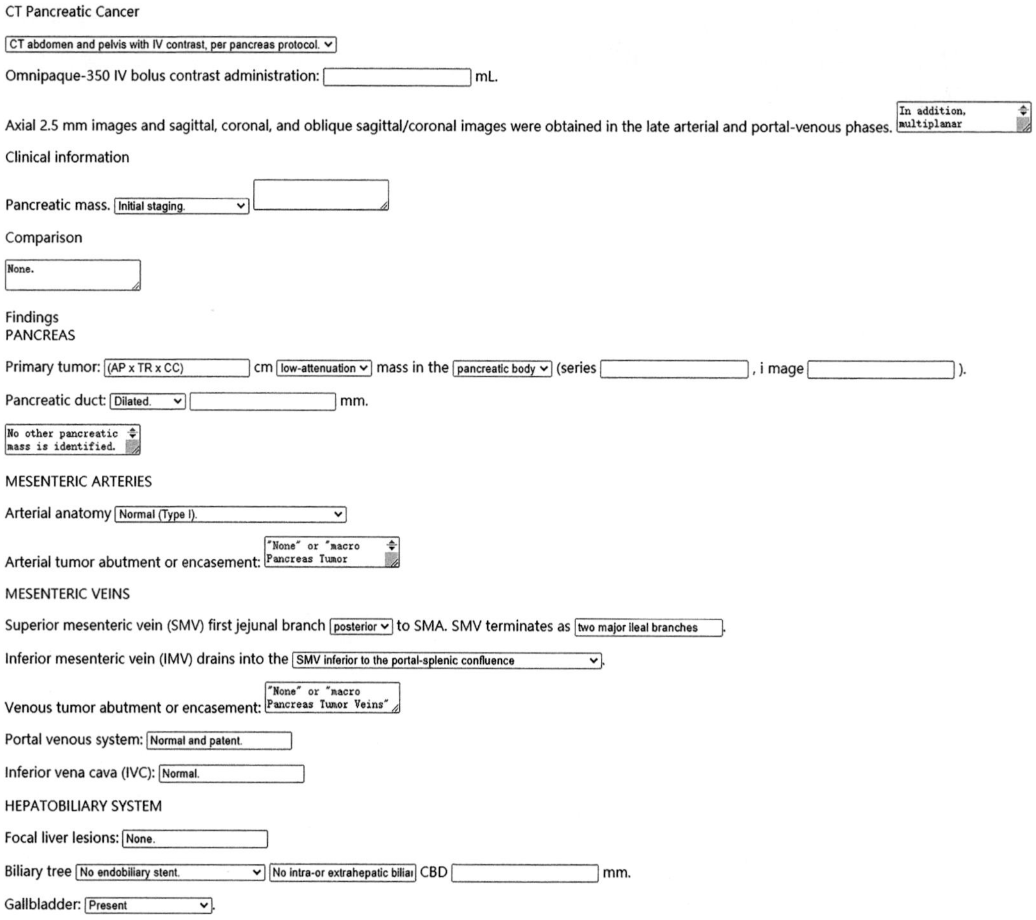

CT Pancreatic Cancer

[CT abdomen and pelvis with IV contrast, per pancreas protocol.]

Omnipaque-350 IV bolus contrast administration: [ ] mL.

Axial 2.5 mm images and sagittal, coronal, and oblique sagittal/coronal images were obtained in the late arterial and portal-venous phases. [In addition, multiplanar]

Clinical information

Pancreatic mass. [Initial staging.] [ ]

Comparison

[None.]

Findings

PANCREAS

Primary tumor: [(AP x TR x CC)] cm [low-attenuation] mass in the [pancreatic body] (series [ ], i mage [ ]).

Pancreatic duct: [Dilated.] [ ] mm.

[No other pancreatic mass is identified.]

MESENTERIC ARTERIES

Arterial anatomy [Normal (Type I).]

Arterial tumor abutment or encasement: ["None" or "macro Pancreas Tumor]

MESENTERIC VEINS

Superior mesenteric vein (SMV) first jejunal branch [posterior] to SMA. SMV terminates as [two major ileal branches].

Inferior mesenteric vein (IMV) drains into the [SMV inferior to the portal-splenic confluence].

Venous tumor abutment or encasement: ["None" or "macro Pancreas Tumor Veins"]

Portal venous system: [Normal and patent.]

Inferior vena cava (IVC): [Normal.]

HEPATOBILIARY SYSTEM

Focal liver lesions: [None.]

Biliary tree [No endobiliary stent.] [No intra-or extrahepatic biliar] CBD [ ] mm.

Gallbladder: [Present].

图 3-8 北美放射学会制订的胰腺癌 CT 的结构化报告模板（部分内容）

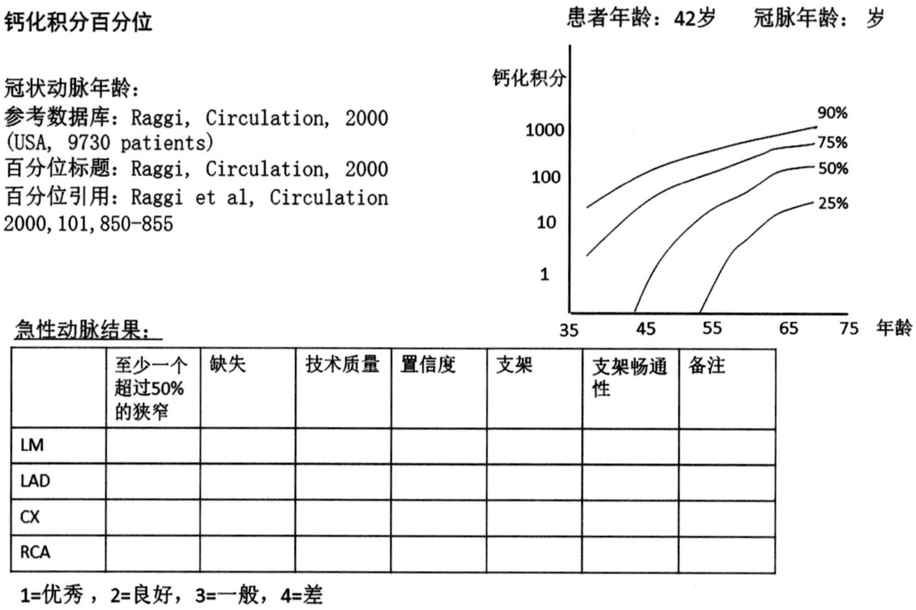

钙化积分百分位
患者年龄：42岁 冠脉年龄：岁
冠状动脉年龄：
参考数据库：Raggi, Circulation, 2000 (USA, 9730 patients)
百分位标题：Raggi, Circulation, 2000
百分位引用：Raggi et al, Circulation 2000, 101, 850-855
钙化积分
1000
100
10
1
90%
75%
50%
25%
35
45
55
65
75
年龄

急性动脉结果：

	至少一个超过50%的狭窄	缺失	技术质量	置信度	支架	支架畅通性	备注
LM							
LAD							
CX							
RCA							

1=优秀，2=良好，3=一般，4=差

图 3-9 后处理系统附带的冠状动脉 CTA 结构化模板（部分内容）

三、结构化报告的构建技术

（一）依据处理规则及诊断指南的前结构化报告

将报告模板事先根据疾病类型或检查部位，应用结构化模板进行事先定义。在报告书写过程中，根据疾病的对应项，由诊断医师填到相应位置。结构化报告的概念最早出现于 DICOM3.0 标准中，即 DICOM SR。其推出的目的在于提升医疗文档中的数值记录功能。它既支持自由文档报告，又支持结构化信息，还具备将文本和数据与病症表达的关键图像进行关联，形成图文形式的报告，消除了图像与数据分离的弊端。利用 DICOM SR 可以生成具有高度规范性与标准型的图文并茂的检查报告，并为与其他信息系统交互信息提供规范。

RSNA 在 RadLex 术语集的基础上按解剖系统分类设计了 268 个结构化报告模板，其中还包括部分中文版本。用户可以参照建立自己的结构化报告系统。"Smart reporting"也是一款基于该思路创建的前结构化报告系统，通过对影像诊断指南的分解，建立了相应的结构化模板。用户可以在线填写，并将报告内容复制到 RIS 中。目前在临床应用的可称为结构化报告的产品，基本上都是基于模板的前结构化产品。

当前一些国内的 RIS 在中文 RadLex 词条基础上，建立了不同检查模态、扫描部位及疾病表现的结构化描述语句。按照检查类型和目的，设计如 MRI 胎儿神经发育评估，直肠肿瘤的 MRI 评估，前列腺肿瘤 MRI 评估，肺结节 CT 评估，TAVI 术前 CT 评估等结构化模板应用于日常影像学检查。此类报告具备的特征如下。

1. 采用结构化数据方式呈现。报告模板按照病种不同，以诊断指南或专家共识为标准逐一定制，在内容上要求完全覆盖标准要求，避免书写随意性造成的内容遗漏或省略。涉及影像描述及诊断结果的术语应用标准数据字典编码方式存储，以实现诊断报告的规范化及结构化。

2. 报告中包括表达疾病的关键影像，以图文并茂的形式展现。在报告书写过程中，需要采用图像后处理技术挑选或处理出对疾病诊断具有帮助的关键影像。通过后处理系统与报告模板的结构化消息传递，实现集图像阅片、处理、图像标注与数据集构建为一体的流程。

3. 报告包含定量的数值表达与定性的循证结果。医学影像图文诊断及评估报告的书写流程与表现形式与传统影像报告有显著不同，除了传统报告要求的内容外，还应包含对疾病诊断、随访、评估有重要价值的测量值、图表、关键影像及特征描述。

从应用效果看，前结构化报告有助于提升影像描述的全面性。前结构化报告的应用前提是在形成特定疾病影像诊断共识的基础上，对影像学表现进行分解表述。报告过程要符合影像诊断的实际流程，重点在于研究阅片处理与报告的信息连接，实现结果和效率的并重。

（二）基于自然语义分析的后结构化

在不改变现有影像诊断报告书写方式的前提下，利用机器学习方法通过对叙述文本的语义分析，获得与影像表达特征相关的标签。相对前结构化，该方案不改变原有报告书写习惯，接受程度更高，适用范围较广。但标注准确度还不令人满意，尤其缺乏中文诊断报告的相关研究。该方案的核心就是解决在特定语言环境和表述规范下语义信息提取及分类模型的构建优化及问题，使获得的语义特征尽可能符合报告所描述的影像特征和诊断结论，属于自然语言处理（natural language processing，NLP）方面的研究。

美国 NIH 于 2017 年发布了包含 30 805 例患者胸部 X 射线诊断报告的数据集，标签是通过 NLP 技术从相关的诊断报告中自动提取，共有 14 种胸部病变的标签，预计准确度为 90%。在自然语言的数学表达上，研究多使用文本向量（word2vector）中 Skip-Gram 建模，将词汇转换为向量。利用疾病本体知识构建二元语法语言模型（bigram），进行影像与"诊断结论"之间的关系挖掘匹配。后结构化技术还用于影像数据集的建设。Wang 等提出应用后结构方法建设大规模多标签胸部 X 射线影像数据集，以解决医疗影像领域缺乏已标注数据库的难题。

后结构的方法一般包括数据获取、文本预处理、关系抽取、数据标注、知识表示、性能评估等步骤。由于表达方式的自由性和诊断思维的多样性，影像报告目前缺乏统一的结构框架，表现出语法结构不完整、包含大量医疗行业习惯用语及语义模糊等特征，增加了数据处理与分析的复杂度。Jungmann 等应用以 RadLex 为标签词汇的 NLP 技术，建立了一种综合前、后结构化优点的影像报告系统。在书写自由文本的过程中，系统自动给出建议的 RadLex 标注术语，用户可以认可或拒绝，从而实现了报告即标注的流程。

后结构化处理主要利用 NLP 技术对已有的医疗数据进行特征提取。近年来，国内外均有大量针对电子病历的信息抽取研究。国外的工作主要基于英文医疗数据，国内对医疗文本的结构化研究也开始起步。后结构化处理主要工作内容是将特定事实信息、实体及实体关系从自由文本中抽取出来。对命名实体识别的方法，大致可分为三大类：基于语言规则的方法、基于统计特征的方法及基于机器学习的方法。

1. 基于语言规则的方法　　需要专家提前编制特定的术语词典及规则模板，才能完成对实体的识别。该方法尽管有较高的精度，但语言环境和领域主题等因素对规则的编写有严格要求，难以实现跨领域移植。

2. 基于统计特征的方法　　通过资料库中的统计特征完成对实体的识别，如卡方检验、对数似然检验、互信息等，但这种方法很容易受到语料中超低频词和超高频词的干扰。

3. 基于机器学习的方法　　通过将实体识别的过程转化为分类问题或标注问题从而完成任务，其中常用的模型有决策树（DT）、支持向量机（SVM）、隐马尔可夫模型（HMM）等。此方法几乎不依赖词典和规则，但需要大量的人工标注语料作为训练样本。

四、结构化报告面临的挑战与发展前景

（一）结构化报告面临的问题和挑战

尽管结构化报告展现了很多优点，但现阶段仍面临问题和挑战，也没有被放射界所普遍接受。针对美国 265 所机构的调查显示，有 51% 的医师经常采用结构化报告，33% 的人几乎不用。在同样的调研中，60% 的人对结构化报告应用表示满意，27% 的人不确定，13% 的人不满意。其他文献的研究也有类似结果，在对 1159 名意大利放射科医师的调查显示，56% 的人没有使用过结构化报告；比利时的研究表明有 55% 的人认为结构化报告只适用于复杂的 CT/MRI 检查。究其原因大致分为如下几个。

1. 结构化报告的录入效率问题　　首先，结构化报告由于事先通过模板将录入的内容进行了规定，相对于自由文本报告录入的内容要全面，因此结构化报告本身书写内容要多，比原有报告的内容丰富，增加了医生的书写时间。其次，自由文本报告的书写模式自医学影像学产生以来就未曾改变，医生习惯了这种书写的习惯，改用结构化报告方法书写模式，需要学习、适应甚至改变思维模式，这种转变的过程本身就会降低报告的输出效率。再次，格式固定的结构化报告模板可能会影响医师分析影像的思维流程。医师可能会把注意力放到如何填写结构化报告，干扰了系统阅读影像的思维过程，导致效率降低。尤其是报告模板设计存在问题，软件交互应用界面不友好的情况下，效率会变得更低。

2. 结构化报告的适用范围　　业内长期以来存在一种争论：结构化报告适用于较为简单的影像学检查，如常规 X 射线检查，还是复杂的影像学检查，如多期相、多模态的 CT/MRI 检查。这种争论来自应用模板的前结构化报告技术难以在模板中预设所有的影像学表现，况且有些复杂病变涉及多个器官或系统，前结构化技术显示了其局限性。应用结构化报告模板的方法通常以检查部位或病种进行分类，如肺结节的评估、前列腺肿瘤的评估、肝脏检查等。这些报告都把靶器官形态学改变作为主要描述内容，而一般不涉及该病种以外的问题。这种做法也很容易理解，一个模板不可能事先匹配所有的影像学表现，如果追求所有"病症"的全覆盖，必然设计和使用起来会

很复杂。从提升效率的角度来说，模板的使用应该越简单越好。因此，病症表达与使用效率的矛盾影响着结构化报告的普及。

结构化报告的模式目前在业内还没有达成共识，在一些问题上存在争论。例如，结构化报告是尽可能应用"复选框""下拉列表"等此类简单的选择方式，还是应用结构化的文本、表格，甚至含有标注信息的图像等复杂的方法描述；是按照检查部位分类，还是按照解剖系统分类，还是按照疾病分类。有文献报道结构化报告不一定能提升临床医师对影像的理解程度，甚至"结构化"本身会造成阅读障碍。

随着信息技术，尤其是 NLP 技术的发展应用，以及医学影像学科本身的进步，结构化报告面临的问题会逐渐得到解决。业内已经在某些疾病的诊断及分类上达成应用结构化报告的共识。例如，乳腺影像报告和数据系统（BI-RADS），该系统的建立使对乳腺影像的描述用语及诊断分类趋于标准化、规范化，减少了乳腺影像诊断中的人为误差和不确定性。BI-RADS 还提供了不同类别病症的处置建议。类似的还有前列腺影像报告和数据系统（PI-RADS）、冠状动脉 CTA 检查专家共识等。Vache 等在 PI-RADS 的基础上还发现采用 Likert 量表比用 PI-RADS 的分类更准确。

结构化报告的价值被很多专业学术团体所认可。RSNA 组织了结构化报告的研究团队，制作了不同影像模态、部位及病种的结构化模板，提供无偿的使用。美国腹部放射学会（Society of Abdominal Radiology，SAR）也建立了以病种分类的结构化报告系统。在学术团体搭建好结构化报告体系后，业内有进一步的共识来确定哪些检查应该采用结构化报告。制定这些决策除了影像专家参与外，还需要临床医师的参与协作，因为他们是结构化报告的使用者和受益者。一旦模板内容确定好后，模板的设计需要医师与信息人员合作完成，要保障有良好的交互性。另一个需要解决的问题就是效率，整体而言，结构化报告是要比传统报告花费更多的时间，尽可能提升报告效率是结构化报告研发的重要难点。在模板选择方式上，可以将一影像后处理流程或 PACS 根据图像的来源事先与某类报告模板相关联，系统会根据图像类型自动打开相应的模板，避免了人工查找带来的效率低下。

在模板的设计中，可以适当采用一些选择框及带有逻辑性的多级选择项来提升效率，以减少文本输入占用的时间。另外，结构化并不能是绝对限制自由文本的输入。对于一些不方便结构化内容或模板不好事先确定的地方，应允许输入自由文本。而后通过 NLP 技术将其后结构化。为了吸引用户向结构化报告的方向转变，还可以通过回顾性的数据分析来证明结构化报告不但使诊断特定疾病的正确率高于自由文本报告，还能给医师提供更强大的数据收集功能，从而吸引医师应用结构化报告。

当前结构化报告多以以英语为代表的印欧语系为研究对象。众所周知，中文与英文的构词方法和句法存在很大的区别。以英语为代表的印欧语系都实行分词连写，词与词之间用空格分割，一个词语表达的意思相对固定，因此没有分词问题。印欧语种大多都通过形态变化构造语法结构，有很强的规范性。中文文本则是由连续的字序列构成，词与词之间没有分隔符，需要首先进行分词处理。再者，从影像诊断报告，标注更依赖于文本语句和段落的描述，而非仅仅几个关键词。因此，需要寻找符合中文诊断报告表述的语义模型。上述一系列的问题导致国外研究结果无法直接应用到中文报告的信息处理上。

（二）结构化报告的发展前景

如前所述，诊断报告是影像科室与临床科室信息交流的重要媒介，诊断报告要给临床提供充分的循证来源与治疗处置依据。影像报告的内容与表达形式面临着从量变到质变的提升，而不仅是报告质量的提升。结构化报告除了提升报告本身的质量外，通过信息的抽取，与其他医疗信息系统的整合，也会把影像科在整个医疗流程中的地位加以提升，报告本身也会成为医疗付费体系内重要的数据和证据来源。

结构化报告的发展不单是病种、模板的类型更加丰富，而是更注重智能化。报告的背后通过加入术语编码，人工智能辅助，使结构化报告的信息价值更高，与其他医疗信息系统的结合更紧密。

通过智能技术，结构化报告展现除了传统报告所不具备的功能，如用于危急值的自动提示和患者随访提醒。Choksi 等将数字编码系统嵌入到结构化报告中，将影像的阳性表现变成计算机容易处理的编码，系统会根据随访的需要自动给患者发送信息，提醒他们随访的周期。含有编码系统的结构化报告对提高肿瘤的鉴别诊断能力有很大的帮助，通常放射科医师是在 PACS 或三维后处理系统中对肿瘤病灶进行大小的测量、分析、比较，然后把这些数据手工填入报告系统。这种方法的效率不高，还容易填写错误。而整合了后处理系统的结构化报告，会将上述测量值直接抓取并填入到报告中，降低人工输入出错的概率。

美国生物癌症信息中心开展的科学研究中，要求影像能以计算机可以理解的方式进行存储，这就需要通过结构化报告对影像标注。尽管这种做法还没有广泛应用于临床，但在对相关肿瘤影像学的科研中，彰显了高效、低差错、便利的优势。应用该系统，通过少量的人工干预就能收集大量数据，这是传统文本报告所不能比拟的。

通过与信息技术的整合，结构化报告还被广泛用于人工智能（AI）辅助诊断系统。当前应用的各类影像 AI 系统输出的都是结构化报告。这是一个相互促进迭代的过程，一方面，结构化报告本身的形式适合计算机语言的逻辑输出；另一方面，通过结构化报告的数据，AI 系统可以进一步学习，更新知识。而且通过知识的累积和迭代，AI 系统还能给报告医师得出诊断的提示。例如，结构化报告系统通过学习以往病例的影像描述和诊断结论，获得两者的相关性。在遇到新的病例时，通过医师输入的影像学表现，从知识库中找出相应的结论，给医师以诊断提示，从而减少个体认知偏差导致的误诊，提高诊断效能，将循证医学的理念应用到放射学实践当中。

结合图像处理技术、信息编码技术、人工智能技术，结构化报告正朝着多信息来源（图文结合）的智能化报告方向发展。它囊括了关键影像或影像的链接、影像的标注、测量图表等元素。研究表明，80% 的临床医师更愿意阅读这种含多种信息来源的报告，也更愿意推荐患者到具备出具该类报告能力的影像科或影像中心去做检查。

结构化报告对精准医学目标的实现起重要作用。非结构化报告数据可用性非常差，尽管目前有采用自然语言分析（NLP）技术对叙述性的文本信息进行提取，但该技术目前还不成熟，提取的信息远远达不到数据收集的要求。而从结构化报告中收集归纳信息则非常容易，因为其数据本身就是结构化的。

目前也有一些商业公司的软件产品可以做到图文报告的输出，并提供了一些数据挖掘工具，尽管还有一些不成熟的地方，但放射学专家正与信息专家一起寻求解决方法，相信不久会有所突破。这种智能化报告最终会成为数据挖掘提供规范且丰富的素材，有助于建立疾病影像学模型、队列信息，提升人群的健康管理水平。

总之，结构化报告使影像报告有了质的提升。这种基于结构化、标准术语的报告形式增强了报告表达的清晰度和病症之间的联系。结构化报告这种有利于数据挖掘的特性，极大提升了报告的价值。尽管目前还面临着诸多挑战，但随着业内日益重视，这些问题正在逐渐改善。随着结构化报告在数据整理、挖掘中的科研价值体现，必将被越来越多的人接受。

第三节 图像压缩处理技术

一、图像压缩概念

随着影像设备成像速度和分辨率的不断提升，医学影像产生数量呈指数级的增长。据统计医学影像数据已经占到了医院信息数据的 70% 以上。以一幅分辨率为 2048×2048，灰阶为 16bit 的 DR 图像为例，按照 DICOM 标准格式进行存储，需要约 8M 的空间。影像科每天会生成大量的类似图像，这些图像在传输、处理、存储过程中需要占用大量的资源，因此有必要对图像进行压缩，以获得更快的传输速率，降低图像的存储成本。

图像的压缩就是减少表示给定信息量所需数据量的技术，是一个消除冗余数据的过程。一幅数字图像可以用不同的表示方法，对应着不同的数据量。使用较多数据量的表示方法中，必定有些数据是无用的信息，或重复了其他数据已经表示的信息，这些数据就是冗余数据。

图像的数据冗余可以分为编码冗余、像素间冗余、心理视觉冗余。

（一）编码冗余

编码冗余主要用于图像编码比特数的优化简单的例子，对一幅 CT 图像来说，其灰度值（CT 值）范围为 –1000～+1000HU，单独考虑编码位数，用 11bit 来表示已经足够。如果采用 16bit 来表示，则存在编码冗余。对于一般情况，可以假设一个离散随机变量表示图像的灰度级，并且每个灰度级（r_k）出现的概率为 P_r,

$$P_r(r_k) = \frac{n_k}{n} \quad k = 0,1,2,\cdots,L-1 \tag{3-1}$$

式中，L 是灰度级数，n_k 是第 k 个灰度级在图像中出现的次数，n 是图像中的像素总数。如果用于表达每个 r_k 的比特数为 $l(r_k)$，则 r_k 表达每个像素所需的平均灰度位数为：

$$L_{avg} = \sum_{k=0}^{L-1} l(r_k) P_r(r_k) \tag{3-2}$$

将表示每个灰度级所用的比特数和灰度级出现的概率相乘，所得的乘积相加后得到不同灰度值的平均编码长度。如果某种编码的平均比特数越接近该图像的平均信息量，则编码的冗余越小。从该原理推断，某灰度 r_k 出现的概率 $P_r(r_k)$ 越大，编码长度 $l(r_k)$ 应该就越小，就能减小平均比特数使其接近于图像的平均信息量。

（二）像素间冗余

像素间冗余是一种与像素间相关性有直接联系的数据冗余。对于静态图像，图像数据中经常存在空间冗余。同一景物表面上采样点的颜色之间通常存在着空间相关性，相邻各点的取值往往相近或者相同，如在 CT 图像中，四周黑色部分的像素大多是空气，其 CT 值都在 –1000HU 左右，存在一定的空间冗余。而且，在图像中单个像素对图像的视觉贡献常常是冗余的，可借助其相邻像素的灰度值进行推断。对于连续图片或视频，还会存在时间冗余（帧间冗余），大部分相邻图片间的对应点像素都是缓慢过渡的。对图像压缩来说，这部分内容属于冗余数据，可以采用更优化的方式进行存储。

（三）心理视觉冗余

心理视觉冗余是因人而异的，不同的人对于同一张图像产生的心理视觉冗余是不同的。去除心理视觉冗余数据必然导致定量信息的损失，并且该视觉信息损失是不可逆转的操作。例如，当一张分辨率较高的图像用较小的尺寸显示时，人眼是无法仔细观察出图像中的细节。为了压缩图像的数据量，这种情况下可以去除一些人眼无法直接观察出的信息。但当该图像以较大尺寸显示时，没有去除心理视觉冗余的图像和去除心理视觉冗余的图像将产生明显差别。对医学图像来说，这种方法由于会损失可能对诊断有重要价值的信息，因此在医学影像的压缩中要谨慎使用。

总之，从数学的角度上看，图像压缩就是将原始图像转化为尽可能不相关的数据集。

二、图像压缩技术分类

（一）图像压缩编码分类

医学影像大多属于静止图像。关于静止图像的压缩技术的研究已经有 60 余年的历史，设计的算法和使用的技术非常多。从不同角度可以有很多的分类方法，最常见的分类方法按照压缩后重建的图像是否与原图像一致，将图像压缩技术分为两大类：

1. 无失真编码 也称作无损压缩（lossless compression）、无差错编码（error free coding）、可逆压缩（reversible compression）。该系统一般由两个不同的相互独立的阶段组成，即建模和编码，如图 3-10 所示。建模阶段分为：①预测当前像素值，即确定已有像素值的有限子集，估计出当前像素值；②确定当前像素值的上下文；③给出预测残差的概率模型。

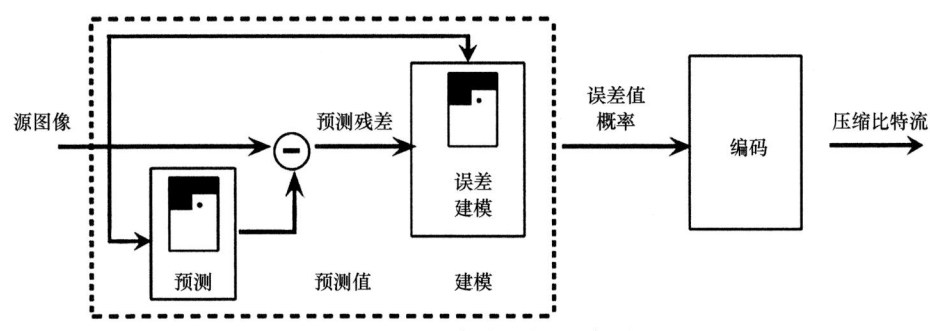

图 3-10　无损压缩系统编码一般过程

2. 有限失真编码 也称作不可逆压缩（irreversible compression）或有损压缩（lossy compression）。典型的有损压缩系统主要由 3 个阶段组成，即变换阶段、量化阶段和编码阶段（图 3-11）。

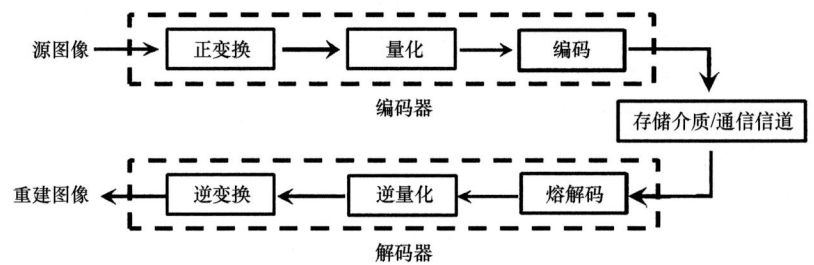

图 3-11　有损压缩系统编码与解码的一般过程

通用的图像压缩系统框图如图 3-12 所示，主要是通过编码器和解码器组成。

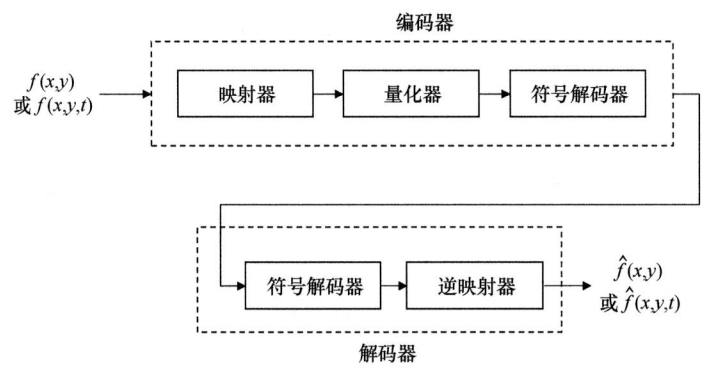

图 3-12　通用图像压缩系统框图

3. 编码分类 图像压缩编码是图像压缩技术的核心，表 3-2 列举了不同类型的图像压缩编码方法。

表 3-2 图像压缩编码分类

图像压缩编码方法					
无损压缩（熵编码）	统计编码	哈夫曼编码、香农-范诺编码、游程编码、算数编码、基于字典的编码（如 LZW 编码）			
	其他编码	完全可逆的小波变换 + 统计编码			
有损压缩（熵压缩）	特征提取	分析/综合编码		子带、小波、分形、模型基等	
	量化	无记忆量化		均匀量化、Max 量化等	
		有记忆量化	序列量化	预测编码	线性预测、非线性预测、自适应预测
				其他方法	序贯量化
			分组量化	直接映射	矢量量化、神经网络、方块截尾编码
				变换编码	正交变换：KLT、DCT、DFT、WHT
					非正交变换：其他函数变换

（1）哈夫曼编码：是一种经典的无损压缩编码方法，该算法依据信源符号出现的概率来构造码字，是可变字长编码算法的一种。它使用变长编码表对输入的原信源符号进行编码。其中变长编码表是通过一种评估来源符号出现概率的方法得到的，出现概率高的字母使用较短的编码，反之则使用较长的编码，这样通过减少字符串的长度实现图像的压缩。

（2）算术编码：是一种熵编码方法。它直接把整个输入的消息序列编码为一个满足 0～1 区间的一个小数 N。在使用算术编码时，通常先要对输入符号的概率进行估计，然后编码，如果已给定符号出现的概率和符号集合，使用算术编码可以给出最好的编码。因此，算术编码的结果是一个 0～1 之间的实数，且这个数是唯一的，在解码时可进行精确重构。

（3）游程编码：又被称为行程编码，是统计编码的一种。它使用一个符号串来代替相同的连续符号，可以使编码后的长度远远小于原始长度。当每行每列的代码发生改变时记录出现的重复数，这样可以方便地实现图像数据的压缩。游程编码对于类似于黑白图像这样的具有连续相同的大面积颜色块的文件有很高的效率。

（4）变换编码：属于有损编码。变换编码先对像素数据进行某种函数的变换，从一种信号空间变换到另一种信号空间，然后再对变换后的数据进行编码。通常存在反变换以恢复原来的数据。变换编码的主要思想在于把统计相关的采样值变换成"某种程度熵统计独立"的系数。大多数变换属于线性正交变换，变换本身不提供压缩，而是将信号映射到另一个域内。而在这个域内，压缩容易实现。随后通过比特分配的量化过程，对变换后的采样值进行压缩，以供存储或传输。

（5）矢量编码：属于有损编码。矢量量化编码是把输入的数据几个一组地分成许多组，然后成组地进行量化编码，其原理仍是使用信息论中的率失真函数理论来分析。

（6）自适应预测编码：属于有损编码。预测编码是数据压缩理论的一个重要分支，它利用离散信号的相关性，对相邻信号进行预测分析，根据预测值与实际值之间的差异来编码。假如使用的预测方法准确，差值就会很小，就可以使用很少的码位进行编码，以达到数据压缩的目的。

（7）小波变换图像编码：是多分辨率编码方法的一种，是最有发展前途的数据压缩方法。小波变换在时间域和频率都具有良好的局部化特性，而且在频率高的部分使用比较细的时间域步长，这样可以实现聚集图像细节区域。

（二）图像压缩的效果评价

图像压缩的目标是取得图像质量与压缩比的平衡，因此对于图像压缩效果的评价需要从压缩比和图像质量两个方面来衡量。图像压缩比公式为：

$$C_R = \frac{n_1}{n_2} \tag{3-3}$$

式中，n_1 为原始图像数据大小，n_2 为压缩后图像的数据大小。有损压缩和无损压缩的压缩比一般差别比较大，无损压缩一般在 1～2，有损压缩可以达到十几倍甚至更多。

对于图像压缩质量的评价方法主要分为主观和客观两种。常见的客观方法有归一化均方差（normalized mean square error，NMSE）、峰值信噪比（peak signal-to-noise ratio，PSNR）、比特率（bit rate）等。例如，图像的均方根误差的表达式为：

$$\text{MSE} = \frac{1}{MN} \sum_{x=0}^{M-1} \sum_{y=0}^{N-1} \left[\hat{f}(x,y) - f(x,y) \right]^2 \quad (3-4)$$

式中，$\hat{f}(x,y)$ 为压缩后的图像，$f(x,y)$ 为原始图像，M 为压缩后图像的像素数，N 为原始图像的像素数。

对于医学影像，主观评价方法分为主观分级、双盲法和诊断精确性评价。在图像压缩领域客观评价方法所得到的结果与人眼评定结果在很多情况下并不能达成一致。尤其是在有损压缩方案中，在客观指标不高的情况下，主观评价效果仍然不错，因此主观评价方法成为不可或缺的主要评价手段。

诊断精确性评价在医学图像中作用很重要，最常见的方法是受试者操作特征曲线（receiver operating characteristic curve，ROC curve）（图 3-13）。

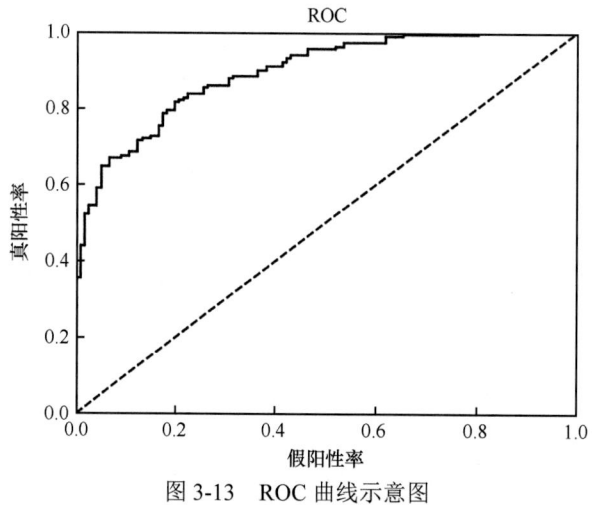

图 3-13　ROC 曲线示意图

对于医学图像，一般使用无损压缩来保证图像在客观上没有失真，但压缩率比较低。因此，希望使用有损压缩来获得更高的压缩比，并保证满足诊断需求，这是该领域研究的目标。

三、常见医学影像的压缩方法

（一）标准制定

如前所述，图像压缩方法有很多，为了统一压缩图像之间的交换和共享，相关组织为图像数据压缩技术制定了标准。主要目的是：①方便不同设备和应用程序之间交换。②产生规模经济，允许大量的不同产品使用通用的软硬件，降低成本，缩短开发时间。③为图像压缩质量评估提供参考标准。

图像压缩标准是由国际化标准组织（ISO）、国际电信联盟（IUT）和国际电子技术委员会（IEC）联合组成的技术委员会来制定。自 20 世纪 80 年代中期，IUT 和 ISO 就联合制定了一个用于静止图像压缩标准，这就是目前广泛应用在图像领域的联合摄影快照组（Joint Photographic Experts Group，JPEG）系列标准。

对于医学影像来说，要求遵循 DICOM3.0 标准。在 DICOM3.0 标准中规定使用三种静止图像压缩的国际标准,即 JPEG、JPEG-LS 和 JPEG 2000。

(二) JPEG 标准

在 JPEG 算法中,共包含 4 种运行模式,其中一种是基于 DPCM 的无损压缩算法,另外 3 种是基于 DCT 的有损压缩算法。其要点如下。

1. 无损压缩编码模式　采用预测法和哈夫曼编码(或算术编码)以保证重建图像与原图像完全相同(设均方误差为零),可见无失真。

2. 基于 DCT 的顺序编码模式　根据 DCT 变换原理,按从上到下、从左到右的顺序对图像数据进行压缩编码。当信息传送到接收端时,首先按照上述规律进行解码,从而还原图像。在此过程中存在信息丢失,因此这是一种有损图像压缩的编码。

3. 基于 DCT 的累进编码模式　它也是以 DCT 变换为基础的,但是其扫描过程不同。它通过多次扫描的方法来对一幅图像进行数据压缩。其描述过程采取由粗到细逐步累加的方式进行。图像还原时,在屏幕上首先看到的是图像的大致情况,而后逐步地细化,直到全部还原出来为止。

4. 基于 DCT 的分层编码模式　这种模式是以图像分辨率为基准进行图像编码的。它首先是从低分辨率开始,逐步提高分辨率,直至与原图像的分辨率相同。图像重建时也是如此。可见其效果与基于 DCT 累进编码模式相似,但其处理起来更复杂,所获得的压缩比也更高一些。

尽管 JPEG 在图像领域广泛被使用,但在医学影像压缩时还存在以下问题:

(1) 当采用高压缩比时图像出现模糊和伪影。其主要是由图像分块处理所引起的。在临床应用有损压缩时,图像会丢失对诊断至关重要的细节内容,包括胸片上的小结节、骨骼 X 射线影像上的骨小梁结构,因此在临床诊断应用中,一般不采用 JPEG 的有损压缩。

(2) JPEG 有损压缩最高支持 12bit 的像素精度,而医学影像中很多图像都是 16bit 精度的,尽管人眼在区分 12bit 和 16bit 的图像上能力有限,但这种灰度分辨率的降低有可能对图像质量带来潜在影响,因此也需要谨慎使用。

(3) 无损压缩效率低,存在很多与具体应用有关而无法被大多数解码器使用的压缩方案。比较典型的案例就是特定 PACS 中存储的无损压缩图像无法直接导入到其他系统,还需要经过解码后才能使用。

(三) JPEG2000 标准

随着多媒体应用领域的不断扩展,传统 JPEG 压缩技术已无法满足人们对多媒体影像资料的要求。JPEG 采用离散余弦变换将图像压缩为 8×8 的小块,然后依次放入文件中,这种算法靠丢弃频率信息实现压缩,因而图像的压缩率越高,频率信息被丢弃越多。在极端情况下,JFEG 图像只保留了反映图貌的基本信息,精细的图像细节都损失了,为此,JPEG 制定了新一代静止图像压缩标准——JPEG2000。

JPEG2000 与传统 JPEG 的最大不同在于,它放弃了 JPEG 所采用的以离散余弦变换(DCT)为主的区块编码方式,采用以小波变换为主的多解析编码方式,其主要目的是要将影像的频率成分抽取出来。小波转换将一幅图像作为一个整行变换和编码,很好地保存了图像信息中的相关性,达到了更好的压缩编码效果。

JPEG2000 有以下特点。

1. 高压缩率　由于在离散小波变换算法中,图像可以转换成一系列可更加有效存储像素模块的"小波",因此,JPEG2000 格式的图片压缩比可在现在的 JPEG 基础上再提高 10%～30%,而且压缩后的图像显得更加细腻平滑,这一特征在互联网和遥感等图像传输领域有着广泛的应用。

2. 无损压缩和有损压缩　JPEG2000 提供无损和有损两种压缩方式。无损压缩在许多领域是必需的,如医学图像和档案图像等对图像质量要求比较高的情况。JPEG2000 的无损压缩比与 JPEG-LS 非常接近,有损压缩在相同的压缩比水平上,视觉质量明显好于 JPEG。同时 JPEG2000 提供的是嵌入式码流,允许从有损到无损渐进解压。

3. 渐进传输 现在网络上的JPEG图像下载时是按"块"传输的，因此只能一行一行地显示，而采用JPEG2000格式的图像支持渐进传输，先传输图像轮廓数据，然后再逐步传输其他数据来不断提高图像质量。互联网、打印机和图像文档是这一特性的主要应用场合。

4. 感兴趣区压缩 这一特征可以指定图片上感兴趣区，然后在压缩时对这些区域指定压缩质量，或在恢复时指定某些区域的解压缩要求。这是因为小波变换在空间和频率域上具有局域性，要完全恢复图像中的某个局部，并不需要所有编码都被精确保留，只要对应它的一部分编码没有误差就可以了。这样就可以很方便地突出重点。

5. 码流的随机访问和处理 这一特征允许用户在图像中随机定义感兴趣区，使得这一区域的图像质量高于其他图像区域，码流的随机处理允许用户进行旋转、移动、滤波和特征提取等操作。

6. 容错性 JPEG2000在码流中提供了容错措施，在无线等传输误码很高的通信信道中传输图像必须采取容错措施才能达到一定的重建图像质量。

第四节 远程医学影像技术

一、流媒体传输技术

流媒体技术是为解决中低带宽网络上多媒体信息（音、视频）传输问题而产生发展起来的一种网络新技术，是建立在非可靠传输协议UDP上的实时传输协议RTP来完成数据的传输。一个基本的流媒体系统包括编码器、服务器和播放器3部分（图3-14）。

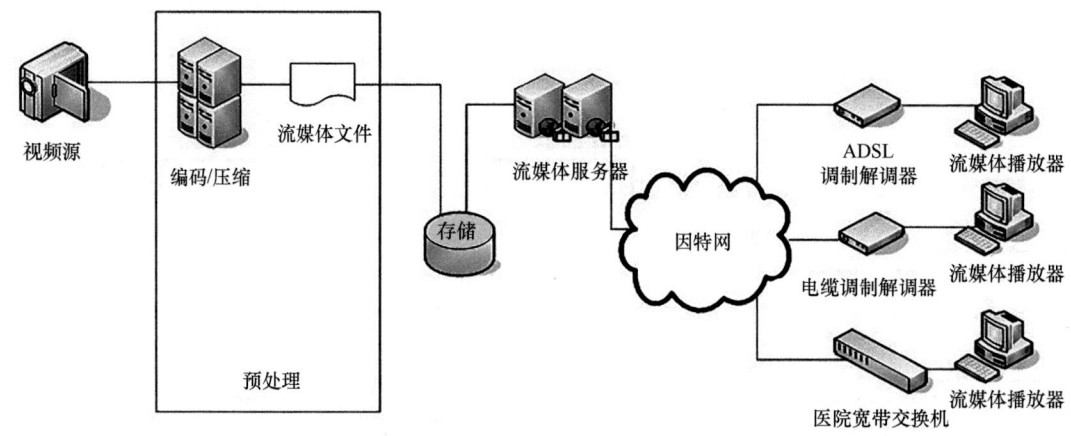

图3-14 流媒体系统的基本结构

与DICOM标准采用的TCP/IP协议相比，流媒体由于不需要将全部数据下载，因此等待时间可以大大缩短。同时，流媒体在播放前并不下载整个文件，只将开始部分内容存入内存，在计算机中对数据包进行缓存并使媒体数据正确输出，提升了应用效率。

（一）流媒体技术原理

流式传输的实现需要合适的传输协议。DICOM是基于TCP/IP的，由于TCP/IP需要较多的协议开销，不太适合传输实时数据。在流式传输的实现方案中，一般采用HTTP/TCP来传输控制信息，用实时传输协议/用户数据报协议（RTP/UDP）来传输实时数据。

流式传输的实现需要缓存。一个实时音视频源或存储的音视频文件在传输中被分解为许多数据包，各数据包因网络的动态变化，选择路由可能不相同，故到达客户端的时延也就不同，甚至先发的数据包有可能后到。为此，需要使用缓存系统来消除时延和抖动的影响，以保证数据包的顺序正确，从而使媒体数据能够连续输出。通常高速缓存所需容量并不大，因为丢弃已经播放的内容可以空出的空间来缓存后续尚未播放的内容。

流式传输的过程一般如下。

1. 用户选择某一流媒体服务后，Web 浏览器与 Web 服务器之间使用 HTTP/TCP 交换控制信息，以便把需要传输的实时数据从原始信息中检索出来。

2. Web 浏览器启动音视频客户程序，使用 HTTP 从 Web 服务器检索相关参数对音视频客户程序初始化，这些参数可能包括目录信息、音视频数据的编码类型或与音视频检索相关的服务器地址。

3. 音视频客户程序及音视频服务器运行实时流协议，以交换音视频传输所需的控制信息，实时流协议提供执行播放、快进、快倒、暂停及录制等命令的方法。

4. 音视频服务器使用 RTP/UDP 协议将音视频数据传输给音视频客户程序，一旦音视频数据抵达客户端，音视频客户程序即可播放输出。

需要说明的是，在流式传输中，使用 RTP/UDP 和 RTSP/TCP 两种不同的通信协议与音视频服务器建立联系，目的是能够把服务器的输出重新定向到一个非运行音视频客户程序的客户机的目的地址。另外，实现流式传输一般需要专用服务器和播放器。

（二）流媒体系统包括的内容

1. 编码工具　用于创建、捕捉和编辑多媒体数据，形成流媒体格式。
2. 流媒体数据　包括音频、视频等。
3. 服务器　用于存放和控制流媒体的数据。
4. 网络　适合多媒体传输协议甚至是实时传输协议的网络。
5. 播放器　可供客户端浏览流媒体文件。

（三）流媒体技术在医学的应用

1. 继续医学教育的应用　依托医院 HIS 网络，利用流式传输技术实现网络教学课件和各种音视频讲座、经典医疗案例、专家手术录像等教学资源的实时点播，对实验操作演示、医护技术操作、体检及其他演示的直观教学，系统可随时提供这些视频资源的点播。继续医学教育给医务人员的继续教育提供一个学习的平台，可以提高医生的专业技能和整个医院的医疗水平。

2. PACS 影像传输中的应用　医学影像由于其数据量大，所以在 PACS 的传输过程中会出现网络堵塞、延迟等问题，导致传输效率降低从而影响临床诊断的效率。如何有效实现影像的快速传输与归档，提高临床的诊断效率，成为迫切需要解决的问题。流媒体具有低带宽占用、高安全性、可扩展性等特点，在某些特殊场合可解决 PACS 医学影像传输的滞后性问题。例如，可以将 DICOM 中包含的多帧图像顺序写入 AVI 流，并生成 AVI 文件，以流媒体的形式向外传输、发布。通过流媒体 PACS 服务器能够满足正常工作所需的影像处理能力，并能够将处理结果以流媒体的形式实时发送到瘦客户端。流媒体技术在 PACS 影像传输中的应用，为医疗影像综合信息突破网络带宽限制、充分利用医疗资源提供了一种新型经济实用的技术方案。

3. 远程会诊中的应用　应用流媒体传输技术的远程会诊模式，突破了医院局域网限制，医生可随时随地了解住院患者的情况并给予及时处理，提高了工作效率。流媒体技术在参与会诊医生之间建立起高效影像综合信息传输平台，能够充分利用现有的公共网络通信资源，有效降低系统建设和维护成本，并保证迅捷有效的沟通。在医疗条件较差的边远地区或基层，通过基于流媒体技术的远程会诊可以实时得到专家的指导性意见，解决因医学发展不平衡带来的看病难等问题。

二、影像设备远程操作

从理论上讲，医学影像的所有工作流程，如设备操作、图像处理、阅片、胶片打印，都可以通过远程实现。影像阅片是最先实现远程应用的，因为 PACS 的工作模式实质上就是远程阅片模式。医生无须在成像设备上阅读图像，而是通过 PACS 在设备控制室以外的地点，甚至是跨院区、跨地域阅片。影像设备的维护也经常采用远程模式。设备装机时，厂商会铺设设备维护专用线路，通过远程控制就可以实现设备维护或升级。随着网络技术的发展，尤其是 5G 技术的应用，以及对医学影像学检查需求的多元化，影像设备的远程操作也逐渐开始应用。

（一）设备远程操作场景

1. 扫描技术上需要进行远程的实时指导 基层医院安装高端影像设备后，常规项目由本地技术人员完成，当遇到复杂检查或从未开展过的检查项目时，可以通过远程扫描方式联系上级医院或者高年资技师进行远程操作或指导。这种方式既节省了基层医院的人力成本，又提升了基层医院的设备使用和影像学检查水平。结合影像的远程阅片技术，可以将更多的患者留在当地医院进行诊治。

2. 改变传统的工作流程，提升设备应用和人员工作效率 有了远程操作技术后，一名技术人员可以同时兼顾多台影像设备，从而改变了行业内一台设备至少配置一名操作人员的模式。医疗机构可以将技术专家安排一个虚拟操作中心，既可以实时指导本单位的扫查，也可以兼顾外院设备的扫描指导，还可以互相交流疑难问题，从而提升影像的同质化水平；在拥有多院区的医疗机构里，可以让技术专家通过远程扫描方式解决各个院区之间的设备操作问题，还可以让技术专家在院区之间互为备份支持。总之，设备的远程操作模式为医疗机构优化人力资源的分配提供了技术上的保证。

3. 优化设备与人员配置比例 有了远程设备操作的技术，可以针对某些使用频率不高或者使用时段不固定的设备进行操作模式上的优化。例如，在配置有术中 MRI 设备的手术室中，术中 MRI 检查的需求是根据手术进程和手术情况而定的，时间和频次不固定。此时完全可以利用远程设备操作技术，根据需求由手术室以外的影像科技师进行远程扫描，而无须为此设备单独配置操作人员。

（二）远程操作的技术原理

设备的远程操作需要操作者不但能远程控制影像设备，还能同时观察到机房场景。设备的远程控制通常采用的是远程计算机控制技术，由一台计算机（主控端）远距离去控制另一台计算机（客户端）；机房场景的观察则需要通过部署若干个摄像头来实现。其中远程计算机控制技术主要分为以下几种。

1. 正向主动型控制 远程控制端的计算机需要主动去连接被控端的计算机，一般情况下，控制端必须知道需要被控端的网络地址和端口，然后通过软件来控制被控者。常见的远程操作软件，如 Windows 操作系统中的远程桌面、Radmin 远程控制、VNC 远程控制等，都需要知道对方网络地址和端口，通过这些参数连接对方。

2. 多计算机切换器（keyboard video mouse，KVM）技术 即利用一组键盘、显示器或鼠标实现对多台设备的控制，在远程调度监控方面发挥着重要作用。KVM 通过直接连接键盘、视频或鼠标端口，能够访问和控制计算机。KVM 技术无须目标计算机修改软件，随时访问目标计算机。该技术具有很多优点，应用十分广泛。首先，在整个机房管理中，改变了传统的一对一的控制方式，而采用了一对多的管理方式，有利于节省空间、提高工作效率；其次，主机系统的安全性能得到了很大提升，而且具备了长距离的传输能力，在与远程用户相连接时，安全性能得到良好的保证；在服务器较多的情况下，通过数字交换机与其他服务器相连，并能与远程相连，可同时对本地和远程进行控制。

3. 利用设备专用远程控制软件 远程控制软件一般分客户（client）端程序和服务器（server）端程序两部分，通常将客户端程序安装到主控端的计算机上，将服务器端程序安装到被控端的计算机上。使用时客户端程序向被控端计算机中的服务器端程序发出信号，建立一个特殊的远程服务，然后通过这个远程服务，使用各种远程控制功能发送远程控制命令，控制被控端计算机中的各种应用程序运行。影像设备企业自行开发的远程操作软件属于此类产品。

（三）远程操作实例

某影像设备生产企业研发的虚拟座舱（virtual cockpit）是一款专门用于设备远程操作的系统。每个虚拟座舱由操作界面、对话界面、视频监控界面组成，一个虚拟座舱可以同时在线远程操作

3台设备。目前，该企业在欧洲建立了一个能同时操作64台设备的虚拟操作中心。中心端通过4个虚拟操控舱和15位专家技师，为41个城镇64台西门子设备、92位基层/远程技师提供检查辅助。

（四）设备远程操作面临的问题

1. 网络的连通性 实现设备远程操作的关键点是要打通控制端计算机与设备操作台之间的网络。在同一医疗机构内部，两台主机之间互相访问相对容易实现。但在不同医疗机构之间，则存在技术上的问题。例如，A医院的技师要操作B医院的设备，需要A医院的网络与B医院的网络可以互连。一般来说，两所医院都处于不同的网络系统。则需要架设专门的线路实现两者的互联。针对这种情况，一般可以铺设专线或通过VPN方式连接，前者速度稳定，但成本较高，适用于长期需要远程设备操作的用户；后者通过公网或5G网络建立虚拟局域网，该方案灵活方便，成本较低，但带宽稳定性不如专线，适用于频次较低的远程操作辅助，如基层帮扶或远程工作指导。

2. 数据安全性 设备远程操作的实现也意味着数据通道的建立，远程的控制方可以侵入到设备操作控制台的主机，浏览、获取被操控设备的所有信息，甚至包括患者的数据。由于存在数据泄露的风险，因此需要对数据安全性有足够的重视。最直接有效的方法就是权限控制，将浏览、操作、数据获取赋予不同权限，根据权限来限制远程操作的级别。如果本地设备需要远程操控，还需要在场的工作人员通过确认许可。

3. 设备使用安全性 由于X射线对人体有辐射危害，因此远程操作进行曝光需要谨慎操作。在远程操作设备的情况下，有可能存在对扫描间情况观察不全，患者体位无法确认等情况，这时远程曝光会带来一定辐射风险和安全隐患。因此目前软件对CT设备的远程操作仅限于扫描协议的选择、图像处理的实施等，对于曝光操作，还需要本地操作人员在确认条件适合的情况下，通过人工按压控制盒上机械按键的方法进行。

三、影像设备远程诊断与维修技术

影像设备维护包括状态检测、预防性维护及维修3个阶段。传统现场维护的方式及时性差，人工成本高，不易及时发现设备问题。通过远程网络技术，可以实现设备运行状态的实时监控，及时发现问题，做出预防性处理。在设备发生故障时，可以通过远程服务进行故障分析，甚至在工程师不到厂的情况下解决故障，有效提升了影像设备的正常运转。

（一）设备的接入方式

设备远程诊断与维修主要是通过接入设备的专用维护网络来实现，设备的接入方法可以通过医院内网，或者在设备上安装4G或5G模块实现无线通信（图3-15）。

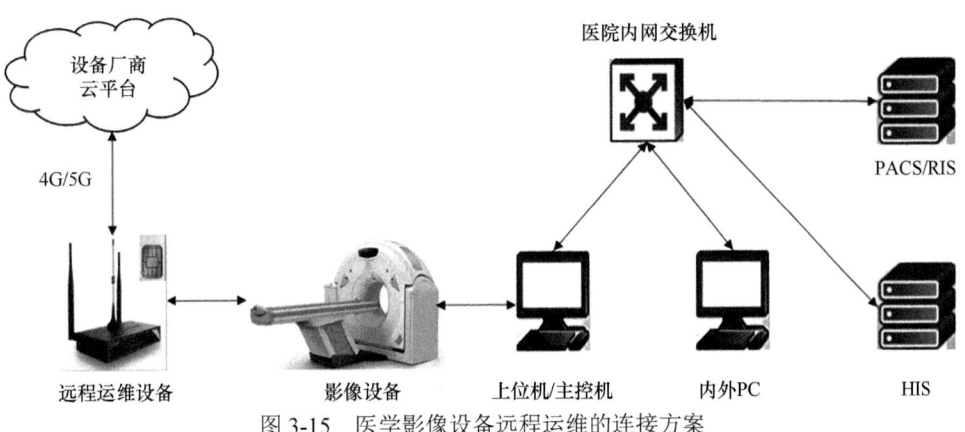

图3-15 医学影像设备远程运维的连接方案

为了方便设备的远程运维，在产品设计时，厂家已经将设备的远程实时预警和远程精确诊断功能融入了其中。设备在设计、生产阶段加入了诸多自动诊断和预警的传感器模块单元，这些传感器并不会对设备运行产生功能上的影响，但通过这些传感器，配合数字化平台和诊断工具的使用，设备在运行过程中一些关键功能和元器件如果产生一些非正常状态，远程工程师可以在第一时间了解并介入，对潜在的故障隐患进行预警性修复和实时诊断，降低或消除设备停机现象。

（二）远程设备运维的主要内容

1. 远程自动预警 通过 24h 监测设备，当设备遇到异常会自动将故障信息发送到远端进行自动信息分析和诊断，在大数据统计诊断后自动判断和预测可能发生的故障，设备远程工程师会第一时间联系客户进行干预和远程解决，确保设备的平稳运行。

2. 远程电气及环境监控 设备厂商实时检测设备使用环境情况，以保证设备的开机率和稳定运行，包括温、湿度和电源接地电流等检查。不同的产品，检查内容会有差别。

3. 远程保养 是指通过远程连接方式对设备进行的定期检查和远程维护保养。远程保养不需要停机和用户值守，远程工程师通过网络连接即可完成全部保养工作。根据具体合同签订的次数，工程师会对设备进行定期的巡检和保养，包括系统基本情况检查、硬盘空间统计及检查、系统日志检查等。在定期保养中如果有异常情况，远程工程师也会第一时间尝试远程解决，增强设备使用稳定性，减少宕机。

通过专业的数字平台，远程工程师可以在线解决近 50% 的设备故障，实现快速诊断，不受时间和地点的限制，帮助医院快速解决问题。对于需要场地服务或更换备件的案例，远程工程师会为场地工程师提供现场维修方案，将了解的第一手故障信息和诊断结果传递给场地工程师，提前做好准备。同时远程工程师还会帮助提前订购故障配件，用以确保工程师上门一次解决设备故障。

四、医学影像远程自助打印

医学影像打印是在 PACS 服务的基础上，只要 PACS 能联通的网络区域，都能实现远程的影像打印。远程影像打印通常与按需打印技术相结合，除了能实现远程异地影像打印外，还能实现自助查询、报告打印等功能，实现胶片打印与诊断报告打印一站式服务。通过医学影像远程自助打印技术，将患者在影像科取片中心排队取片的模式转换为患者自助服务的模式，简化就医流程，节约了人力资源。

（一）功能需求

医学影像远程自助打印系统是将 PACS 中的影像资料和报告作为信息来源，导入系统后实现图像和报告的同时输出。系统结构框架见图 3-16。主要功能需求如下。

1. 患者能够实时查询和打印影像、诊断报告 医学影像自助打印系统必须具备实时打印影像资料和诊断报告的功能。患者可通过终端机，输入 ID 号或扫描条形码。终端设备通过连接医学影像自助打印系统服务器得到患者影像资料与诊断报告，在终端设备端通过 DICOM 打印机及报告打印输出影像胶片或纸质报告。

2. 连接 PACS 并取得患者信息的功能 医学影像自助打印系统的所有数据来源于 PACS，因此医学影像自助打印系统必须能够从 PACS 中获得原始的影像资料和诊断报告来作为系统管理的对象。

3. 准确无误地识别医学影像中患者信息的功能 由于医学影像自助打印系统是附加在 PACS 之外的一个系统，确切地说是 PACS 针对我国市场特殊需要的延伸，因此并没有直接传输患者信息及对应医学影像的能力。也就是说医学影像自助打印系统从 PACS 得到图像文件，自助打印系统要通过 OCR 方式获得图像中含有的关键信息，因此，从图像中准确无误地识别出与患者身份相关的信息就成了系统设计的关键技术。

4. 影像匹配对应诊断报告的功能 医学影像自助打印系统得到 PACS 中患者的医学影像是一个独立进行的事件，并没有其他相关的信息（尤其是与医学影像配套的患者诊断信息）相关联。因此，只有得到患者的医学影像信息才完成整个系统功能的一部分，如何得到与患者影像相匹配的诊断报告信息也就成了系统的另一个主要功能。

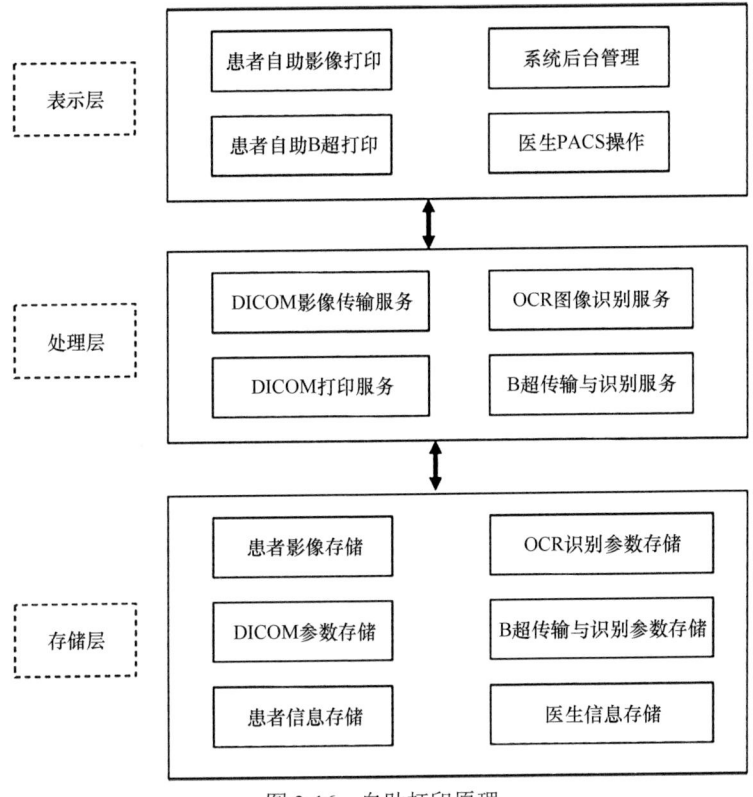

图 3-16　自助打印原理

（二）主要技术

1. 打印影像的传输与接收　影像的远程打印基于 DICOM 中的打印服务管理。

自助按需打印与 DICOM 打印不同的是，前者还要根据打印的图像内容来匹配患者的身份信息。其具体实现过程为：首先在医学影像自助打印系统服务器建立 DICOM 服务端侦听程序，并设置相应的接收参数（IP、端口号、Local AE Title 等）；然后在医疗 PACS 中设置医学影像自助打印系统的服务器连接参数（IP、侦听端口号、AE Title 等），当需要传输医学影像时，医疗 PACS 就可通过设置好的连接参数去连接医学影像自助打印系统服务器的服务端，服务端侦听到医疗 PACS 的连接请求，判断连接参数，决定是否接收连接，最后建立连接并接收 PACS 传输过来的医学影像，传输完毕，最后断开连接。

2. 医学影像文件解析和转换设计　医学影像自助打印服务器在得到影像文件过程中，必须同时解析得到的文件流，从中得到真正的病人影像图片，最后转换成系统要求的计算机能够识别的图片格式。其解析过程设计见图 3-17。

3. 医学影像文件的识别设计　医学影像自助打印服务器得到 PACS 传过来的医学影像并解析得到患者的图片后，必须从图片中得到患者信息，这就涉及医学影像的识别。系统主要采用光学字符识别（OCR）技术。OCR 是利用光学技术和计算机技术把印在或写在纸上的文字读取出来，并转换成

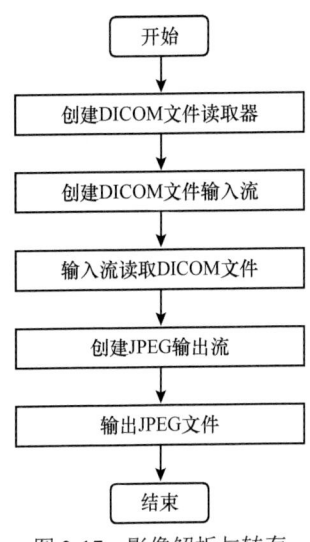

图 3-17　影像解析与转存

一种计算机能够接受、人又可以理解的格式。整个识别过程如图 3-18 所示。

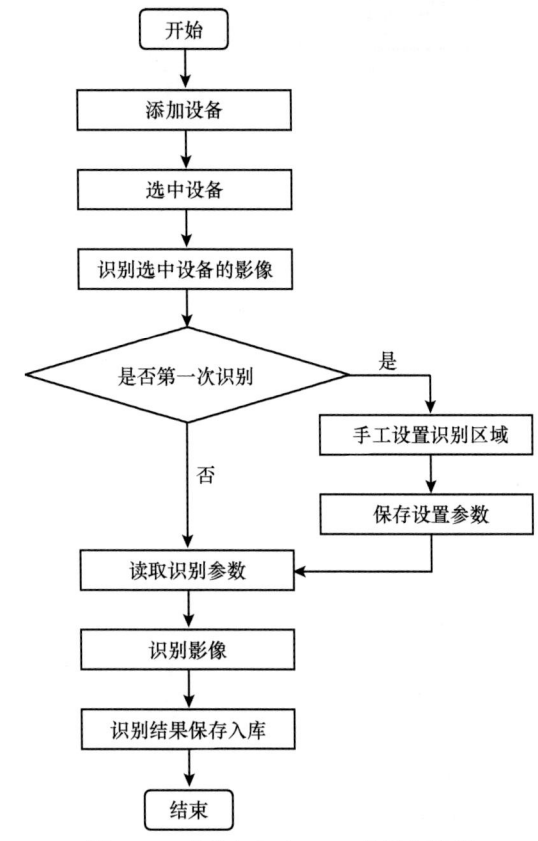

图 3-18 自助打印中 OCR 的识别流程

（三）数字影像服务

随着"互联网＋医疗健康"工作的推进，医学影像的诊疗流程也在发生改变。通过自助机的"影像胶片＋纸质诊断报告"的结果输出方式正向"云存储＋智能移动端下载"的信息获取方式过渡。在这种模式下，用户不必到自助设备上打印影像，而是通过 App 自助查阅数字影像和报告，进一步提升了诊疗效率，也方便了用户保存资料，有助于推动医疗机构间影像资料的互认互通工作。

1. 数字胶片（云胶片）服务概念 医学影像设备，包括 DR、CT 和 MRI 等设备，在检查服务中产生数字化影像及相应的诊断报告，通过云存储及互联网服务提供授权用户的在线查阅、下载，且文件保存期限符合相关规定的服务模式称为医学影像数字胶片服务，或简称"云胶片"。

数字胶片服务（云胶片）与电子胶片的概念区分：依据已有文献或标准的定义，"电子胶片"是将医学影像胶片以数据的形式保留，可以看作是一组特殊的符合 DICOM 标准的影像组合，其含义可以理解为构成数字胶片（云胶片）服务的部分数据来源。"电子胶片"中所含影像通过互联网下载、阅读、处理、报告及会诊等操作称为医学影像数字胶片（云胶片）服务。

2. 数字胶片（云胶片）服务业务流程 主要业务流程包括患者信息获取、影像诊断报告获取、数字影像链接信息获取、用户访问等环节。

（1）患者信息获取：患者信息由影像科登记或 HIS 获得，数字胶片（云胶片）服务应与 RIS/HIS 实现对接，获取患者的手机号、身份证号、医保号等必要的身份识别信息。

（2）影像传输：采取 PACS 主动推送以及从 PACS 抓取两种方式。为保障医院内部网络安全，应在医院内网（PACS）与互联服务系统之间部署网络隔离措施，如前置服务器、网闸或防护墙等。

（3）影像诊断报告获取：在获取报告的过程中，应考虑审核完成的报告可能进行再次修改情况，因此要具备报告更新功能。诊断报告获取方法分为两种模式：第一通过在自助取片机扫描打印，获得纸质报告。第二通过登录医院公众号、网站获得报告的链接，查看电子版报告。为便于患者使用，应具备主动提醒功能，如短信、消息提醒、推送信息等，告知患者报告完成状态。

（4）数字影像链接信息获取：医疗机构应通过短信等方式提醒用户数字胶片（云胶片）服务及影像报告准备完毕，并提供链接地址入口。链接地址入口获取分为两种模式：①采用自助打印机方式，系统生成数字胶片（云胶片）服务链接信息的二维码并放置于影像报告中，随影像报告一同打印；②由医疗在公众号、网站设置查询入口，用户无须前往医院即可实现数字胶片（云胶片）服务及影像报告的浏览。

（5）用户访问：用户通过扫描报告二维码或登录医院公众号、网站，验证身份后，进行数字影像及报告的浏览及应用。

思 考 题

1. 调研一家三级医疗机构 1 年的影像数据量，并按照 CT、MRI、DR 分别进行统计。按照满足影像在线时间不少于 3 年的需求，设计 PACS 的存储容量。对越来越多的影像数据提出归档的解决方案。

2. 根据学习的结构化报告的知识，设计 2～3 种结构化报告模板。

3. 根据图像压缩原理，针对 DR、CT、MRI 的特点，分别设计或提出一套图像压缩方案。

4. 针对远程影像操作、维修中可能存在的数据泄露问题，提出一套数据安全规范。

（张　翼　陈　文）

第四章　医学影像信息系统管理技术

医学影像信息系统（medical imaging information system，MIIS）主要由医学影像存储与传输系统（picture archiving and communication system，PACS）与放射信息系统（radiology information system，RIS）通过 HL7 标准与 IHE 规范集成构成，又简称为 PACS/RIS。利用计算机的各种软件对医学影像信息系统进行管理，可维护系统的安全；实现授权用户对医学信息的共享，满足临床与科研的需求；提高医院的信息化管理的水平和运行效率；提供面向医院和社会的高品质服务。

第一节　智慧化管理

医学影像信息系统在"互联网+"的背景下，借助大数据、人工智能技术与云技术等新兴技术，快速实现智能化。利用计算机的各种软件对医学影像信息系统进行智慧化管理，可破除医学影像信息孤岛，实现精准预约、自动登记、智能提醒、优化业务流程及医学影像信息共享的功能。医学影像信息系统的智慧化管理主要包括用户管理与流程管理两部分。

一、用户管理

用户是指系统里可以进行登录及其他操作的实体，角色则是用户所拥有部分权限的集合体。医学影像信息系统的各级用户根据其岗位性质、业务范围、所拥有的权利和承担的责任来定义角色分类，并进一步根据工作角色确定工作权限。医学影像信息系统用户角色主要包括影像诊断医师、临床医师、影像技师、影像护士、影像登记保管员、影像信息技术工程师、医学影像信息系统供应商等。

（一）影像诊断医师

影像诊断医师包括在装备影像成像设备的各个专业科室工作的影像诊断报告初写医师、影像诊断报告审核医师及介入诊疗医师。在医学影像信息系统中，影像诊断医师的用户角色与主要职能有：①调阅 HIS 和医学影像信息系统提供的信息，对受检者的信息及检查部位进行核对。②对照影像学检查电子申请单中临床医师提供的临床表现和检查要求，判断申请进行的影像学检查能否满足疾病诊疗的要求，根据检查与诊断的要求，临床医师应补充受检者的详细病史。③在影像诊断工作站上对浏览影像进行质量评估，判断是否存在各种伪影或干扰因素，能否满足诊断的需要。④影像诊断报告初写医师在影像诊断工作站上调阅影像学检查电子申请单中临床医师提供的关于受检者的初步诊断意见及需要鉴别诊断的内容。通过 HIS 调阅受检者门急诊与住院的既往史以及相关临床检查、检验、病理的结果。然后影像诊断报告初写医师完成诊断报告的书写；介入诊疗医师完成手术前、中、后的医嘱下达与病历的书写。⑤影像诊断报告初写医师具有在系统中添加和传阅备注的权限，可根据影像质量的情况，要求影像技师重新检查或补充检查。⑥在影像诊断工作站上标记关键影像，在图文报告中嵌入关键影像信息。⑦影像诊断报告审核医师在影像诊断工作站上，完成诊断报告的审核、电子签名认证、报告的签发。⑧授予权限的高年资影像诊断报告审核医师具有召回已审核签发报告的权限，及时管控潜在的医疗风险和差错。⑨根据诊断结果标记诊断阴性或阳性，标记受检者是否需要跟踪随访，标记该病历是否有教学与科研价值。

（二）临床医师

临床医师包括在临床各专科工作的医师。在医学影像信息系统中，临床医师的用户角色与主要职能有：①在 HIS 中调阅患者的既往史及现有的各类临床检查、检验结果，在 HIS 中提交对患者病情的初步诊断意见及需要鉴别诊断的内容。②基于初步诊断意见，临床医师在 HIS 中开出影像学检查电子申请单，明确检查目的、检查部位、检查类型（X 射线摄影/CT/MRI/数字胃肠造影/特殊造影/全数字乳腺 X 射线摄影/骨密度/超声/核医学/介入等），检查项目名称，以及是否存在检查禁忌证。③临床医师在门急诊的诊间或者病房，在 HIS 中直接调阅浏览本人负责诊疗的患者历次影像学检查的影像及诊断报告。

（三）影像技师

影像技师包括在装备影像成像设备的各个科室工作的影像技师。在医学影像信息系统中，影像技师的用户角色与主要职能有：①在医学影像信息系统的机房技师工作站上，影像技师从本机房已登记的受检者队列里选择当前的受检者，信息推送到导医呼叫系统，在候检区显示呼叫该受检者。②影像技师调阅 HIS 发送给医学影像信息系统的影像学检查电子申请单医嘱；也可直接从 HIS 中调阅受检者门、急诊与住院的既往史与临床检查、检验、病理的结果；还可从医学影像信息系统中调取浏览受检者的历次影像学检查的影像及诊断报告，完成对受检者的个人身份信息及检查部位等检查信息的核对与确认。③影像技师在影像成像设备上通过 DICOM 工作列表功能从医学影像信息系统服务器调取当前受检者的信息，完成受检者在成像设备上的注册登记。④影像技师对影像学检查获得的影像进行初步的质量评估，具有暂停、改期或者建议取消当前影像学检查申请的权限。将检查获得的影像成功上传到医学影像信息系统服务器。⑤影像技师负责影像后处理、测量和排版工作，排版完成的文件选择直接传送到医用激光打印机打印，或者传送到影像学检查报告与胶片集中自助打印系统的服务器。

（四）影像护士

影像护士包括在装备影像成像设备的各个专业科室工作的护士。在医学影像系统和 HIS 中，影像护士的用户角色与主要职能有：①在医学影像信息系统的机房技师工作站或 HIS 护理工作站的辅助下，影像护士调阅影像学检查电子申请单医嘱，协助影像技师完成受检者的增强检查。②影像护士在 HIS 护理工作站中调阅受检者的既往史、禁忌证、过敏史、严重肾功能不全病史。调阅受检者近期的检验结果。

（五）影像登记保管员

影像登记保管员包括在装备影像成像设备的各个专业科室服务窗口或者在医疗机构设置的综合服务窗口负责接待受检者。在医学影像信息系统和 HIS 中，影像登记保管员的用户角色与主要职能有：①影像登记保管员在 HIS 中审核影像学检查电子申请单医嘱的收费/记账状态，负责划价和记账。②在医学影像信息系统中预约检查日期和时间，安排检查机房；打印预约凭证和检查注意事项，并交付、告知受检者。

（六）影像信息技术工程师

信息技术工程师包括在装备影像成像设备的各个专业科室或者在医疗机构设置的信息主管部门负责医学影像信息系统软硬件设备/设施的维修、预防性维护、系统管理等工作的技术人员。在医学影像信息系统中，影像信息技术工程师的用户角色与主要职能有：①承担医学影像信息系统数据库管理员的职责，负责设置维护医学影像信息系统的各类数据字典；负责定期清理数据库日志文件。②承担医学影像信息系统软硬件工程师的职责，负责医学影像信息系统软硬件设备/设施的维修、维护、巡检管理、升级、扩容等工作，保障医学影像信息系统长期可持续、安全有序、正常运行。③承担医学影像信息系统管理员的职责，负责及时纠正影像技师发现的在影像产生流程中发生的错误；增加、修改、停止、删除用户的账户密码和功能权限，以及影像学检查项目的名称和物价字典。④承担医学影像信息系统网络管理员的职责，负责维护、保障网络通信设施与链路的通畅；负责规划、设置、管理医学影像信息系统所有设备设施、医学影像成像设备、影像后处理工作站、医用激光胶片打印机的 IP 地址。⑤承担医学影像信息系统集成接口管理员的职责，负责维护、设置、保障、管理医学影像信息系统与医疗机构信息系统以及医疗设备之间相关接口（如 DICOM、HL7 接口）的通信参数设置与访问权限。⑥承担医学影像信息系统电子认证证书管理员的职责，负责填写并提交影像报告审核医师等数字证书用户的申请资料；负责发放、更新、吊销电子认证证书。

（七）医学影像信息系统供应商

医学影像信息系统供应商的用户角色与主要职能有：①承担医学影像信息系统软件、硬件的安装、升级和培训。②承担软件、硬件的定期检测、维护、升级，以及测试工作。③承担软件、硬件故障的排查、维修。④承担软件漏洞的修补、更正。⑤承担医学影像信息系统工作流程调整时的软件同步升级改造的工作。⑥承担医学影像信息系统与医疗机构其他临床信息系统、远程医疗系统、区域医疗系统的整合集成工作。⑦承担医学影像信息系统生命周期内服务器、存储、网络等核心部件的扩容、升级的规划、建议、论证、实施、测试工作。

二、流程管理

按照 IHE 规范，医院将 PACS 与 HIS、RIS 及 EMR 集成形成医学影像信息系统，传统放射科发展成数字化医学影像科。遵循 IHE 工作流程模型，医学影像信息系统形成了一个从临床到影像科再到临床的信息环，临床医师在 HIS 中发送影像学检查电子申请单医嘱，患者在影像科做影像学检查后，临床医师在 HIS 中收到影像学检查结果，包括影像图片和诊断报告。整个工作流程分为 IHE 工作流程模型及工作流程分析两个部分。通过对工作流程进行管理，整个工作流程得到优化，减少了中间环节，减少了受检者的候诊时间及不必要的纠纷，提高了影像业务流程的工作效率和服务质量，提高了受检者的满意度和社会效益。

（一）IHE 工作流程模型

医疗信息系统集成（integrating the healthcare enterprise，IHE）是 1998 年北美放射学会（RSNA）和美国医疗信息与管理协会（HIMSS）联合发起的项目。IHE 并非一种新的标准，而是提供 DICOM 和 HIS 的集成方案，目的是加强已有的 DICOM 和 HIS 通信标准的协同工作。

IHE 技术框架定义了在医疗机构信息化环境中，基于现有医学标准实现工作流和功能集成的执行机制和规范。在 IHE 的模型中，医学影像业务的工作流程被分解为一系列有机组成的要素：医嘱、被请求的处理程序、处理程序的步骤、工作列表和报告完成。

IHE 技术框架关于影像科的数字化工作流程定义了 7 个集成模型的模板，不同的医疗机构可以根据实际情况进行调用。

1. 预定工作流程（scheduled workflow，SWF） SWF 集成方案规定了从受检者登记、影像学检查医嘱申请、预约安排、影像获取及影像存储和影像诊断的所有过程中数据的连贯性和完整性，是 IHE 信息框架的基础，它依托于 DICOM3.0 标准，顺利解决了 HIS、RIS 和 PACS 及数字化影像设备之间的信息传输。

SWF 集成模型使用了执行角色和超过 40 个的事务来保证信息系统环境中各组成部分之间的充分协作，此模型包含的执行角色和相应事务概述如下。

（1）受检者登记：在 HIS 预约系统或 RIS 中登录受检者的基本信息，完成受检者信息的添加和更新。

（2）医嘱申请：在 RIS 中接受并管理来自本系统或其他 HIS 的影像学检查医嘱申请信息。

（3）医嘱执行：在 HIS 的子系统中，为各临床科室部门产生的影像学检查医嘱进行预约安排，并将预约信息发送至 RIS 及 HIS。

（4）影像成像设备：不同厂商的影像成像设备，分别获取工作列表，完成受检者的影像采集和存储，发送执行过程步骤信息。

（5）影像管理、影像存档：影像成像设备直接获得的影像及在成像设备创建的影像文档的安全存储，以及影像查询、回传请求的管理，发送执行过程步骤信息。

（6）执行过程步骤管理：将影像成像设备发送的执行过程步骤信息，或影像创建过程的执行步骤信息传送至 RIS，更新检查的执行状态。

（7）影像显示：影像诊断工作站或授权浏览器查询及获取影像，用户浏览影像。

（8）证据生成：创建已完成检查的附加影像、关键影像和相关文档，发送至归档服务器。

SWF 集成方案有以下优点：①减少了由于人工输入导致的信息错误，对受检者信息掌握更全面，为受检者提供更佳的服务；②由于减少了烦琐数据的手动输入，提高了就诊效率；③减少了系统开发和部署成本，各系统可按照 SWF 集成方案来设计彼此通信的接口。

2. 患者信息协调（patient information reconciliation，PIR） PIR 集成模型是在系统不知道受检者的某些信息，但又必须对受检者立即进行影像学检查，以便帮助临床完成诊断的集成模型。在这个模型中，受检者在预约登记之前就先进行了简单登录和影像学检查，这种情况通常在急诊外伤时发生。IHE 框架定义了这种情况发生时的几个方案。例如，受检者可以在未经确认必要信息的情况下完成检查的登记，并在此状态下通过 RIS 提交检查，并安排完成检查。在受检者的信息得到确认后，受检者登记的执行者重新发送一个修正/合并信息至检查提交系统和检查安排系统，并由检查安排系统通过影像管理系统，完成受检者信息的更新和整合。

PIR 集成模型也支持在信息没有完成传送的情况，如适用于通信故障或影像成像设备工作站信息的误读而缺乏成像设备工作列表，在安排和预定过程采用了错误的或者替代的患者信息等情况。

3. 后处理工作流（post-processing workflow，PWF） PWF 集成模型是 SWF 的一个自然和逻辑上的扩展，适用于影像后处理的优化流程，为解读影像信息出具诊断报告提供帮助。PWF 的基本流程如下。

（1）计划：需要进行影像后处理的影像学检查，由 RIS 和 PACS 对影像数据进行准备。

（2）提供工作列表：影像诊断医师在影像后处理工作站通过查询获得由 RIS 生成后处理的工作列表。

（3）影像后处理：影像诊断医师在影像后处理工作站的工作列表中按顺序选择任务，根据要求进行相应的影像后处理（包括影像的多平面重建、VR、冠状动脉 CT 血管造影影像重建、三维显示等），处理完成后的结果存储在本地并发送至 PACS。

（4）状态跟踪：影像后处理工作站发送影像后处理工作的状态信息（准备、进行中或完成）至 RIS。

4. 报告工作流（reporting workflow，RWF） RWF 集成模型是 SWF 和 PWF 的一个自然和逻辑上的扩展，它提供了整个诊断报告制作过程中若干任务的优化流程，以及记录处理过程的进度和完成情况的方案。RWF 的基本流程如下。

（1）计划：需要对影像进行解读并出具带有影像学检查的诊断报告，由 RIS 和 PACS 对影像数据信息进行准备。

（2）提供工作列表：影像诊断医师在影像诊断工作站通过查询获得由 RIS 生成的诊断报告工作列表。

（3）影像解读：影像诊断医师在影像诊断工作站的工作列表中按顺序选择任务，根据影像显示的信息对影像学检查结果进行描述和记录；结合受检者的既往史对影像学检查做出诊断报告；初写报告与审核签发报告中的所有描述和记录（包括病灶的标记和测量等）均存储并发送至 RIS 和 PACS。

（4）状态跟踪：报告工作站发送报告工作的报告待写（准备）、报告初写（进行中）、报告审核（进行中）、报告签发（完成）状态信息至 RIS。

5. 输入整合工作流（import reconciliation workflow，IRWF） IRWF 集成模型定义了从外部

系统（其他医疗机构提供的影像胶片、光盘等）导入受检者 DICOM 数据的信息流。它保证了受检者在被导入的外部系统和本地系统中信息的一致性，同时原始数据的完整性也得到保持。外部数据被导入后可以像在本地系统获得的数据一样得到使用。

6. 乳腺摄影工作流（mammography acquisition workflow，MAWF） 乳腺摄影与常规 X 射线摄影相比较，在影像学检查过程中有其特殊性，MAWF 集成模型是基于 SWF 用于处理乳腺摄影专用的工作流。

7. 成像后工作流（post-acquisition workflow，PAWF） PAWF 集成模型是在影像成像后提供工作列表状态监测结果追踪和应用程序的工作流方案。

（二）工作流程分析

基于 IHE 的技术框架进行工作流程的优化解决了人工操作所产生的重复和错误的问题，也完善了数字化医学影像科的管理和对临床的支持。通过工作流程的分析，可使优化后的工作流程达到高效可信、容错和透明。

工作流程的分析主要着眼于以下几点：①完整的工作流程由很多分散的步骤组成，而临床存在各种不同的需求，这些步骤是否已经涵盖了临床用户的某些个性化需求；②现有的工作流中是否存在按顺序进行的重复过程，如果有，在用户界面是否存在能够简化操作并避免出错顺序的引导功能；③在工作流中是否存在需要前序步骤完成后方可继续执行的后续步骤，如果存在，后续步骤在前序步骤未完成前是否已是可执行状态；④是否存在些非正常情况需要设定例外的工作流来完成（即 PIR 模型所定义的工作流）；⑤工作流程在不同影像成像设备、科室和不同医疗机构、不同医学影像信息系统之间是否具有良好的协同工作能力。

第二节 系统管理

信息化是提高医疗机构管理与服务水平、提高医疗与服务质量及保证医疗安全的重要途径。由计算机、网络存储、软件组成的医学影像信息系统在医疗机构的诊疗服务与管理中应用得越来越普遍，为保证医学影像信息系统长期可持续运行的安全性、稳定性，为医疗机构各个业务科室的日常诊疗工作提供高效的信息化平台，需要对信息系统的使用、维护进行规范化的管理。

一、影像归档管理

医学影像信息是在医疗过程中产生的重要信息源，是个人健康档案信息的重要组成部分。对医学影像信息进行归档管理，并与 HIS 相连，可实现影像信息在权限控制下的全院级信息共享，同时支持海量数据的存储和查询，利于提高诊断的准确性，提高医院信息化的管理水平。PACS 服务器负责医学影像的存储、归档、管理与通信，并为工作站或授权用户对图像的查询、提取提供服务。

（一）影像归档具体工作流程

在 HIS 中，医师为被检者开出带有被检者身份信息、检查内容、检测设备、检查序列等信息的申请单，HIS 中的申请单通过 HL7 标准与 PACS 进行交换，申请单被传送到放射科相应科室，影像技师根据工作列表，利用影像设备（DR、CT、MRI 等数字化设备）对被检者进行影像学检查，获取被检者的影像信息；放射科影像诊断医师，根据 RIS 提供的影像信息，对医学影像进行处理（图像的测量、标注及图像重建等）并书写诊断报告，带有被检者身份信息与影像信息的诊断报告被传送到 PACS 控制器；控制器根据被检者身份的唯一标识符（unique identifier，UID）将与图像相关的各种 DICOM 支持的数字影像（DR、CT 及 MRI 等产生的影像信息）以及非 DICOM 支持的影像信息（如 B 超、心电图等产生的影像，经过处理也可转化成 DICOM 格式），根据医学影像信息的文件结构及数据结构，插入到数据库，进行网络存储。目前，网络化存储器系统主要包括网络附接存储（network attached storage，NAS）、存储区域网（storage area network，SAN）及独立磁盘冗余阵列（redundant arrays of independent disks，RAID）3 种存储方式，然后将图像存储到短期存储设备中；控制器将定期检查短期存储设备，将一定时间内需要保存的图像归档到长期存储设备；控制器还可将图像传送到显示工作站，或由图像显示工作站通过控制器对图像进行查询、提取；还可利用数据库进行教学、科研及远程诊断。

目前，医学数字影像使用符合 DICOM 标准的文件格式，其他影像格式，如 BMP、JPC、TIFF、GIF 等也会使用。不同的影像格式，对数据和影像信息的存储与表达方式均不相同，这里介绍医学数字 DICOM 影像文件格式、数字结构。

（二）医学数字影像的文件结构

DICOM 标准中规定了医学数字影像的信息组织形式（即格式）和影像处理功能，主要包括影像编码、压缩和灰度显示。符合 DICOM 标准的文件扩展名通常为"*.dcm"，阅读该格式的数字影像需要专用的 DICOM 影像阅读浏览软件。DICOM 文件中的影像数据采用位图的方式进行存储，逐点表示出其位置上的影像灰度和颜色信息。灰度影像上只有灰阶数目和不同灰阶的灰度值表示方，而彩色影像则存在不同的颜色表示方法。

（三）医学数字影像的数据结构

医学数字 DICOM 影像文件格式提供了一种在一个文件中封装数据集的方法。DICOM 文件数据集除了包括影像外，还包括许多与影像相关的信息，如患者姓名、性别、年龄、检查设备、传输语法等。

除了利用通信线路进行 DICOM 信息交换外，也可以通过存储介质进行信息交换。将影像、诊断、检查的结果等信息存储在如光盘、U 盘等存储介质中，实现在不同系统、不同时间内进行信息交换，还可以实现信息的长久保存。

DICOM 文件提供了一种封装方式。DICOM 标准文件由 DICOM 文件头和 DICOM 像素数据两部分组成。DICOM 文件头信息位于文件的起始，用于描述该文件的版本信息、存储媒体、传输语法标识等信息。文件头的最开始是 128 个字节的文件前导符和 4 字节的 DICOM 前缀，接下来是文件头元素。DICOM 对于医学影像的内容进行了树状层级目录的归类与定义，这个树状结构目录总共包括 4 级：受检者—检查—序列—影像。例如，一位受检者进行腹部 CT 成像检查，该检查包含几个检查序列，如没有使用对比剂的平扫检查序列和使用对比剂的增强检查序列，每个检查序列包含一个单幅影像或多幅影像。

二、数据生命周期管理

医学影像信息是个人健康档案信息的重要组成部分，病历和病案是个人健康档案信息数据的载体，妥善管理和保护病历、病案是医疗机构的法律责任和义务。

（一）相关法规、法律规定

1.《医疗机构病历管理规定（2013 年版）》 2013 年 11 月 20 日，国家卫生和计划生育委员会、国家中医药管理局印发。

（1）病历和病案：第一章总则的第二条规定，病历是指医务人员在医疗活动过程中形成的文字、符号、图表、影像、切片等资料的总和，包括门（急）诊病历和住院病历。病历归档以后形成病案。

（2）电子病历的法律效力：第一章总则的第四条规定，按照病历记录形式不同，可区分为纸质病历和电子病历。电子病历与纸质病历具有同等效力。

（3）保存期限与起始日期：第六章病历的保存的第二十九条规定，门（急）诊病历由医疗机构保管的，保存时间自患者最后一次就诊之日起不少于 15 年；住院病历保存时间自患者最后一次住院出院之日起不少于 30 年。

2.《中华人民共和国民法典》 2020 年 5 月 28 日由第十三届全国人民代表大会第三次会议通过，2021 年 1 月 1 日起施行的《中华人民共和国民法典》第一百八十八条规定，诉讼时效期间自权利人知道或者应当知道权利受到损害以及义务人之日起计算。法律另有规定的，依照其规定。但是，自权利受到损害之日起超过二十年的，人民法院不予保护，有特殊情况的，人民法院可以根据权利人的申请决定延长。

按照以上规定，医疗机构过早地删除、销毁病历资料，或者造成病历资料信息数据的丢失，将会导致医疗纠纷处理过程中的被动。

（二）分类和分级保管

医疗机构对门（急）诊、住院，以及有教学、科学研究价值的病案，特别是珍贵、稀有的病案资料应进行适当的分类分级管理。

1. 分类管理 2015 年 11 月 18 日，国家档案局发布档案行业标准《归档文件整理规则》（DA/T 22—2015），自 2016 年 6 月 1 日起实施。标准对档案术语进行了定义，规定了档案分类与保管期限的标准。

（1）归档文件：立档单位在其职能活动中形成的、办理完毕、应作为文书档案保存的文件材料，包括纸质和电子文件材料。

（2）整理：将归档文件以件为单位进行组件、分类、排列、编号、编目等，使之有序化的过程。纸质归档文件的整理还包括修整、装订、编页、装盒、排架；电子文件的整理还包括格式转换、原数据收集、归档数据组织、存储等。

（3）件：归档文件的整理单位。

（4）档号：在归档文件整理过程中赋予其的一组字符代码，以体现归档文件的类别和排列顺序。

（5）分类管理：标准规定"立档单位应对归档文件进行科学分类"。其中一项分类即是"将文件按划定的保管期限分类"。

（6）保管期限分类：标准中规定保管期限分为永久、定期 30 年、定期 10 年，分别以代码"Y""D30""D10"标识。

（7）保管期限分类参考：综合参照档案行业标准，《医疗机构病历管理规定（2013 年版）》，以及《中华人民共和国民法典》，在医学影像信息系统、医院信息系统以及区域卫生信息平台中产生的个人健康档案信息数据等病历、病案资料的管理，可以按照保管期限分类为定期 20 年、定期 30 年、永久等 3 类档案进行信息数据的归档管理。其中门（急）诊病历的保管期限至少定期 20 年；住院病历的保管期限至少定期 30 年；有教学、科学研究价值，以及复杂、疑难、罕见、珍贵的病历资料的保管期限可以是永久。保管期限的起点日期是门（急）诊病历自患者最后一次就诊之日起计算，住院病历自患者最后一次住院出院之日起计算。保管期限到期后，医疗机构视具体情况可以销毁，也可以继续保管。

2. 分级管理 根据病历自身情况和价值的不同，可以把住院病历分为一级病案、二级病案和三级病案。

（1）一级病案：主要是科研、教学、复杂、疑难、罕见，珍贵的病案，应当永久保管。

（2）二级病案：是受检者死亡病案、近 20 年内的病案和新上架的病案，应当长期保管。到期的病案可以销毁。

（3）三级病案：是超过 20 年的病案，无纠纷、无再使用价值的病案，到期的病案可以销毁。

综上所述，个人健康档案信息数据等病历、病案资料的分级和分类管理，既可以使病案管理与文书档案管理和法律、法规顺利接轨，又能发挥有参考价值的病案在医疗、科研、教学和社会利用等方面的作用，并有利于维护医患双方和相关第三方的利益。

（三）信息数据销毁

信息数据销毁是指将存储介质（主要指磁介质）中的个人健康档案等病历、病案信息数据彻底删除，必要时物理销毁存储介质本身，避免非法利用介质中的残留数据信息恢复原始数据信息，从而达到保护敏感信息数据和患者隐私的目的。目前，基于磁介质的销毁技术分为硬销毁技术和软销毁技术两类。

1. 硬销毁技术　包括消磁技术、热销毁技术、物理热销毁技术，将信息数据及其存储介质载体同时销毁。硬销毁技术后的存储介质不能重新使用。

2. 软销毁技术　为信息数据覆盖技术，也叫软件覆写技术。软销毁技术则能保证信息数据销毁后，存储介质仍能继续使用。

三、数据迁移管理

在医疗机构更换或升级医学影像信息系统时，遇到最大的问题不是新系统的上线运行，而是之前医学影像信息系统的信息数据怎样才能安全、完整、正确地迁移到新的医学影像信息系统中，这就是医学影像信息系统的数据迁移。一般而言，这些信息数据包括受检者的基本信息、影像学检查诊断报告数据、科室管理数据和影像设备成像时产生的医学影像数据。前一部分数据是 RIS 数据，一般都存放在关系型数据库中，如 SQL server 或者 Oracle 数据库；后一部分数据称为影像数据，通常以 DICOM 文件的形式独立保存在存储介质中，如存储在独立磁盘冗余阵列、NAS 或者 SAN 中。这里着重讨论医学影像信息数据的迁移。

（一）医学影像信息数据迁移可依赖的标准

长期以来，信息标准化一直是我国医疗机构信息化发展的瓶颈，也是医学影像信息系统数据迁移的关键。在医学影像信息数据迁移过程中，DICOM 标准是可以依赖的唯一标准，也是确保完成信息数据迁移一致性的重要前提。为此，必须要求医学影像信息系统（包括存储的医学影像格式）完全符合 DICOM3.0 标准。

（二）医学影像信息数据迁移中存在的问题

尽管在医学影像信息系统信息数据迁移过程中可以遵循 DICOM3.0 标准，然而现实中仍然存在些问题。例如，有些制造商会在标准 DICOM 文件里增加些自定义的内容，虽然 DICOM 协议标准允许这样做，但通常并不随产品同时发布其自行定义的内容解释文档。在医学影像信息系统信息数据迁移过程中可能遇到的具体问题：①新系统无法解释解读原系统的文件。这是迁移信息数据时最常见的问题，即新制造商对原制造商的 DICOM 文件无法解释，或者更客观地说原制造商的 DICOM 文件不符合新制造的 DICOM 标准。②不同医学影像信息系统实现的 DICOM 服务不同。医学影像信息系统的 DICOM 服务器软件必须提供的 DICOM 服务包括 storage SCU/SCP、modality worklist SCU/SCP、query/retrieve SCU/SCP 等，然而并非所有医学影像信息系统制造商都会实现这些 DICOM 服务。

（三）医学影像信息数据迁移中常用的方法

目前常见的医学影像信息系统数据迁移方法有 3 种，第一种是将旧系统的影像全部在新系统中重新归档存储一遍，属于重新归档的访问方法；第二种是信息数据接口访问方法；第三种是应用 DICOM 代理网关访问方法。

1. 重新归档　重新归档的数据迁移方法需要将旧系统中的医学 DICOM 影像全部导入到新系统中，如果原有系统中影像信息数据量庞大，使用这种方法将存在以下几个严重的问题：①旧系统的存储无法利用上；②移动十几个 TB 的数据需要数月的时间；③新系统从开始上线即装载了庞大的历史数据，因此这对新系统也是一个严峻的挑战；④要处理庞大的信息数据，难免中间出现异常，可能是文件传输失败或者新系统归档处理信息数据时出现异常。

2. 信息数据接口访问　信息数据接口访问的方法需要前后两个医学影像信息系统制造商相互配合、共同约定好一个从新、旧系统中调取信息数据的接口规范与方法。信息数据接口访问方式需要定制化开发，会遇到一些技术挑战，事先商榷好详细的信息数据接口访问技术方案，确保方案的可行性，以尽可能地降低风险、避免差错。

3. DICOM 代理网关　信息数据的迁移还可以使用 DICOM 代理网关的方法。该方法具有以下优势：①是一种无缝的信息数据访问方式，新医学影像信息系统的客户端不需要做任何技术修改，只需在安装时将 DICOM 代理网关配置为医用 DICOM 信息数据源。②信息数据迁移的业务逻辑全部集中到了 DICOM 代理网关程序的设计中，可以采取一种松耦合、可扩展的方式来兼容各类医学影像信息系统之间数据迁移的问题，如采用插件方式，用不同的插件来处理不同的业务逻辑，避免了将问题蔓延到医学影像信息系统的其他模块。③不需要耗费大量时间移动历史信息数据，就地生效新的医学影像信息系统客户端可以直接访问到之前的数据。如遇到旧的医学影像信息系统可能不支持 DICOM 医学影像信息数据的检索查询提取服务时，新的医学影像信息系统制造商只需要针对原有医学影像信息系统设计一个插件，以实现对原有信息数据的检索查询和提取访问过程。

四、宕机应急管理

宕机是指医学影像信息系统无法自行从一个系统错误中恢复，或系统软硬件层面问题导致系统长时间无响应或预防性地执行关机程序，而不得不重新启动系统的现象。运行中的任何计算机、服务器、网络设备存储设备、操作系统、数据库、应用软件等软硬件系统都会出现宕机情况，为此，合理、可行、有效的宕机应急预案对保障医学影像业务与工作流程的有序、不间断显得非常重要。

（一）宕机类型

造成医学影像信息系统宕机的原因有很多，主要包括非计划性宕机和计划性宕机两大类。其中，非计划性宕机主要是由计算机和服务器系统故障或数据故障引起的被动的停机；计划性宕机则是以维护为目的的有计划地主动终止系统服务。宕机时间越长所造成的损失越巨大。

1. 非计划性宕机　①主机故障宕机：当主机系统出现意外故障并导致服务中断时，就是主机故障宕机。②数据故障宕机：数据故障是指丢失、损坏或破坏关键业务数据，其原因比主机故障更加复杂，可能因存储硬件、人为错误损坏或中心站点故障引起。③存储故障：目前医学影像信息系统普遍采用基于独立磁盘冗余阵列技术构成的 DAS、SAN、NAS 存储系统，其故障主要是由机房电力供应，或者电源模块，或者存储系统控制器，或者硬盘自身的故障因素所导致。④网络故障：网络传输系统是医学影像信息系统传输、交换医学影像信息的重要载体和部件，其故障主要是由网络交换设备和路由设备的硬件故障，或者由于其硬件内部运行的微码停止运行所导致。⑤人为错误：包括误删除重要数据，或者升级硬件和软件，或者更改系统设置等故障因素所导致。⑥数据损坏：通常系 I/O 堆栈中的故障组件或磁盘故障所导致，也可能是由人为的误操作引起数据被错误修改或者删除所导致。⑦中心站点故障：在运行服务器、核心层网络设备、数据中心存储系统的医学影像信息系统中心站点，任何故障都可能导致信息系统的宕机甚至"崩溃"。此外，数据保护特性提供预防灾难性事件的能力，这些事件可能在某段时间内严重减弱、减缓中心站点的事务处理与响应能力，从外界观察也表现为中心站点的故障宕机。

2. 计划性宕机　是医学影像信息系统在运行阶段所执行的不可避免的预防性维护措施，为例行操作、定期维护、部署与升级新设备与新软件等提供操作时间窗口。其中的例行操作是指频繁进行的维护任务，包括备份、性能管理、用户管理和批处理；定期维护指安装补丁和重新配置系统；部署与升级包括硬件、操作系统、数据库、应用程序、中间件或网络的重大升级。

（二）规范和程序

1. 宕机的应急处理规范

（1）正确判断宕机类型：医学影像信息系统发生宕机时，首先需要区分其宕机是计划性宕机还是非计划性宕机。如果是计划性宕机，那就必须在预定时间内完成；如果是非计划性宕机，其原因很大程度上是人为错误或未按既定流程运行。在分析宕机类型时，要善于从宏观的角度观察现象、思考问题。

（2）立即启动应急预案：围绕医学影像信息系统供电电源是否可靠，网络是否安全，主机、存储设备、服务器软件及数据库运行是否正常等，制订并采取相应的应急措施，努力减少宕机损失。

（3）建立健全报告制度：医学影像信息系统发生宕机后，原则上，15min 内无法恢复的，应向单位业务主管部门和信息部门报告；30min 以上无法恢复的，应向分管业务的院级领导报告。当需要对应急方案进行更改或临时应急使用时，应提前将变更的具体情况、原因报告领导，获得批准后方可使用。

（4）严格执行系统预防性维护巡检制度：系统预防性维护巡检方案是通过定期、定人、定岗对医学影像信息系统进行维护，及时了解和掌握其性能状况的一系列措施，在预防并减少宕机方面具有重要意义。

2. 宕机的应急处理程序　医学影像信息系统非计划性宕机的原因多种多样，断电、配置错误、防火墙设置错误，甚至是来自互联网的恶意访问都可能引发非计划性宕机。下面讨论的内容是基于非计划性宕机的应急处理程序。

（1）初步判断：宕机出现时，需要分析如下问题：①供电电源情况；②网络使用及通畅情况；③服务器及其管理；④运行日志记录情况。经过上述步骤之后，如果系统仍然处于宕机状态，再进行下面步骤。

（2）使用 ping 命令探测设备状况：如果服务器已经虚拟化，那么就可以试着 ping 物理服务器自己的真实 IP；如果无法 ping 通服务器，且已经检查并确定网络连接是正常的，那就可以将问题定位到物理服务器或操作系统本身。

（3）逐层检查：以底层到高层的方式来逐层检查问题：①网络接口和本地网络配置；②检查 DHCP 启动情况；③检查服务器工作状态，检查服务器是否具有相关服务的角色，可以试着查找相关的文件或服务来验证服务器是否正常运行。

（4）检查日志：如以上方法都未解决问题，则检查日志并尝试查明在服务器宕机时日志中记录的信息。

总之，以上处理程序仅适用于一般宕机问题的解决，实际工作中，还应针对实际故障结合自身系统与网络情况制定相应的宕机应急处理流程。

（三）宕机的管控

多种因素会造成医学影像信息系统的宕机，为此，对宕机加强管理、控制其危害波及的范围及造成的损失，就显得非常重要。宕机的管控涉及与其相关联的电源，网络，主机、存储设备及数据库、计算机病毒等各个方面。

1. 电源的管控　电源机房采用 UPS 为医学影像信息系统中心站点的主要设备进行供电，为应对宕机,采取以下措施:①UPS 维护。加强 UPS 维护，保证 UPS 不间断地正常工作。②三路联合供电。在必要情况下，交流输入供电系统采用双路市电供电和第三路的发电机联合备用供电，以保证市电停电时间较长时，仍能正常供电。③ UPS 后备电池组。UPS 的直流输入方面，采用公用电池组的设计，配置后备电池组，以便在交流输入端发生瞬变，或者市电与发电机供电切换时的短时直流输入供电，切实保障 UPS 交流输出电力的不间断。④停电：计划性停电发生前，根据停电时间的长短，依次发布一般性通知、较紧急通知和紧急通知给相关医疗部门机构。非计划停电发生后，立即启动紧急应对措施，并联系设备部门和后勤供电部门立即投入抢修。

2. 网络的管控　包括网络交换机与路由器的管控、分支医疗机构网络专线的管控等都属于网络管控与安全的范畴。根据设定的安全规则，在网络的入口处统一检查网络通信，既要保护医疗机构内部网络通信的安全，也要保障医疗机构内部网络在与外部网络通信时的安全。为此，需要实现内部网络与外部网络的有效隔离、所有来自外部网络的访问请求和通信内容都要通过防火墙的检查。具体措施：①设置源地址过滤，拒绝外部非法 IP 地址的访问；②防火墙只保留有用的

Web 服务和电子邮件服务，关闭其他不需要的服务与端口；③制订防火墙访问策略，只有被授权的外部主机可以访问内部网络的有限 IP 地址；④网络的安全策略由防火墙集中管理和控制。

3. 主机、存储设备及数据库的管控 ①在接到紧急停电通知后，30min 内按照先数据库、其次主机、最后存储设备的顺序停止所有系统的运行。②采用双机热备技术：在其中一台主机出现异常时，及时切换到另外一台备份主机。③采用硬盘、磁带机等设备做好日常数据的备份。④如果发生误删除系统文件、数据，立即进行文件系统、数据库恢复（必须有系统、数据库的备份）。⑤如果文件系统存储空间不足，或者数据库表存储空间不足，或者系统日志存储空间不足，应立即进行存储空间的扩展。⑥为保持数据安全性和完整性，必要时建立异地数据备份中心。⑦故障的处置：出现重大故障和宕机，应尽快了解故障情况，分析查找问题发生的原因，提出应急解决方案，做现场应急处置。同时，立即通知系统服务商赶到现场处理，由其提供备件和系统恢复支援。

4. 计算机病毒的管控 ①配置企业级的网络版杀毒软件：在医疗机构内部所有联网的 PC 机、PC 服务器上安装防病毒软件，实现反计算机病毒分级防范和集中安全管理。②配置防病毒网关服务器：检查所有网内计算机的进出邮件、所访问的网页和 FIP 文件，防止病毒通过外部网络进入医疗机构内部网络进行传播和感染。③自动更新防病毒软件和病毒库：建立定时自动更新防病毒软件和病毒库的机制，确保杀毒软件的有效性和安全性。④集中的网络入侵检测和漏洞扫描系统：建立集中的网络入侵检测和漏洞扫描系统，防范黑客入侵和攻击，及时给系统升级补丁。⑤病毒的处置：如发现计算机感染病毒，应立即终止其网络连接并通知信息部门进行关闭处置。⑥影像采集设备主机与图像后处理工作站主机的预防管控：必要时，对上述两种类型的主机进行病毒侵入风险评估，与设备厂商商定防病毒防网络攻击策略。

（四）预防性维护巡检

1. 预防性维护（preventive maintenance，PM） 是指采取一些必要的手段和措施、及时发现医学影像信息系统可能存在的危险和不安全因素，采取相应措施加以预防的系统管理方法。它强调 IT 工程技术人员的职责不仅仅是维修设备，还包括对其进行风险评估、测试及周期性维护。因此，医学影像信息系统的 PM 在及时了解和掌握系统性能状况，发现和排除可能引起系统故障的隐患，并确保系统始终处于安全、完好、最佳的工作状态等方面具有重要的实践指导意义。

2. 预防性维护巡检的内容

（1）PM 巡检项目：主要包括数据库系统、服务器操作系统、服务器、存储及网络设备的各重要配件指示灯是否正常；硬盘存储空间是否充足；各类服务器应用软件、管理软件、杀毒软件是否运行正常；UPS 供电系统机房空调是否正常工作等。

（2）PM 的周期：不同 PM 巡检项目，其 PM 的周期不同。①服务器、存储及网络设备：PM 周期一般为每周 2 次。例如，查看各服务器和存储设备硬盘有无红灯亮，服务器上检测内存等重要指示灯是否有异常。②操作系统：PM 周期一般为每 2 周 1 次，主要查阅操作系统事件查看器，看是否有报错及警告信息；通过操作系统了解服务器性能和相关网络硬件是否稳定；定时备份和删除日志记录，以免大量的日志对服务器的工作性能带来影响；定期（一般 3~6 个月）重新启动服务器和操作系统。在操作系统 PM 时，要求同时进行服务器 PM。③数据库系统：PM 周期一般为 1 个月左右，包括定期的索引分析，以便优化数据库系统及运行相关 SQL 脚本以测试数据库系统的负载。④各类服务器应用管理软件：依据整个医学影像信息系统运行情况，其 PM 周期一般为 1~3 个月。⑤UPS：在安装后的前两年为每年 1 次 PM；两年后为每半年 1 次 PM。⑥杀毒软件：杀毒软件一般采用网络版，杀毒软件的服务器端每周至少 1 次 PM，并注意定期更新病毒库。

五、系统性能管理

（一）性能测试

系统性能测试是指通过特定方式，对被测系统按照一定策略施加压力，获取系统响应时间、每秒钟处理完成的交易数量（transaction per second，TPS）、吞吐量、资源利用率等性能指标，核心原理是通过将生产时的工作量应用于部署系统，以保证生产系统的性能能够满足用户操作过程的使用。

系统性能包括执行效率、资源占用、稳定性、安全性、兼容性、可扩展性、可靠性等。从用户角度来说，软件性能就是软件对用户操作的响应时间。从开发人员角度来说，主要关注软件性能架构设计是否合理、数据库设计是否合理、代码是否存在性能方面的问题、系统中是否有不合理的内存使用方式。从系统管理员角度，软件性能方面主要关注的是系统运行时服务器的状态，如 CPU 利用情况、内存使用情况、系统是否支持扩展、系统支持多少用户访问。

1. 性能测试的类型

（1）负载测试：通过逐步增加系统负载，测试系统性能的变化，并最终确定在满足性能指标的情况下，系统所能承受的最大负载量的测试。

（2）疲劳强度测试：采用系统稳定运行情况下能够支持的最大并发用户数或日常运行用户数，持续执行一段时间业务，通过综合分析交易执行指标和资源监控指标来确定系统处理最大工作量强度性能的过程。

（3）大数据量测试：对特定存储、传输、统计、查询业务的测试。

2. 性能测试步骤

（1）确定测试目标：测试目标一般包含应用系统要达到的性能指标、系统处理的最大并发用户数；系统运行高峰时期响应时间；TPS；服务器资源利用率不超过 80%；运行 7×24h，无明显的内存泄漏现象。

（2）测试监控项：操作系统监控包括 CPU、内存、文件系统空间监控；中间件监控包括执行线程数、数据库连接数、查看队列状态、查看 Weblogic 启动的内存大小、Jvm 大小及输出；数据库监控包括索引监控、资源池监控、避免全表扫描任务监控。

（二）性能分析

1. 硬件性能分析 一般指的是 CPU、内存、磁盘 I/O 方面的问题，分为服务器硬件问题、网络问题、服务器操作系统问题（参数配置）、中间件问题（参数配置、数据库、Web 服务器等）、应用问题（SQL 语句、数据库设计、业务逻辑、算法等）。

2. 应用软件性能分析 一般指的是应用服务器、Web 服务器等应用软件，还包括数据库系统。

3. 应用程序性能分析 指开发人员新开发出来的应用程序。

4. 操作系统性能分析 指 Windows、UNIX、Linux 等操作系统。

5. 网络设备性能分析 指防火墙、动态负载均衡器、交换机等设备的问题。

（三）性能控制

性能控制即性能优化。进行性能控制前，首先进行性能测试、较精准的定位问题，并进行性能分析，分析系统性能问题，并根据其性能指标和所处层级决定选择优化的方式方法。

1. 性能优化的步骤

（1）确定问题：软件程序的性能问题都是写出来的，因此对于发现问题的模块，应首先检查应用程序代码。数据库配置经常引起整个系统运行缓慢，一般大型数据库都是需要 DBA 进行正确的参数调整才能投入使用。操作系统配置不合理也可能引起系统问题。硬件设置包括硬盘速度、内存大小等都是容易引起问题的原因，因此这些都是分析的重点。网络负载过重导致网络冲突和网络延迟。

（2）分析问题、确定调整目标和解决方案：当确定了问题之后，要分析问题的产生原因，制订一个合理的性能提升目标，并有针对性地从执行效率、资源占用、稳定性、安全性、兼容性、可扩展性、可靠性等方面制订切实可行的解决方案。软件性能架构设计的合理性、数据库设计的合理性、代码是否存在性能方面的问题、系统中是否有不合理的内存使用方式、系统运行时服务器的状态（如CPU利用情况、内存使用情况等）、系统是否能够实现扩展、系统支持用户访问数等，都是制订解决方案应考虑的因素。

（3）测试解决方案：对通过解决方案调优后的系统进行基准测试。基准测试是指通过设计科学的测试方法、测试工具和测试系统，实现对一类测试对象的某项性能指标进行定量的对比测试。

（4）分析调优结果：系统调优是否达到或者超出了预定目标，系统是整体性能得到了改善，还是以系统某部分性能来解决其他问题。如果达到了预期目标，调优工作就基本可以结束了。

2. 性能优化应注意的问题
（1）在应用系统的设计开发过程中，应始终把性能放在考虑的范围内。
（2）确定清晰明确的性能目标。
（3）保证优化后的程序运行正确。
（4）系统的性能更大程度上取决于良好的设计，优化技巧只是一个辅助手段。
（5）优化过程是迭代渐进的过程，每一次优化的结果都要反馈到后续的代码开发中去。
（6）性能优化不能以牺牲代码的可读性和可维护性为代价。

六、系统日常维护

（一）硬件方面

从医学影像系统投入运行开始，由于医疗工作的实际需要，就必须全天不间断地运行，因此，拥有可靠的数据通信网络和稳定的硬件设备是网络正常运行的基本条件，也是系统数据安全准确的根本保障。

1. 在服务器上 双机热备份技术是目前广泛采用的软、硬件结合的高容错应用方案。它由主、从两台服务器系统和一个外接的共享磁盘阵列柜组成，一旦主服务器发生故障宕机，备用服务器将根据故障信号源对系统资源进行接管，替代主服务器发挥作用，维持网络数据正常传输，确保网络不间断运行。另外，要保障服务器全天不间断工作状态，这就需要机房配有UPS不间断电源，保证机房所有设备有4～8h的供电量，并且机房电源要引入市电双路备份供电制，一旦一路停电，另一路可在短时间内响应并提供供电。

2. 在网络设备上 因为有大量的数据是靠网络来回传递到服务器与工作站之间，所以对网络系统中的网络设备的维护工作是至关重要的。需要着重维护的部件：①各级交换机：在主交换机层要有冗余交换机，二/三级交换机要有冗余网口，需要定期检测交换机状态，测试网络信息损耗情况，查看网口、光口指示灯状态，注意网线与网口的除尘、防水，还应特别注意交换机柜内交换机的通风、降温等。②工作站网卡接口：网卡口内铜线氧化，容易出现与主机板接触不良、导致网络数据丢包、兼容性差等问题，这些情况随时会造成网络连接故障，进而导致断网、网络不通。③主干网线、光纤等：要做好标记，经常检查裸露部分是否受到鼠类撕咬，对于连接时较易出现压断、扯坏或短接故障的网线，可采用测线器、万用表之类仪器的检测，平时应注意不要经常插拔各种接头；不要经常插拔或搬动计算机主机，以免出现接头松脱现象，这些都会造成网络不通等故障。

（二）软件方面

1. 系统本身的维护工作 这是由于系统的频繁使用以及医院各科人员应用水平的不同，致使系统原来隐藏或没有表露出的问题会逐渐暴露出来；还有医院的发展需要及新的需求。一般来讲，系统维护人员要对其进行改正性维护和完善性维护，做改正性维护工作是修复其不完善的地方以及弥补系统本身的漏洞，如在运行、使用系统过程中发现的由于系统设计问题而出现的数据传输、统计不准确等问题。做完善性维护工作是属于用户在软件使用过程中，为满足用户提出的许多实际工作需要，如增加某些菜单、窗口功能或修改已有的命令按钮等进行的维护。而所谓的软件升级是指软件开发团队利用更高一级的开发语言来重新规划设计软件完成的，系统维护人员要了解各医护人员在对系统使用过程中发现的问题和需要增加的新功能,及时进行整理、分析、汇总并及时向软件开发团队反映,配合其对软件进行升级改进。

2. 制定严格的管理制度和操作规程　在系统投入运行后,为了规范医院数据的正确采集、安全、有效,应建立各种规章制度,包括服务器数据库日常维护操作规程、工作站维护保养制度与入网操作规程、网络数据安全保密制度、病毒预防和检查制度等,为确保医院信息化的顺利发展提供有力保障。

3. 在人员的培训上　定期对相关专业人员进行计算机常用知识技能和相关应用软件操作的培训,并且对于应用中经常容易出现的软、硬件故障编写成故障应急手册并下发给各级医护人员,这样既便于各级医护人员对常见故障增加自己的解决能力,又能减轻微机人员的维护量。

4. 在软件接口上　要经常上网查看农合与医保更新文件,管理好农合医保的 VPN 专线,动态库文件,与软件开发团队及时沟通以保证系统的最新应用、测试等;这样能为农合医保报销人员及时提供报销情况,给患者极大方便,提高了医院的服务质量。

5. 采用细化菜单权限管理　系统管理员应对每位终端操作员按照业务功能和管理需求,设置不同的菜单权限,如系统管理员权限最高,护士与医生看到的菜单不一样;要建立严格的操作员账户、密码和权限管理制度,按规定每个操作员只能访问本菜单权限范围内的操作,不能越级访问,同时,做好操作员的信息维护工作,及时提醒操作员定期更换密码,防止密码被窃取。

6. 在数据库管理维护方面　不但要检查自动备份,而且要经常做手工备份,严格检查数据的一致性。做好数据库的防病毒管理,及时升级更新病毒库,严管各工作站的光驱、软驱、USB 接口等,设立规程制度,严格按操作规程办事。

系统的日常维护是一项艰辛而经常的工作,需要在实际工作中不断总结,不断积累经验,不断学习;应遵循经常性、及时性、持久性的原则,只有做好系统的日常维护工作,才能不断提高网络的安全性、稳定性,挖掘其内在潜能,发挥其在医院信息管理中应有的作用。

七、虚拟内存管理

虚拟内存管理是利用实际内存空间和相对大得多的外部储存器存储空间构成一个远远大于实际内存空间的虚拟存储空间,程序就运行在这个虚拟存储空间中,能够实现虚拟存储的依据是程序的局部性原理,即程序在运行过程中经常体现出运行在某个局部范围之内的特点。

能够实现虚拟存储的依据是程序的局部性原理,即程序在运行过程中经常体现出运行在某个局部范围之内的特点。在时间上,经常运行相同的指令段和数据(称为时间局部性),在空间上,经常运行于某一局部存储空间的指令和数据(称为空间局部性),有些程序段不能同时运行或根本得不到运行。

(一) 虚拟内存空间

即使是在现代,内存依旧是一项宝贵的资源,并且内存的管理以及访问控制向来都是难题。如果直接使用物理内存,通常都会面临以下几种问题:①内存缺乏访问控制,安全性不足。②各进程同时访问物理内存,可能会互相产生影响,没有独立性。③物理内存极小,而并发执行进程所需又大,容易导致内存不足。④进程所需空间不一,容易导致内存碎片化问题。

虚拟内存的基本思想是:每个程序拥有自己的地址空间,这个空间被分割成多个块,每一块称作一页或页面。每一页有连续的地址范围。这些页面被映射到物理内存,但并不是所有的页面都必须在内存中才能运行程序。当程序引用到一部分在物理内存中的地址空间时,由硬件立刻执行必要的映射。通过这种方法,就能够保证我们的物理内存只在实际使用时才进行分配,避免了内存浪费的问题。

从某个角度来讲,虚拟内存是对基址寄存器和界限寄存器的一种综合,虚拟内存使得整个地址空间可以用相对较小的单元映射到物理内存,而不是分别对正文段和数据段进行重定位。

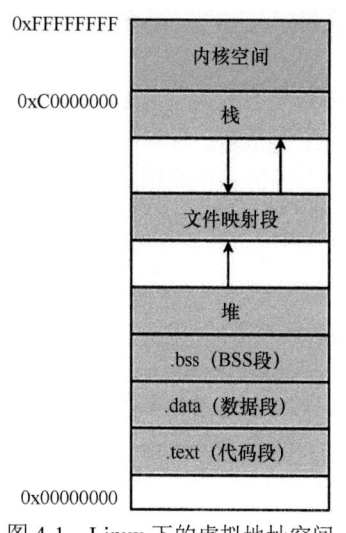

图 4-1 Linux 下的虚拟地址空间

Linux 通过 mm_struct 结构体来描述了一个虚拟的、连续的、独立的地址空间，也就是我们所说的虚拟地址空间。在 Linux 中，虚拟内存空间的内部又被划分为用户空间与内核空间（图 4-1）。

1. 用户空间　即进程在用户态下能够访问的虚拟地址空间，每个进程都有自己独立的用户空间，在 32 位系统下总容量为 3G。用户空间由以下部分组成。

（1）栈：用来存放程序中临时创建的局部变量，如函数的参数、内部变量等。每当一个函数被调用时，就会将参数压入进程调用栈中，调用结束后返回值也会被放回栈中。同时，每调用一次函数就会创建一个新的栈，所以在递归较深时容易导致栈溢出。栈内存的申请和释放由编译器自动完成，并且栈容量由系统预先定义。栈从高地址向低地址增长。

（2）文件映射段：也叫共享区，文件映射段中主要包括共享内存、动态链接库等共享资源，从低地址向高地址增长。

（3）堆：用来存放动态分配的内存。堆内存由用户申请分配和释放，从低地址向高地址增长。

（4）BSS 段：用来存放程序中未初始化的全局变量和静态变量。

（5）数据段：用来存放程序中已初始化全局变量与静态变量。

（6）代码段：用来存放程序执行代码，也可能包含一些只读的常量。这块区域的大小在程序运行时就已经确定，并且为了防止代码和常量遭到修改，代码段被设置为只读。

2. 内核空间　即进程陷入内核态后才能够访问的空间。虽然每个进程都具有自己独立的虚拟地址空间，但是这些虚拟地址空间中的内核空间，其实都关联的是同一块物理内存。通过这种方法，保证了进程在切换至内核态后能够快速访问内核空间。在 32 位系统中，内核空间的大小为 1GB，从 0xC0000000 到 0xFFFFFFFF。内核空间主要分为直接映射区和高端内存映射区两部分，如图 4-2。

（1）直接映射区：从内核空间起始位置开始，从低地址往高地址增长，最大为 896MB 的区域即为直接映射区。直接映射区的 896MB 的虚拟地址与物理地址的前 896MB 进行直接映射，所以虚拟地址和分配的物理地址都是连续的。它们之间存在着一个偏移量 PAGE_OFFSET，偏移量的大小即为 0xC0000000。

所以虚拟地址 = PAGE_OFFSET + 物理地址。

（2）高端内存映射区：内核空间利用直接映射区来将 896MB 的内存直接映射到物理内存中，但是我们的物理内存远远不止这么点，那么对于剩下的物理内存的寻址工作，就交给了高

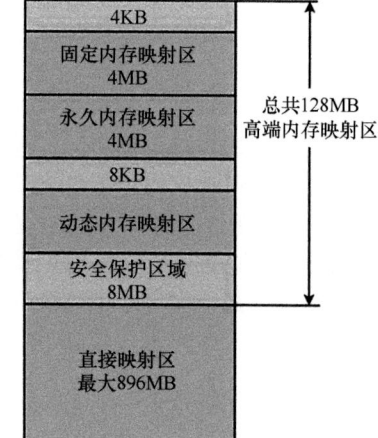

图 4-2　内核空间组成

端内存映射区。由于我们的内核空间只有 1GB，而直接映射区又占据了 896MB，因此将剩下的 128MB 空间划分成了 3 个高端内存的映射区，从上往下分别是固定内存映射区、永久内存映射区、动态内存映射区。

1）动态内存映射区：该区域的特点是虚拟地址连续，但是其对应的物理地址并不一定连续。该区域使用内核函数 vmalloc 进行分配，分配的虚拟地址的物理页可能会处于低端内存，也可能处于高端内存。

2）永久内存映射区：该区域可以访问高端内存。使用 alloc_page（GFP_HIGHMEM）分配高端内存页，或者使用 kmap 将分配的高端内存映射到该区域。

3）固定内存映射区：该区域的每个地址项都服务于特定的用途，如 ACPI_BASE。

（二）用户空间内存分配

在 C 语言中我们可以使用 malloc 在用户空间中动态地分配内存，而 malloc 作为库函数，其本质就是对系统调用进行了一层封装，因此在不同的系统下其实现不同。在 Linux 中，当我们申请的内存小于 128KB 时，malloc 会使用 sbrk 或者 brk 在堆区分配内存。而当我们申请大于 128KB 的大块空间时，会使用 mmap 在映射区进行分配。但是由于上述的 brk/sbrk/mmap 都属于系统调用，因此当我们每次调用它们时，就会从用户态切换至内核态，在内核态完成内存分配后再返回用户态。倘若每次申请内存都要因为系统调用而产生大量的 CPU 开销，那么性能会大打折扣。并且堆是从低地址往高地址增长，如果低地址的内存没有被释放，则高地址的内存就不能被回收，就会产生内存碎片的问题。

为了减少内存碎片和系统调用的开销，malloc 在底层采用了内存池来解决这个问题。它会先申请大块内存作为堆区，然后将这块内存拆分为多个不同大小的内存块，以块作为内存管理的基本单位。同时，会使用隐式链表来连接所有的内存块，包括已分配块和未分配块。为了方便内存空闲块的管理，malloc 采用显式链表来管理所有的空闲块。当调用 malloc 进行内存分配时，就会去搜索空闲链表，找到满足需求的内存块，如果内存块过大，则会将内存块拆分为两部分，即一部分用来分配，另一部分则变为新的空闲块。同理，当释放内存块时，会通过遍历隐式链表，判断释放块前后内存块是否空闲，来决定是否需要合并内存块。

（三）内核空间内存分配

在内核空间中，通过与 malloc 类似的两个系统调用来进行内存的分配，它们分别是 kmalloc 和 vmalloc。

1. kmalloc 与上面介绍的用户空间的 malloc 函数非常类似，其用于为内核空间的直接内存映射区分配内存。

kmalloc 以字节为分配单位，通常用于分配小块内存，并且 kmalloc 确保分配的页在物理地址上是连续的（虚拟地址也必然连续）。并且 kmalloc 为了防止内存碎片的问题，其底层页面分配算法是基于 slab 分配器实现的。

2. vmalloc 用于为内核空间中的动态内存映射区进行内存分配。

vmalloc 的工作方式与 kmalloc 类似，不同的地方在于 vmalloc 分配的内存只保证了虚拟地址是连续的，而物理地址不一定连续。它通过分配非连续的物理内存块，再通过修正页表的映射关系，把内存映射到虚拟地址空间的连续区域，就能够做到这一点，见图 4-3。

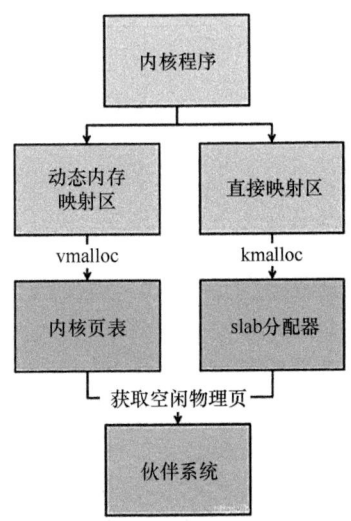

图 4-3 内核空间中进行内存分配的具体流程

八、数据统计与分析

信息系统通过采用计算机技术和网络通信技术等现代化的手段，对医院及其各部门进行综合管理，对各种医疗数据进行自动采集处理、存储、传输、汇总和利用，从而使医院整体运行更加全面，并实现自动化管理。医院的信息化建设使医院的信息管理越来越受到重视，统计数据的信息则是至关重要的，为了做好数据信息的统计和管理，先要保证数据采集的有效进行。

（一）统计数据的采集

医院统计数据的采集主要包括住院数据、医技科室数据、门诊数据及其他数据的采集。

1. 住院数据采集 住院系统把患者的姓名、性别、出生日期、工作单位、家庭住址、婚姻状况等基本信息输入计算机后，计算机在自动生成的住院号的作用下将这些基本信息进行共享，通用于整个住院系统。在各个子系统的运行中每天都会产生关于患者住院情况的信息，这些信息为后面的统计信息加工处理、审核提供了可靠有效的原始数据，从而也保证了统计数据的真实可靠。此外，增强统计汇总和查询的功能，可以充分地对住院数据进行大量汇总并随时查询各项动态数据，真正实现信息的流通和管理。

2. 医技科室数据采集 对于不同的医技科室，工作量的统计应该根据其工作方式和性质来确定。统计人员对不同科室应该采取相应的统计指标。各医技科室的数据采集形式主要是报告单的数据和金额的统计，先对每个子项目进行简单的数据采集汇总和各项费用的收取，然后在网络系统下将子项目数据和费用进行统一收集处理，在此基础上要检查好每项数据结构和内容，这样才能够保证数据得到充分准确采集。

3. 门诊数据采集 信息系统的建立使医院的门诊工作实现了电子流程运行，取代了传统的手工处方和申请单。门诊的工作量通过医生工作站进行确认，工作站的运行情况在很大程度上关系着门诊数据采集的准确性。然而，医院里常有挂号数与门诊医师的工作量不相符的情况，这主要是人为造成的，对此，可以根据需要在门诊系统设立一个数据接口，把所有的统计数据对应起来连入接口数据库，从而可以更好地显示门诊工作量的数据统计情况，使门诊数据的采集更加完善、准确。

4. 其他数据采集 其他数据信息包括医院的人事、设备、基建和财务等数据信息，医院的现代化管理使医院的数据统计除了医疗业务的数据统计外还包括以上各方面的数据信息统计，丰富了各项数据的采集。对于人事系统，主要采集人员的增减和岗位职称的变动等一系列数据；设备的购买、耗费和使用等数据是设备系统需要采集的；财务系统则要采集总收入、医疗费用、药品费用和医院的资产情况等数据；对于医院的基建方面主要采集医院房屋建筑情况及租房情况等的数据信息。这些数据信息都需要各部门之间协同工作，认真审核统计以确保采集的数据是准确的。

（二）数据统计分析

医院应该建立和完善医院的各项数据信息，对于统计数据的采集加以足够的重视，避免过多数据采集的人为失误，应用正确的数据采集和处理方法，为医院的信息统计提供有利条件，对科室的日常工作和科研，提供良好的统计分析辅助工具，从而推动医院的信息化管理。①统计登记人员、操作医师、操作技术员、报告医师、主审医师等不同人员的工作量，可以更好地进行人员考核和行政管理。②统计门诊、急诊、住院等患者类型在放射科的就诊数量和比例，为医院发展提供决策依据。③统计影像质量和影像诊断的准确性，分析不足，不断提高影像质量和诊断的准确性，收集典型影像，为教学、科研提供素材。④统计各种检查设备在放射科的检查数量和比例，优化设备的使用，提高设备的利用率，指导科室更好地利用资源。⑤统计某种疾病的发病数量和阳性率，可以总结出某种疾病的发病规律，为更好地预防和治疗疾病带来帮助。⑥可自定义时间段，去统计每个检查类型下的危急值报告人数。⑦统计耗材、药品及检查费用，实时了解胶片、对比剂等库存的数量，保障影像学检查的顺利进行，便于财务进行预算与决算。⑧统计系统日志，便于系统管理员了解系统环境与运行状况，保障系统正常运行。

第三节 系统安全管理

一、信息安全等级保护

信息安全等级保护是我国信息安全保障的基本制度、基本方法、基本策略。随着我国医疗体制改革的深入和发展，医院信息系统已经成为支撑现代化医院运营的重要手段，医疗活动对信息系统的依赖程度越来越高。信息系统出现故障，会直接影响医院业务的正常开展，导致医院业务停滞，严重时还会由于延误治疗导致生命损失，激化医患矛盾。同时，由于信息系统中存储着大量患者个人数据，若发生数据泄露，会引起患者不满，并导致其他负面社会影响。因此，现代化医院对信息系统的稳定性和安全性有着更高的要求。加强医院信息系统的安全建设，已成为当前医院信息化建设的重中之重。

（一）信息安全等级保护发展

1. 政策法规方面 最早的法律法规提出是1994年《中华人民共和国计算机信息系统安全保护条例》（国务院147号令）。随后，2003年中办、国办《国家信息化领导小组关于加强信息安全保障工作的意见》（中办发〔2003〕27号）把信息安全作为一项国家制度提出。2004年四部委《关于信息安全等级保护工作的实施意见》（公通字〔2004〕66号）确定了等级保护的内容、职责分工以及工作要求。《信息安全等级保护管理办法》（公通字〔2007〕43号文件）、《关于开展全国重要信息系统安全等级保护定级工作的通知》（公信安〔2007〕861号文件）和《电子政务信息安全等级保护实施指南》（国信办〔2004〕25号）形成了等级保护工作的具体方法、具体过程。

2. 技术标准方面 1999年发布《计算机信息系统安全保护等级划分准则》GB 17859—1999成为信息系统安全的第一个技术标准，参照TCSEC，主要针对操作系统。2002年发布GA/T 387—2002、GA/T 388—2002、GA/T 389—2002、GA/T 390—2002、GA/T 391—2002提出网络、操作系统、管理方面等技术要求，提出安全控制，初步具备分层面的思想。2006年公安行标升级为国标GB/T 20271—2006、GB/T 20272—2006、GB/T 20273—2006，并补充了相关产品标准。将信息安全等级保护内容进一步深化，但要求还是过高、过于超前。2007年国标报批稿：定级指南、基本要求、实施指南、测评要求。形成等级保护基线要求，满足当前等级保护工作需要。

（二）医院信息安全等级保护的要求

为贯彻落实国家信息安全等级保护制度，规范和指导全国卫生行业信息安全等级保护工作，按照公安部《关于开展信息安全等级保护安全建设整改工作的指导意见》（公信安〔2009〕1429号）要求，卫生部结合卫生行业实际，研究制定了《卫生行业信息安全等级保护工作的指导意见》。

三级综合医院评审标准实施细则（2012版）中第六章6-5-6条提出：实施国家信息安全等级保护制度，实行信息系统操作权限分级管理，保障网络信息安全，保护患者隐私；推动系统运行维护的规范化管理，落实突发事件响应机制，保证业务的连续性。其中，6-5-6-1条：加强信息系统的安全保障和患者隐私保护。A档次的要求：信息系统安全保护等级不低于二级。

信息系统安全保护等级写入三级综合医院评审标准实施细则，作为评审三甲医院的重要的一条评分点，体现了卫生行业对开展等级保护工作的重视。同时也对医院自身的评审提出了要求。

（三）医院信息系统安全等级保护的实施

根据《信息安全等级保护管理办法》的要求，建议医院从信息系统定级、信息系统定级备案、等级测评、安全整改/建设、接受监督检查五个方面实施信息系统安全等级保护。

1. 信息系统定级 定级是等级保护工作的首要环节，是开展信息系统建设、整改、测评、备案、监督检查等后续工作的重要基础。确定信息系统安全保护等级的一般流程如下：确定作为定级对象的信息系统；确定业务信息安全受到破坏时所侵害的客体；根据不同的受侵害客体，从多个方面综合评定业务信息安全被破坏对客体的侵害程度；确定业务信息安全保护等级；确定系统服务安全受到破坏时所侵害的客体；根据不同的受侵害客体，从多个方面综合评定系统服务安全被破坏对客体的侵害程度；确定系统服务安全保护等级；将业务信息安全保护等级和系统服务安全保护等级的较高者确定为定级对象的安全保护等级。

三级甲等医院如发生信息系统瘫痪会造成大量患者排队，极易引发群体事件。因此，定义为对"社会秩序、公共利益"造成"严重损害"，即信息安全等级保护定级为第三级，涉及与门诊患者挂号、就诊等密切相关的系统。

2. 信息系统定级备案 二级以上信息系统，在安全保护等级确定后30日内，由其运营、使用单位到所在地设区的市级以上公安机关办理备案手续。隶属于中央的在京单位，其跨省或者全国统一联网运行并由主管部门统一定级的信息系统，由主管部门向公安部办理备案手续。跨省或者全国统一联网运行的信息系统在各地运行、应用的分支系统，应当向当地设区的市级以上公安机关备案。定级工作的结果是以备案完成为标志。医院可进行自行评定分析与信息系统安全保护等级要求的差距，并采取相应的措施。

3. 等级测评 是测评机构依据国家信息安全等级保护制度规定，受有关单位委托，根据《信息安全等级保护测评要求》等标准，从安全技术与安全管理两大项，对信息系统安全等级保护状况进行全面测试与综合评估的活动。

4. 安全整改/建设 医院信息系统要根据《信息安全等级保护安全建设整改工作指南》进行信息系统的安全整改和建设。医院要在做好信息系统安全等级保护定级备案工作基础上，按照国家有关规定和标准规范要求，开展信息安全等级保护安全建设整改工作。坚持管理和技术并重的原则，要依据《信息系统安全等级保护基本要求》，落实信息安全责任制，建立并落实各类安全管理制度，开展系统建设管理、人员安全管理和系统运维管理等工作，落实物理、网络、主机、应用和数据安全等安全保护技术措施。建立医院信息系统综合防护体系，提高医院信息系统整体安全保护能力。

5. 接受监督检查 一方面，医院自身要定期按照信息系统安全等级保护的要求进行自查；另一方面，医院信息系统安全等级保护要接受公安机关的监督管理。公安机关要监督、检查、指导信息系统运营使用单位和主管部门开展信息安全等级保护工作；要监督、检查信息系统运营使用单位的安全保护管理制度和技术措施落实情况、定级和备案情况、安全整改、等级测评、产品使用、自查等情况。该项是一个长期坚持不懈的工作，需要医院不断努力。

通过对医院信息系统进行安全等级划分，并按照安全等级保护的要求进行规划、建设、运维、管理和监督，可以有效增强医院信息系统的整体安全性。开展安全等级保护建设对医院信息系统具有重要意义。同时跟进医院信息安全技术手段的研究和创新，制定并严格遵守安全策略，通过技术防治结合管理防范，建立有效、健全的安全防御体系，最终达到保护医院信息安全的目的。

二、PACS 安全管理方案

（一）设定重要资料备份方案

在医院 PACS 发展的过程中，一些重要的资料及文档数量十分丰富，对这些关键数据资料进行科学合理的安全备份，可以有效防止产生数据丢失或被窃取的问题。如果出现了网络故障、遭受自然灾害或者人为破坏的影响，系统中的各项数据内容，就完全可以通过备份的软件功能来得到快速恢复，因此需要医院选择专业的实用软件，充分考虑到这些因素，包括科技含量比较高的软件及知名的软件，还有具有使用功能和价值的软件，这些软件中需要包括对数据系统以及设备等多方面信息的备份，以及恢复的功能，这样才能够进一步保证网络信息的安全性以及资料存储的完整性。另外，在 PACS 的使用过程中，构建相对完善的应急预案管理系统，能够保证 PACS 网络系统的正常稳定运行，防止在网络系统运行过程中出现任何安全方面的网络问题。还需要网络安全管理人员，能够定期组织针对网络系统的维护及检修工作，使硬件设备中的灰尘得到及时的清除，判断线路以及电源部分是否出现了损坏的现象，一旦发生问题，就需要对其进行及时的处理，并且要尽最大努力对 PACS 网络设备故障的发生概率进行合理的控制。

（二）做好双核心网络虚拟化建设

PACS 网络建设规模体系逐步扩大，如果仅仅使用单核心的网络架构体系，会导致其安全性以及稳定性都无法满足 PACS 的长期发展的趋势，要保障 PACS 网络信息安全性效果，使整体网络传输效率得到进一步的提高，就需要构建相对来说更加完善的双核心网络虚拟化建设体系，使 PACS 的发展更加顺利和稳定。双核心网络虚拟化建设结构核心层主要包括两台高端交换机，并通过将其进行智能化的配置，使交换机得以对不同的核心设备进行相关的连接，将其用于数据传输及线路检测的重要环节，不同的网络间都可以使用千兆光纤进行连接，同时不同的汇聚层交换机也要使用聚合端口技术，使之和两台核心交换机之间建立连接，这样就能够保证即使某一个端口或线路中出现了问题或故障，其他的一些网络端口和线路也能够持续稳定工作，不会随意出现网络运行过程中网络中断的现象，因此能够使 PACS 的网络体系得以完善。

另外，基于现代化的 IRF 专业技术，两台核心交换机就可以同时处于运行的状态，如果发现其中一台出现了系统故障问题，而另一台仍然处于工作状态，就可以在不影响整个信息系统安全运行的基础上，为网管人员提供专业的故障处理时间，让医院的信息系统能够更加稳定地运行。而当前的网络虚拟技术就使各种专业网络设备的管理工作开展得更加方便，让网络的升级方法也变得更加简单，只需要加入一些新的设备拓展端口以及信息交换的能力，就可以解决单台交换机性能不足的问题，也可以实现负载均衡以及线路的容错问题，使各部分故障业务的处理能力得到提高，促进 PACS 网络建设的进一步发展和完善。

（三）做好人员的信息化操作培训

网络实际上是 PACS 信息系统得以实现稳定运行的重要基础，合格的网络管理工作人员在其工作过程中，需要具有专业素质能力，掌握更丰富的网络专业知识，并且了解 PACS 网络的信息化建设及维护的重要要求，积极主动地处理各种网络的疑难杂症。另外要了解 PACS 信息系统的构建情况，熟悉 PACS 信息系统维护流程和方式，这样才能为 PACS 的发展设计更加科学合理的网络规划方案和体系。还需要有相应的网络管理工作人员，能够爱岗敬业，具有工作责任心，在工作过程中认真细致、负责任，才能为医院信息化事业的进一步发展奠定坚实的基础，做出相应的贡献。

（四）完善院内虚拟局域网划分

对于医院来说，虚拟局域网实际上就是将网络划分成多个不同的网段，或者一些更小的局域网，它们之间相互可以实现通信，仿佛它们在同一个网段中一样。虚拟局域网的划分是在网络安全中一种相对比较常用的技术方法，在医院的网络建设中，需要遵循地理位置及业务功能等不同方面进行综合性考量，对交换机的端口进行确定，从而完成虚拟局域网的划分工作，对虚拟局域网中网关功能进行有效控制，使整个网络体系的安全性得到保障。

实际中，这种虚拟局域网的划分能够使医院内部的广播域顺利得到限制，在医院的网络中，当信息流量增大或工作站数量增加时，有可能会导致出现广播风暴的问题，这就会使网络的运行速度受到相对应的影响，甚至还会出现网络瘫痪的问题。而基于虚拟网络，就可以形成不同大小的局域网，它们可以使一些具体信息限制在某一小的区域，使之得到传输，让信息流量增加或者工作站增多，导致出现的广播风暴问题得到进一步减少。与此同时，还需要注意这种虚拟局域网的划分工作的开展并不是盲目或者随意的，而是要综合考虑不同因素对于网络体系产生的重要影响，以确定具体划分的数量。其次是可以使医院局域网的安全性水平得到进一步提高，通过完善院内虚拟局域网的划分，可以让不同数据间通过专业的路由器进行相互通信和访问，使整个区域访问的安全性得到提高，也让医院中重要设备的信息安全传输效果得到保障。

（五）完善并落实网络安全管理制度

医院中各项工作的开展，都需要使用独立的系统，以保证这些系统在实际使用的过程中各自发挥作用，同时又不会接触到外网。在具体应用之前，首先需要对系统进行内部的测试，了解软件使用的安全性，之后再对其加以实施，每台计算机要进行远程控制，并且将医院中的一些重要资料储存在中心计算机。但是随着医院的发展以及各项医疗工作的顺利开展，这些资料可能会占据资料库中比较大的空间，有必要加强医院网络安全管理制度的完善，对各项网络的使用流程进行规范，对人员的操作方法进行明确，并对各项工作的操作提出严格要求，包括对患者的信息进行自动备份，使这些信息数据在每个流通环节，都得到安全保障。

总而言之，PACS建设及发展离不开网络安全管理方案的制订和执行，但实际中，由于医院中涉及的资料信息内容要比普通行业更多，这就需要在医院发展过程中，能够保证患者资料的完整性和真实性，促进医院网络系统安全管理效果的提升，完善整个安全管理的体系，保障信息管理的成效。

第四节　与其他信息系统整合

随着计算机、通信等信息技术在医学中的应用，医疗卫生事业进入了崭新的信息化时代。我国大型医疗机构大多由地理位置较远的多个院区组成，为方便受检者的影像学检查，已建立了功能完善的医院信息系统（HIS）。受检者可以选择到就近的院区或协作医疗机构完成影像学检查，实现影像学检查服务的共享；同时，检查的结果（包括影像和检查报告）可以共享调阅，并且能够进行远程放射学和远程医疗会诊。为此，医学影像信息系统中需要与其他医疗信息系统，如HIS、电子病历系统（EMR）、区域医疗系统、远程医学系统，以及互联网应用进行无缝整合（集成）才能实现服务共享、信息共享的目标。本书重点讲述医学信息系统PACS/RIS与HIS及电子病历的整合，以及整合的类型与方法。

一、与HIS及电子病历的整合

HIS是指利用计算机软硬件技术和网络通信技术等现代化手段，对医院及其所属各部门的人流、物流、财流进行综合管理，对在医疗活动各阶段产生的数据进行采集、存储、处理、提取、传输、汇总，加工形成各种信息，从而为医院的整体运行提供全面的自动化管理及各种服务的信息系统。医院信息系统一般可分成三部分：一是满足管理要求的管理信息系统；二是满足医疗要求的医疗信息系统；三是满足以上两种要求的信息服务系统，各分系统又可划分为若干子系统。此外，许多医院还承担临床教学、科研、社会保健、医疗保险等任务，因此在医院信息系统中也应设置相应的信息系统。

电子病历（electronic medical record，EMR）用电子设备（计算机、健康卡等）保存、管理、传输和重现的数字化的医疗记录，用以取代手写纸张病历。它的内容包括纸张病历的所有信息。整个工作流程所依托的数据管理系统就是电子病历系统。在受检者就诊需进行的各项业务流程中，电子病历系统采用"病历跟踪受检者"的方式，以受检者为中心，位于其客户端的各部门可以使用受检者的姓名、就诊卡ID作为查询索引，从各系统中提取该受检者的各种相关信息。

（一）PACS/RIS与HIS整合的背景

在传统医疗机构检查流程中，PACS/RIS与HIS各自独立运行，受检者需要在多个影像科室之间多次辗转奔波才能完成预约登记和结果领取，门诊和住院医师也无法及时获得受检者的历史检查报告和影像，这种传统运行方式不仅费时、低效，降低了受检者的满意度，也降低了医师、技师的工作效率。另外，受检者的基本信息在门诊挂号时已被录入 HIS 中，到影像科室要进行检查时仍需要将受检者信息录入到 PACS/HIS 中，这样不但增加了影像科室登记人员的工作量，而且很容易由于人为过失而造成录入的受检者信息出错。

为了实现 PACS/RIS 与 HIS 两个系统间信息的自动交换，提高医疗机构检查效率和医师的工作效率，需要用一定方式将 PACS/RIS 与 HIS 集成。由此使得 DICOM 工作列表清单（worklist）服务能够直接从 HIS 中自动获取受检者的基本信息，包括受检者姓名、性别、出生日期、身份证号码、就诊卡号码、医保卡号码、检查项目名称、开单科室、开单医师、费用清单等，从而避免负责设备操作的放射科技师重复录入信息，也保证信息的一致性、完整性；在机房技师工作站上，放射科技师可以浏览到临床开出的影像学检查项目的电子申请单和医嘱；在诊断报告工作站上，影像医师书写和审核签发的诊断报告时，可以自动获取 HIS 中受检者的相关临床就诊信息，包括检查信息、病历、医嘱、检验结果，以及其他影像学检查结果等信息数据；在 HIS 临床医师工作站可直接从 PACS/RIS 中调取受检者的影像信息和影像诊断报告；PACS/RIS 将受检者的检查状态（检查是否执行、报告是否书写和签发等）实时传递给 HIS；若 HIS 中受检者的基本信息有变更，能够实现 PACS/RIS 中相应信息数据的自动更改，从而保证信息的完整性和一致性。

（二）PACS/RIS 与 EMR 整合的目标

完成 HIS 和 PACS/RIS 的流程与数据的集成后，医院信息系统业务流程得到了更好的梳理，无论是门诊、急诊、住院、体检系统都能实现 PACS/RIS 信息的有效传递与共享，不仅有助于提高信息数据的准确性，而且有助于管理层对受检者的检查、诊断、治疗情况的宏观了解，为用于决策管理支持的数据挖掘提供有效依据。

信息系统的成功集成，灵活的参数传递方式使 HIS 的结果查看方式变得灵活直接，使得医师能以最迅速的方式查看辅助诊疗的结果，操作方式简单、直观、多样，一体化的界面易于了解及使用，为诊断提供更有效的依据。在住院执行登记方面，无须护士使用传统的方法翻阅受检者检查结果以确认项目的执行情况，减少护士操作计算机的时间，把更多的时间用于受检者的护理工作中，提高医疗机构的整体效率、水平和质量。

（三）PACS/RIS 与 HIS 整合的背景

目前我国医院信息系统正在经历以电子病历为中心的信息集成时期。医疗影像数据和电子病历信息毋庸置疑地成为医疗信息平台的重要信息载体。由于电子病历集成平台整体构架略显复杂，结合电子病历的 PACS/RIS 及归档技术，可以有效地将以上信息数据高效整合，构成医学影像电子病历，成为电子病历的重要组成部分。以医疗数据为中心，医疗数据的交换、存储、管理和使用为主线，可以清晰了解各功能模块的脉络，实现信息流程共享。同时，结合归档可以实现数据集中共享，同时为数据二次利用提供了方便，减少了人工差错，对医疗行业知识积累和科研教学的数据整理，以及个人健康档案的建立和区域共享具有重要意义。

（四）PACS/RIS 与 HIS 整合的目标

将 PACS/RIS 与电子病历系统进行集成，其首要的集成目标就是要提供管理电子病历和医学影像的科学模型和交互管理的方法，抓住不同结构医疗数据统一规划管理的核心问题，对医疗数据的归档和管理的相关技术进行研究，建立一个集成医学影像及其相关受检者病历信息（电子病历）的医学影像信息系统（医学影像电子病历）。

PACS/RIS 与电子病历系统集成后，就 PACS/RIS 所需的受检者信息而言，都已经在电子病历采集过程中存在。因此结合电子病历的影像归档存储可以将受检者的信息数据和影像信息数据高度集成与共享，避免归档过程中的重复工作。其次，结合电子病历的医学影像信息系统，可以将 PACS 影像浏览工作站作为一个重要的功能模块嵌入到 HIS 临床医师诊疗工作站中，方便医师查阅相关的影像信息，而与受检者相对应的影像学检查报告等病历信息可以写到相关的数据库表中，方便医师参考浏览。再次，结合电子病历的影像归档，在系统界面的显示部分可以将影像作为电子病历的一个部分进行管理，从而生成医学影像电子病历。对于以往的一些历史影像信息数据，只需要对受检者的就诊卡 ID 等关键信息进行查询检索，即可调阅历史影像。总之，结合电子病历的影像归档在医疗机构信息化建设中，可以使医师和受检者两个层面都便捷，医师在尽量短的时间内完成诊疗，受检者在尽量短的时间内得到就诊、检查、治疗。既节省人力、物力和财力，也能满足医师和受检者对高效、优质医疗服务的要求与需求。

<h2 style="text-align:center">二、整合的类型与方法</h2>

按医学影像信息系统与其他信息系统的整合，可分为与医院信息系统的整合、与电子病历系统的整合、与区域医疗系统的整合、与远程医学系统的整合，以及与互联网的整合等类型。本书重点讲述医学信息系统 PACS/RIS 与 HIS 及电子病历两种类型的整合的方法。

（一）PACS/RIS 与 HIS 的整合方法

1. 采用 HL7 实现 PACS/RIS 与 HIS 的集成　HL7 是从医院信息系统接口结构层面上定义的一种接口标准格式。HL7 采用消息传递方式实现不同模块之间的互联互通，类似于网络的消息包传递方式。利用 HL7 可实现 PACS/RIS 与 HIS 集成的基本原理在于：通过开发 HL7 引擎（类似于网络驱动程序）实现模块之间的通信。HIS 发送"消息"传递给 PACS/RIS；PACS/RIS 在接收到"消息"后经过处理返回给 HIS "响应"。

对该种方法来说，HIS 开发相对复杂，需要 HL7 引擎，开发时间相对较长，但是技术成熟。符合国际标准，有很好的扩展性和兼容性，能与兼容 HL7 接口标准的其他医疗信息系统（PACS/RIS）集成。

2. 通过数据库接口实现 PACS/RIS 与 HIS 的集成　通过数据库视图与存储过程实现 PACS/RIS 集成信息系统与 HIS 的集成，是在 HIS 或 PACS/RIS 上创建一系列的视图与存储过程。HIS 通过门急诊或住院医师工作站下达医嘱；然后通过视图与存储过程方式把受检者信息以及检查项目申请信息传输给 PACS/RIS；患者登记时触发 HIS 计价，计价完成后在 HIS 中回写计价信息，RIS 判断 RIS 中应收费用与 HIS 中应收费用是否一致，如不一致则提醒登记人员。每次计费（增加、减少）都会触发收费总额比对，如果有异常情况，则提示登记员。在 RIS 工作站审核检查、计费、预约；再通过视图方式把审核预约结果信息回传给 HIS；然后将受检者和检查项目的信息通过 DICOM worklist 传输到影像成像设备；影像科医师在 PACS 工作站查询、检索、浏览影像，完成报告书写和审核签发；临床医师通过 HIS 的医师工作站调用、浏览受检者影像和检查报告；受检者在自助胶片和报告打印机上扫描就诊卡号码或者检查序列号领取结果。系统每日自动同步基础信息字典表（如检查价格表、检查项目表、人员表等），也支持手动更新。PACS/RIS 与 HIS 的数据库接口集成方式见图 4-4。

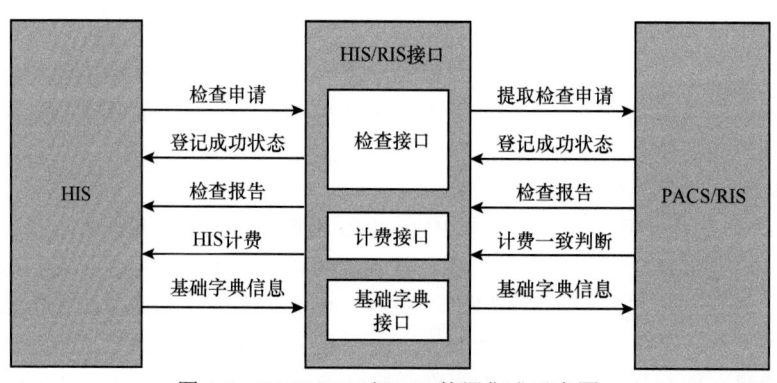

图 4-4　PACS/RIS 和 HIS 数据集成示意图

采用数据库中间表的方法，HIS 开发简单，只需要把受检者的检查项目信息与受检者个人信息放入中间表，即可完成 HIS 与 PACS/RIS 的集成工作，HIS 基本上不用修改源代码，技术也非常成熟、稳定，开发时间较快，一般情况下 HIS 与 PACS/RIS 的集成时间在 1 个月左右即可完成，但此种集成方法对信息系统软硬件资源的性能和配置要求相对较高，系统集成（尤其是工作流程集成）的实时性相对比较低。

（二）PACS/RIS 与 EMR 的整合方法

1. 采用 Oracle 数据库触发器实现集成 Oracle 数据库触发器对于管理和维护 Oracle 数据库管理系统的数据库管理员（database administrator，DBA）来说提供了高效便捷的途径。对于 PACS/RIS 和电子病历中涉及的受检者信息录入，登记检查、受检者检查报告等相关表的结构，不需要在程序中做出修改，而是通过数据库触发器就可以实现两者数据的信息交换。当用户对电子病历中相关受检者信息进行信息录入的时候，相关记录会触发到 PACS/RIS 的影像学检查查询的登记目录中去；反之，当用户在 PACS/RIS 中录入、修改、存储、更新受检者基本信息、预约登记信息，以及检查结果信息的时候，数据库触发器触发电子病历，将相关更改信息数据触发到电子病历中去，从而实现 PACS/RIS 与电子病历系统的集成。这种基于数据库的集成，效率得到了提高。

2. 采用 WADO 技术实现集成 目前，PACS/RIS 遵循的是 DICOM3.0 协议，而电子病历等健康档案基本上都采用 HL7 标准协议。在临床数据处理方面，DICOM3.0 和 HL7 的语义定义是相通的。HL7 被用于将临床上部分数据信息可以在语义定义层上与 DICOM3.0 相对应，如受检者基本信息和检查信息的语义格式定义与病历库中受检者基本信息记录表的格式相同。另外，在 DICOM3.0 与 HL7 也可以通过信息对象模型的转换实现在不同语义条件下的数据传输。

DICOM 标准中有一项名为"DICOM 持续对象的 Web 访问"（web access to dicom persistent object，WADO）的技术，为在电子病历系统或其他系统中嵌入 DICOM 影像提供支持。WADO 在 2004 年正式成为 DICOM 标准的第 18 部分。WADO 描述了一种基于 Web 的服务，通过 HTTP/HTTPS（hyper text transfer protocol over secure socket layer，安全套接字层上的超文本传输协议）访问和展示包括影像、波形和报告等信息的 DICOM 持久性对象（相对于数据传输中的信息流）。WADO 为医疗人员提供了一个便于传输医学信息的机制。通过实现 WADO 只需要在接入了 internet/intranet 的个人计算机上，经浏览器就能获取和浏览任何存储在医院科室、数据中心等任何地方的医学信息，并且允许经授权的用户对这些信息进行处理。WADO 提供一种给予 Web 网址（URL）来访问 DICOM 对象的方法，不仅仅提供了 DICOM 影像对象的定位策略，还能够对影像传输、质量控制和显示设置予以明确。WADO 基于 Web 的 PACS/RIS 的实现和应用提供了一条新的途径。WADO 作为 DICOM 标准中的子集能够保证不同 PACS 间兼容的访问接口，可以实现 DICOM 持久性对象的快速访问，这也为电子病历系统、远程放射学、远程医疗、医学影像教学以及专科信息数据库等集成 PACS/RIS 信息数据提供了良好的支持。

WADO 技术的局限性在它难以实现良好的交互，对于任何一点影像的后处理调节（如区域的扩大，窗宽和窗位的调整改变等）都等于生成新的 WADO URL，PACS 服务器需要重新进行计算和传输。如果需要在电子病历系统中向医师提供影像二次处理的功能，首先要面对的就是影像后处理带来的网络带宽压力和服务器运算压力。要大幅缓解网络带宽的压力，最直接的方法是引入有损压缩。要有效缓解服务器的运算压力，可以在 WADO 上引入 Web 服务（web service），或者使用其他二进制 WEB 调用方式来提供专有的访问接口和影像后处理服务。客户端可以通过创建交互式动态网页应用的异步 JavaScript 和 XML（AJAX）的网页开发技术，或者采用交互式矢量图和 Web 动画的标准 FLASH 网页开发技术，实现交互的影像后处理与调节功能，从而在电子病历系统中也能实现灵活方便的、基于 Web 的影像后处理。这种集成策略在实际应用效果上肯定是好于标准的 WADO，只是牺牲了一点兼容性，需要 PACS/RIS 供应商和电子病历系统供应商都做出一定的系统改造和软件开发。实现 PACS/RIS 和 EMR 集成的方式见图 4-5。

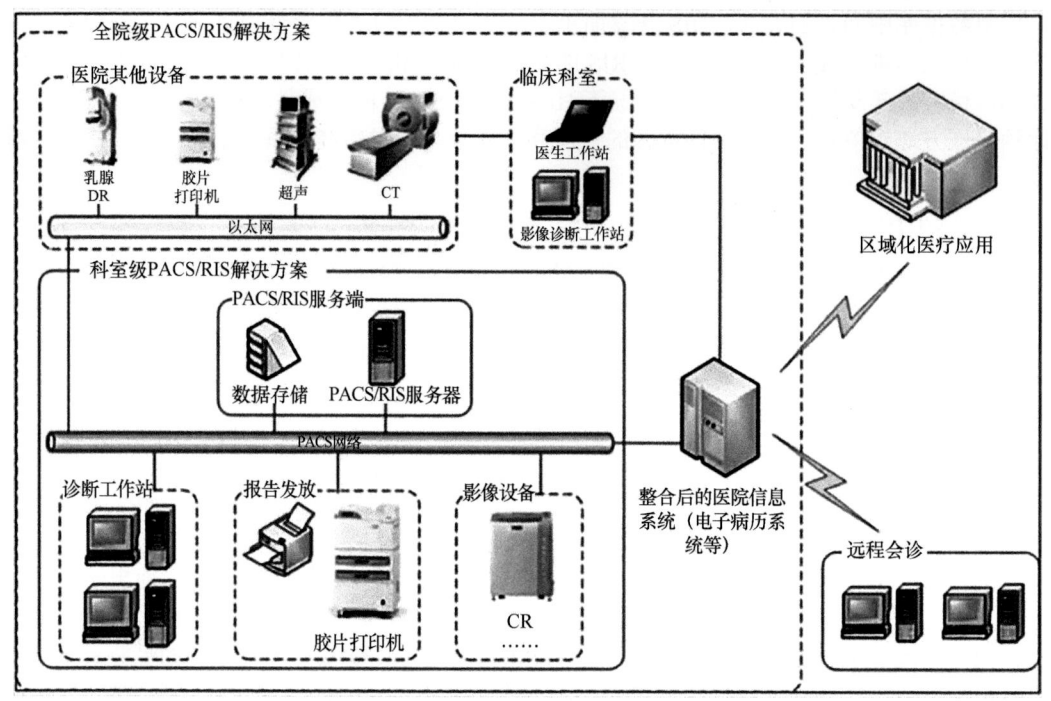

图 4-5 PACS/RIS 和 EMR 集成

第五节 研究进展

近年来，国家卫生健康委员会明确了智慧医院的建设思路、建设路径，智慧医疗背景下医院信息化系统建设发展将进入快车道。基于医院信息系统为研究对象，重点研究其功能架构设计及应用，为智慧医院的发展奠定基础。

一、智慧医院是未来医疗健康生活的必选项

医疗机构智慧化升级有利于改善患者就医体验医院智慧化实现了诊前咨询预约、诊中流程优化、诊后沟通渠道搭建，显著改善了就医体验。调研显示，近 50% 用户从省时省力、人性化等方面对智慧医院作出了正向评价。

医疗机构智慧化升级有利于更好地提升用户诊疗服务传统医疗服务以院内治疗为主，院外疾病预防、随访管理不足。智慧医院通过可穿戴设备、健康管理 App、互联网医院等智能化产品，能更高效地开展治未病、院外随访、慢性病管理及全生命周期健康管理。

医疗机构智慧化升级是实体医院数字化转型的必由之路，智慧医院的受惠者并非只有用户，医院也将在数字化转型中获益。云计算、大数据、人工智能、物联网和 5G 等技术能够进一步深入医疗核心，在临床和科研领域产生深远影响，在医院管理尤其是信息化管理方面贡献价值。

二、智慧医院六大发展趋势显现

趋势一：电子病历的互联互通应用将进一步得到普及，基于电子病历互联互通的服务目前渗透率低于 40%，电子病历的普及将打通医院内部信息化系统，使患者信息在院内乃至不同院区间实时流动并共享，并在未来进一步演化为个人电子健康档案，扩大应用范围。

趋势二：数据驱动模式将推动更个性化、精准化的诊疗方式，智慧医院将涵盖丰富数据，推动大数据、人工智能及健康设备在医疗领域的创新应用，使医疗从普适化逐渐向个性化模式转变，

精准满足居民的就医和健康管理需求。

趋势三：智慧医院的在线化、移动化将带来全新的医疗服务模式，近年来，通信、支付等行为的在线化和移动化深刻改变了居民生活，而在线医疗的使用率仅有21.7%。但随着智慧技术在医疗领域的渗透，移动设备将在智慧医院中发挥巨大作用，未来用户将享受到像移动社交、移动购物一样的便捷医疗体验。

趋势四：以患者为中心的诊疗流程扁平化、集中化再造，将极大提升就医效率，传统实体医院流程分散、碎片化是造成"三长一短"看病痛点的主要原因，以患者为中心对传统流程进行优化再造将改善患者体验、提升就医效率。

趋势五：智慧医院的外延化趋势将进一步突显，相对诊中环节，诊前和诊后的多项智慧服务仍有提升空间。智慧服务将由院内向院外延伸，尤其在互联网医院、院外护理、院外健康管理等领域。

趋势六：智能技术赋能将成为医院未来全面提升服务的驱动力，智慧医院是科技的进步，5G、AI、大数据等智能技术能为患者带来无障碍体验，为医师提供诊断和治疗辅助，为管理者提供决策和管理支持。

三、智慧医院建设方向

1. 智慧医院的建设要点　解决用户就医全流程痛点，兼顾细分群体差异化就医需求。
2. 智慧医院的优化要点　智慧服务需以患者需求为中心，全流程、分布式提升。
3. 智慧医院的创新要点　用户期待具备优质、高效、健康、科技、人文关怀特征的体验。

思 考 题

1. 如何简化医学影像工作流程？
2. 如何提高医学影像信息系统网络安全？

（陈江源　王志强）

第五章 医学影像云技术

伴随互联网的飞速发展及网络带宽的飞速增长,云计算应运而生。云是对互联网的一种比喻,是一种按使用量付费的模式,这种模式提供可用的、便捷的、按需的网络访问,进入可配置的计算机资源共享池(资源包括网络、服务器、存储、应用软件、服务),只需投入很少的管理工作,或与服务供应商进行很少的交互就可以快速获取这些资源。

2019年,中国信息通信研究院和互联网医疗健康产业联盟联合发布了医疗云计算可信选型评估结果。医疗混合云解决方案、医疗私有云解决方案、医疗影像云解决方案,以优异成绩通过测评。云计算的快速发展助力医疗机构提升信息化的同时,也推动了"互联网+医疗健康"的不断创新与发展。

第一节 医学影像云存储

一、分布式海量数据存储技术

随着信息化建设的不断发展,各项信息业务每天产生海量的数据,这些数据格式复杂,基数大。庞大的数据量使得传统数据库面临诸多问题,如数据库容量无法支撑系统,并行取数据困难,访问效率低及数据库的并发访问数太多等。为解决以上问题,分布式海量数据存储技术即云存储应运而生。

(一)云存储技术

云存储是将网络上各种不同的存储设备通过应用软件集中起来协同工作,通过集群技术、网络技术或分布式文件系统等技术,共同对外提供数据存储和业务访问功能的系统。

云存储技术将数据存储在虚拟服务器上,由第三方的组织进行存储管理。云计算系统将大量数据的存储和管理作为运算和处理的核心时,云计算系统中就需要配置众多的数据存储设备,此时云计算系统就转变为一个以数据存储和管理为核心的云存储系统。

云存储系统的结构包括存储层、基础管理层、应用接口层及访问层。云存储是由许许多多的存储设备和服务器所构成的集合体,核心是应用软件和存储设备的结合,将存储设备转变为存储服务。

(二)实现基础

云存储系统是一个多设备、多应用、多服务协同工作的集合体。云存储系统的使用者需要通过非对称数字用户线(asymmetric digital subscriber line,ADSL)、数字数据网(digital data network,DDN)等带宽接入设备来连接云存储。宽带网络的充足发展让使用者获得足够大的数据传输带宽,实现海量数据的传输。此外,使用Web2.0技术,云存储的使用者可以通过计算机、手机等多种设备实现数据的集中存储和共享。

云存储中应用存储技术,在存储设备中集成了应用软件的功能,可以看作是服务器和存储设备的集合体。大量减少了云存储中服务器的数量,进而降低系统的建设成本,减少可能由服务器带来的单点故障和性能瓶颈,减少数据传输的环节,提高系统性能和效率,保证整个系统的高效稳定运行。

云存储在多个存储设备之间通过集群技术、分布式文件系统等技术,实现多个存储设备之间的协同工作。多个存储设备可以对外提供相同种类服务。在云计算系统中采用分布式存储的方式存储数据,将多个小文件分为多个副本的存储模式实现数据的冗余存储,用低配机器代替超级计算机的性能来保证低成本及分布式数据的高可用、高可靠和经济性。

数据压缩技术、重复数据删除技术、数据加密技术、点对点技术也为云存储提供了必要的支持。

(三)云存储与云计算

云存储是一个以数据存储和管理为核心的云计算系统。云存储致力于向用户提供在线存储服务。如果配置了大容量的数据存储设备,那么云计算系统就可以对大数据进行存储和管理,同时在基础管理层也相应地添加了许多功能,这些功能的目的是加强存储数据的管理和保护数据的安全。

云存储为用户节省了设备部署与存储的支出。用户向云服务提供商支付一定的费用就可以直接享受整个云存储系统的数据访问服务,所以,云存储是云计算系统的基础。

云计算技术可以为用户提供高效网络服务,可以在几秒之内就处理以千兆为单位的数据。在云计算系统中,数据的计算和处理是系统的核心任务,通过大量的服务器共同处理用户提交的运算申请,并且给出运算结果。云存储对于使用者来说,是一种服务,也可以看作一个拥有大容量空间的云计算系统。

二、海量数据管理技术

云计算系统对大数据集进行处理和分析,向用户提供高效的服务。因此,数据管理技术必须能够高效地管理大数据集。云计算数据管理技术还需要解决如何在规模巨大的数据中找到特定的数据的问题。

应用于云计算的数据管理技术常见的是 Big Table。Big Table 技术是为了管理结构化数据而设计的分布式存储系统,是一个大型分布式数据库。它实际上是一个很庞大的表,规模可以超过 1PB,它将所有数据都作为对象来处理,形成一个巨大的表格。现在有很多应用程序建立在 Big Table 之上,而基于 Big Table 模型实现的 Hadoop 架构数据库 HBase 也在越来越多的应用中发挥作用。

第二节 云计算的核心技术

云计算是一种以数据为中心的、数据密集型的超级计算,它具有大规模并行计算能力。以低成本的方式提供高可用性、高可靠性、动态伸缩规模的个性化服务为云计算的目标。为实现这个目标,需要并行计算、虚拟化技术、分布式海量数据存储技术和海量数据管理技术等若干关键技术支持。

一、并行计算

并行计算(parallel computing)即超级计算。云计算关注计算力和存储力两个重要方面,其中计算力依赖的技术就是并行计算。并行计算的快速发展为云计算提供了重要的支撑。

(一)并行计算的概念

在并行计算中,并行性是指把一个复杂的问题分解成多个能同时处理的子问题的能力。并行计算是指同时使用多种计算资源解决计算问题的过程,是提高计算机系统的计算速度,并通过扩大问题求解规模,解决大型而复杂计算问题的一种手段。并行计算由运行在多个部件上的子任务共同合作来求解一个规模很大的计算问题。其基本思想是用多个处理器来协同求解同一问题,即将被求解的问题拆分成若干个部分,各部分均由一个独立的处理机来进行计算。

现实世界中存在大量的有相互关联的可并行的事件,相比于串行的计算模型,并行计算模型更有利于我们为现实世界建模。将运算量大、耗费时间长的大型串行任务，根据其内在的相关性分解成多个相对独立的模块并行执行，从而节约运算时间。同时，大规模的运算集群可以由比较廉价的计算机组成，来完成大规模的计算任务，从而节约大量的成本。并行计算的目的是提高解决问题的速度，通过计算集群来扩大问题求解的规模，进而解决大型而复杂的计算问题，提高处理能力。

并行计算机系统（parallel computer system）是一种由多个处理器组成的，能够同时执行多个任务的，可极大地提高计算机性能和可靠性的计算机系统。并行计算机系统既可以是专门设计的、含有多个处理器的超级计算机，也可以是以某种方式互连的若干台的独立计算机构成的集群，通过并行计算集群完成数据的处理，再将处理的结果返回给用户。

实施并行计算的基本条件包括以下三点。

1. 硬件上，计算机由多个并行处理机组成，并且处理机之间通过网络能相互连接、相互通信。

2. 基于实际应用背景的计算问题可以分解为多个子任务，这些子任务可以执行并行计算。并行算法设计指的就是将一个应用分解为多个子任务的过程。

3. 实现并行算法，并行求解应用问题。

（二）并行计算机的发展

并行计算得以应用的重要前提是并行计算机的发展。并行计算机的发展主要来源于两个方面的需求。

1. 大规模科学与工程计算应用对并行能力的需求　这种需求是永无止境的，成为推动并行计算机快速发展的主要动力，同时加快推动了并行计算的产生。

2. 市场需求是推动并行计算产生的另一巨大动力　在天气预报、核科学、石油勘探、地震数据处理、飞行器数值模拟等众多应用领域，都需要具有每秒执行万亿次甚至是百万亿次浮点运算能力的计算机，并行计算是满足它们实际需求的可行途径，进一步催生了并行计算机的产生。其中，问题求解的最大规模是并行计算机的重要指标之一。

并行计算机中，以工作站集群为原型的并行计算机由大规模商用普通 PC 机构成的集群为主。其特点包括集群中每个结点包含多个商用处理器，并且结点内部能够共享存储；采用商用集群交换机通过前端总线连接不同的结点，结点间分布存储；各个结点采用 Linux 操作系统、GNU 编译系统和作业管理系统。以此为基础，并行计算得到了快速的发展。

（三）并行计算与云计算

云计算是一种数据密集型的超级计算，离不开并行计算技术、虚拟化技术和大数据技术等关键技术的支持。

云计算需要解决的问题包括计算资源的透明虚拟化和弹性化、存储资源的透明虚拟化和弹性化、数据安全的保障、向开发者提供完善的 API 并实现终端用户向云计算的平滑过渡。

其中，计算的弹性化和存储的弹性化体现在，云计算将一切隐在云端，普通用户不再关心数据存在哪里，不再关心数据安全，不再关心应用程序是否需要升级，不再关心计算机病毒的危害，这一切的工作都由云计算负责解决。云计算使得普通用户拥有享受高性能计算的机会，因为云计算中心几乎可以提供无限制的计算能力。云计算的计算能力的实现是从计算机的并行化开始的，即把多个计算机并联起来，从而获得更快的计算速度，这是一种很简单也很朴素的实现高速计算的方法，也被证明是相当成功的方法。

大规模并行计算机出现后，云计算面临两个重要问题：昂贵的系统部署费用和不可忽视的结点失效问题。在云计算时代人们不再追求服务器的高性能、全配置，"能用就行"成为云计算时代对服务器的要求。因此，云计算的基础架构采用了以工作站集群为原型的由大规模商用普通 PC 机构成的集群为主的体系架构。在云计算架构下单点失效称为系统认可的常态，任何的单点失效都不会影响系统对外提供服务。即云计算在构建系统架构时就将系统的结点失效考虑了进去，实现了基于不可信服务器结点的云计算基础架构。

（四）并行算法设计

并行算法设计包括了并行算法程序设计、算法库和测试库，其主要思想是分而治之。

并行算法是适合在并行计算机上实现的算法，好的并行算法应充分发挥并行计算机的潜在性能。并行程序设计模型是一种程序抽象的集合，是建立在硬件和内存体系结构层次之上的概念。比较常用的程序设计模型有消息传递模型、共享变量模型和数据并行模型。目前，并行计算的消息传递模型应用更广泛，代表性技术是消息传递接口（message passing interface，MPI）。MPI 采用提供并行库的方式，它是消息传递函数库的标准规范，支持 Fortran、C 和 C++ 程序语言。

消息传递并行程序设计要求用户必须通过显式地发送和接收消息来实现处理机间的数据交换。每个并行进程均有自己独立的地址空间，相互之间访问不能直接进行，必须通过显式的消息传递来实现。这种编程方式是大规模并行处理机和集群采用的主要编程方式。由于消息传递程序设计要求用户很好地分解问题，组织不同进程间的数据交换，因此并行计算粒度大，特别适合于大规模可扩展并行算法。目前，消息传递是并行计算领域的一个非常重要的并行程序设计方式。

二、虚拟化技术

随着近年多核系统、集群、网格甚至云计算的广泛部署，虚拟化技术在应用上的优势日益体现。通过使用虚拟化，不仅可以降低 IT 成本，还可以增强系统的安全性和可靠性，虚拟化的概念逐渐深入到人们的日常工作和生活中。

（一）虚拟化技术的概念

虚拟化是指通过虚拟化技术将一台计算机虚拟为多台逻辑计算机。在一台计算机上同时运行多个逻辑计算机，每个逻辑计算机可运行不同的操作系统。也就是说，虚拟化技术是模拟物理的计算机资源，如 CPU、内存、存储、网络等用户可见的物理的硬件资源。用户通过虚拟化技术在使用这些资源时，除了不能物理接触外，其他都与使用物理计算机没有任何区别。

一个计算机系统在应用虚拟化技术前后的对比，见表 5-1。

表 5-1　虚拟化技术应用前后对比

应用前	应用后
一台计算机安装一个操作系统	虚拟化层上安装多个操作系统
应用程序独占硬件平台	模拟多个硬件系统
存在兼容性和安全性问题	各个操作系统相互独立，兼容性更好
CPU 等硬件资源使用率低	提高了硬件资源使用率
扩展与维护困难，维护成本高	易于扩展与维护，维护成本低
程序运行速度更快	程序运行速度稍慢

（二）虚拟化技术的分类

通常所说的虚拟化技术是指服务器虚拟化技术。而除此之外，还有网络虚拟化、存储虚拟化以及应用虚拟化。

1. 服务器虚拟化（server virtualization）　是将服务器物理资源抽象成逻辑资源，形成的虚拟服务器运行不同的操作系统，并且各自独立，用户不再受限于物理上的界限，因此提高了整体资源的利用率。

服务器虚拟化通过软件模拟具有完整硬件系统功能的、运行在一个完全隔离环境中的计算机系统，称为虚拟机（virtual machine，VM）。虚拟机将操作系统和应用程序进行打包，从而让操作系统和应用具备良好的移动性。

2. 网络虚拟化 是将不同网络的硬件和软件资源结合成一个虚拟的整体。网络虚拟化通常包括虚拟局域网和虚拟专用网。

3. 存储虚拟化 就是把各种不同的存储设备有机地结合起来使用，从而得到一个容量很大的"存储池"，可以在各种服务器中灵活使用，并且数据可以在各存储设备间灵活转移。

4. 应用虚拟化 通常包括两层含义，一是应用软件的虚拟化，将应用软件从操作系统中分离出来，通过压缩后的可执行文件来运行，减少维护成本，提高安全性；二是桌面的虚拟化，将计算机桌面进行虚拟化，提高桌面使用的灵活性。PC机，手机等设备均可通过网络访问虚拟桌面。

（三）虚拟化技术与云计算

云是一系列自动化软件进行管理的虚拟资源池，能够帮助用户按需对这些资源进行访问。云计算的使用者和开发者可以通过互联网使用虚拟化资源。虚拟化技术把单个资源抽象成多个给用户使用，借助虚拟化技术，用户能以单个物理硬件系统为基础创建多个模拟环境或专用资源。

云计算能够通过私有云为不同部门提供帮助或通过公共云帮助公司访问一个自动配置的资源池。应用程序和数据在不同层次以不同方式展现给用户。通过虚拟化技术，云计算把计算、存储、应用和服务都变成了可以动态配置和扩展的资源，从而实现在逻辑上以单一整体的服务形式呈现给用户。

在云计算提供服务时，虚拟化技术为云计算提供技术支持。云计算和虚拟化技术相互搭配能够更好地解决客户需求。一方面，在云计算的部署方案中，虚拟化技术可以使IT资源应用更加灵活；另一方面，虚拟化技术的应用过程中，云计算也提供了按需获取的资源和服务。因此，虚拟化技术是云计算中非常重要的核心技术。

三、云计算系统

云计算系统由云平台、云终端、云存储与云安全4个部分组成。具有超大规模、虚拟化、高可靠性、通用性、高可扩展性、按需服务及廉价阶段等特点。

（一）云平台

云平台是云计算系统的核心组成部分。它作为提供云计算服务的基础，管理着数量巨大的底层物理资源（CPU、存储器与交换机），以虚拟化的技术来整合一个数据中心或多个数据中心的资源，屏蔽不同底层设备的差异性，统一分配和调度计算资源、存储资源与网络资源，以一种透明的方式向用户提供包括计算环境、开发平台、软件应用在内的多种服务。用户可以从不同的终端设备上享受计算和存储资源，而不用关心云平台实现服务的细节。云平台可以分为以下3类。

1. 以数据存储为主的存储型云平台。

2. 以数据处理为主的计算型云平台。

3. 数据存储和处理兼顾的综合云计算平台。

云平台的服务模式主要分为3种，即基础设施即服务（infrastructure as a service，IaaS）、平台即服务（platform as a service，PaaS）、软件即服务（software as a service，SaaS），三种模型中IaaS侧重于硬件资源服务，注重于计算资源的共享，服务对象是需要硬件资源的用户；PaaS侧重于平台服务，以服务平台或者开发环境提供服务，面向程序开发者；而SaaS侧重于软件服务，通过网络提供软件程序服务，服务对象是企业和需要软件应用的用户。

（二）云终端

云终端通常是指使用云桌面技术的终端设备，通过特定的通信协议（如VDI、RDS、SPICE等云桌面技术通信协议）来连接云端的系统桌面并显示到前端来，并将云终端的输出输入数据重新定向到云服务器上。云终端使用虚拟化技术，使得联入到互联网或物联网的终端设备都可以访问云计算平台。基于虚拟化的云终端技术极大地减轻了终端设备对本地操作系统、硬件平台版本的依赖性，将引发终端设备使用方式的变革。云终端具有本地不承担云端桌面的运算，访问更加灵活，具有多重安全验证、集中管理、节省维护成本等特点。

(三) 云存储

云计算的发展：存储技术随着计算模式的演变，也正在从单机存储、网络存储，结合传统的大规模、可扩展的海量存储及计算机网络、数据网格存储向云存储方向发展。

云存储基于云平台，结合传统的大规模、可扩展的海量存储及计算机网络的概念与技术，面向大规模、高效、可扩展、可定制的应用系统的用户提供安全、廉价、按需使用的专业化仓储服务。用户不关心云存储服务使用什么样的主机数据库、存储设备，只需要根据自身应用系统数据存储的数据量、安全性要求，定购的云存储服务方式，用户不需要为部署一种物联网的应用服务而专门购置昂贵的设备，使用云存储服务提供商提供的存储资源即可，如大容量文件就可以通过云存储留给用户下载，节省成本并有很好的便携性。

(四) 云安全

云安全提供可靠、可信的云环境，以保护用户数据的安全，而能不能够保证用户使用的安全性是制约云计算应用能否发展的重要因素。

目前云安全研究主要集中在云计算的安全控制、云计算的可信执行环境、虚拟机的安全监控、云计算服务访问的通信安全，以及云计算安全评估方法等方面。

由于虚拟化技术是云计算的核心技术，因此云安全研究的重点主要集中在虚拟机的访问控制方面，重点研究多虚拟机构成的分布式计算环境中的强制访问控制策略、基于虚拟机的可信计算平台、网络传输过程中的数据安全性、虚拟机的入侵检测与病毒防治，以及云计算安全评估方法。

在云安全技术应用后，识别和查杀病毒不再仅仅依靠本地硬盘中的病毒库，而是依靠庞大的网络服务，实时进行采集、分析及处理。目前，国内多家公司都推出了云安全解决方案。例如，借助云安全，某公司每天阻断的病毒感染最高达 1000 万次。

第三节 医学影像云服务平台

云计算（cloud computing）是分布式计算的一种，指的是通过网络"云"将巨大的数据计算处理程序分解成无数个小程序，然后，通过多部服务器组成的系统进行处理和分析这些小程序得到结果并返回给用户。云计算早期，简单地说，就是简单的分布式计算，解决任务分发，并进行计算结果的合并。因而，云计算又称为网格计算。通过这项技术，可以在很短的时间内（几秒）完成对数以万计的数据的处理，从而达到强大的网络服务。

从最基础的技术层面而言，云计算的基础架构已成型，分布式云存储、云计算及高性能云计算集群、云数据库、云安全技术等均已实现，同时网络的数据承载能力、网络质量和网络覆盖可及性，已能满足现医院信息化、互联网医疗及移动互联网医疗的应用，另外智能终端处理能力、显示能力完全成熟，终端多样性已经满足医疗大数据（包括大数据影像），应用软件技术（云端+客户端）已经逐渐发展完全；而且基础医院及以上医院影像设备的全数字化约 100% 可直接接入网络，中大型医院大数据产生能力已经成为医疗常态，图像后处理引擎技术的进步与高性能计算技术的发展和 DICOM 标准的发展，特别是 streaming 技术的发展与普及，已为影像云奠定了坚实的技术基础。

医学影像云平台是指基于网络平台，建立跨医院和医疗机构的医学影像平台，为区域内所有医疗机构提供医学影像数据和应用服务，实现医学影像数据的共享和诊疗过程的协同。

医学影像云平台框架主要由展示层、业务层、数据层、基础建设层组成。其中展示层包括医生入口、审核医生入口、管理入口；业务层由影像数据采集系统、数据服务管理、移动影像诊断软件、医学影像系统、医学图像存储组成；影像平台数据层主要是成员医疗机构影像数据仓库和中心医院影像数据仓库；基础建设层通过公有云或私有云进行数据交换及业务协同。

通过建设医疗影像云，利用云计算和互联网技术，对接现有医疗机构的信息系统，实时获取医疗影像数据，打通医疗机构之间的壁垒，采用互联网思维实现医疗影像学检查数据的共享和医疗机构间的业务协同，增加医院及区域数据存储空间，在医院内部及医院之间实现影像数据的共享，并在此基础上实现远程医疗和远程诊断，最终能够实现基于大数据的人工智能，从而提高医生的诊断能力，同时可以为居民卫生健康服务提供数据和决策支撑依据。逐步合理布局区域内的医疗资源，助力分级诊疗的实现。

第四节　医学影像云服务

一、医学影像云服务形式

云计算中讨论的服务包括基础设施即服务（IaaS）、平台即服务（PaaS）和软件即服务（SaaS）3个层次的服务。

IaaS是指把IT基础设施作为一种服务通过网络对外提供。在这种服务模型中，用户不用自己构建一个数据中心，而是通过租用的方式来使用基础设施服务，包括服务器、存储和网络等。在使用模式上，IaaS与传统的主机托管有相似之处，但是在服务的灵活性、扩展性和成本等方面IaaS具有很强的优势。它用虚拟化操作系统、工作负载管理软件、硬件、网络和存储服务的形式交付计算资源。它也可以包括操作系统和虚拟化技术到管理资源的交付。IaaS能够按需提供计算能力和存储服务。不是在传统的数据中心中购买和安装所需的资源，而是根据公司需要，租用这些所需的资源。这种租赁模式可以部署在公司的防火墙之后或通过第三方服务提供商实现。

PaaS是云计算的重要组成部分，提供运算平台与解决方案服务。在云计算的典型层级中，PaaS层介于软件即服务与基础设施即服务之间。PaaS提供用户将云端基础设施部署与创建至客户端，或者借此获得使用编程语言、程序库与服务。用户不需要管理与控制云端基础设施（包含网络、服务器、操作系统或存储），但需要控制上层的应用程序部署与应用托管的环境。PaaS将软件研发的平台作为一种服务，以软件即服务（SaaS）模式交付给用户。PaaS提供软件部署平台（runtime），抽象掉了硬件和操作系统细节，可以无缝地扩展（scaling）。开发者只需要关注自己的业务逻辑，不需要关注底层。即PaaS为生成、测试和部署软件应用程序提供一个环境。

SaaS是随着互联网技术的发展和应用软件的成熟，在21世纪开始兴起的一种完全创新的软件应用模式。传统模式下，厂商通过License将软件产品部署到企业内部多个客户终端实现交付。SaaS定义了一种新的交付方式，也使得软件进一步回归服务本质。企业部署信息化软件的本质是为了自身的运营管理服务，软件的表象是一种业务流程的信息化，本质还是第一种服务模式，SaaS改变了传统软件服务的提供方式，减少本地部署所需的大量前期投入，进一步突出信息化软件的服务属性，或成为未来信息化软件市场的主流交付模式。

从影像云的部署方式来看，又分为公有云、私有云、混合云3种。

公有云通常指第三方提供商用户能够使用的云，公有云一般可通过Internet使用，可能是免费的或成本低廉的。这种云有许多实例，可在当今整个开放的公有网络中提供服务。公有云的最大意义是能够以低廉的价格，提供有吸引力的服务给最终用户，创造新的业务价值，公有云作为一个支撑平台，还能整合上游的服务（如增值业务、广告）提供者和下游最终用户，打造新的价值链和生态系统。它使客户能够访问和共享基本的计算机基础设施，其中包括硬件、存储和带宽等资源。

私有云（private cloud）是为一个客户单独使用而构建的，因而提供对数据、安全性和服务质量的最有效控制。该公司拥有基础设施，并可以控制在此基础设施上部署应用程序的方式。私有云可部署在企业数据中心的防火墙内，也可以将它们部署在一个安全的主机托管场所。私有云极大地保障了安全问题，目前有些企业已经开始构建自己的私有云。

混合云是公有云和私有云两种服务方式的结合。由于安全和控制原因，并非所有的企业信息都能放置在公有云上，这样大部分已经应用云计算的企业将会使用混合云模式。很多将选择同时使用公有云和私有云，有一些也会同时建立公众云。因为公有云只会向用户使用的资源收费，所以集中云将会变成处理需求高峰的一个非常便宜的方式。比如对一些零售商来说，他们的操作需求会随着假日的到来而剧增，或者是有些业务会有季节性的上涨。同时混合云也为其他目的的弹性需求提供了一个很好的基础，如灾难恢复。这意味着私有云把公有云作为灾难转移的平台，并在需要的时候去使用它。这是一个极具成本效应的理念。另一个好的理念是，使用公有云可作为一个选择性平台，同时可以选择其他的公有云作为灾难转移平台。

二、医学影像云服务发展趋势

目前国内医疗影像基本以院内建设方式为主，大部分影像数据在院内局域网使用，仅限在医技科内或医院院内使用；影像数据的调阅是基于本地运行的 PACS 进行存储、管理，完成调阅操作的。分析当前现状，总结发现存在以下几点突出问题。

发展极度不平衡：PACS 等级以上医院的应用比例不超过 50%，不同地区的二、三级医院的 PACS 发展阶段和发展水平差距很大。按 CHIMA 统计，PACS 目前在等级医院中渗透率不超过 50%，其中科室级 60%～70%，多科室或院级 50%～60%，区域级 10%～20%，在基层医疗机构中 PACS 建设更不完善。

存储方式落后：大多数医院采用本地存储，如主流三级医院以集群 NAS 为主，采用三级存储方式，主流二级医院采用 IP-SAN 存储，其他医院仍在采用统一存储系统，依赖 PACS 服务器自带的文件系统，PACS 服务器的文件系统成为性能瓶颈，业务体验差，安全可靠性差，扩容困难。医院独立维护多采用单点存储，缺少冗余备份，传统的存储架构无法满足实时业务需求和新影像技术发展的要求。

调阅不方便：在线信息量少，查询速度慢，历史影像文件面临海量近线、离线文件，多采用光盘库或磁带库的存储方式，不能提供即时调阅甚至无法调阅。

随着医联体、独立影像中心的发展，影像数据跨区域及更方便的数据共享诊断需求的出现，个人医疗健康档案的建立需求迫切，如何利用互联网、大数据和云计算技术，把医疗影像数据从院内应用向区域应用，由本地存储向云存储迁移，从而实现远程会诊、远程影像诊断等区域医疗应用，成为当前医疗行业亟待解决的问题。

医疗影像云的发展分为 3 个阶段，从院内私有云，向混合、区域医疗云逐渐过渡，最终实现公有云。

第一阶段：以医院自建私有云方式为主，医疗机构整合院内医疗信息系统的应用，在继挂号、问诊、交费等非医疗核心业务基础上，将 HIS、CIS、EMR 等迁移到院内自建私有云，并逐渐试点将成熟度高的 PACS 向院外公有云迁移。云应用初期医生十分看重医疗数据安全，特别是科研方面，不太愿意将信息存放到云平台上。

目前，医院上云的内容主要包括办公系统、体检系统等非医疗核心内容。但对 EMR、HIS、LIS 等系统上的云，医院比较保守。

医疗用户对云形态的选择中，等级医院更倾向于部署私有云，且以自建私有云的方式为主。基层医疗机构及专科医院更容易接受公有云。发展初期，私有云、混合云仍然是医疗云较为长期的阶段性方案。

第二阶段：在云计算技术的成熟应用及医联体区域影像中心、远程医疗等医疗协作、共享等需求的共同驱动下，医疗云逐步向混合云转变，医院将仅保留部分敏感医疗数据，而将其他数据向院外公有云迁移。

医院 HIS/CIS/HRP 等核心业务系统部署在本地节点或者行业云的专属云，医疗大数据、人工智能、影像云等创新业务直接部署在行业云。

移动 APP、云 PACS、OA 等非核心业务部署在行业云或专属云。

第三阶段：最终随着互联网医疗、远程医疗、区域医疗的持续开展，院外业务成为主要医疗应用场景，逐步走向区域医疗云和公有云。未来，公有云将是主流选择。随着云计算技术的进一步成熟和医疗机构对云计算接受度的不断提高，未来几年医疗云将会继续保持高速增长，医疗核心业务系统将会逐步向云端迁移。

三、基于云计算的区域影像中心

区域影像中心是指区域范围内多家医疗机构联网，实现区域范围内影像的集中存储和管理、影像（包括其他检查）资料的全面共享，可供卫生管理部门、疾控、临床、患者方便调阅的网络信息系统。

区域影像中心有如下几个方面的要求。

1. 实现区域范围内患者资料、影像学检查资料（包括放射、超声等）的全面共享。

2. 实现对下级特别是基层医院影像学检查的集中诊断和集中审核，实现区域内影像设备和人才资源的全面共享，从而全面提高区域范围的影像诊断质量和服务水平。

3. 提供对疑难检查病例的会诊支持。

4. 患者能够在区域范围内任何一家医疗机构获得相同质量的影像诊断服务，从而方便患者就近就诊，避免了重复检查。另外，能够让患者方便地在网上查询自己的影像学检查资料。

5. 实现科研素材、业务学习资料的方便获取，解决了基层医院影像诊断医生工作、培训难以两全的难题，可以使影像从业人员在工作中学习，快速提高业务素质。

6. 可以建立区域的影像读片资料库和典型病例库供教学和科研使用；建立区域内各医院的阅片质量追踪数据库；统一的传染病统计和报卡服务等。

7. 促进区域内医疗信息化建设，为今后构建基于居民健康档案的卫生信息服务平台奠定基础。

区域影像中心主要面向医疗管理部门和医疗集团，区域影像云中心基于云计算实现区域内影像集中存储、高性能影像处理、区域影像大数据分析、影像共享，支持区域内外大数据调阅及海量历史数据快速查询。

基于区域影像中心，整合区域内各医疗机构的医学影像信息和服务，实现区域内影像设备及影像诊断专家资源的充分共享和协作，医疗影像信息共享，提供远程阅片、远程报告等功能。均衡医疗资源、提高基层医院诊疗水平、提高影像设备利用率、提升医疗服务质量和效率。

四、医学影像远程调阅和诊断服务

（一）影像云存储

影像云存储主要针对已建 PACS/RIS 的大型医院，通过前置机将影像数据传输到云端，实现影像数据的云端存储和云端调阅。前置机通过接口对接，可从现有 PACS 获取影像数据，也可直接通过影像设备获取数据。根据数据的重要程度和使用频度不同，采取分级存储策略，将近期的数据（一般 3~12 个月）同步到块存储上，将冷数据（一般超过 1 年）保存到对象存储中。

影像云平台提供异地数据灾备服务，提供相同的存储服务，可定时或实时地将主存储的影像文件传输至异地进行备份，消除单点故障，有效地异地保护数据的安全。

维医学影像。医学影像的三维重建是通过计算机对二维数字断层图像序列形成的三维体数据进行处理，将其变换为具有直观立体效果的图像，来展示人体组织的三维形态。随着医学影像技术的不断丰富、数据采集的时间分辨率和空间分辨率的不断提高，让我们逐步进入了全新意义上的数字医学时代。

尽管 CT 和 MRI 等成像方式在疾病诊断的方面具有极高价值，但受到缺乏真实感和无法"物理操纵"的制约，此类技术在表示复杂三维形状方面的能力仍然有限。但是，若将所获得的 3D 医学影像数据与 3D 打印技术相结合，可为现代临床医学的发展打开一片新的领域，也促进 3D 打印进入一个新的发展方向。近年来，3D 打印技术因其工艺精确度高、节省材料的特点在工业界的应用取得飞跃式增长，同时 3D 打印的这些优势在医学领域也有很大的应用前景。3D 打印具有高度的灵活性和精准性的制造方法，可以解决临床中高难度、复杂、个性化的设计需要，特别是人工器官、生物细胞打印等。3D 医学打印中第一步也是要建立 3D 模型，通常为 3D 人体组织或者脏器模型，其中建模使用原始数据为患者影像学检查数据，如 CT、MRI 等。联合医学图像后处理和 3D 打印技术，可以应用在更广泛的个人订制化医疗器具设计领域，如骨科定制化植入物设计、术前手术路径及方案的精确规划等应用。总之，3D 医学影像与 3D 打印技术的结合为个性化和精准化的现代临床医学的发展和普及提供了强劲助力。

三、3D 打印工作流程

无论哪种 3D 打印工艺方法，其工作流程都可分为前处理、打印及后处理 3 个阶段。前处理主要进行模型设计和打印数据准备及与打印工艺方法相对应的数据处理；打印过程一般都是设备根据设定的制作参数自动进行的；后处理阶段主要包括清洗、去除支撑、打磨及改性处理等。具体包括：

1. 医学图像获取　通过 CT、MRI 等影像设备，得到患者二维医学图像的 DICOM 文件（高分辨率的图像才能清晰显示不同组织解剖结构的差异，同时精细的解剖结构也需要低于 1mm 的薄层图像进行后处理三维重建）。一般而言，CT 数据优先用于骨骼或其他高密度组织，而 MRI 数据更适合心血管打印和软组织打印。

2. 三维建模　通过建模软件将原始 DICOM 文件后处理重建成人体组织器官的三维模型图像，并将感兴趣组织分割成未改变的基于表面的 3D 模型。

3. 打印前准备　每一种 3D 打印技术都有其特定要求，因此需要为所使用的特定 3D 打印机进一步预处理 3D 模型。在处理 3D 模型时需要考虑所使用的材料，同时考虑支撑结构和层厚；再进一步将建模文件转换成 3D 打印机可以识别的标准镶嵌语言（standard tessellation language，STL）格式。

4. 3D 打印模型　将 STL 文件传输给 3D 打印设备，指导 3D 打印机逐层打印。每一台 3D 打印机的打印过程几乎都是全自动的，仅需在打印过程中观察即可。

5. 模型后处理　一般 3D 打印机打印出的产品需要做一些后期处理，包括刷去所有的残留粉末，或是冲洗产品以除去水溶性支撑结构等。由于一些材料需要时间硬化，刚打印出的产品在这个环节是十分脆弱的，因此后处理操作时需倍加小心以确保刚打印出来的产品不被损坏。

6. 模型检查　模型的准确性是最重要的。此步骤可以使用定性和（或）定量措施来确保 3D 打印模型与所需的输入数据相匹配。

第二节　医学影像数据采集

一、CT 数据采集

医学影像数据采集是医学 3D 打印技术应用的首个环节，也是至关重要的环节，其图像质量的好坏直接影响到图像后处理的难度、三维设计的精准程度以及3D打印成型件的质量。CT数据作为目前医学3D打印最常用的原始数据类型，其成像原理为：当X射线束对人体检查部位特定厚度的层面进行扫描时，由探测器接收该层面上各个不同方向的被人体组织衰减后的X射线，经模/数转换输入计算机，通过计算机重建系统处理后得到扫描断面的组织衰减系数的数字矩阵，再将矩阵内的数值通过数/模转换，用不同的灰度等级在医用显示屏上显示图像。这些横断位图像代表受检部位的断层解剖信息，受检部位的不同组织对于X射线的衰减系数是不同的，组织的衰减系数可以转化为组织的亨氏单位（Hounsfield unit），在图像上表现为不同的灰度值。通常密度较大的组织X射线衰减系数大，有较大的CT值，图像上显示得更亮。例如，骨关节通常比周围软组织CT值大，图像上更亮。CT成像技术成像速度快，空间分辨率高，在人体各个部位都有应用。但其不足是软组织对比度较差，同时有一定的电离辐射。CT扫描过程中使用对比剂（contrast agent）可行增强CT血管成像（computed tomography angiography，CTA）。增强CT可以获取感兴趣组织不同期相的信息，如动脉期、静脉期等，可以加强病变组织与周围正常组织的对比，同时反映病变的血供情况。CTA成像技术可在无创情况下对人体血管进行成像，目前已成为临床血管性疾病的首选检查项目。CT图像具有如下特点：①数字化模拟灰度图像；②具有高的密度分辨率；③能够进行密度量化分析；④常规为断层图像；⑤扫描速度快；⑥容积数据可避免小病灶的遗漏；⑦能进行各种高质量的后处理，包括多平面重建（multi-plane reconstruction，MPR）、曲面重组（curved planar reformation，CPR）、最大密度投影（maximum intensity projection，MIP）、最小密度投影（minimum intensity projection，minIP）、表面阴影显示（shaded surface display，SSD）、容积再现技术（volume rendering technique，VRT）和CT仿真内镜（CT virtual endoscopy，CTVE）等。

3D打印最后产品的质量很大程度上取决于所采集原始数据的质量。所以只有获取高质量CT图像才可以提高3D模型的质量，同时减少3D模型后处理准备工作。为了获取高质量的CT图像，在扫描前需要选择合适的扫描设备和扫描参数，理论上来说CT数据层厚越薄越好，但要同时兼顾图像信噪比和扫描辐射剂；扫描层厚太薄，图像信噪比越差，一般3D建模建议使用小于1.5mm层厚。第二个因素就是层间距，CT图像层间距的定义为相邻图像层中心的距离，只有层间距小于等于层厚才能保证两层图像之间没有间隔，没有信息的丢失；为了保证3D建模的质量，建议层间距小于层厚以减小容积效应伪影，一般可将层间距设置为层厚的50%~80%。第三个因素是CT重建卷积核，即重建算法的选择，卷积核直接决定CT图像的信噪比和对比度，低卷积核算法重建图像更平滑，噪声更低，但同时空间分辨率也越低；高卷积核重建算法重建图像空间分辨率更高，同时图像噪声更大。在3D建模中一般建议选择低卷积核算法重建图像。第四点就是重建视野（field of view，FOV），因为CT图像都是固定512的矩阵，所以FOV越小图像分辨率越高，对于感兴趣区FOV应该尽可能小。对于CTA图像，还需要考虑造影剂的入路及造影剂的使用方案。最后一点，目前迭代重建技术也已经得到广泛应用，合理使用迭代重建也可以提高CT图像的质量，有助于3D建模。总而言之，在CT数据采集时合理操作，从源头上保证数据质量。

二、MRI数据采集

MRI数据也常用于3D打印的三维建模。通常临床中，磁共振成像技术利用人体内的氢质子作为内源性信号源，通过对静磁场中的人体施加特定频率带宽的射频（radio frequency，RF）脉冲，使人体组织中的氢质子选择性受到激励而发生磁共振现象，当终止射频脉冲后，专用接收线圈通过感应质子的弛豫过程采集信号；经过对信号的接收、空间编码和图像重建等处理过程产生MRI图像。MRI图像具有如下特点：①数字化模拟灰度图像；②具有多个成像参数（主要包括T_1、T_2和质子密度等）；③具有多种成像序列；④直接获取的多方位断层图像；⑤具有高的组织分辨率；⑥受流动效应影响；⑦质子弛豫增强效应与对比增强；⑧MRI功能成像和NMR波谱检查。

MRI的优点：①无X射线电离辐射，对人体安全无创；②图像对脑和软组织分辨率极佳，解剖结构和病变形态显示清楚；③多方位成像，便于显示体内解剖结构和病变的空间位置和相互关系；④多参数成像，通过不同脉冲序列技术可得到不同对比的图像；⑤除可显示形态变化外，还能进行功能成像和生化代谢分析。但是其也存在一定的限度：①对带有心脏起搏器或体内有铁磁性物质的患者不能进行检查；②需要监护设备的危重患者不能进行检查；③对钙化的显示远不如CT，难以对以病理性钙化为特征的病变作判断；④对质子密度低的结构如肺和皮质骨显示不佳。

为了保证三维建模质量，一般推荐使用3D高分辨序列进行扫描。目前随着MRI技术的发展，自旋回波（spin echo，SE）和梯度回波（gradient echo，GRE）序列都可以实现三维高分辨扫描。可以根据检查目的、受检部位以及3D打印目标合理选择T_1、T_2或其他加权三维高分辨成像技术。例如，常规增强检查一般用3D T_1 GRE序列，内听道检查常用3D T_2 TSE序列。

三、三维激光扫描技术

三维激光扫描技术是一种先进的全自动高精度立体扫描技术，又称为"实景复制技术"，是继GPS空间定位技术后的又一项测绘技术革新，使测绘数据的获取方法、服务能力与水平、数据处理方法等进入到新的发展阶段。三维激光扫描测量技术的代表产品就是三维激光扫描仪，基本运行过程就是通过激光测距仪进行观测，并在高速激光测距仪前端放置反射棱镜组合，在进行测量时由扫描仪主动发射激光，然后利用激光测距仪测量被测物体与激光端口距离；再通过调整棱镜组合来改变激光位置和方向，从而测量出被测物体表面的空间分布规律，最后获得所有扫描点的空间坐标集合，最终完成被测物的表面空间分布合成。三维激光扫描技术被广泛地应用于测绘、结构测量、考古、医学等领域。

为了获取高质量的三维扫描图像，在扫描前需要选择合适的扫描模式、扫描参数、操作技术、数据类型等。

第三节 医学影像数据后处理与3D打印

从医学影像数据到医学3D打印模型往往需要医学影像数据预处理、感兴趣区的分割与提取、数据输出、模型优化及CAD设计、文件格式转换及3D打印等步骤。整个流程的每一步都至关重要，都直接或间接地影响着最终3D打印模型的质量和效果。常见的CT、MRI、超声等影像学检查得到感兴趣区的二维平面图像，利用影像处理软件（如目前应用较多的Mimics、3D slicer等软件）将二维平面数据进行三维重建，并结合3D打印技术实现1∶1的三维实物呈现病变位置，为临床医生提供术前规划和模拟的有利条件。

本章将以3D打印技术应用于经导管主动脉瓣置换术（transcatheter aortic valve replacement，TAVR）为例进行详细说明。

一、医学影像数据预处理

根据临床实际需求选择合适的医学图像、相关参数的设定、影像数据格式等。对于本例而言，应选择薄层图像，因为总体来说，越薄的影像断层图像就越能提高重建模型的空间分辨率，也越容易获得更加精细的解剖结构。但在实际操作中也并不总是推荐非常薄的断层影像（以目前设备性能推荐使用1mm层厚图像），这可能导致后续数据处理变得更加烦琐。此外，还应选择适当的影像重建技术获得预期的三维重建效果，如选择适宜的重建方法：平滑模式生成的图像噪声较低，但空间分辨率也低；锐化模式生成的图像空间分辨率较高，但噪声较大。根据患者影像数据选择合适的阈值提取出主动脉瓣处整体轮廓，见图6-1。

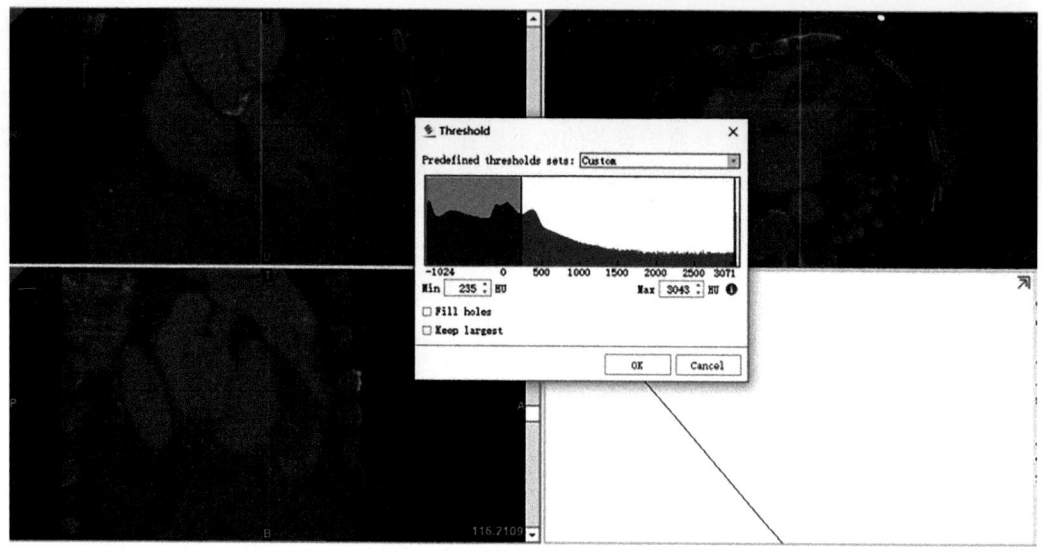

图 6-1　整体轮廓初步提取

二、感兴趣区的分割与提取

因为医学影像学检查一般包括整个体部,除了感兴趣脏器还有周围其他组织,所以需要将感兴趣目标分割提取出来。感兴趣区提取与分割即是将感兴趣数据保留,其余数据都移除,可通过图像分割技术实现。通常是在二维图像上将感兴趣区边界勾画出来,然后将这些提取的二维图像组成三维立体模型。进行图像分割的算法主要有自动、半自动及手动三种类型,其中半自动是指首先行自动分割,然后再手动修正。

常用的分割算法有阈值法、边缘检测及区域增长。分割工作中,根据数据和分割对象,可以自由组合以上算法,全自动或者半自动地完成图像分割。下面来简单介绍这几种算法的原理。总体来说,这三种算法都是基于图像中像素值(pixel value)的差异进行区分提取。阈值法是最常用的图像分割算法,利用感兴趣组织和周围解剖结构信号值的不同,将灰度值范围设置为感兴趣组织体素的信号值。以 Mimics 软件为例,分割步骤如下。

(1)在 Mimics 软件中选取 "Edit Masks" 命令将主动脉部分分割出来,并使用 "Calculate 3D" 命令以 High 质量重建模型,见图 6-2。

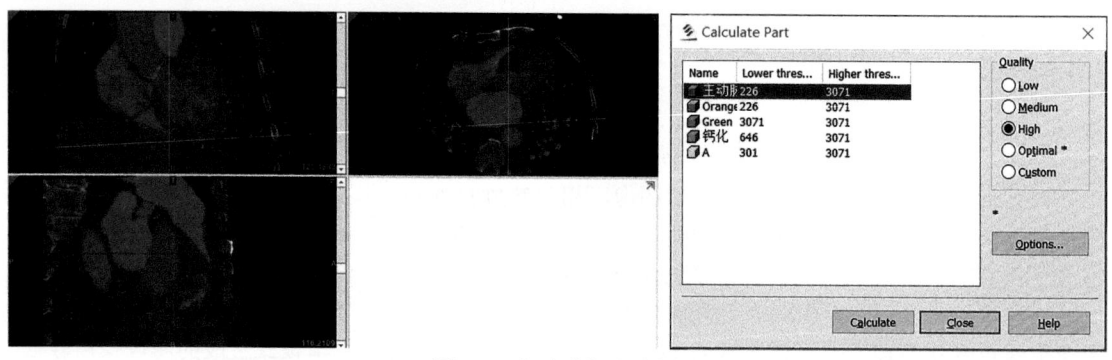

图 6-2　主动脉部分分割

(2)在 Mimics 软件中根据图像显影选择合适的阈值,对瓣膜周围钙化进行提取并使用 "Calculate 3D" 命令以 High 质量重建模型,见图 6-3。

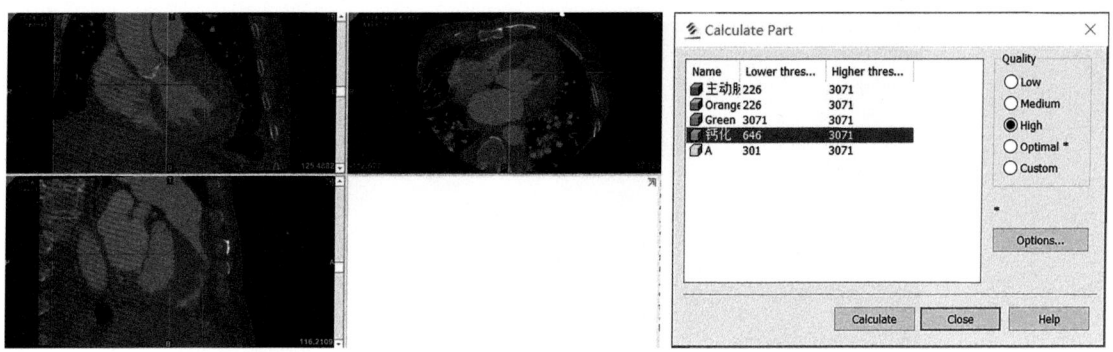

图 6-3　钙化部分分割

（3）选择 New Mask 将阈值调节到最大区域，见图 6-4A；用"Interactive MPR"命令调整主动脉与窦底平面使两者垂直，见图 6-4B；按照 CT 数据显影情况用"Edit Masks"命令绘制出主动脉瓣膜区域并使用"Calculate 3D"命令以 High 质量重建模型，见图 6-4C。注意：主动脉瓣膜绘制区域尽量将边界向外扩展，是为了后期做布尔运算更加方便。

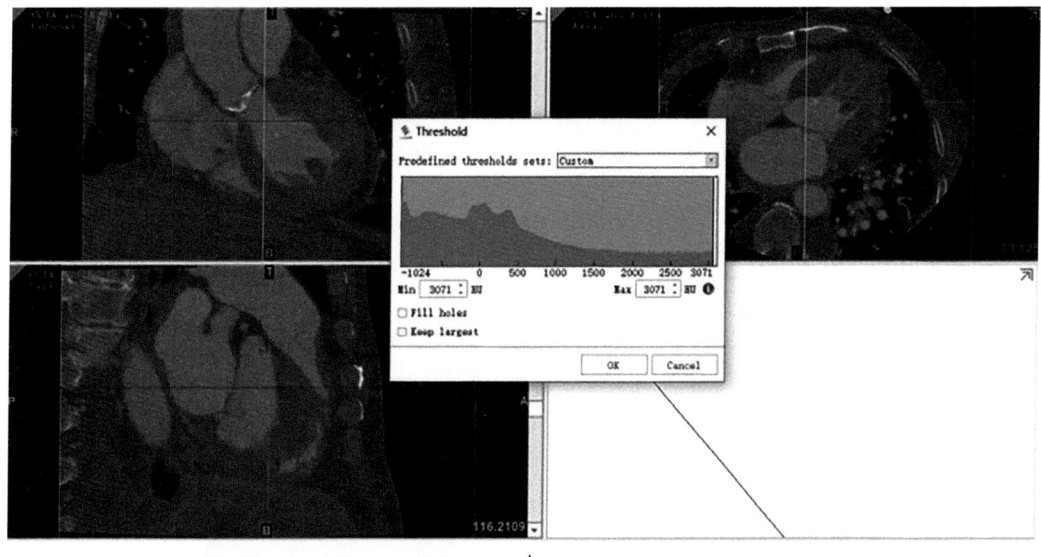

A

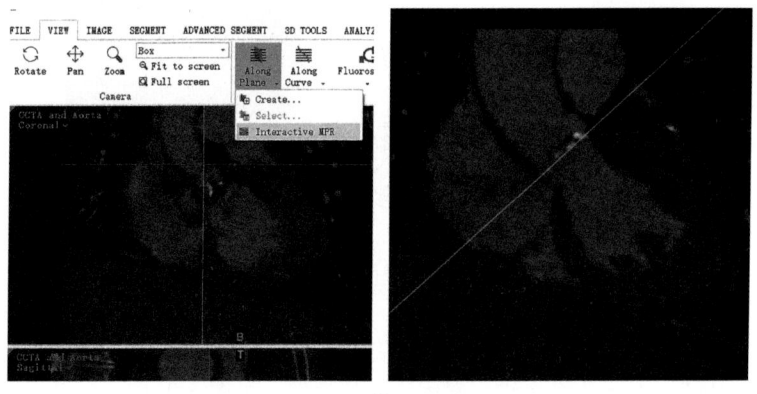

B

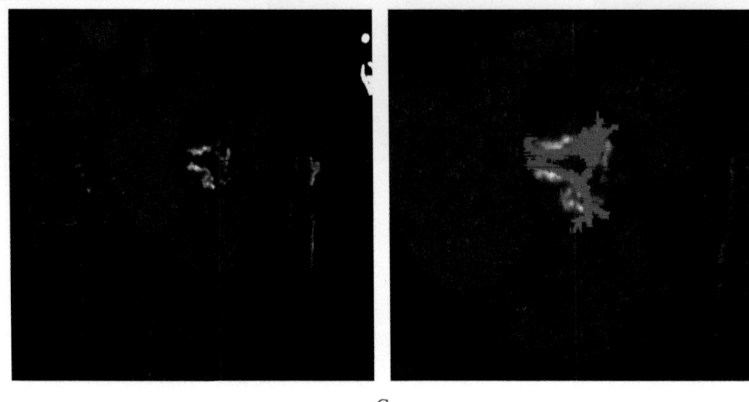

C

图 6-4 瓣膜部分分割

A. 创建空白蒙版；B. 交互平面调整；C. 瓣膜部分提取

三、数据输出

将 Mimics 软件分割提取出的主动脉部分、钙化部分、瓣膜部分的三维模型以 STL 格式的文件进行输出，以备导入 3-matic 软件中进行模型优化和 CAD 设计。

四、模型优化及 CAD 设计

将重建后输出的 STL 格式三维模型导入 3-matic 软件中，用 3-matic 中的"Freeform Patch"命令对模型面进行切割并删除，得到一个没有厚度的壳体，见图 6-5。

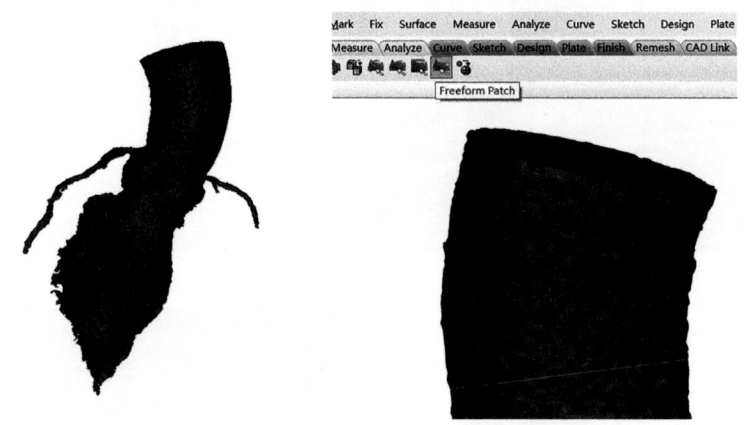

图 6-5 模型切割删除壳体化

见图 6-6，切割删除壳体化后会产生许多的碎小面片，用"Mark Shell"命令和"Invert Marking"命令将碎小的面片进行删除。

对壳体采用"Local Smoothing"命令进行表面光滑处理，见图 6-7。

将上述光滑处理后的主动脉壳体复制一份，分别对其进行如下操作：①在 3-matic 软件中分别运用"Uniform Offset"命令对壳体赋予一定的厚度，将壳体的厚度设置为 1.7mm，见图 6-8；②对壳体采用"Fill Hole Freeform"命令进行封闭实体化处理，见图 6-9。

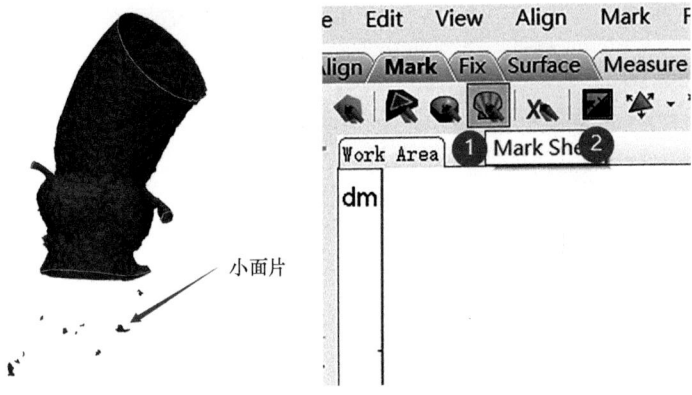

图 6-6　删除碎小面片

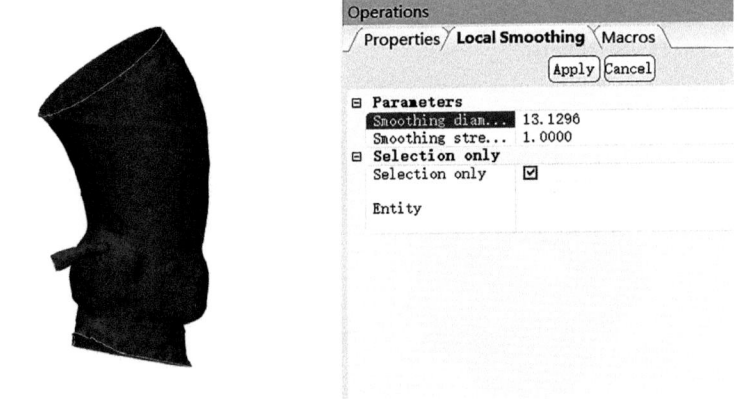

图 6-7　对壳体进行光滑处理

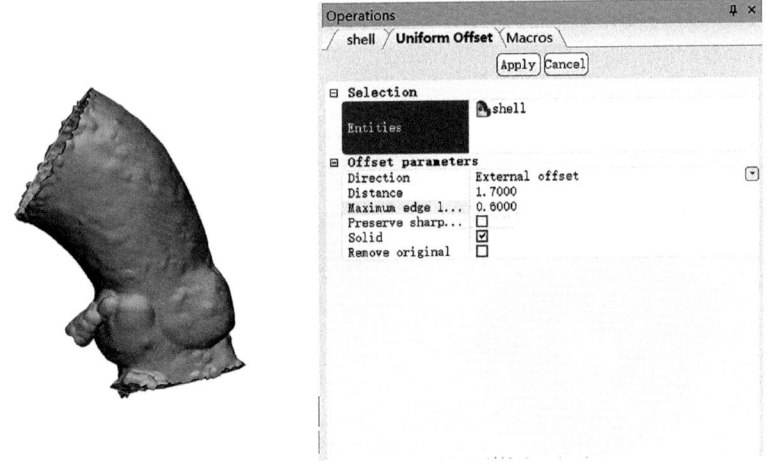

图 6-8　壳体赋厚

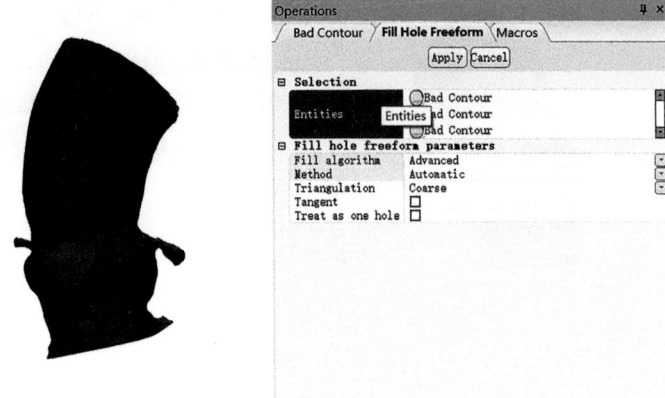

图 6-9　壳体封闭实体化

将重建好的瓣膜和钙化模型导入 3-matic 软件中，运用"Boolean Subtraction"命令将瓣膜与钙化进行布尔减运算，见图 6-10。

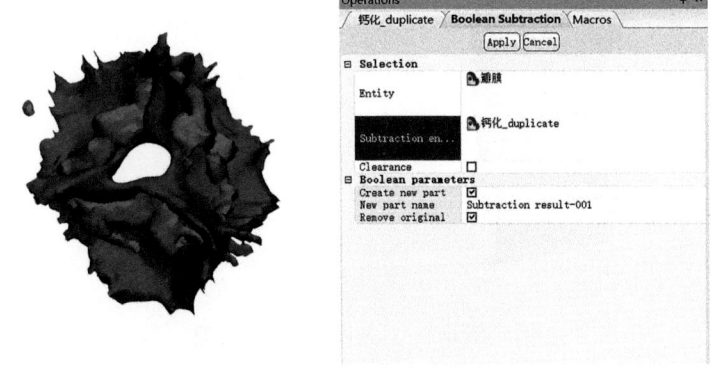

图 6-10　瓣膜与钙化布尔运算

运用 3-matic 软件中的"Boolean Intersection"命令将封闭实体化的主动脉与瓣膜进行布尔交运算，见图 6-11。

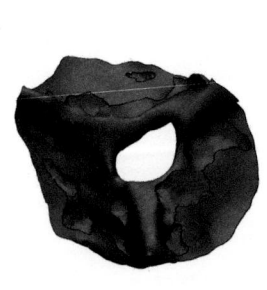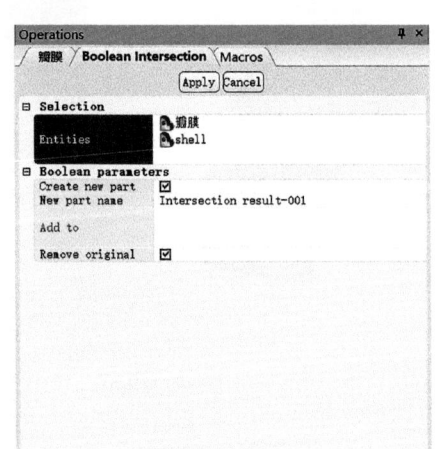

图 6-11　瓣膜与主动脉布尔运算

运用 3-matic 软件中的"Quick Label"命令将患者姓名首字母大写印刻在模型表面合适的位置

处,见图 6-12。

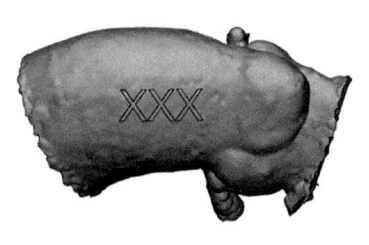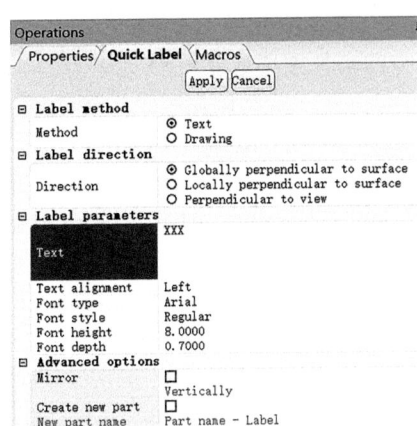

图 6-12　患者信息标注

运用 3-matic 软件中的"Trim"命令,将模型边缘进行修剪使其平整,最终设计结果见图 6-13。

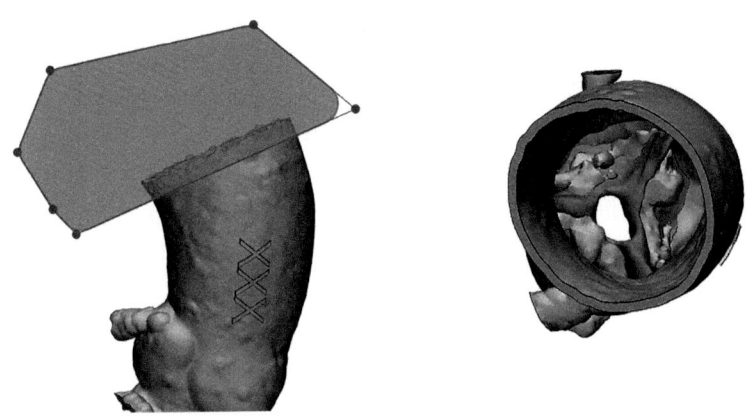

图 6-13　患者信息标注及整体效果展示

五、3D 打印文件格式输出

目前最常用的 3D 打印格式是 STL 文件格式。STL 是由 3D Systems 软件公司创立,原本用于立体光刻计算机辅助设计(CAD)软件的文件格式,是数据传输的标准数据格式。如果由于没有接口模块(并非所有 CAD 软件都提供标准接口)而无法导出 STL 格式则可以通过接口格式(如 STEP 或 IGES)将数据传输到其他 CAD 软件,然后输出 STL 格式文件。

STL 是一种独立于系统的文件格式,仅能表示几何坐标。STL 文件仅描述三维物体的表面几何形状,体模型的边界曲面由三角形面片及其法向量描述;没有颜色、材质贴图或其他常见三维模型的属性。STL 数据集可以使用 ASCII 码或二进制表示来存储,前者可读性强,后者数据量小。由于几何图形面片化的不可逆性,STL 数据格式往往不适合在 CAD/CAM 系统之间交换数据。

STL 文件格式对于 3D 打印机就像 DICOM 格式对于医学影像工作站一样。工作站软件知道如何解释存储在 DICOM 文件中的信号值,以便在显示器上以图像的形式显示它们。同样,3D 打印机驱动程序知道如何解释 STL 文件中的三角网格,从而制造它所表达的物理实体。

此外还有增量制造文件格式(additive manufacturing file format,AMF)和 3D 制造格式(3D manufacturing format,3MF)等 3D 打印格式。

六、常用 3D 打印图像处理软件

常用 3D 打印套件主要包括：3D 模型重建、设计、修复；3D 打印数据预处理；3D 打印云平台软件；3D 打印仿真、拓扑优化等。3D 模型重建、设计、修复软件主要有以下几种，国外的：Mimics、3ds Max、Maya、Rhino、ZBrush、NX、Creo（Pro/E）、SolidEdge、CATIA、Fusion 360、Inventor、SolidWorks、Blender、SketchUp、Tinkercad、FreeCAD、MeshMixer、Shapr3D、3D builder、FreeForm、Geomagic、Altair Inspire Studio 等；国内的：中望 3D、SHINING3D Design、浩辰 3D、3D One、SINOVATION、CLOUDCAD 等。3D 模型在 3D 设计软件中设计好以后，如果要进行 3D 打印，还需要将模型导入到 3D 数据预处理软件中，进行检查和修复，以保证可以被 3D 打印机成功打印。设计师设计的 3D 模型经常会存在一些问题，导致无法直接用于打印，因此 3D 数据预处理软件发挥着重要的作用，常用的 3D 数据预处理、切片软件包括 Magics、VoxelDance、CHITUBOX、3Dxpert、Netfabb、Cura、Repetier-host、Simplify3D 等。3D 打印云平台软件主要基于人工智能算法的智能制造云平台 Oqton 和来自加拿大云端 3D 打印平台，为用户提供最简化的 3D 打印流程，满足一切爱好、工作及生产需求的 Cloud 3D Print 云平台。3D 打印仿真、拓扑优化软件主要有：Altair Inspire ™能够对增材制造产品进行静力学和动力学的拓扑优化和仿真从而实现轻量化设计，优化结果的快速自动几何重构；基于 CATIA V5 软件开发的拓扑优化设计软件 Catia CATOPO；GENESIS 是一个将有限元求解器和高级优化算法集于一体的结构优化软件，主要用于结构轻量化和拓扑优化设计，用户可以直接使用 ANSYS、Nastran、Abaqus 等有限元软件的网格模型和载荷工况来进行结构优化设计；Generate 的市场定位是为设计者的传统设计提供并行的多种拓扑优化过程以提升性能且易于 3D 打印；AMProSim-DED 是安世亚太与中科煜宸联合开发的面向金属增材制造定向能量沉积工艺（DED）的专业工艺仿真系统；Lattice Simulation 是安世亚太自主研发的一款用于增材点阵结构分析的工具，具有用户自定义和内置点阵结构设计两种方式，已集成在 ANSYS add-in 扩展工具中。

第四节　医学 3D 打印技术类型

一、立体光刻成型技术

光固化成型也称为立体光刻（stereo lithography，SLA）成型或数字光学处理（DLP）成型，属于快速成型技术的一种，是最早获得专利的 3D 打印技术。该技术一般由三个部分组成：①高强度光源（通常是紫外线 UV-A 或 UV-B）；②盛放光固化环氧树脂或丙烯酸基光固化液态树脂的桶或托盘，该树脂包含单体和低聚物；③控制系统，引导光源选择性地照射树脂。立体光刻成型的原理是在计算机的控制下，光源部件按照模型分层截面数据对液态光敏树脂扫描照射，光敏树脂中的单体和低聚物在光源照射下发生聚合而固化。当模型的一层在结构上变得稳定后，工作台沿 z 轴方向下降一层厚度后，液体树脂覆盖在顶的先前打印层的表面，因此光源便可以直接进行下一层的固化。新固化的一层牢固地黏合在前一层上，如此循环往复，直到整个零件原型制造完毕。打印完成后，将模型的原型从树脂中取出并排出多余的树脂，并使用溶剂或乙醇溶液冲洗来清洁模型，而且由打印机自动添加以实现悬垂打印的支撑结构也需要手动移除。最后通过电镀、喷漆或者着色等工艺处理后即可得到所需要的产品。

SLA 和 DLP 之间的区别在于光源以及如何控制光源以选择性地照射和固化树脂。SLA 的光源是一个束激光，它被引导到液体表面的不同位置，连续渐进地使激光追踪被打印物体每一层的整个区域。DLP 所使用的是面投影，如日常使用的投影仪，它能够照亮每一层所需打印形状的液体表面。DLP 能够用更少的时间来进行打印，因为每一层都不需要逐步"光栅扫描"，但除了特定机器之外，大多数情况下都缺乏激光束提供的 SLA 的高分辨率。

立体光刻成型技术的特点在于精度高、原材料利用率高、产品表面质量高，可用于精细度要求较高、形状较为复杂的零件或产品。因此，立体光刻成型技术适用于医疗产品的 3D 打印，它也是唯一一种可以打印未填充固体支撑材料的中空容器内腔的技术，尤其是对于小的、长的或曲折的血管，如冠状动脉、脑血管系统和内脏主动脉分支。

二、熔丝沉积成型技术

熔丝沉积成型（fused deposition modeling，FDM），也称熔融沉积成型，是一种快速成型制造技术。FDM 可能是目前应用最广泛的一种工艺，很多消费级的 3D 打印机采用的都是这种工艺，因为它性价比非常高且实现起来相对容易。FDM 的打印过程与二维打印机的打印过程很相似，只不过从打印头出来的不是油墨，而是热塑性材料的熔融物。FDM 是将热塑性材料（ABS，PA，POM）加热到熔融状态，使其呈现半流体状态，然后加热头会在计算机控制下沿分层截面数据进行二维几何轨迹运动，同时喷头将半流动状态的材料挤压出来，被挤出的材料经过黏结、冷却、固化形成有轮廓形状的薄层，经过层层叠加后形成三维的模型。熔融沉积快速成型技术已经基本成熟，大多数 FDM 设备具备以下特点：①设备以数控方式工作，刚性好，运行平稳；②x、y 轴采用精密伺服电机驱动，精密滚珠丝杠传动；③实体内部以网格路径填充，使原型表面质量更高；④可以对 STL 格式文件实现自动检验和修补；⑤丝材宽度自动补偿，保证零件精度；⑥挤压喷射喷头无流涎、高响应；⑦精密微泵增压系统控制的远程送丝机构，确保送丝过程持续和稳定。

熔丝沉积成型技术之所以能够得到广泛应用，主要是由于其具有其他快速成型工艺所不具备的优势，具体表现为以下几方面：①成型材料广泛熔丝沉积成型技术所应用的材料种类很多，主要有 PLA、ABS、尼龙、石蜡、铸蜡、人造橡胶等熔点较低的材料，以及低熔点金属、陶瓷等丝材，这可以用来制作金属材料的模型件或 PLA 塑料、尼龙等零部件和产品。②成本相对较低，因为熔丝沉积成型技术不使用激光，与其他使用激光器的快速成型技术相比较而言，它的制作成本很低；除此之外，其原材料利用率很高并且几乎不产生任何污染，而且在成型过程中没有化学变化的发生，在很大程度上降低了成型成本。③后处理过程比较简单，熔丝沉积成型技术所采用的支撑结构很容易去除，尤其是模型的变形比较微小，原型制件的支撑结构只需要经过简单的剥离就能直接使用。但是，通过 FDM 创建的模型往往缺乏通过其他流程实现的精细细节；此外，用 FDM 制造的部件可能需要支撑结构。这些支撑结构来防止模型在薄弱点坍塌，但是支撑结构可能会使得表面结构不连续，需要清洁和平滑等后处理工作。

目前 FDM 约占全球快速成型总份额的 30%，其主要用于模型设计验证、模具制造等方面。作为一种全新的和快速的制造技术，FDM 能够快速地将设计思想转化为新的产品，其目前在包括汽车、建筑、教育科研、医疗、航空等领域得到广泛应用。

三、激光选区烧结成型技术

激光选区烧结（selective laser sintering，SLS）成型技术采用高功率激光器（如二氧化碳激光器）作为能量源将塑料、金属、陶瓷或玻璃粉末的小颗粒熔合成具有所需三维形状的块。SLS 打印时是先将一层很薄（亚毫米级）的原料粉末铺在工作台上，接着在计算机控制下的激光束通过扫描器以一定的速度和能量密度，按截面层的二维数据对原料粉末进行扫描，激光扫描过的粉末就烧结成实体片层，未扫描的地方仍然保持松散的粉末状。一层扫描完毕后，根据物体截层厚度升降工作台，铺粉滚筒再次将粉末铺平，然后再开始新一层的扫描，如此反复，直至扫描完所有层面。在实体构建完成并充分冷却后，需要将打印件取出，去掉多余粉末，再经过打磨、烘干等适当的后处理，即可获得最终产品。

SLS 工艺与 SLA 光固化工艺具有相似之处，即都需要借助激光将物质固化为整体；不同的是，SLS 工艺使用的是激光束，材料则由光敏树脂变成了塑料、陶瓷、金属或其复合物的粉末。与其他一些增材制造工艺相比，SLS 工艺在打印时不需要支撑结构来制造悬垂设计，因为正在构造的部件在任何时候都被未烧结的粉末包围，这使得 SLS 工艺可以构造其他工艺所不能构造的几何形状。此外，由于机器的腔室总是充满粉末材料，因此通过"嵌套"的技术，多个部件的制造对设计的整体难度和价格的影响要小得多。

经过几十年的发展，SLS 技术已经在汽车、航空航天、医疗等诸多领域得到了广泛应用。总的来说，SLS 技术可以应用在快速原型制造、快速模具或工具的制造以及单件或小批量的生产。

四、激光选区熔化成型技术

激光选区熔化（selective laser melting，SLM）成型是金属材料增材制造中的一种主要技术途径。该技术选用激光作为能量源，激光束开始扫描前，铺粉装置先把金属粉末平推到成型缸的基板上，激光束再按当前层的填充轮廓线选区熔化基板上的粉末，加工出当前层，然后成型缸下降一个层厚的距离，粉料缸上升一定厚度的距离，铺粉装置再在已加工好的当前层上铺好金属粉末。设备调入下一层轮廓的数据进行加工，如此层层加工，直到整个零件加工完毕。整个加工过程在通有惰性气体保护的加工室中进行，以避免金属在高温下与其他气体发生反应。SLM 成型技术的工作原理与 SLS 类似，所不同的是：SLS 所用的材料是低熔点金属粉末和高分子材料的混合粉末，在加工的过程中低熔点的材料熔化但高熔点的金属粉末不熔化，利用被熔化的高分子材料实现黏结成型；SLM 是在加工的过程中用激光使粉体完全熔化，因此其要求的激光功率密度要明显高于 SLS，且 SLM 不需要黏结剂而直接成型，成型后零件的精度和力学性能都要比 SLS 成型好。

SLM 技术特点主要体现在：①直接制成终端金属产品，省掉中间环节，节约了开模制模时间；②可得到与冶金类似的金属实体，密度接近 100%，力学性能能够媲美铸锻件；③ SLM 可加工出高精度和较低表面粗糙度的金属件；④适合加工各种复杂以及传统方法无法制造的工件；⑤适合单件及小批量模具和工件的快速成型。作为一种精密金属增材制造技术，目前主要应用在复杂几何体的设计及个性化、定制化制造等方面，如航空部件、刀具模具及个性化医学植入物制造。

五、立体喷墨成型技术

立体喷墨打印（3DP）也被称为黏合喷射、喷墨粉末打印，这种 3D 打印技术的工作方式和传统的二维喷墨打印最为接近，与 SLS 工艺相同，3DP 技术也是通过将粉末黏结成整体来制作零部件，但是它不是通过激光熔融的方式黏结，而是一种基于喷射技术从喷嘴喷射出连续的液态黏结剂将材料黏结在一起并按照一定路径逐层堆积成型的打印技术。喷头在计算机控制下，按照模型截面的二维数据信息，在铺好的一层粉末材料上，选择性地在相应位置喷射黏结剂，使部分粉末黏结，最终形成截面层。在每一层黏结完毕后，成型缸下降一个层厚的距离，供粉缸上升一段高度，推出多余粉末，并由铺粉辊推到成型缸，铺平再被压实，喷黏结剂，再进行后一层的黏结。如此循环，直至完成整个物体的黏结，形成三维的制件。最后将黏结得到的制件放置在加热炉中，做进一步的固化或者烧结，以增加制件的强度。

3DP 技术作为 3D 打印技术之一，是继 SLS、FDM 等应用最广泛的快速成型工艺技术后发展前景最为看好的一项快速成型技术。3DP 技术避免了 FDM、SLS 及 SLA 等快速成型方法对温度和环境的要求，具有成本低、体积小、原材料类型广泛、工作过程无污染、成型速度快、运行费用低、可靠性高等优点。此外，与其他工艺相比，3DP 工艺能够制作颜色多样的模型，彩色模型加强了信息的传递能力。3DP 工艺可用于打印彩色实物、模型、立体人像、玩具等，而在医疗领域，目前 3DP 工艺可以进行个性化假体、移植物、医学模型等。

六、薄材叠层快速成型技术

薄材叠层快速成型（laminated object manufacturing，LOM），又称为叠层堆积成型，是几种成熟的快速成型制造技术之一，由美国 Helisys 公司于 1986 年研制成功，并推出商品化的机器。叠层实体制造工艺的原理：LOM 工艺采用薄片材料（如纸、塑料薄膜等）作为成型材料，片材表面事先涂覆上一层热熔胶；加工时，用 CO_2 激光器在计算机控制下按照分层模型轨迹切割片材，然后通过热压辊热压，使当前层与下面已成型的工件层黏结，从而堆积成型。激光切割完成后，升降工作台带动已成型的工件下降，与带状片材分离；供料机构转动收料轴和供料轴，带动片材移动，使新层移到加工区域；升降工作台上升到加工平面，热压辊热压，再在新层上切割截面轮廓。如此反复直至零件的所有截面切割、黏结完，得到完整的三维实体零件。目前，可采用 LOM 设备打印的材料包括纸张、塑料膜、金属箔、陶瓷膜等。

作为目前几种成熟的快速成型制造技术之一，LOM 打印技术具有成型速度快、模型精度较高、原材料价格便宜、无须设计和制作支撑结构、成型时间较短等优点，且打印完成的成品具有良好的机械性能，因此 LOM 打印技术适用于大中型产品的快速制备。

第五节　医学 3D 打印材料

3D 打印材料是 3D 打印技术发展的重要物质基础，材料是 3D 打印发展的重要制约因素。一般 3D 打印所用的原材料都是专门针对 3D 打印设备和工艺而研发的，与普通的金属材料、塑料、石膏、树脂等有所区别，其形态一般有粉末状、丝状、层片状、液体状等。目前，3D 打印材料有 200 余种，主要种类包括聚合物材料、金属材料、陶瓷材料及其他材料。

一、聚合物材料

3D 打印用聚合物材料主要包括光敏树脂、热塑性塑料及水凝胶等。

光敏树脂是最早应用于 3D 打印的材料之一，适用于 SLA 技术，主要成分是能发生聚合反应的小分子树脂（预聚体、单体），其中添加有光引发剂、阻聚剂、流平剂等助剂，能够在特定的光照（一般为紫外线）下发生聚合反应实现固化。光敏树脂并不算是一种新材料，与其原理类似的光刻胶、光固化涂料、光固化油墨等已经在电子制造、全息影像、胶黏剂、印刷、医疗等领域得到广泛应用。按照聚合体系划分，可以分为自由基聚合和阳离子聚合，两者的聚合机制和依靠的活性基团各不相同。自由基聚合依靠光敏树脂中的不饱和双键进行聚合反应，而阳离子聚合依靠光敏树脂中的环氧基团进行聚合反应。光敏树脂固化速度快、表干性能优异，成型后产品外观平滑，可呈现透明或半透明磨砂状态，是目前口腔科常用的充填、修复材料。

热塑性聚合物是最常见的 3D 打印材料之一，常见的 3D 打印用热塑性聚合物有丙烯腈-丁二烯-苯乙烯塑料（丙烯腈-丁二烯）、聚乳酸（PLA）、聚酰胺（尼龙）（PA）、聚碳酸酯（PC）、聚苯乙烯（PS）、聚己内酯（PCL）、聚苯砜（PPSF）、热塑性聚氨酯（弹性橡胶）、聚醚醚酮（PEEK）等。根据 3D 打印方法的不同，要求材料的形态也有所不同，FDM 使用的是丝材，SLS 则使用的是粉材。目前工业上常用的聚合物原料以颗粒为主，制成丝材或粉材都要进行二次加工。其中以 PLA 和 PCL 为主的生物用热塑性材料具有良好的生物相容性、生物降解性、机械特性等，在医学领域具有广泛的应用，如药物传输、心脏支架等。

水凝胶是一种具有交联三维网络的高分子结构，能够吸收并保持大量的水分。根据聚合物来源的不同，可分为天然水凝胶与合成水凝胶。天然水凝胶如明胶、琼脂、海藻酸钠等具有较高的溶胀性，机械性能相对较差；合成水凝胶由于水凝胶的成分、结构、交联度可调，使得合成水凝胶的各项性能可以在较大范围内进行调控,同时合成水凝胶重复性好,能够进行大规模的生产制造。水凝胶作为组织工程的理想材料，在该领域的应用前景十分广阔。

二、金 属 材 料

作为 3D 打印中非常重要的材料，金属材料在汽车、模具、能源、航空航天、生物医疗等行业中都有广阔的应用前景。3D 打印金属材料主要有粉末形式和丝材形式。粉末材料是最常用的材料，可用于 SLM、电子束选区熔化（EBSM）等多种 3D 打印工艺。金属粉末一般要求纯净度高、球形度好、粒径分布窄、氧含量低。目前，应用于 3D 打印的金属粉末材料主要有：铁基合金，是 3D 打印金属材料中研究较早、较深入的一类合金，较常用的铁基合金有工具钢、316L 不锈钢、M2 高速钢、H13 模具钢和 15-5PH 马氏体时效钢等；钛及钛合金，以其显著的比强度高、耐热性好、耐腐蚀、生物相容性好等特点，成为医疗器具、化工设备、航空航天及运动器材等领域的理想材料；镍基合金是一类发展最快、应用最广的高温合金，其在 650~1000℃高温下有较高的强度和一定的抗氧化腐蚀能力，常用的 3D 打印镍基合金牌号有 Inconel 625、Inconel 718 及 Inconel 939 等；钴基合金具有比钛合金更良好的生物相容性，目前多作为医用材料使用，用于牙科植入体和骨科植入体的制造，目前常用的 3D 打印钴基合金牌号有 Co212、Co452、Co502 和 CoCr28Mo6 等；铝合金比重低，耐腐蚀性能好，抗疲劳性能较高，且具有较高的比强度、比刚度，是一类理想的轻量化材料，常用铝合金牌号有 AlSi10Mg、AlSi7Mg、AlSi9Cu3 等；其他贵金属材料如黄金材料，具有导电性好、导热性好、稳定性高等特点，主要应用于电子、化学工业、航空航天等对材料有特殊性要求的领域。

三、陶 瓷 材 料

陶瓷材料是人类使用的最古老的材料之一，但在 3D 打印领域属于比较"年轻"的材料。这是因为陶瓷材料大多熔点很高甚至无熔点（如 SiC、Si_3N_4），难以利用外部能场进行直接成型，大多需要在成型后进行再处理（烘干、烧结等）才能得到最终的制品，这便限制了陶瓷材料 3D 打印的推广。然而陶瓷材料具有高强度、高硬度、耐高温、低密度、化学稳定性好、耐腐蚀等聚合物和金属材料不具备的优点，在航天航空、电子、汽车、能源、生物医疗等行业有广泛的应用前景。

用于 3D 打印的陶瓷材料可分为传统陶瓷和先进陶瓷。传统陶瓷可以定义为组成硅酸盐工业的那些陶瓷制品，主要包括黏土、水泥及硅酸盐玻璃等。传统陶瓷的原料多为天然的矿物原料，分布广泛且价格低廉，适合于日用陶瓷、卫生陶瓷、耐火材料、磨料、建筑材料等的制造。传统陶瓷的成型大多需要模具，将 3D 打印工艺应用于陶瓷或玻璃制品的制造中，可以实现陶瓷制品的定制化，提高附加值，并有可能赋予其独特的艺术价值。先进陶瓷是一类采用高纯度原料、可以人为调控化学配比和组织结构的高性能陶瓷，相比传统陶瓷在力学性能上有显著提高并具有传统陶瓷不具备的各种声、光、热、电、磁功能。先进陶瓷从用途上可分为结构陶瓷和功能陶瓷。结构陶瓷常用来制造结构零部件，要求有较高的硬度、韧性、耐磨性和耐高温性能；功能陶瓷则用来制造功能器件，如压电陶瓷、介电陶瓷、铁电陶瓷、敏感陶瓷、生物陶瓷等。

四、其 他 材 料

现有 3D 专用材料包括聚合物材料、金属材料、陶瓷材料，但单一材料种类较少和性能不足严重制约了 3D 打印技术应用。目前，行业领军企业以及一些材料企业纷纷布局专用材料领域，突破了一批新型高分子复合材料、高性能合金材料、生物活性材料、陶瓷材料等专用材料。将纳米材料、碳纤维材料等与现有材料体系复合，开发多功能纳米复合材料、纤维增强复合材料、无机填料复合材料、金属填料复合材料和高分子合金等复合材料，不仅赋予材料多功能性特点，而且拓宽了增材制造技术的应用领域，使复合材料成为专用材料发展趋势之一。

除了现有材料，形状记忆材料，也称为智能材料，目前备受关注。具有可逆性的智能材料可以在特定的外部刺激下以预定义的方式转换其形状或属性。例如，定制的植入物被移植到伤口中，当温度、压力或磁场发生变化时改变其形状，以适应组织缺陷的尺寸。因此，3D 打印的智能材料在生物医学应用中显示出巨大潜力。

第六节 医学 3D 打印技术的质量控制

一、软件建模质控

个性化医疗器械是指医疗器械生产企业根据医疗机构经授权的医务人员提出的临床需求设计和制造的、满足患者个性化要求的医疗器械，分为定制式医疗器械和患者匹配医疗器械。

1. 功能性方面 三维建模软件应能满足个性化临床和工程设计输入要求。主要包括处理对象、三维模型重建、医工交互和输出对象方面的要求。能够用于增材制造个性化医疗器械的采集方式可采用但不限于以下几种：①医学影像采集；②光学成像采集；③物理模型采集。三维建模软件的建模功能宜包含患者数据三维重建，重建的结果通常是个性化医疗器械匹配患者的依据。对于患者医学影像数据的三维重建，软件宜采用公认成熟的三维重建算法，以保证医工交互信息的准确性。三维建模软件需要支持医工交互的功能，支持临床医师根据临床实际需求对重建结果进行修改。为了能够定量地分析三维几何模型的参数是否符合临床的需要，三维建模软件需要包含测量的功能。三维建模软件应包括：①测量距离/角度/体积/面积/直方图的功能；②基础图形的绘制功能，建议包括三维点/直线/平面/几何球/网格球/立方体/圆柱/网格圆柱的功能；③一些基础功能，建议包括模型隐藏/显示/透明/不透明/着色/空间变换功能。三维建模软件需要将生成的几何模型输出，输出格式需要支持增材制造。目前增材制造支持的主流几何模型文件格式为 STL/AMF/3MF/OBJ/VRML/3DS 等，三维建模软件至少支持其中一种输出文件类型。

2. 性能效率方面 三维建模软件的性能效率应适合不同的应用场景，结合不同的影像模态、影像质量和部位，规定相应的性能指标。三维建模软件配置环境直接影响用户的使用情况，软件运行应配备适宜的硬件资源。三维建模软件的性能指标直接影响建模时间，基于医学影像的复杂性，不同应用的建模时间和医工交互时间是不同的，制造商应规定并验证在特定环境中的建模时间。三维建模软件的建模准确度直接影响最终产品的精度。为保证增材制造个性化医疗器械的安全有效，三维建模软件的制造商应对输出对象的精度进行验证和确认。验证的方法可以包括但不限于仿真验证和实体验证。三维建模软件重建的模型精度应满足临床需求。

3. 易用性方面 三维建模软件功能设计应该能够符合用户使用习惯，建模过程显示效果清晰、直观、明确。三维建模软件操作界面采用图形界面样式，可显示冠状面位图、横断面位图、矢状面位图、曲面重建、3D 视图等，用户可以用人机交互工具对图像和网格数据进行交互。具备与原始图像进行对比验证的功能。三维建模软件应使用中文或额外的语言设置（如英语等）以满足不同语言差异的用户。

4. 信息安全性 三维建模软件需要保护患者的隐私信息（如健康数据），保证患者隐私信息不泄露。三维建模软件应该明确数据来源、影像数据格式、增材制造数据格式，明确数据访问权限的分级管理。对数据的查看、传输、复制、销毁等环节进行严格管理，建立严格的数据访问控制机制，确保数据在使用过程中的痕迹可追溯。建议建立用户访问限制机制，包括但不限于用户身份鉴别方法（如用户名、密码等）、用户类型及权限（如系统管理员、普通用户、设备维护人员等）、密码强度设置、软件更新授权等。对于可网络远程操作的三维建模软件，需要在软件开发过程中制订网络安全测试计划，并对网络安全的可追溯性进行分析。数据在网络传输或数据交换过程中应当保证保密性和完整性，同时平衡可得性的要求，特别是具有远程控制功能时，可采用加密等技术来保证软件的网络安全。

二、3D打印设备及工艺质控

3D打印设备应配备用户使用说明文件，包含定期检查的项目、周期和标准。用于3D打印成型工艺过程控制的仪器仪表应按国家或企业的有关规定定期计量检定、校准。推荐使用设备出厂自带的工艺参数，或使用通过试验得出的工艺参数。操作者应接受培训，内容包括但不限于增材制造设备和辅助设备的操作、维护、校准、软件使用、安全防护、材料处理、后处理、数据处理、异常情况处理等。操作者经培训考核合格后才能操作设备，培训应由设备厂商或已接受培训并合格的人员来实施。在零件制造前，应确认零件模型的文件格式适用于所用增材制造设备。

粉末床熔融设备通常包括但不限于能量源（激光或电子束源）扫描系统、粉末供给系统、成型腔、铺粉系统、气氛保护系统、循环过滤系统、预热系统、冷却系统、取件系统（非全自动）、真空系统（适用于电子束为能量源的设备）、控制系统等。金属材料定向能量沉积设备主要由能量源、沉积头、原材料输送系统、气氛控制系统、运动控制系统、除尘系统、循环过滤系统、过程监控系统等部分组成。可根据能量源的不同进行分类，包括以激光为能量源的定向能量沉积设备，以电子束为能量源的定向能量沉积设备和以电弧、等离子束为能量源的定向能量沉积设备。塑料材料挤出成型设备交付前应有合格证明，且各项技术指标参数符合工艺相关要求。材料供应商应按照要求向客户提供合格证明，确认每批的取样、测试及检测均依据本规范进行，且满足要求。证明文件应包含用户对材料的特性要求，包括材料的生产批号等信息，以及交付产品的特性要求。

三、3D打印成品后处理工艺质控

后处理通常有热处理、零件移除、去支撑、表面处理，供方应根据需方的要求选择合适的后处理方法。

1. 热处理 成型后的零件及随炉样品可根据需要进行去应力退火处理。根据零件的使用要求或供需双方的技术协议采用相应的热处理以改善组织性能。对内部质量有特殊要求的零件可进行热等静压处理。热处理应符合 GB/T 39247 的有关规定。

2. 零件移除 从成型平台移除零件时不应破坏零件和影响零件性能。常用的零件移除方法有机械加工、手工去除等。

3. 去支撑 如需去除支撑时不应破坏零件和影响零件性能。常用的去支撑的方法有机械加工、手工去除等。

4. 表面处理 成型后的零件表面是否需要处理由供需双方协商确定，常见的表面处理方法有喷砂、打磨、抛光、磨粒流、精磨、机械加工、电化学腐蚀等。

第七节 医学3D打印技术的应用

一、医学模型的应用

1. 医学教育 解剖学是医学教育中的重点和难点，解剖学中的某些结构是错综复杂的，其教学实践通常需要建立在医学模型基础上，但是传统医学解剖模型制作成本高，所以很难给医学生们足够的机会去实践。3D打印技术因其成本可控且可快速制造个性化高精度医学模型的优势，可以在临床医学教育和科研中发挥重要作用，如脑神经和颅底结构，仅基于二维图像很难被完全理解。若使用3D打印的解剖学模型，抽象的结构就会变得形象直观。同时，世界各地关于遗体捐赠的法律和伦理问题存在较大差异，3D打印建立的解剖模型可以在一定程度上解决这些伦理问题。

2. 医患沟通 临床手术均存在一些术后风险，医生在与患者家属沟通时很难做到直观、全面地进行解释。医生利用 3D 打印模型可以轻松地指出患者的问题所在，让患者及其家属对术后风险有一定的了解，从而减轻患者的心理压力，提高患者对手术的整体满意度，减少医疗纠纷的发生。

3. 预手术　对于风险高、难度大的手术，医务工作者进行术前规划十分重要。在以往的手术预演过程中，医务工作者往往需要通过 CT、磁共振成像（MRI）等影像设备获取患者的数据，之后再将二维医学影像利用软件转换成三维数据进行模拟。如今，医务工作者可以借助 3D 打印机等设备，将三维模型直接打印出来。这样做，既可辅助医生进行精准的手术规划、提高手术的成功率，又便于医务工作者与患者针对手术方案进行沟通和交流。此外，有研究也报道了通过远程传输患者影像数据，医学专家可以远程 3D 打印患者器官模型，远程模拟手术过程，为医疗资源匮乏地区患者制订更有效的手术治疗方案。

二、个性化康复器具的应用

康复辅具市场一直都是 3D 打印技术的重点应用领域。近年来，3D 打印技术逐渐在矫形器、假肢和助听器等康复辅具上得到了广泛应用。因为需要康复的对象身体情况存在差异性，所以医疗辅具市场的定制化需求较为明显。3D 打印技术不仅可以解决这种定制化需求，还能大大降低康复辅具的制作成本，为老年人和残障人士带来了新的希望。

传统制造康复辅具的制作流程较为复杂，首先企业要根据患者的大体情况分类来进行不同型号产品的设计。然后模具制造厂根据设计开发图纸，进行模具制造。由于模具制造的费用较高，厂家一般都会设定基本的型号，来控制成本。模具制造完成后，还需要为模具设计开发出合适的工装夹具。完成模具和夹具开发后，企业才会进行大批量的注塑。得到的产品尺寸小，型号有限，难以与患者的身体结构精准匹配。整个制作过程生产量大、流程复杂、周期长、型号规格较少。然而，运用 3D 打印技术制作医用康复辅具的流程就较为简单，首先要取得患者的骨骼、皮肤或体型等相关数据图像，三维重建后进行设计，然后将设计好的数据模型导入"打印机"，打印后再进行简单的处理加工就能得到定制式的康复辅具。整个制作过程方便、简单、快捷，而且具备精准化、个性化特点，不仅缩短了时间成本，而且提高了产品与患者身体结构的匹配度。

在实际的应用过程中，假肢、助听器等康复医疗器械具有小批量、定制化的需求，由于这些康复医疗器械设计较为复杂，传统数控机床受到加工角度等因素的限制往往难以实现较好的效果。利用 3D 打印技术后，康复医疗器械的制造工艺得到了进一步提升，制作单个定制化康复医疗器械的成本下降、制作周期也进一步缩短。

三、个性化手术导板的应用

采用 3D 打印技术制备的、具有引导作用的器械即为 3D 打印骨科手术导板。3D 打印手术导板是根据术中需要而采用计算机辅助设计、3D 打印制备的一种个性化手术器械，用于术中准确定位点、线的位置，方向和深度，辅助术中精确建立孔道、截面、空间距离、相互成角关系及其他复杂空间结构等。临床医师根据手术导板的导向作用精确进行手术操作，使手术操作的精准性和安全性大大提高、手术时间缩短、术中出血和副损伤减少；使一些传统手术比较复杂、困难的术中操作变得容易和轻松；减少了术中 C 臂 X 射线机的依赖和手术室射线沾染，减少了手术相关并发症；其技术的普及应用极大提高了医疗救治水平，有效提高了手术质量，实现了个性化、精准化治疗。

作为手术实施过程中的辅助手术工具，手术导板可以帮助医务工作者准确实施手术方案。目前，手术导板的类型已经包括关节类导板、脊柱导板、口腔种植体导板、穿刺导板等。借助 3D 打印制作的手术导板，在弥补了传统手术导板制造工艺不足之处的同时，也能对导板的尺寸、形状等按需进行调整。这样可以使不同的患者都具有符合自己真正需要的导板。

四、个性化植入物/假体的应用

早在 3D 打印出现之前,外科医师就已经使用粗糙的、手工的方法设计和构建与患者相匹配的个性化假体。个性化植入物或假体都是为特定患者制备的,而不是像大多数批量生产的产品那样适用于普通患者。个性化假体通常被用于一些复杂的手术,如对于大面积骨缺损的患者,骨肿瘤、车祸等造成的骨骼缺损、颌面损伤、颅骨修补等,都无法用一般修复产品进行治疗,而 3D 打印产品提供了有效的解决方案,特别是这些打印的植入物/假体都是依据患者的自身特点进行量体裁衣而制造的。与传统假体制备技术相比,3D 打印个性化假体具有更高的匹配性,3D 打印技术能够根据患者需求个性化地定制植入物形状,3D 打印可利用患者的医学影像数据,实现任意复杂解剖结构的打印,同时保证尺寸精度高。此外结合生物材料技术的应用,可在保证解剖结构高度吻合的同时,使得植入物具有良好的生物相容性,实现植入物外形和力学性能与人体自身骨的双重适配,功能及外形也更加得到患者和医生的认可。例如,在骨科手术中,可对患者进行深度人工假体定制,而且假体也与正常骨骼有相似的生物力学性表现。

近年来,使用 3D 打印直接制作植入物或者假体的方式越来越常见,全球几大著名骨科医疗器械制造商陆续推出了 3D 打印产品,这些产品经过多年的研发与验证,获得了 FDA 的批准,并正式进入到医疗市场。3D 打印植入物行业在国内还处于发展阶段,但我国已经批准了包括髋关节置换内植入物、脊柱椎间融合器及人工椎体、3D 打印硬脑(脊)膜补片等商业化的 3D 打印产品。

五、生物 3D 打印的应用

器官移植是人体多个器官疾病的终极治疗方案,但是随着器官移植技术的发展和推广,人体器官供给成为一大限制因素。所以科学家们提出了多种解决方案,其中就包括组织工程学或者再生医学。生物打印是再生医学中一个快速发展的分支,旨在复制细胞、组织和最终功能齐全的器官。利用 3D 打印所具有的精度和空间控制的优势,生物打印在活细胞的更准确沉积以及生物相容性支架上的支撑组件方面取得了重大进展。目前,生物 3D 打印的组织器官主要包括鼻、耳、血管、肾脏、心脏、皮肤、角膜等。无论是人造血管、软骨组织,还是肝脏组织、肾脏组织,其核心都是特定类型细胞的分离(或定向诱导)及大规模扩增。生物 3D 打印技术,在人工组织、器官培养过程中可以构建组织器官的三维形状,并让细胞组织按照预先设定好的形状生长,以此来促进细胞组织的健康发育,并用其来替换人体病变组织。组织工程学是通过细胞移植的方法,在活体内修复受损的器官,是解决器官衰竭后器官移植问题的有效手段之一。经典的组织工程方法由 Langer 和 Vacanti 首先提出的,基于使用预先形成的固体刚性支架和分离细胞。该方法结合来自患者的扩增细胞,将这些细胞接种在多孔可生物降解支架上,在生物反应器中培养,获取可植入的细胞团。但是这种方法主要成功应用于中空器官,对于复杂结构的非中空器官还有许多挑战,主要的局限就是固体刚性支架的制造。

虽然器官复制品在短期内不太可能实现,但生物打印中引入的技术在弥合当前医疗实践与理想的个性化医疗之间的差距方面具有广泛的应用。首先,打印的人体组织将在很大程度上促进药理学的发展,药物试验可以直接在人体组织上进行测试,而不是在动物模型上进行测试,从而允许进行更精确的试验、更高的安全性、更多的可负担性和可能需要治疗的更多病症;打印的组织样本还可以提供个性化的药物治疗方案,从而加快恢复速度;此外,技术本身是学习病理学的资产。例如,在人肺组织上接种微生物或污染物后,可以彻底了解肺炎的病因或纤维化的发病机制。

第八节 3D 打印技术的发展趋势、问题与挑战

目前,3D 打印技术在医学中已经有了很多成功的应用。随着生物材料的发展,更多新材料可

被引入 3D 打印中，在一定程度上降低生物材料的成本也使得可打印的生物材料更为多元化，这会进一步开拓 3D 打印技术在医学中应用发展。同时，随着电子计算机技术进步，未来可能会出现更为先进的 3D 打印技术，3D 打印的效率和精确度也都会不断提高。目前 3D 打印在医学中主要还是集中于器官建模和标本复制，打印出具有生物活性的组织脏器将会是这个领域学者们的研究目标。随着人工智能的高速发展，也会给 3D 打印技术发展注入新的活力。未来 3D 打印在医疗方面可能会在以下几个方面快速发展：

1. 体外组织或器官模型　　与传统模型相比，由生物打印技术构建的体外 3D 模型更接近人体，并且使用这种模型获得的结果能更真实地反映实际情况。在药物研发过程中，根据 2D 模型开展的实验往往不太准确且成功率较低，导致大量资源被浪费。采用不同的种子细胞，利用生物 3D 打印技术可以构建不同的 3D 组织模型。较常规二维细胞培养而言，这种 3D 组织模型可以为机制研究提供更接近于体内真实的组织情况，同时可以为临床精准治疗提供新的研究手段。以药物筛选为例，通过生物 3D 打印可以构建仿生肿瘤组织，模拟多细胞、多材料、高度异质的仿生肿瘤微环境。基于这类 3D 组织模型的评价，会有效提高检测药物的准确性和效率；而且对于难以通过动物模型评价药物有效性和安全性的，3D 组织模型亦可以提供有用的补充信息。

2. 3D 打印药物　　与传统制药技术相比，药物的 3D 打印可以通过三维空间设计，为精准释药、控制药物剂量、提高研发效率、灵活制药等提供新思路。如何让药物"聪明"地在恰当的时机发挥药效，这取决于药物的起始释放时间和释放速率，不同的结构设计，可以让药物快速起效并持续发挥作用，提高药物疗效或降低副作用，也可以让患者服药变得更便利。目前药物 3D 打印的主要发展方向主要是：①实现药物活性成分的个性化定制；②剂量的个性化定制；③形状的个性化定制；④使药物拥有特殊的微观结构，改善药物的释放行为，从而提高疗效，降低药物副作用。

3. 个性化功能性组织和器官复制　　在生物打印发展之初一般能直接打印具有形态相似的器官或组织，如心脏和血管。对于临床应用而言，如何利用 3D 打印技术制备出形态相似及功能相似的组织和器官非常重要。目前虽然有报道通过生物 3D 打印实现肝、肾等组织和器官的体外制造，但目前所打印的组织或器官还仅仅停留在形状相似。通过 3D 打印器官或组织时，仅打印出类似形状远不足以满足要求，打印出的产品还必须具备相应的功能。因此个性化功能性的组织和器官的复制面临着更艰巨的挑战，需确定生物打印的组织如何发挥作用。目前个性化功能性组织和器官的复制的主要发展方向为：①活细胞 3D 打印结构培养、增殖技术的研究；②具有保持细胞生物活性和功能的生物材料的研究（如构建 ECM 仿生材料）；③活细胞打印技术，根据不同的组织器官特点，选择具有保持生物活性和生物材料的物理特性的材料，采用不同的打印技术进行生物制造并发挥其最大功效。对于生物打印而言，活细胞被视为生物材料的一部分，所以维持打印后细胞的活性和功能也至关重要。

4. 高性能植入物打印　　由骨肿瘤、车祸等造成的骨骼缺损、颌面损伤、颅骨修补等，都无法用一般修复产品进行治疗，而 3D 打印产品提供了有效的解决方案。目前，生物 3D 打印的植入物还以生物惰性的假体为主，仅起到填充或者占位的作用，可降解的高性能植入物目前还相对较少。但随着技术成熟和相关配套法规的健全，预计在不久的未来，使用定制化的 3D 打印高性能植入物进行缺损修复或替代有望在部分治疗领域得到突破。

5. 体内 3D 打印　　在过去的 10 年中，生物打印技术取得了长足的进步，并在不同组织工程领域得到应用，如组织再生、血管形成、药物筛选和疾病建模等。但是，现有的打印技术大多为体外打印或离体打印，而直接在体内实现（即"体内打印"）需要进一步验证。虽然器官直接打印入人体仍十分困难，但科研人员已做出了一些尝试。术中打印已在组织再生的应用中，包括软骨、皮肤和骨骼等，显示了其潜力。从长远看，术中打印的自动化不仅是打印流程的简单集成，同时也需要大量临床案例来优化生物打印的策略。除了科学方面的考量，术中打印的临床研究也将面临伦理与监管的考验，共享患者信息用于数据库的建立将引发私人信息与知识产权保护方面的挑战。体内 3D 打印技术或许能解决骨缺损临床修复填充问题，如果能实现体内打印，则有望在骨科领域开展更多的医疗和工业协同研究，从而使患者进一步获益。

总结起来，从应用的广度方面来看，国内3D打印正从最初的医疗模型快速制造，逐渐发展到3D打印直接制造助听器外壳、植入物、复杂手术器械和3D打印药品；从在深度方面来看，由3D打印没有生命的医疗器械向打印具有生物活性的人工组织、器官的方向发展。因此，国内3D打印技术的发展还面临以下挑战：①技术标准体系尚待建立、完善；②基础理论、关键工艺技术和高端装备仍然欠缺，与欧美发达国家相比仍有差距；③缺少原始创新、变革性技术，重复性项目多，而原创性、领先性成果尚为欠缺；④3D打印过程控制困难，亟待提升打印工艺，从根本上提升打印部件的性能。提出原创性理论，攻克核心零部件的制造，开发自主可控的软件，掌握高性能打印材料的制备，建立科学详细的技术标准，是包括3D打印技术在内的每个科技领域解决"卡脖子"问题的关键所在。此外，随着3D打印在医学领域应用越来越广泛，也需要相关学者来研究这个行业的标准与规范问题，同时医学人体研究都会涉及道德和伦理等问题，这些都是未来需要完善的。总而言之，3D打印在医学中应用前景十分广阔，未来随着更高效简化的技术发展，多元化的材料和完善的规章制度，3D打印技术在临床应用将会更为普及，更多的患者将会从中受益。

思 考 题

1. 简述医学3D打印常用的数据来源。
2. 简述医学3D打印的工作流程。
3. 简述医学3D打印的材料发展现状。

（杨晓鹏　聂　壮　张　翼）

第七章 医学影像信息新技术及研究进展

第一节 虚拟现实、增强现实及混合现实技术及应用

一、虚拟现实、增强现实及混合现实技术概述

曾经,人们以存在哲学为理论基础,发展虚拟世界的理论、技术和伦理;而如今随着图形学、多媒体、人机交互技术和脑科学的发展使虚拟世界的降临成为可能。随着科学技术的不断进步,虚拟世界相关技术得到快速发展,出现三种关键性技术包括虚拟现实、增强现实与混合现实技术。

虚拟现实(virtual reality,VR)技术是一种可以创建和体验虚拟世界的计算机仿真系统,是利用高性能计算机生成一种模拟出三维虚拟世界,将多源信息融合的、交互式的三维动态视景和实体行为的系统仿真。它的核心是营造逼真的内容,给人互动,产生沉浸感,达到一种身临其境的感觉。实际上,VR 技术是计算机技术、计算机图形学、计算机视觉、信息技术、传感与测量技术、仿真技术、多媒体技术、语音与模式识别技术、人机接口技术、软件工程、网络技术和人工智能技术等多种高新技术集成的结晶。虽然近几年虚拟现实迅速发展,但是早在 50 年前科学家就已经提出了虚拟现实的技术构想。Sensorama 早在 1962 年开发了第一台虚拟现实设备——多感官模拟器;Ivan Sutherland 作为美国计算机图形学领域的先驱,在 1968 年开发了一种头戴式显示器,它是最接近于现代 VR 设备概念的 VR 眼镜原型;1984 年,NASA 艾姆斯的迈克·麦格里维博士和吉姆·汉弗莱斯博士开发了虚拟现实装置 VIVED(图 7-1);后来,VIEW(虚拟交互环境工作站)项目开发了一种通用、多感官、个人模拟器和远程呈现设备,配置包括头手跟踪、单色宽视场立体声头戴显示器,语音识别,3D 音频输出,以及跟踪和仪表手套(图 7-2);近几年,虚拟现实发展非常迅速。

目前,随着云计算、大数据、5G 技术的发展基本上可以保证在轻便的硬件上实现足够的计算速度、存储空间、传输速率和续航能力,但是图像技术还需要进一步发展,尤其是复杂图形、动态图像、特殊场景等方面。内容的缺少也是目前虚拟现实技术的瓶颈,特别是高清高质量的内容,究其原因,一方面是内容制作成本很高,另一方面是市场的硬件技术还不够成熟。未来,虚拟现实技术中的交互技术会从视觉真三维过渡,人机交互和现实会趋于自然化。虚拟现实以后会在教育与智能制造方面应用更广泛,当然虚拟现实在航天航空的广泛应用也是可以预料到的。最重要

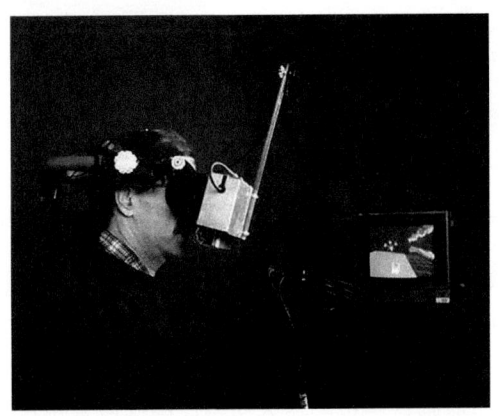

图 7-1 1984 年由美国 NASA 艾姆斯研究中心的迈克·麦格里维博士和吉姆·汉弗莱斯博士设计和建造的 VIVED 系统

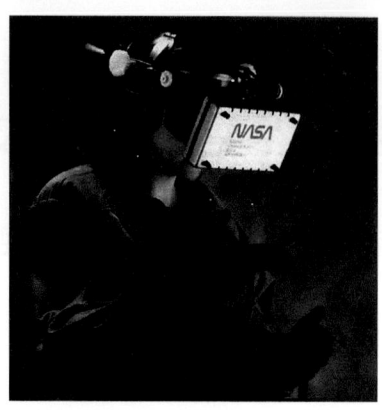

图 7-2　在斯科特·费舍尔博士指导下，美国 NASA 艾姆斯研究中心开发的视图系统

的是，无论虚拟现实应用在哪个领域以及目的是什么，我们都需要考虑人为因素，否则系统将无法达到足够舒适和直观的效果。因此，未来需要研究如何让人们能够轻松地将自己和行为从虚拟适应现实。

增强现实（augmented reality，AR）技术是将虚拟信息与现实世界相结合的技术，它是把在现实世界中的一定时间空间范围内很难体验到的实体信息，通过计算机等科学技术，模拟仿真后再叠加，将虚拟的信息应用到真实世界，从而被人类感官所感知，最终达到超越现实的感官体验。AR 主要通过使用包括多媒体、3D 建模、实时跟踪和注册、智能交互、传感等技术，不仅展现了真实世界的信息，而且将虚拟的信息同时显示出来，两种信息相互补充、叠加。第一次真正由计算机生成的增强现实体验是 1968 年 Ivan Sutherland 与 Bob Sproull 一起创建了第一个增强现实原型系统（图 7-3），它结合了基于 CRT 的光学透明头戴式显示器，以及与 PDP-11 计算机和定制图形硬件相连的天花板安装式机械跟踪系统。Feiner 在 1993 年研究了交互方法并开发了第一个移动增强系统；1996 年，Schmalstieg 探索 AR 如何用于增强面对面协作，允许同一地点的人们查看和交互共享 AR 内容的系统（图 7-4）；1997 年，Starner 开发了基于计算机视觉跟踪的可穿戴计算平台，并将其作为真实世界标记上 AR 覆盖的基础；2003 年，Wagner 等开发了第一个独立的手持 AR 的应用程序；2007 年，某公司开发了最早广泛使用的消费者 AR 体验之一的游戏《审判之眼》（*the Eye of Judiction*）；2009 年，AR 从研究实验室和专业应用转向了广泛可用的商业技术，这是增强现实技术的一个转折点。

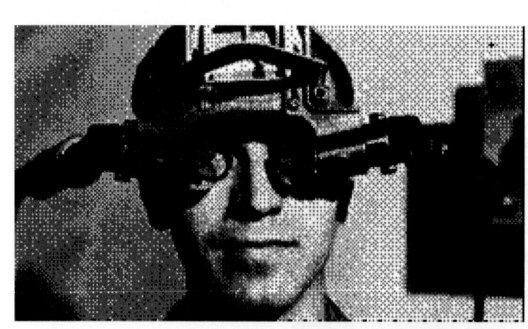

图 7-3　Ivan Sutherland 的 AR 系统

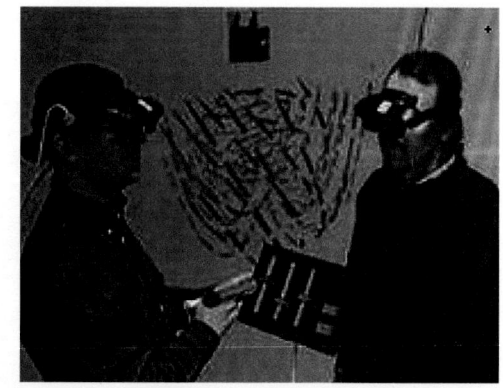

图 7-4　早期的协同 AR 系统

经过几十年的发展，AR 技术已经越来越成熟，并已应用于教育、医疗、游戏、电影等领域。但是，AR 同虚拟现实一样，同样也面临着一定的技术瓶颈，硬件成本较高并且硬件的计算能力与显示技术无法满足 AR 的要求。AR 的内容生成困难，并且其生态链没有建成，这也意味着极其缺乏开

发资料与开发人员。在未来几年，AR 技术的应用，尤其是在移动智能终端的应用，将会大量涌现，同时，ARKit 和 ARCore 开发平台的推出，在技术上实现了 AR 与智能移动设备的结合。头戴显示器也是未来 AR 发展的趋势，因为眼睛和显示屏上的虚拟图像之间没有其他物理对象，这保证了虚拟图像不会被其他物理对象遮挡。未来，AR 技术将在很大程度上改变人类的生活，这是科技发展的必然趋势。

混合现实（mixed reality，MR）技术是通过在现实环境中引入虚拟场景信息，在现实世界、虚拟世界和用户之间搭起一个能够交互反馈的信息回路，以此增强用户体验的真实感，并且能够进行实时的互动与构想。早在 1994 年，Paul Milgram 和 Fumio Kishino 对 MR 技术进行了深入的探讨，他们认为 MR 是 VR 相关技术的一个特殊子集，它连接着完全真实的环境与完全虚拟的环境，同时与 VR 与 AR 在技术层面和实现方法也有着紧密的联系。同时 Milgram 引入"虚拟现实连续统一体"的概念，见图 7-5。

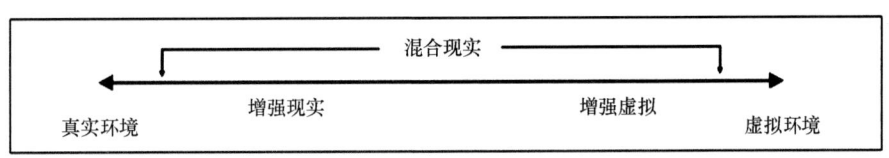

图 7-5　虚拟现实连续统一体

之后 Benford 等也提出了一种创建共享混合现实的方法，该方法基于构建真实和虚拟空间之间的透明边界。Billinghurst 等描述了如何使用混合现实来支持本地和远程协作的例子，并总结了用于协同混合现实界面的计算机视觉新技术。混合现实（MR）技术作为一种通用性技术，在大多行业中都有涉及的应用场景。由于混合现实技术具有空间定位和全息投影的功能，现今在工业设计和医疗教育等行业中都具有良好的应用前景，且已经出现了大量混合现实应用案例。在教育行业，开发者可以根据不同的学习需求开发全息教学内容，让学生们在新奇的全息互动式体验中完成知识点的学习。Victor Callaghan 等研究者旨在创建一个 MR 教学环境，使得参加在线课程的师生能够借 MR 眼镜和高清显示器进行交流，提高学生的课堂参与度。Blanca Ibanez M 等研究者开发了一个用于西班牙语学习的 MR 技术，使得师生能够在模拟交流的场景中探讨和传授知识。在医疗领域，Joon Hao Chuah 等开发了一种能够使专业医学人员与虚拟患者进行对话的 MR 系统，提高医师的沟通能力，解决没有真实患者与之交流的缺陷。相信随着人类科技的持续发展，特别在当今是 5G 网络和通信技术的大变局，各行各业也都将会大规模应用 MR 技术。

二、虚拟现实技术的应用

（一）医学图像的虚拟现实可视化系统

以医学图像数据为基础，根据人体操作习惯，创建人体器官的可视化三维环境，使医师能够准确确定人体器官的空间位置、大小、几何形状以及与周围组织结构的空间关系。该系统克服了传统医学可视化中的不确定性，使得医师能够方便地进行术前规划和虚拟手术。

VR 技术的快速发展使得医学图像的可视化也因此得到了跨越式发展。VR 具有沉浸感和互动性的特点，这使得它可以结合医学图像，从而创造出符合人们操作习惯的三维工作环境。医师可以使肿瘤等感兴趣的部位具有清晰的可视性并以真实的三维形式展示出来，从各个角度立体观察和测量每个解剖结构，准确确定空间位置、大小、肿瘤的几何形状及与周围组织结构的空间关系，甚至进行术前规划和虚拟手术。

医学图像的虚拟现实可视化系统利用医院采集的患者的图像数据使用 VR 技术使得医师可以先行透视，并从各个角度观察器官。对于癌症患者，医师可以通过设置器官的透明度来观察肿瘤与内部动脉、静脉、胆管等的详细位置关系，以及与周围器官的粘连程度，从而正确判断患者的手术切除能力。对于手术切除肿瘤，外科医师可以通过三维重建模型进行模拟手术，在 VR 可视化系统下,可以对术前手术、手术通畅、术中指导进行评估和演示。

(二)虚拟现实中医学影像图集交互

医学图像"图谱"是由专家标记的组织或结构的图像。地图集可以通过将相同形态的多个图像(如 MRI)对齐到一个共向的坐标系统中,并对其进行统计分析,以确定最具代表性的图像,从而获得独立于个体解剖变异的结果。交互式地图集可视化技术是通过创建分解视图来交互并探索医学图像地图集和基础医学图像,类似于那些在技术插图中使用的视图,用来增强机械组件的可视化程度。

分解视图改变了场景的空间布局,以提高对象之间结构关系的可视性。分解视图的作用是通过用户在虚拟现实中的本体感觉,简化地图导航过程,以减少认知负荷。以身体为中心的互动设计原则可以通过将人体本体感觉与虚拟环境的视觉表现紧密耦合,可以实现更直观的交互。同时通过使用控制器手势来创建爆炸路径,以减少对用户界面的依赖与屏幕上的视觉混乱。

因此,交互式地图集可视化技术主要通过使用一对运动跟踪的虚拟现实控制器创建分解试图。地图集定义的区域可以进一步进行分解,以显示具有分段曲面的上下文中的图像强度。

(三)用于医学影像的虚拟现实系统

医学影像虚拟现实系统能够提供沉浸式可视化和与三维模型的交互。该系统主要实现医学影像与 VR 两种服务,其中医学影像服务为用户提供了对来自 DICOM 图像的医疗数据进行可视化和图像处理的功能,如分割、共配准、融合和 ROI;而 VR 服务能够为用户提供沉浸式可视化和与 3D 模型交互的所有功能,包括浏览 3D 世界、渲染模式、变换对象、显示对象等。

该系统作为一种沉浸式医学成像系统,它是基于可视化和交互组件的。该系统可以实现关键的医学成像功能,如 ROI、分割和图像融合,以便其在三维模型上工作。

三、增强现实技术的应用

(一)一种用于患者医疗显示的增强现实系统

为了构建一个没有烦琐设备或复杂算法的系统,并为医师提供在手术过程中观察病变位置的能力,提出了一种使用改进的对准方法的增强现实方法到图像引导手术(image-guided surgery,IGS)。该系统使用 RGB 深度传感器和点云库(point cloud library,PCL)来构建和建立患者的头部表面信息,并通过使用本研究中提出的改进对齐算法,将术前医学成像信息放置在与患者头部表面信息相同的世界坐标系中,可以为医师提供在手术过程中观察病变位置的能力。

迭代最近点法(iterative closest point,ICP)的缺点是初始位置选择不当,只能得到局部最优解,而该系统提出了一种改进的准对齐算法,称为改进的 ICP(improved-ICP,I-ICP),该算法使用随机扰动技术来逃避局部最优解并达到全局最优解。校准后,结果将合并使用微软的 HoloLens 头戴式显示器(head mounted display,HMD)显示,并允许外科医师在查看患者医疗图像的同时查看其头部。

该系统通过在术前拍摄患者的 CT 图像,并通过使用迭代最近点对齐算法将患者面部准确定位。该系统可以通过将虚拟图像叠加到真实图像上来辅助操作,并将结果显示在头戴式显示屏上最终消除了与患者身体接触的需要,因此也增加了医师的许多便利。

(二)医学影像移动增强现实系统

移动 AR 技术具有将虚拟对象与现实世界相结合的独特优势,以及良好的人机实时交互,可以很好地解决在传统医学术前诊断存在的准确性与直观性不足、手术视野与医学影像分离等问题。

移动 AR 系统通过医学图像处理软件分割并三维重建出患者的病变模型,将基于特定患者的个性化医学三维模型直接呈现给患者或患者的家属,这可以使患者及其家属对病情的了解更加深入。

该系统主要包括医学图像分割与虚拟对象三维重建、医学影像术前规划、医学影像便捷展示和人机交互功能。

（1）医学图像分割与虚拟对象三维重建：主要利用图像分割技术提取感兴趣区，然后再通过医学三维重建技术实现二维影像的 3D 可视化。并且可以通过图像处理平台对重建后的三维模型进行术前模拟。

（2）医学影像术前规划：术前规划使医护人员不仅能在术前术中随时查看患者的原始二维影像、三维重建模型和术前规划后的模型，还能将带有病灶的器官组织模型与真实患者进行配准定位，从而更深入地了解患者病灶及其附近组织结构，更好地把握预测手术过程中可能出现的问题并提前做好预防手段或补救方法，进一步提高手术质量。

（3）医学影像便捷展示：医护人员可以通过医学影像的便捷随时随地全方位地为患者及其家属展示病变模型，从而让患者及其家属能够更加了解病情并能与医护人员进行更好的沟通。

（4）人机交互：该系统还能实现与虚拟模型的自然交互,并提供凝视、语音、手势三种交互方式。通过这些交互方式可以更好地实现术前规划、术中导航以及便捷展示。

（三）应用于医学成像的增强现实

通过 AR 来重建所呈现医学图像的三维视图，这可以帮助医师对患者的病情、正在治疗的疾病以及新的沟通方法有一个新的视角。

医学成像已经存在很长一段时间，而传统的医学成像通过各种设备以获得图像的可视化。但是，它只存在于数字形式（在计算机屏幕上）或纸张、胶片上。然而，通过 AR 可以以另一种方式重新呈现这幅图，可以获得对该图像的新的见解并能够帮助医生获得关于患者病情的更准确信息。

四、混合现实技术的应用

（一）医学手术可视化中的混合现实

MR 的可视化系统可以应用在医疗手术的各个阶段，如病例讨论、手术计划、术中指导、术后评估、康复等，以进一步促进医疗手术的高智能、高精度，从而提高治疗效果和医疗服务质量。

1. 术前应用　MR 基于患者的个性化三维模型数据，使得患者可以看到病变的真实状态、位置、大小以及与邻近器官/组织的关系，而不仅仅是阅读难以理解的图像报告。同时，结合三维动态模拟过程中医生的互动讲解和虚拟手术演示，患者及其家属通常能够准确、生动地了解解剖结构、治疗方法和手术过程，使他们对治疗方案有更清晰、更直观的了解。

2. 术中应用　MR 技术将虚拟模型与真实场景相结合，为精确手术创造了一种新的可视化引导模式。医师可以使用 MR 全面观察病变的细节，深入挖掘图像信息，并在术中进行导航模拟，从而实现病变的准确定位，降低潜在的手术风险。

将 MR 技术应用于医疗手术可视化中，可以使患者更深入地了解自己的疾病状况及相应的手术方案，能够有效避免医患纠纷。并且，术中真实场景与三维虚拟解剖模型的全息显示融合可以帮助医师制订更安全合理的手术方案。因此，将 MR 应用于医疗服务，不仅可以进一步提高医疗手术的智能化和精确性，而且还能提升医疗质量和服务水平。

（二）基于混合现实技术的手术导航

随着微创技术的出现,医师通常需要在狭小的空间内进行手术,特别是在人体复杂的解剖部位，如心脏、大脑、脊柱和骨盆，这些部位包含重要的血管和神经。有些疾病常伴有解剖变异，稍有不慎就会导致严重后果。而手术导航系统可以帮助医生减少手术时间和患者的手术创伤，提高手术的准确性，提高手术的成功率。

传统的手术导航系统用于跟踪工具和患者，它可以帮助外科医师进行心理定位，但是需要复杂的术前校准和占用宝贵空间。而基于 MR 技术的手术导航可以在术前将患者的医学影像经过人工智能三维重建后,生成3D图像呈现在显示屏上或头戴式智能眼镜中。这可以有效减少手术时间和外科医师的心理负荷。

(三)基于混合现实与手势的交互医学影像应用

该应用通过诊断成像或针对培训活动的虚拟模型,实现人体解剖学的交互式三维可视化。它提出了一种通过两个手势操作的浮动界面来增强3D对象操作的方法,这种交互模式利用单手、双手和时间相关的手势模式,允许用户以更直观、更准确的方式执行固有的3D任务,如任意对象旋转或相关特征的测量,并通过监视手和手指的运动来实时适应用户的需求,以便允许直接操纵虚拟对象和传统的键盘式操作,界面通过立体透明头戴式显示器(HMD)进行可视化。

该应用主要利用头/腕跟踪、手势识别和MR技术提供有效的人机交互,即在MR环境中的三维数据操作,以实现基于手势的交互。它可以为用户提供更自然、更有效的交互水平,同时提高用户在使用过程中系统交互的准确性。

五、研究进展

医学图像分析正在向一个新的方向发展:它将人工智能和机器学习的力量与实时、真实的空间显示相结合,即VR、AR和MR。

VR技术的医学应用得到了迅速发展,该技术已经成为医学信息学技术的一个重要临床应用领域,其中在诊断学、术前计划以及在医学教育和培训中也有一定的应用,而且还可以使用头戴式显示器或真正的悬挂式全息图查看这些虚拟图像。当然,应用最多的还是手术模拟,模拟的类型从"基于针"的程序,如标准的静脉插入、中心静脉置管和胸管插入,到更复杂的全外科程序模拟,如腹腔镜胆囊切除术或宫腔镜子宫肌瘤切除术。VR技术在医学影像学中的应用,大大加快了多模态图像和虚拟现实仪器在指导包括外科手术在内的医疗过程中的运用,成像能力不仅在各种模式(CT、MRI、PET、超声波等)上有所提高,而且在尺寸和分辨率上也有所提高。在医学影像中应用虚拟现实技术可以使用多模态融合图像、VR技术诊断和治疗疾病,包括在外科手术中准确导航,以及指导医疗程序以进行更准确、更及时和更安全的干预。因此,先进的成像技术和VR技术相结合一定可以在改善医疗保健和提升医学最新水平方面具有巨大作用。

随着信息技术的快速发展,AR的增长和进步非常显著,其已被广泛应用于许多应用领域,如医疗可视化、电子游戏开发、旅行指南、复杂设备的维护和维修、消防、用于购物或观看电影等的菜单显示。如今,将AR技术用于医疗领域是发展的一大趋势。例如,外科医生将AR技术用于医疗手术中,用以增强手术的准确性与安全性;通过使用AR改进过的可视化为外科医生提供先前隐藏的患者视图。医生可以使用AR技术更准确地定位患者的手术部位;通过AR技术可以更好地实时观察胎儿;AR技术还可以通过让患者佩戴相关设备来提醒患者按时服药。AR还可以应用于图像引导手术,首先从多个视图和切片创建一个三维模型,以可视化受影响区域的解剖结构。然后将模型投影到目标表面上,以帮助进行外科手术。在医学影像中还可以通过增强现实进行超声成像,使用光学透明显示器,超声技师可以查看覆盖在孕妇腹部的胎儿的体积渲染图像。图像看起来好像在腹部内部,并在用户移动时正确渲染。

目前,MR在医学领域的应用有很多,其中包括医疗培训、康复、术中导航、引导手术等方面。MR技术对患者康复有很大的帮助,如MR可以为卒中患者和那些从受伤中恢复的人提供额外的动力,他们经常对重复需要完成的练习感到厌烦。神经康复是MR应用的另一个领域,它可以在患者学习过程中提供增强反馈,帮助大脑创建新的神经通路以适应。MR在医学教育中的应用可以让人们更容易获取基本的知识,包括学习人体解剖学、设备操作、与患者的沟通技巧等。在医学影像方面,混合现实技术越来越多地应用于图像引导手术。MR应用在图像引导手术中的目的是提高对复杂多模态数据的理解,这通常是通过将多种模式的术前数据集(如功能数据、脉管系统、器官、骨骼和地图集)相互注册,以及将术中数据集和手术室中的患者注册来实现的。混合现实可视化可以帮助进行 3D 感知，克服外科医师有限的视野，有效提升空间感知能力。

第二节　5G 技术及应用

一、5G 网络技术概述

（一）技术背景

第五代移动通信网络（5th generation mobile networks，5G）是最新一代蜂窝移动通信技术。5G 网络的性能目标是高数据速率、低延迟、节省能源、降低成本、提高系统容量和大规模设备连接。其主要优势在于，数据传输速率远高于以前的蜂窝网络。

近年来，许多国家及相关企业纷纷对 5G 技术的研发投入大量资源。为了在 5G 技术发展中抢占先机，中国、美国、日本、韩国等国家纷纷开展了针对 5G 需求、关键技术、标准及频谱等方面的研究。同时，国际电信联盟（International Telecommunication Union，ITU）、第三代合作伙伴计划（3rd Generation Partnership Project，3GPP）、电气电子工程师学会（Institute of Electrical and Electronics Engineers，IEEE）等标准化组织也先后启动了面向 5G 概念及关键技术的研究工作，旨在加速推动 5G 标准化进程。

在国内方面，华为对于 5G 相关技术的研究工作始于 2009 年，并在之后的几年里成功研制出了 5G 原型机基站。2013 年，华为宣布将在 2020 年为用户提供可用于商用的 5G 移动网络，且速度可达 20Gbps。2016 年，华为以极化码（polar code）战胜了美国高通主推的低密度奇偶校验码（low density parity bit）及法国的 Turbo2.0 方案，成为 5G 控制信道增强移动宽带（enhanced mobile broadband，eMBB）场景编码方案。2017 年 11 月，工业和信息化部发布《关于第五代移动通信系统使用 3300～3600MHz 和 4800～5000MHz 频段相关事宜的通知》，确定了 5G 系统的工作频段。2017 年 11 月下旬工业和信息化部发布通知，正式启动 5G 技术研发试验第三阶段工作，并力争于 2018 年年底前实现第三阶段试验基本目标。2017 年 11 月，国家发展和改革委员会（简称国家发改委）发布《关于组织实施 2018 年新一代信息基础设施建设工程的通知》，要求 2018 年将在不少于 5 个城市开展 5G 规模组网试点，每个城市 5G 基站数量不少 50 个、全网 5G 终端不少于 500 个。

在国际方面，2017 年 12 月，在 3GPP 第 78 次全体会议上，5G 新空口（new radio，NR）首发版本正式发布。2018 年 6 月，5G NR 独立组网（standalone，SA）方案在 3GPP 第 80 次全体会议正式完成并发布。2018 年 6 月，3GPP 全体会议批准了 5G NR 独立组网功能冻结。此次 SA 功能冻结，不仅使 5G NR 具备了独立部署的能力，也带来了全新的端到端架构，开启了一个全连接的新时代。

（二）网络技术简介

5G 技术使用的频谱是超高频，比以往电信业使用的频谱（如 2.6GHz）高出许多。3GPP 定义了 5G 的三大应用场景。其中，增强移动宽带（eMBB）指超高清视频等大流量移动宽带业务，海量机器类通信（massive machine type of communication，mMTC）指大规模物联网业务，超可靠和低延迟通信（ultra-reliable and low latency communications，URLLC）指如无人驾驶、工业自动化等需要低时延、高可靠连接的业务。5G 不仅应具备高速度，还应满足低时延这样更高的要求。5G 通信已经不仅仅是人与人之间的通信。随着物联网、工业自动化、无人驾驶等业务的引入，5G 通信已经开始转向人与物的通信，以及机器与机器之间的通信。5G 的三大应用场景对通信提出了更高的要求，在这三大场景下，5G 具有 6 大基本特点。

1. 高速率　相较于 4G，5G 的第一个显著特点就是更高的数据传输速率。随着网络性能的提升，虚拟现实（virtual reality，VR）、超高清视频等业务能够得到更好的使用，用户的体验也能够得到有效提升。在 5G 下，各种对网络数据传输速率要求较高的通信业务才能得到有效推广。

单个 5G 基站应当能够支持 20Gbps 的下行链路及 10Gbps 的上行链路。当然，5G 的峰值速率和用户的实际体验速率并不一定相同，不同时期、不同技术等因素都会影响 5G 的传输速率。随着新技术的使用，5G 的传输速率还有提升空间。这意味着用户可以每秒下载一部高清电影，可以享受流畅的 VR 视频。

2. 泛在网　有两个层面的含义：一是广泛覆盖，二是纵深覆盖。无所不包、广泛存在是 5G 时代网络业务的特点。为了支持更加丰富的业务，满足更多复杂场景的应用需求，5G 的覆盖需要更广、更深。

广泛是指社会生活以及人类所能到达的各个地方，都需要有网络覆盖。对于人迹罕至的自然环境，以前即使没有网络覆盖也不会对人们的生活产生较大影响。在 5G 时代，通过广泛的网络覆盖，可以大量部署各种监控设备及传感器，对环境、空气质量甚至地貌变化进行监测。

纵深是指在已有网络覆盖的前提下，提升网络的品质，提供高品质的深度覆盖。在现有 4G 环境下，类似地下停车库这样的地点，即使网络信号质量不高，也不一定会对人们的生活造成很大影响。5G 的到来，可以把以前网络品质不好的地点都用很好的 5G 广泛覆盖，这样也可使更多的新型智能设备得到推广。

一定程度上，泛在网比高速度还重要，只是建一个少数地方覆盖、速度很高的网络，并不能保证广大普通 5G 用户的体验，而泛在网才是 5G 体验的一个根本保证。虽然在 3GPP 的三大场景没有描述泛在网，但是泛在的要求是隐含在所有场景中的。

3. 低功耗　5G 要支持大规模物联网应用，就必须要有功耗方面的要求，从而尽可能减少物联网产品在通信过程中消耗的能量。随着技术的发展，越来越多的可穿戴设备被人们接受。但许多可穿戴设备的性能也存在着一定的问题，而影响了使用者的体验。以智能手表为例，充电间隔较短一直是影响使用体验的重要原因。5G 为物联网产品的通信提供了新的技术，以便降低设备通信过程所消耗的能量，有助于促进物联网产品的快速普及。增强机器类通信（enhanced machine type communication，eMTC）基于长期演进技术（long term evolution，LTE）协议演化而来，为了更加适合物与物之间的通信，也为了更低的成本，对 LTE 协议进行了裁剪和优化。eMTC 基于蜂窝网络进行部署，其用户设备通过支持 1.4MHz 的射频和基带带宽，可以直接接入现有的 LTE 网络。eMTC 支持上下行最大 1Mbps 的峰值速率。而窄带物联网（narrow band internet of things，NB-IOT）构建于蜂窝网络，只消耗约 180kHz 的带宽，可直接部署于全球移动通信系统（global system for mobile communications，GSM）网络、通用移动通信业务（universal mobile telecommunications service，UMTS）网络或 LTE 网络，以降低部署成本、实现平滑升级。

4. 低时延　5G 对于时延的要求是 1ms。提出如此严格的要求，是为了满足无人驾驶、工业自动化等新场景的需求。现有的 4G 环境下，人与人之间通信的时延是几十或上百毫秒。在 5G 时代，新领域、新应用的发展对网络提出了更高的要求。

高速行驶的无人驾驶汽车，需要实时接收控制中心的信号并做出反应。当控制中心向无人驾驶汽车发送刹车指令时，只有极低的时延才能保证汽车及时做出制动动作。无人驾驶飞机与控制端之间的通信同样需要极低的时延。这是因为较大的时延可能导致高速飞行的无人驾驶飞机发生碰撞事故。工业自动化过程中，如果想要提高机械设备的运行精度，使机械设备快速、准确地完成很精细的动作，也需要极小的时延。要满足低时延的要求，需要在 5G 网络建构中使用各种技术手段来减少时延。边缘计算这样的技术也会被采用到 5G 的网络架构中。

5. 万物互联　是将人、流程、数据和事物结合在一起，使得网络连接变得更相关并更有价值。传统通信中，终端是非常有限的，固定电话时代，电话是以人群为定义的。而手机时代，终端数量有了巨大爆发，手机是按个人应用来定义的。到了 5G 时代，终端不是按人来定义，因为每个人、每个家庭可能拥有数个终端。

2020 年，中国移动的 5G 终端销售数量已接近 1 亿。通信业对 5G 的愿景是每一平方公里，可以支撑100万个移动终端。未来接入到网络中的终端,将不仅仅是手机。日常生活中的每种个人用品都有可能接入网络,成为智能产品。家中的门窗、门锁、新风系统、卫浴洁具、厨房电器等都可能进入智能时代。社会生活中大量以前不联网的设备也会进行联网工作,变得更加智能化。5G的覆盖,将为人们的生活带来更多的便利。

6. 重构安全 5G是万物互联的时代,安全问题也越来越复杂,尤其是金融、医疗、交通等应用场景对5G网络安全性要求极高。安全需求无处不在,保障信息安全是发展5G的基本前提。传统的互联网要解决的是信息高速、无障碍的传输,自由、开放、共享是互联网的基本精神,但是在5G基础上建立的是智能互联网。智能互联网不仅要实现信息传输,还要建立起一个社会和生活的新机制与新体系。

5G三大应用场景的业务在速率、连接、时延等方面需求差异很大,安全服务需求也各不相同,针对不同场景,需要分类别、差异化地提供网络安全服务。在5G的网络构建中,在底层就应该解决安全问题,从网络建设之初,就应该加入安全机制,信息应该加密,网络并不应该是开放的,对于特殊的服务需要建立起专门的安全机制。网络不是完全中立、公平的。在网络保证上,普通用户上网,可能只有一套系统保证其网络畅通,用户可能会面临拥堵。但是对于智能交通体系,需要多套系统保证其安全运行,保证其网络品质,在网络出现拥堵时,必须保证智能交通体系的网络畅通。而这个体系也不是一般终端可以接入并实现管理与控制的。

(三) 5G网络技术原理

5G作为新一代的移动通信技术,它的网络结构、网络能力和要求都与以往的通信技术有很大不同,有大量技术被整合在其中。其核心技术简述如下。

1. 高频段传输 传统移动通信的工作频段主要集中在3GHz以下,这使得频谱资源十分有限。在毫米波、厘米波频段,可用频谱资源丰富,可以实现极高速短距离通信,支持5G容量和传输速率等方面的需求。

高频段在移动通信中的应用是未来的发展趋势,业界对此高度关注。足够量的可用带宽、小型化的天线和设备、较高的天线增益是高频段毫米波移动通信的主要优点,但也存在传输距离短、穿透和绕射能力差、容易受气候环境影响等缺点。射频器件、系统设计等方面的问题也有待进一步研究和解决。

2. 新型多天线传输 多天线技术经历了从无源到有源,从二维到三维,从高阶MIMO到大规模阵列的发展,可有效提升频谱效率,是目前5G技术重要的研究方向之一。

由于引入了有源天线阵列,基站侧可支持的协作天线数量得到增加。此外,原来的二维天线阵列拓展成为三维天线阵列,形成新颖的3D-MIMO技术,支持多用户波束智能赋型,减少用户间干扰,结合高频段毫米波技术,将进一步改善无线信号覆盖性能。

目前研究人员正在针对大规模天线信道测量与建模、阵列设计与校准、导频信道、码本及反馈机制等问题进行研究,未来的大规模天线阵列将显著降低发射功率,实现绿色节能,提升覆盖能力。

3. 同时同频全双工 利用同时同频全双工技术,在相同的频谱上,通信的收发双方同时发射和接收信号,与传统的时分双工(time-division duplex,TDD)和频分双工(frequency-division duplex,FDD)方式相比,从理论上可使空口频谱效率提高1倍。全双工技术能够突破FDD和TDD方式的频谱资源使用限制,使得频谱资源的使用更加灵活。然而,全双工技术需要具备极高的干扰消除能力,这对干扰消除技术提出了极大的挑战,同时还存在相邻小区同频干扰问题。在多天线及组网场景下,全双工技术的应用难度更大。

4. 终端直通 传统的蜂窝通信系统的组网方式是以基站为中心实现小区覆盖,而基站及中继站无法移动,其网络结构在灵活度上有一定的限制。随着无线多媒体业务不断增多,传统的以基站为中心的业务提供方式已无法满足海量用户在不同环境下的业务需求。

终端直通（device to device，D2D）技术无须借助基站的帮助就能够实现通信终端之间的直接通信，拓展网络连接和接入方式。由于短距离直接通信，信道质量高，D2D 能够实现较高的数据速率、较低的时延和较低的功耗；通过广泛分布的终端，能够改善覆盖，实现频谱资源的高效利用；支持更灵活的网络架构和连接方法，提升链路灵活性和网络可靠性。目前，D2D 采用广播、组播和单播技术方案，未来将发展其增强技术，包括基于 D2D 的中继技术、多天线技术和联合编码技术等。

5. 密集网络 在未来的 5G 通信中，无线通信网络正朝着网络多元化、宽带化、综合化、智能化的方向演进。随着各种智能终端的普及，数据流量将出现井喷式的增长。未来数据业务将主要分布在室内和热点地区，这使得超密集网络成为实现未来 5G 的 1000 倍流量需求的主要手段之一。超密集网络能够改善网络覆盖，大幅度提升系统容量，并且对业务进行分流，具有更灵活的网络部署和更高效的频率复用。未来，面向高频段大带宽，将采用更加密集的网络方案，部署小区/扇区将高达 100 个以上。

与此同时，愈发密集的网络部署也使得网络拓扑更加复杂，小区间干扰已经成为制约系统容量增长的主要因素，极大地降低了网络能效。干扰消除、小区快速发现、密集小区间协作、基于终端能力提升的移动性增强方案等，都是目前密集网络方面的研究热点。

6. 新型网络架构 目前，LTE 接入网采用网络扁平化架构，减小了系统时延，降低了建网成本和维护成本。未来 5G 可能采用集中化或云化无线接入网（centralized radio access network or cloud radio access network，C-RAN）架构。C-RAN 是基于集中化处理、协作式无线电和实时云计算构架的绿色无线接入网构架。C-RAN 的基本思想是通过充分利用低成本高速光传输网络，直接在远端天线和集中化的中心节点间传送无线信号，以构建覆盖上百个基站服务区域，甚至上百平方公里的无线接入系统。C-RAN 架构适于采用协同技术，能够减小干扰，降低功耗，提升频谱效率，同时便于实现动态使用的智能化组网，集中处理有利于降低成本，便于维护，减少运营支出。

二、5G 技术在医学中的应用

（一）5G 超声系统

1. 5G 的远程超声诊断机器人 基于 5G 的远程超声诊断机器人（图 7-6），运用了机器人技术、实时远程控制及高分辨率超声成像等前沿科技，患者端的机器人机械臂装置模拟医生手持常规超声探头，医生端医师则通过虚拟操作杆，远程遥控扫查患者，利用 5G 传输技术采图并做出诊断。检查过程中，两端视频语音交流如同处一个检查室。目前，已有国产远程超声诊断机器人获得国家药品监督管理局（NMPA）三类医疗器械认证及面向欧洲市场的全面质量保证体系 CE 认证。

5G 远程超声诊断机器人能够实现实时传输和操作，在突破传统超声诊断方式时空局限的同时，也为患者提供多重安全保证。而且，由于超声检查是无创性操作，此类系统的应用前景十分广阔，同时更加符合医学场景和伦理的要求。

目前，无论是操作手感还是图像质量，5G 远程超声诊断机器人都基本满足了超声诊断的需求。在医疗上，该系统可以用于疑难患者的远程会诊，让基层卫生机构以及边疆、离岛等偏远地区的患者也能得到超声专家诊断。另外，随着技术的成熟，该系统还可用于突发性公共事件中患者伤情的分级，为后续的急救提供参考。

集合了机器人、5G、人工智能、区块链等前沿科技的 5G

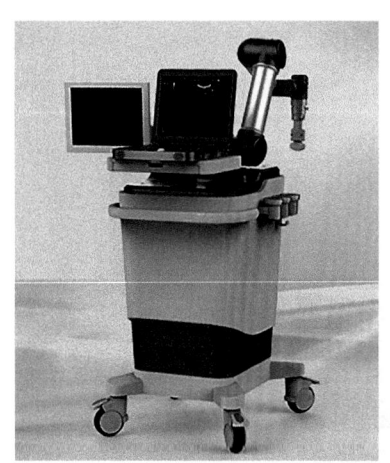

图 7-6 远程超声诊断系统

远程超声诊断机器人，不仅能够使超声医生远程实时为患者进行超声诊断，更能合理地平衡超声专家资源，提高超声诊断的可及性，真正实现分级诊疗和专家资源下沉。

2. 5G 超声会诊系统　临床医学是极具经验性的学科，而超声技术和经验也需要一定的积累，5G 超声远程会诊能够借助有经验的医师，最大程度上进行准确的判断。同时也大大提高了医生的会诊效率，在远程系统中，所有参与会诊的医生都能够清晰直观地看到影像记录，使会诊效果得到极大提升。

在 5G 通信的超高速率下，具有会诊功能的 5G 超声系统可助力医疗场景的拓宽——不管是在乡镇卫生院、社区医院，还是义诊下乡的移动筛查车上，医师可随时向上级专家发起超声远程会诊；而上级专家通过手机在家里甚至出差途中都可以随时随地响应会诊请求。

（二）5G+ 全息影像通信

1. 5G+ 全息远程手术　目前，5G+ 全息远程实时手术已成为可能。通过 5G 网络实时传送的高清视频画面，不在同一地点的手术指导医师和手术主刀医师可以共同完成手术。手术中，不同医师通过佩戴混合现实终端的"头戴智能设备"浏览全息影像，并协同制订最佳手术方案。同时，手术指导医师在全息影像中标记的信息，将会通过 5G 网络实时传输到主刀医师的视野中，效果犹如专家临场协作，传输速率的提高，将显著降低远程手术操作的延迟，极大提升医师操作体验与手术质量，也将助力远程医疗技术的真正普及。

2. 5G+ 全息远程诊疗　全息影像重在最大化趋近真实地还原虚拟人物影像，实现裸眼3D效果。新型全息远程医疗系统是在"5G 远程诊疗系统"的基础上，通过全息影像展示及全息直播互动技术，实现远程全息医疗影像实时传输，为远程患者展现更真实生动的诊疗画面，实现了 5G 从"手术"到"门诊"应用领域拓展。

2019 年 3 月，解放军总医院的一名医生通过全息投影的方式虚拟出镜，为远在 2500km 之外的帕金森病患者进行全息门诊。远程异地同屏诊疗结束后，医生还与患者成功"云握手"。应用 5G+ 全息技术，打破远程诊疗时间延迟性，实现有空间层次感的（远程医师）全息画面，打破远程诊疗空间距离感，让患者体验到远程医师就在眼前完成诊疗的效果。实现实时远程诊疗互动交流，让医师及时了解患者信息，实现远程诊疗的效果。

（三）5G 云影像应用

随着医学影像技术的不断发展，影像数据出现爆炸式增长，对医疗互联网系统的数据存储与处理能力提出了更高的要求。传统 PACS 存在数据调阅、数据共享等能力不足的问题，导致历史影像的应用价值难以充分发挥；同时，国家卫生健康委提出建立医联体、区域医疗制度，这对医学影像数据的协同性、共享性、可靠性等提出了要求。因此，医学影像数据平台化、云化是行业的发展趋势，借助 5G 大带宽、低时延、广连接的特点，偏远贫困地区无须配置太多高科技设备，仅需上传数据，将大量的人工智能分析和数据运算放在云平台进行处理，即可与大型教学医院实现远程沟通、教学、精准手术指导方面的无缝对接，可有效解决偏远贫困地区资金、设备、技术不足的问题，大幅度提升医疗服务质量。

1. 影像云存储　实现医疗机构海量影像数据的存储与交互，实现数据多重容灾备份，使医疗机构能够在自然灾害、硬盘故障、黑客攻击、人为损坏等情况下，持续稳定地对外提供服务。

2. 影像云应用　实现 PACS 云化，影像数据可在多家医疗机构间互通；支持影像云端诊断，其中的图像处理（图像对比、图像融合显示、三维重建等）功能帮助医师快速准确发现病灶点并给出诊断意见，提升诊断效率；支持移动影像云，方便医师和患者随时随地调阅、查看影像资料及诊断报告，有利于医师与患者对病情进行充分的交流与互动。

3. 医疗协同　助力构建区域影像云中心和远程影像会诊中心，实现指定区域内各医疗机构的影像数据集中存储、共享与协同，优化医疗资源分布，提升医疗服务质量和效率，助力分级诊疗制度落地。

4. 医疗教育 依托医学影像云平台，可以实现在线影像教学、手术直播示教、VR/AR/MR 虚拟成像技术教学、在线影像专题研讨等功能，互动性强，打破地域限制，改善当前优质医疗教育资源分布不均的情况，降低国家医疗教育投入成本。

5. 健康管理 基于影像云可以实现慢性病管理、检验数据管理等云上服务；提供在线健康咨询、在线导诊、预约转诊、慢性病随访、延伸处方等服务。节约患者排队就医时间，减少医疗机构服务接待压力，快速高效完成自我健康咨询与管理。

（四）5G 手术导航

5G 网络高速率、大带宽、低时延的特性，有效地保障了远程手术的稳定性、可靠性和安全性，让专家们可随时随地掌控手术进程和患者情况。目前，5G 技术在国内医疗方面的应用已经逐步落地。2019 年 3 月，来自解放军总医院的医生完成了基于 5G 的远程人体手术——帕金森病"脑起搏器"植入手术。2019 年 4 月，广东省人民医院利用 5G 技术，为远在 400km 外的高州市人民医院进行远程指导，完成了"5G+AI 微创心脏手术"。2019 年 5 月，江苏省人民医院本部的胸外科医生，通过移动 5G 网络实时传送的高清视频画面，远程指导手术约 2h，完成了 5G+MR 远程肺部手术。2019 年 6 月，北京积水潭医院通过远程系统控制平台与嘉兴和烟台的两家医院同时连接成功，完成了骨科手术机器人多中心 5G 远程手术。2019 年 7 月，位于北京的解放军总医院第一医学中心骨科，与位于三亚的解放军总医院海南医院骨科，成功在 5G 技术下远程指导完成机器人辅助全髋关节置换术。2019 年 12 月，深圳南方科技大学医院的医师成功完成混合现实导航脊柱手术，为一位腰椎管狭窄症合并腰椎间盘突出的 67 岁女性患者解除了病痛。术中同时采用 5G 技术进行交互直播，使场外专家也能"身临其境"，对手术进行观摩、指导。

1. 5G+ 混合现实手术 为了能够更好、更精准地开展手术，在手术前，患者的医学影像经过人工智能三维重建后，生成 3D 图像呈现在显示屏上或头戴式智能眼镜中。医生利用混合现实技术，在 5G 的辅助下，与手术团队进行了详细周密的术前方案讨论。在术前谈话过程中，医师可以借助头戴式智能设备和患者进行术前谈话，为患者讲述手术方式，打消患者疑虑。在手术过程中，主刀医师佩戴头戴智能设备，混合现实技术将虚拟内容直接与真实操作对象叠合，医生可以直观地观察手术野内肉眼看不到的重要结构，从而提升手术操作的精确度和安全度，减少并发症的发生率。在远程会诊中心里，同样佩戴混合现实智能设备的指导医师，可根据 5G 网络实时传送的高清视频画面发出指令，指导主刀医师进行一系列的手术操作。

2. 5G+ 骨科手术机器人 准确性不足是骨科手术的瓶颈，而依靠"人工智能技术+机器人"，提高视觉和动作的精准性，可以让手术设计精准指导手术实施。借助 5G 网络技术，手术现场的图像和声音可进行高清同步传输，相隔千里的主刀医师与远程指导专家仿佛"面对面"。指导专家可远程研判手术情况、即时调整术中计划，骨科手术机器人在接受远程指令后，可精准完成医生的手术指令。

3. 5G 远程机器人介入手术 5G 远程介入手术系统由远程专家指导系统、进针规划系统、CT 导引系统、机器人导航系统、5G 远程网络、远程音视频辅助系统等组成。机器人导航系统为医师提供快速准确的术中指导。进针计划系统能够基于 CT 影像数据创立三维的、易于医生观察的仿真模型，医师依据模型来确认单针或多针计划路径和位置。多轴机电立体定位机械臂可以实现智能精准的手术用针的放置。5G 远程介入手术系统可进行基于 CT 影像的经皮手术，如活检、抽吸、消融、疼痛管理等。

三、研究进展

5G 不仅是 4G 的延伸，更是真正意义上的融合网络。5G 到来后，技术革新不断推动医疗发展，高清视频与高清音流等数据的双向传递都不会受到限制。5G 将为医疗行业的跨越式发展提供技术革新的赋能，并催生新的医疗生态系统。5G 技术的应用在智慧医疗主要体现为移动医疗设备的数据互联、远程手术示教、超级救护车、高阶远程会诊、远程遥控手术等。国家卫生健康委办公厅于 2020 年 8 月下发《关于下达 2020 年度卫生健康标准项目计划的通知》（国卫办法规函〔2020〕714 号），确立了由中日友好医院牵头《5G 技术在医疗卫生行业应用的标准研究》项目，联合各相关医院、科研院所和 5G 技术行业领军企业共同承担 5G 医疗卫生行业标准研究。2021 年 2 月，国家卫生健康委 5G 卫生行业标准项目组宣布，首批 5G 医疗应用优秀案例评选结果出炉（表 7-1），涵盖远程医疗、患者服务、研究探索三大类别。经过专家组评议，从首批 30 余家申报医院案例中遴选出甲级 5G 医疗应用示范单位 16 家、乙级 5G 医疗应用示范单位 13 家、丙级 5G 医疗应用示范单位 1 家。

表 7-1　5G 医疗卫生行业应用名录

序号	应用案例名称
一、远程医疗类	
1	5G 远程会诊与门诊
2	5G 远程超声联合诊断
3	5G 超声可视化中医针刀术中会诊
4	5G 口腔显微手术术中会诊
5	5G 皮肤镜智能辅助远程诊断
6	5G 数字听诊与 AI 智能分析
7	5G 病理远程诊断
8	5G 放射影像远程诊断与 AI 辅助分析
9	5G 移动卒中急救协同
10	5G 移动远程查房与巡诊
11	5G 移动护理 PDA
12	5G 院前急救
13	5G 远程监护
14	5G 移动抢救车
15	5G 远程教学与手术示教
二、患者服务类	
16	5G 病房探视
17	5G 院内就诊导航
18	5G 服务机器人（物流、消杀）
19	5G 自动测温机器人应用
20	5G 物联网应用
21	5G 安全生产监测管理
22	5G 患者教育
三、研究探索类	
23	5G 远程手术机真人研究
24	5G 专网切片研究

（一）基于 5G 的可穿戴设备远程监控

医疗机构 Frost & Sullivan 的报告显示，医疗级可穿戴设备的市场规模将从 2015 年的 51 亿美元达到 2020 年的 189 亿美元。基于 5G 的医疗智能互联以更低廉的成本提供更有效的预防护理，同时允许卫生保健管理人员优化其资源的使用。这可能会彻底改变目前受限于医学专家地理位置的医疗服务。5G 的高可用性及其对大量连接的支持，将有助于通过可穿戴设备来监测穿戴者的不同生物特征参数。这类解决方案将变得越来越普遍，基于人工智能的医疗平台将分析从这些设备收集的数据，以确定患者当前的健康状况，提供量身定制的健康建议，并预测潜在的健康问题。

在远程健康监测中，可穿戴设备（如心电监护仪和血糖监护仪）需要以低速率对中央数据存储库进行高频更新。常用的网络在连接大量此类设备时无法提供所需的技术支持，而 5G 可以解决这一挑战。因为 5G 能更好地支持连续监测和感官处理装置，这使得患者的持续监测成为可能，也加速医院向家庭护理模式的转型。在电池寿命方面，5G 能使设备消耗更少的电能，这是远程监测的关键。

5G 在医疗可穿戴设备领域的运用，能够更大程度上克服传统可穿戴设备的诸多缺陷。可穿戴医疗健康设备当前作为最贴近人体实时监测健康数据的装置，其监测得到的数据是人体最为隐秘的信息之一。但当前行业缺乏统一安全标准，用户数据安全难以得到有效保障。同时，由于用户在数据安全意识上的缺失，用户的隐私权面临极大挑战。5G 网络相对而言足够安全，能够更加有效地保证用户的信息安全。

（二）基于 5G 的远程会诊

远程会诊在国内已逐步普及，但受到现有网络传输速率、时延等因素的限制，远程会诊的使用效果仍有提升的空间。而像远程手术这类应用，由于医生手部动作、图像传输、力量反馈都必须达到高度同步，现有网络环境的支持也同样存在不足。而随着 5G 时代的来临，其大带宽、低延时、高可靠性的优势，将在技术层面为远程医疗提供强有力的支撑。随着 5G、人工智能（artificial intelligence，AI）、混合现实（mixed reality，MR）、增强现实（augmented reality，AR）等前沿技术的应用，通过远程会诊甚至远程手术，上级医院或相隔万里的外国专家也可以直接为偏远、基层地区疑难重症患者提供远程指导或直接提供远程诊疗服务。

随着 5G 时代的到来，以往仅在科幻电影里出现的全息投影、远程会诊等高科技医疗方式都将成为现实。5G 将比现有 4G 技术更便捷，只需一部手机或一台计算机，就能获得与面对面会诊相同的效果。卡顿、音画不同步等影响通信体验的缺点，也将被有效消除。例如，一种 5G 智慧急救指挥平台，专家不需要到达现场，只需佩戴 VR 眼镜，站在 5G 智慧急救指挥平台前，即可看到救护车内的实时全景，全面掌握患者急救的情况。在一种靠近高速公路的远程医学救援服务站里，配备了各类常用药品、检查器材和急救设备。远程医学救援服务站接入上级医院的会诊系统，实现远程会诊、远程医疗教育及权限内的医疗资源共享。一旦高速公路上出现意外，就近的服务区可以提供前期医疗救助，尽量去争取抢救生命的时间。

（三）5G+ 急救诊治

"5G+ 急诊救治"是 5G 应用最多，落地最快的项目之一。"5G+ 急诊救治"的核心在于搭建急救平台，强化心脑血管疾病急救体系，优化急救调度模型等，其本质是提升急救的"黄金时间"，加强急救质量控制，将急救中心的作用半径延长。

院前急救需在"患者发病－分配急救医疗车－现场急救－急救车中处置－远程会诊－院内处置"的完整流程中实现多维度数据连续、实时传输，打造多方协作的远程急救、远程会诊和远程决策支持。5G 的意义在于能将部分检查手段前置，及早关联患者电子病历获取患者既往史，并由专业急救医师进行远程指导，缩短患者接受护理的时间，拯救更多患者的生命。

第三节 区块链技术及应用

一、区块链概念与发展历程

(一) 技术背景

1991年的一篇论文奠定了区块链技术的基础,该论文描述了一种通过哈希函数验证数字文档真实性的系统。作者得出的结论是,可以通过中央机构或通过分发哈希时间戳来实现这一点。"区块链"一词最早出现在2008年10月的一篇论文中,该论文为比特币加密货币建立了数学基础。加密货币是为了应对或作为对2007年全球金融灾难的反应而创建的,并且数字货币在论文发表后的第二年首次亮相。

比特币是第一个利用区块链技术开发的加密货币。它被美国财政部归类为"去中心化虚拟货币"。截至2019年5月,比特币的市值超过1450亿美元。自从比特币问世以来,引入了越来越多的加密货币。自从2008年这个想法被提出以来,对于区块链技术,人们对它的兴趣一直在增加。我们对区块链感兴趣的原因是其核心属性提供了安全性、匿名性和数据完整性,并且没有第三方组织控制交易,因此它创造了有趣的研究领域。特别是从技术挑战和限制的角度来看,区块链是以比特币为代表的数字加密货币系统的核心支撑技术。区块链技术的核心优势是分散化。它可以通过数据加密、时间戳、分布式共识和经济激励等手段,在节点不需要相互信任的分布式系统中,实现基于分散信用的点对点交易、协调与合作,从而为解决高成本、低效率和不安全的数据存储提供解决方案。近年来,随着比特币的快速发展和普及,区块链技术的研究和应用也呈现出爆炸式的增长趋势。它被认为是继大型机、个人计算机、互联网和移动/社交网络之后第五次颠覆性的计算范式创新。它是继亲属信用、贵金属信用和中央银行纸币信用之后,人类信用演化史上的第四个里程碑。

2009年推出的比特币加密货币是区块链技术的开端。区块链是指具有智能合约的分布式账本,这是编程到区块链中的简单算法,允许根据预定义的标准自动执行数字交易。区块链已被提议用于表示分布式账本技术的非金融应用,如医疗保健中的用例。

区块链技术是下一代云计算的雏形,有望像互联网一样彻底重塑人类社会活动形态,并实现从目前的信息互联网向价值互联网的转变。区块链技术的快速发展引领了政府部门、金融机构、科技企业和资本市场。2016年1月,英国政府发布了区块链专项研究报告,积极推动区块链在金融和政务领域的应用;中国人民银行举办数字货币研讨会,探讨利用区块链技术发行虚拟货币的可行性,以提高金融活动的效率、便利性和透明度。2015年12月,纳斯达克率先推出基于区块链技术的证券交易平台LINQ,成为金融证券市场分散化趋势的重要里程碑。

(二) 技术简介

区块链技术指的是一个完全分布式的系统,用于以加密方式捕获和存储网络参与者之间一致的、不可变的、线性的事务事件日志。这在功能上类似于分布式账本,分布式账本由网络中所有交易涉及的各方一致保存、更新和验证。在这样一个网络中,区块链技术加强了透明度,并最终保证了整个系统范围内对整个交易历史的有效性的共识。目前的区块链技术不仅可以处理货币交易,还可以以"智能合约"的形式确保交易符合可编程规则,它允许即使不完全信任对方的各方也可以在不依赖任何可信中间人服务的情况下进行和可靠地控制相互交易。这可能是目前几乎所有银行都在致力于开发这项技术对其业务意味着什么愿景的原因之一。除了主要的分布式账本功能之外,区块链技术的单个实现在技术细节和功能上也有所不同。最近公开可用的区块链(如以太坊或Hyperledger Fabric)包含了隐式管理完全分布式对等网络的元素,不同的加密支持的共识机制,用于捕获和存储交易以及交易附带的数据和编程语言来创建可在事务中使用的不可变或动态业务功能的智能合约。实现的不同之处体现在执行共识的机制、所包含的编程语言的能力、定义谁被允许参与网络的能力及所包含的加密货币类型。最近对区块链研究的技术论文的评论表明，大多数学术工作都集中在当前协议的改进和挑战上，主要是针对一般加密货币，尤其是比特币。尽管区块链实现中的安全性、数据隐私和可用性有待于不断开发，特别是激励和确保交易有效性和共识的最佳算法的问题在研究和实践中得到了激烈的讨论。

区块链是一个分布式数据库解决方案，它维护由参与节点确认的越来越多的数据记录列表。这些数据记录在公共分类账中，包括每笔交易的信息。区块链是一种分散的解决方案，不需要中间的任何第三方组织。关于区块链中完成的每个交易的信息都是共享的，并可供所有节点使用。此属性使系统比涉及第三方的集中交易更加透明。此外，区块链中的所有节点都是匿名的，这使得其他节点确认交易更加安全。但其仍然存在一些技术挑战和局限性，需要研究和解决。交易的高度完整性和安全性，以及节点的隐私是需要的，以防止攻击和扰乱交易的企图。此外，在区块链中确认事务需要计算能力。重要的是要确定哪些主题已经在区块链中研究和解决，以及当前需要进一步研究的最大挑战和限制是什么。

（三）技术原理

区块链是一系列通过加密技术连接和保护的文本记录（也称为块）。每个块包含前一块的加密哈希、相应的时间戳和事务数据（通常由 Merkle 树算法计算的哈希值表示）。这种设计使得块内容很难篡改。与区块链技术串联的分布式账本可使双方有效记录交易并永久检查此类交易。区块链技术是在比特币引入加密货币时首次使用的。直到今天，比特币仍然是使用区块链技术的最常用的应用程序。比特币是一种去中心化的数字货币支付系统，由一个名为区块链的公共交易组成。因为支付的本质是"将账户 A 中减少的金额增加到账户 B 中"。如果人们有一本公共账簿，记录了所有的账户至今为止的所有交易，那么对于任何一个账户，人们都可以计算出它当前拥有的金额数量。而区块链恰恰是用于实现这个目的的公共账簿，其保存了全部交易记录。比特币凭借其先发优势，目前已经形成体系完备的涵盖发行、流通和金融衍生市场的生态圈与产业链（图 7-7）。在比特币体系中，比特币地址相当于账户，比特币数量相当于金额。比特币的基本特征是货币价值的可维护性，无须任何组织或政府管理控制。

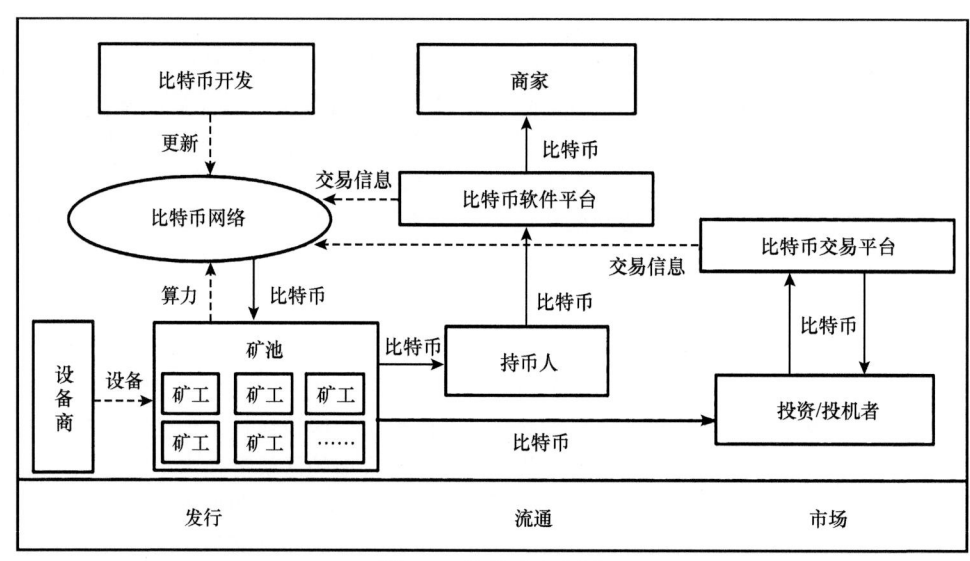

图 7-7 比特币生态图

比特币使用公钥基础设施（PKI）机制。在 PKI 中，用户拥有一对公钥和一对私钥。公钥用于用户比特币钱包的地址验证，私钥用于用户的身份验证。比特币的交易由发送方的公钥、接收方的多个公钥以及转移的价值组成。约 10 分钟后，交易将被写入一个区块。然后这个新块被链接到先前写好的块。所有的块，包括关于每个交易的信息，都存储在用户的磁盘存储中，称为节点。

所有的节点存储关于比特币网络中所有记录的交易的信息，并检查使用之前的区块进行的每笔新交易的正确性。节点通过检查交易的正确性得到奖励。这种方法被称为挖掘，并通过工作量证明来确认，这是区块链技术的主要概念之一。当所有的交易都被成功确认后，所有节点之间就会有一个共识。新区块与之前的区块相连接，所有的区块在一个连续的链中对齐，从而形成区块链。

目前尚未形成行业公认的区块链定义。狭义来讲，区块链是一种按照时间顺序将数据区块以链条的方式组合成特定数据结构，并以密码学方式保证的不可篡改和不可伪造的去中心化共享总账能够安全存储简单的、有先后关系的、能在系统内验证的数据。广义区块链技术是一种新的分散式基础设施和分布式计算范式，它使用加密链块结构来验证和存储数据，使用分布式节点共识算法来生成和更新数据，并使用自动脚本代码（智能合约）来编程和操作数据。

当前个人或公司之间的货币交易通常由第三方组织集中控制，进行数字支付或货币转账需要银行或信用卡提供商作为中间人来完成交易。此外，一笔交易还会从银行或信用卡公司收取费用。同样的过程也适用于其他领域，如游戏、音乐、软件等。交易系统通常是集式的，所有数据和信息都由第三方组织控制和管理，而不是由交易中涉及的两个主要实体。区块链被开发出来就是为了解决这个问题。区块链技术的目标是创建一个没有第三方控制交易和数据的环境。

二、区块链的关键技术

区块链技术的基础架构模型（图 7-8）。一般说来，区块链系统由数据层、网络层、共识层、激励层、合约层和应用层组成。其中，数据层封装了底层数据区块以及相关的数据加密和时间戳等技术；网络层则包括分布式组网机制、数据传播机制和数据验证机制等；共识层主要封装网络节点的各类共识算法；激励层将经济因素集成到区块链技术体系中来，主要包括经济激励的发行机制和分配机制等；合约层主要封装各类脚本、算法和智能合约，是区块链可编程特性的基础；应用层则封装了区块链的各种应用场景和案例。

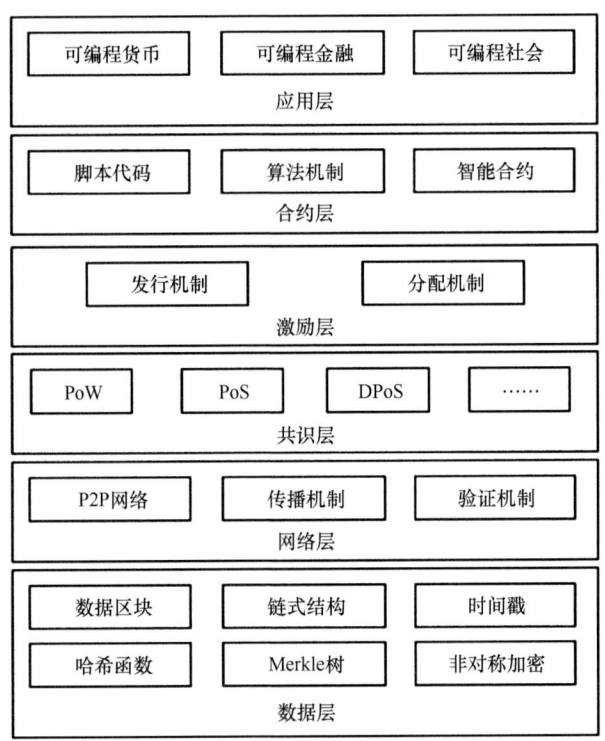

图 7-8　基础架构模型

(一)数据层

狭义的区块链即是去中心化系统各节点共享的数据账本。每个分布式节点都可以通过特定的哈希算法和 Merkle 树数据结构,将一段时间内接收到的交易数据和代码封装到一个带有时间戳的数据区块中,并链接到当前最长的主区块链上,形成最新的区块。该过程涉及数据区块、链式结构、哈希算法、Merkle 树和时间戳等技术要素。

1. 数据区块　每个数据区块一般包含区块头和区块体两部分。区块头封装了当前版本号、前一区块地址、当前区块的目标哈希值、当前区块 PoW 共识过程的解随机数、Merkle 根以及时间戳等信息。比特币网络可以动态调整 PoW 共识过程的难度值,最先找到正确的解随机数并经过全体矿工验证的矿工将会获得当前区块的记账权。区块体则包括当前区块的交易数量以及经过验证的、区块创建过程中生成的所有交易记录。这些记录通过 Merkle 树的哈希过程生成唯一的 Merkle 根并记入区块头。

2. 链式结构　取得记账权的矿工将当前区块链接到前一区块,形成最新的区块主链。各个区块依次环环相接,形成从创世区块到当前区块的一条最长主链,从而记录了区块链数据的完整历史,能够提供区块链数据的溯源和定位功能,任意数据都可以通过此链式结构顺藤摸瓜、追本溯源。需要说明的是,如果短时间内有两个矿工同时"挖出"两个新的区块加以链接的话,区块主链可能会出现暂时的"分叉"现象,其解决方法是约定矿工总是选择延长累计工作量证明最大的区块链。因此,当主链分叉后,后续区块的矿工将通过计算和比较,将其区块链接到当前累计工作量证明最大的备选链上,形成更长的新主链,从而解决分叉问题。

3. 哈希函数　区块链通常并不直接保存原始数据或交易记录,而是保存其哈希函数值,即将原始数据编码为特定长度的由数字和字母组成的字符串后记入区块链。哈希函数(也称散列函数)具有诸多优良特点,因而特别适合用于存储区块链数据。例如,通过哈希输出几乎不能反推输入值(单向性),不同长度输入的哈希过程消耗大约相同的时间(定时性)且产生固定长度的输出(定长性),即使输入仅相差一个字节也会产生显著不同的输出值(随机性)等。比特币区块链通常采用双 SHA256 哈希函数,即将任意长度的原始数据经过两次 SHA256 哈希运算后转换为长度为 256 位(32 字节)的二进制数字来统一存储和识别。除上述特点外,SHA256 算法还具有巨大的散列空间(2^{256})和抗碰撞(避免不同输入值产生相同哈希值)等特性,可满足比特币的任何相关标记需要而不会出现冲突。

4. Merkle 树　是区块链的重要数据结构,其作用是快速归纳和校验区块数据的存在性和完整性。Merkle 树通常包含区块体的底层(交易)数据库,区块头的根哈希值(即 Merkle 根)以及所有沿底层区块数据到根哈希的分支。Merkle 树运算过程一般是将区块体的数据进行分组哈希,并将生成的新哈希值插入到 Merkle 树中,如此递归直到只剩最后一个根哈希值并记为区块头的 Merkle 根。最常见的 Merkle 树是比特币采用的二叉 Merkle 树,其每个哈希节点总是包含两个相邻的数据块或其哈希值,其他变种则包括以太坊的 Merkle Patricia Tree 等。Merkle 树有诸多优点:首先是极大地提高了区块链的运行效率和可扩展性,使得区块头只需包含根哈希值而不必封装所有底层数据,这使得哈希运算可以高效地运行在智能手机甚至物联网设备上;其次是 Merkle 树可支持"简化支付验证"协议,即在不运行完整区块链网络节点的情况下,也能够对(交易)数据进行检验。

5. 时间戳服务　区块链技术的发展受到比特币应用需求的推动。比特币作为数字货币,首先需要解决"重复支付"问题,即一笔货币不能被花费两次或者一笔资金不能出现在两个交易中。集中信贷系统(如银行)依靠国家机器的力量来防止伪钞,而区块链系统则完全依靠技术来解决"重复支付"问题。系统使用正确的时间戳标记每个事务,以证明该事务此时确实发生。交易中基金的所有权已转移。在基金所有人再次使用基金之前,会报告错误,从而解决重复付款的问题。此外,每个区块都将加盖正确的时间戳,以按时间顺序形成正确的链表。

（二）网络层

网络层封装了区块链系统的组网方式、消息传播协议和数据验证机制等要素。结合实际应用需求，通过设计特定的传播协议和数据验证机制，可使得区块链系统中每一个节点都能参与区块数据的校验和记账过程，仅当区块数据通过全网大部分节点验证后，才能记入区块链。

1. 组网方式 区块链系统的节点一般具有分布性、自治性、开放性和自由访问性的特点。因此，P2P 网络（peer-to-peer network）通常用于组织参与数据验证和计费的全局节点。P2P 网络中的每个节点都具有相同的地位，并且在平面拓扑中相互连接和交互。没有集中的特殊节点和层次结构。每个节点将承担网络路由、验证块数据、传播块数据、发现新节点等功能。根据节点中存储的数据量，可以分为完整节点和轻量级节点。前者将创建区块的完整区块链数据保存到当前最新区块，并通过参与区块数据的实时验证和记账，动态更新主链。整个节点的优点是可以独立验证、查询和更新任何块数据，而不依赖于任何其他节点，劣势则是维护全节点的空间成本较高。

2. 数据传播协议 任一区块数据生成后，将由生成该数据的节点广播到全网其他所有的节点来加以验证。现有的区块链系统一般根据实际应用需求设计比特币传播协议的变种，如以太坊区块链集成了所谓的"幽灵协议"以解决因区块数据确认速度快而导致的高区块作废率和随之而来的安全性风险。根据中本聪的设计，比特币系统的交易数据传播协议包括如下步骤。

（1）比特币交易节点将新生成的交易数据向全网所有节点进行广播。

（2）每个节点都将收集到的交易数据存储到一个区块中。

（3）每个节点基于自身算力在区块中找到一个具有足够难度的工作量证明。

（4）当节点找到区块的工作量证明后，就向全网所有节点广播此区块。

（5）仅当包含在区块中的所有交易都是有效的且之前未存在过的，其他节点才认同该区块的有效性。

（6）其他节点接受该数据区块，并在该区块的末尾制造新的区块以延长该链条，而将被接受区块的随机哈希值视为先于新区块的随机哈希值。

3. 数据验证机制 P2P 网络中的每个节点都时刻监听比特币网络中广播的数据与新区块。节点接收到邻近节点发来的数据后，将首先验证该数据的有效性。如果数据有效，则根据接收命令为新数据建立存储池，临时存储块中未记录的有效数据，并继续转发到相邻节点；如果数据无效，将立即丢弃数据，以确保无效数据不会继续在区块链网络中传播。以比特币为例，比特币 miner 节点将收集并验证 P2P 网络中广播的未确认交易数据，并根据预定义的标准列表，从数据结构、语法规范化、输入输出、数字签名等方面验证交易数据的有效性，并将有效的交易数据集成到当前块中；类似地，当矿工"挖掘"到一个新块时，其他矿工节点也将验证该块是否包含足够的工作负载证明，以及根据预定义的标准，时间戳是否有效；如果确认有效，其他矿工节点将把区块链接到主区块链，并开始争夺下一个新区块。

（三）共识层

共识只是意味着区块链网络中的所有去中心化节点都同意什么是真相。只有所有节点都同意的区块才会被附加到区块链中。在加密货币区块链中实现共识的最广泛使用的机制是工作量证明算法。这需要计算一个难以解决的数学密码挑战，这称为挖掘。一旦问题得到解决，其他节点会使用比解决问题所需的算法简单得多的算法来验证解决方案。

工作量证明验证依赖于"随机数"的发现，一个唯一的随机数或伪随机数，当通过算法处理或"散列"时，满足区块链设置的任意条件（如一个值开始有一定数量的零）并允许将数据添加到区块链中。这项任务将满足这些条件的计算负担转移给寻求添加到区块链的一方，并鼓励添加有价值的数据而不是随机数据或噪声。根据所需的活动和区块链的大小，改变任意条件可以使随机数变得更加困难（更多的计算能力）或更少的困难。其独特性还可以防止重复添加到区块链中。然后将工作量证明记录在区块链上并分发到全球区块链节点。然后，每个节点都会对工作量证明的包含进行验证，从而达成过程共识。共识算法的其他示例包括权益证明、经过时间证明、燃烧证明和拜占庭容错。每个技术细节都超出了本文的范围，但每个都有其独特的优点和缺点，有些比其他更适用于某些情况和任务。

（四）激励层

区块链共识过程通过汇聚大规模共识节点的算力资源来实现共享区块链账区块链共识流程通过聚合大规模共识节点的计算资源，实现共享区块链账本的数据验证和记账。因此，它本质上是共识节点之间的任务众包过程。分散系统中的共识节点是自利的，最大化其自身收入是其参与数据验证和记账的基本目标。因此，必须设计一个具有激励相容性的合理众包机制，使共识节点的个体理性行为与确保分散区块链系统的安全性和有效性的总体目标一致，以实现自身利益最大化。通过设计适当的经济激励机制并将其与共识过程相结合，区块链系统将大规模节点参与聚集在一起，并就区块链的历史形成稳定的共识。

（五）合约层

合约层封装区块链系统的各类脚本代码、算法以及由此生成的更为复杂的智能合约。如果数据、网络和共识三层作为区块链底部的"虚拟机"，分别承担数据表示、数据发布和数据验证的功能，那么契约层就是基于区块链虚拟机的业务逻辑和算法，是实现区块链系统灵活编程和数据操作的基础。包括比特币在内的数字加密货币大多使用不完全图灵的简单脚本代码来编程和控制交易过程，这也是智能合约的原型；随着技术的发展，图灵的完整脚本语言如以太坊已经出现，它可以实现更复杂、更灵活的智能合约，因此区块链可以支持宏观金融和社会系统的许多应用。

三、区块链技术的应用

（一）基于区块链的影像数据存储

1. 图像存储　一些人主张将加密的健康信息直接存储在区块链本身。在图像共享方面，这种方法的缺点是放弃在医疗图像存储和归档方面的大量现有投资。此外，存储所有患者的加密（因此是不可压缩的）成像研究将导致一个巨大的区块链，对于运行在移动设备甚至现代工作站上的节点来说，它太大了，无法下载、存储和验证。区块链的大小是一个正在积极研究的问题，并且已经被证明是一个限制因素，即使是存储简单事务数据的链，更不用说存储医学成像研究所需的巨大块。更重要的是，如果对区块链上用于混淆健康记录的加密算法进行了成功的攻击，那么使用该密码加密的所有患者健康信息都将公开；如果几十年后在加密方法或实现中发现了漏洞，则不能撤销或修改链中的早期块。仅仅出于这个原因，在本质上是分布式的公共数据库中只存储最少的必要元数据似乎是明智的。

2. 数据存储安全　是医疗区块链的重要特征。从公共信息、数据生成和数据接收三个方面分析医疗数据的安全存储。医疗数据的公开信息，如存储地址、医疗数据的哈希值、权限等，都记录在区块中。这些公开信息是可见的，但不能被篡改。利用散列算法对医疗机构产生的数据进行处理，对散列值进行签名，用患者的病历和签名对患者的公钥进行加密。这些数据存储在链下的云存储中。患者用自己的私钥解密密文，得到医疗机构记录的哈希值和签名。然后，新记录被加密并添加到现有记录中。区块链可以存储多种不同类型的患者数据，如笔记、实验室值、来自可穿戴设备的数据、精准医学和基因组数据以及医学成像，并使其以去标识化批次的形式提供给机器学习算法，以供确认和关联。然后，智能合约可以在每次将新的成像研究附加到区块链时运行机器学习算法，从而接近实时分析和增强。

3. 潜在缺陷　与传统数据存储方法相比，存在潜在的缺陷，包括在公共分类账中分配个人可识别医疗影像数据的潜在问题、扩展区块链以及实施的成本效益。首先，虽然区块链中的数据可以去标识化和加密，但对整个数据集的分布式访问确实存在潜在危害或重新标识的风险。其次，还需要解决完全分布式系统的速度和可扩展性问题,因为基于区块链的小型应用程序中已经出现了担忧。在区块链部署中,假设所有块都存储在系统内的每个客户端节点上。作为这一潜在瓶颈的一个例证,作为矿工全面参与比特币网络需要用户下载整个比特币账本,在2016年底总计约101GB。此外,比特币网络内的最大交易验证率每秒约为7笔交易,这可能会限制大型区块链网络的吞吐量。这种拥有大量数据平台的成本效益尚未在生产环境中得到证明。需要评估硬件、实施和支持的综合支出,以确定是否可以实现该技术的投资回报。这些障碍表明,虽然区块链能够为数据交易提供透明度和真实性,但将当前的医疗影像IT系统快速过渡到基于区块链的技术可能存在困难。

(二)基于区块链的影像数据共享

1. 图像共享 尽管医疗保健系统和 RSNA Image Share 等倡议一致采用互联网,很多时候,如果图像是在其医生系统之外获得的,则患者自己负责将光盘从一个医疗保健系统带到另一个医疗保健系统。通过将医学图像或其散列存储在区块链中,可以轻松地在医疗保健系统和提供商之间共享图像。

通过区块链共享图像可以通过公共(无许可)或私有(许可)区块链进行。使用公共区块链,交易可以附加到区块链,允许其他医院系统查看患者的医疗图像。通过私有区块链,个人用户(如医生)或团体(如医院系统)可以通过交易获得查看图像的权限。这种实施可以消除医疗成像设施创建和导入光盘的需要以及患者运输光盘的需要,这可能会导致重复成像和有限医疗资源的不良利用。

有人提出了一种特别优雅的区块链促进图像共享模型,其中区块链上的3个公钥/私钥交易通过定义图像的来源、定义相应的所有者(来源和患者)来实现安全的图像传输图像,并允许在验证后从其来源访问图像。在这个框架中,图像作为公钥/私钥集"发布",由患者持有的私钥访问。携带这些交易的区块链用于验证请求方(如医生或另一家医院)是否包含在允许访问特定成像研究的列表中,并且该特定研究对应于这些权限。

存在一些平台,如跨企业文档共享用于成像(XDS-I)和DICOMWeb,其使医疗成像研究的跨因特网的共享。用于图像共享的区块链实施不会取代此类标准,而是会对其进行补充。例如,在以太坊网络上实现了商用医学图像共享平台 Nucleus.io。医学图像不存储在区块链本身中。相反,存储DICOMWeb URL 允许患者控制对他们自己数据的访问。诸如此类的实施可能允许以患者为中心拥有自己的医疗记录,而这些记录越来越依赖于成像。如果患者在区块链中控制自己的影像数据,他们就可以轻松地授予医疗保健提供者查看那些使当前医疗保健系统之外的医生能够访问其数据的权限,并使他们能够轻松地寻求第二意见。由于数据存储在区块链中,因此患者可以放心,原始数据是不可变的,无法更改。DICOM 标准促进了加密的使用,但没有明确规定。因此,DICOM 具有独特的动态性,足以整合到许多不同的区块链平台中。

2. 追踪医疗设备 区块链技术的一个常见的医疗影像数据共享是供应链管理。在医疗影像中,区块链已经提出了药品供应链管理。此实用程序的原理可应用于植入式医疗设备和假肢,尤其是关于设备的容量、放置日期、使用寿命或兼容性。例如,许多患者接受下腔静脉(IVC)过滤器放置并且无法回忆放置的日期或导致其放置的情况。虽然通过注册系统等解决方案在一定程度上缓解了这种情况,但将设备信息与患者的成像数据打包在一起的能力将确保这些信息不会丢失,并且可以跟随患者到他的下一个位置关心。随时访问这些信息可以帮助介入医师进行程序规划,减少这些程序冗余成像的可能性,并可能排除二次干预的需要。

尽管数字成像和高速网络连接的普及,但医疗图像共享的持久范式要求在提供者之间传递物理副本(如 CD 或 DVD)。在将数字资产誊写到光学媒体上时存在明显的低效率和固有的浪费,通常在接收站点的图像导入期间只读取一次。此外,该工作流对患者施加了不适当的责任,以确保图像在传输过程中不会丢失、损坏或被拦截。为了解决物理介质传输的缺点,北美放射学会

（RSNA）开发了图像共享网络（ISN），它代表了当前医学图像电子传输的技术水平。简而言之，参与 ISN 的网站通过第三方票据交换所集中分发图像。获取的图像被上传到 Clearinghouse，在那里它们被存储，并由秘密令牌的加密散列索引 30 天。在这个窗口中，患者可以授权个人健康记录（PHR）供应商通过泄露复制散列所需的令牌来下载其数据。PHR 中存储的图像代表了光盘的虚拟模拟，患者随后可以允许他/她的医疗保健提供者访问这些数据。

3. 个人医疗数据管理与运用 首先，每个人都有一个包含个人医疗数据的数字档案。数字档案的存储和访问通过区块链技术实现，每个人都拥有对自己信息的访问控制权。可访问、安全的电子信息可以更方便、更快捷地融入医疗机构的日常诊疗工作中。各种记录的标准化和数字化使医疗机构、患者和服务提供者之间能够共享信息。其次，个人医疗数据管理权限完全由用户控制。当服务提供者有需要时，服务提供者向患者提出访问和收集个人医疗数据的请求。个人可以授权服务提供者访问其部分病历，并可以随时撤回服务提供者的权利。

目前在中央数据库中存储图像并经常使用物理介质传输图像的方法不仅会导致患者路径延迟，而且会使数据受到篡改。Patel 开发了一个跨域图像共享框架，该框架使用区块链技术作为分布式数据存储，以建立放射研究和患者定义的访问权限的账本。这个框架允许安全和去中心化的医疗数据共享。它还使患者能够有效地拥有自己的图像数据，并控制医疗保健提供商的访问权限。

基于区块链的个人医疗数据应用程序可以在不违反隐私问题的情况下提供患者医疗信息服务。目前，中国有很多医疗服务平台，可以帮助患者在去医疗机构前进行预约。由于缺乏医疗数据共享，他们无法有效地将不同的患者引导到不同的医疗机构。然而，基于区块链的个人医疗数据共享和访问控制可以在医疗服务领域发挥重要作用。例如，如果某人感到不适并想去医疗机构，他需授权他的医疗数据（如年龄、性别、家庭住址、个人症状、病历、治疗偏好等）。

区块链技术以一种不可篡改的方式促进了对源数据的存储，提供了对存储数据的所有修改的可跟踪性。区块链技术提供了关于如何、谁、何时和何处生成数据的可靠信息，它在医学中有着广泛的应用。

四、研究进展

（一）当前研究现状

现在有很多关于延迟、大小和带宽、吞吐量、版本控制、硬分叉和多链等方面的挑战和限制的研究。令人惊讶的是，除了安全和隐私，对其他挑战和限制的关注和研究都相当低。特别是主题的相似性、大小和带宽，以及浪费的资源将会在整个研究地图中得到更多的关注。当区块链的大小增加时，它会直接影响到可伸缩性中的所有这些挑战和限制。可能这些问题还没有被大量研究，因为区块链的概念仍然相当新。

现今由于成像常是识别疾病进程或倒退的基石，区块链技术有可能在临床试验中引入一种防止篡改的机制来记录成像数据。这包括图像处理、分析和定量评估的所有阶段。试验中的成像数据通常来自预先指定的成像协议，这些协议的变化或其不准确的记录可能会改变图像，从而改变其测量输出的结果。

区块链的实施消除了在测量之前操纵图像的情况，确保了图像及其测量的完整性。当图像在参与站点之间上载或下载以执行多个度量时，这种审核具有特殊的价值。在进行测量之前对图像设置的任何更改都可能会影响结果，而由区块链系统加盖日期和时间戳，确认何时以及由谁进行更改，将避免不适当的数据操作，并确保重大更改的可跟踪性。任何数据损坏都将在不需要人工查询数据的情况下被识别。在一个结果往往依赖于成像测量有效性的时代，记录测量历史的可靠方法是至关重要的。

在一些特定的领域，我们可以在一个成像试验中利用区块链技术进行包括病灶分割和分析算法的实现。病灶分割传统上是手动的，随着技术的发展，越来越多的案例是半自动的甚至完全自动化的。通常使用专家注释的人工分割数据集来训练算法，以自动获得类似的结果。对训练集的记录，以及在专家和软件的背景下对其进行的调整，将有助于深入了解机器学习输出的依据，并解释意外的变化。每个区块的数据组可以通过患者访视或试验中特定时间点的检查组来分配。

当商业或学术研究者分析并报告他们自己的发现时，存在大量存有偏见的证据。应用于临床试验中成像的区块链技术将向第三方提供有种源保证的数据集以供分析。这将把推动试验的假设与预期的结果分开。一个特别的好处是利用成像生物数据库中的数据集进行二次研究，可以确保原始数据的完整性，特别是在汇集来自多项试验的数据时。

应用区块链原型框架表明虽然匿名性、去中心化和可伸缩性已被初步研究，但（非）许可区块链、受限数据访问、共识机制、模块化和互操作性等方面的影响大多被忽视。此外，目前技术理解的不足转化为立法风险，这极大地影响了个人对区块链技术的采用。因此，未来的研究需要认识到不同区块链的不同特征（如共识机制、块大小、许可），以了解它们各自的应用结果（如可伸缩性、安全性、隐私）。需要进行更全面的研究，以充分了解其根本机制，并能够确定克服这些障碍的方法，以便促进这项技术的传播。

（二）未来发展前景

当前已经出现了一些研究在区块链环境中使用智能合约、许可、物联网和智能财产的可能性的论文。相信这种类型的研究在未来会有很大的影响，甚至可能比加密货币更有趣。使用分散的环境，如共享虚拟财产可能是一个解决方案，革命性的方式公司可以出售他们的产品。考虑到这一点，相信当区块链技术被更多的行业和学术界采用时，它将产生大量的新研究。当更多的区块链解决方案被更多的用户使用时，它也会对技术限制和挑战的研究产生影响。未来，随着不同区块链规模和用户基数的增加，需要对可扩展性相关主题的挑战和限制进行更多的研究。另一方面，区块链的安全性和隐私性将永远是一个研究的主题，当新的方法被发明来干扰区块链攻击。虽然区块链是一项相当新的技术，但在每个问题领域，包括安全和分布式系统的内容（如多级认证技术，分布式系统的节能资源管理等）都已经有了深入的研究。仔细观察并采用成熟的解决方案将加速克服区块链技术目前的挑战和局限性。

现阶段区块链技术的规模应用面临诸多技术难题。如底层技术有待进一步成熟；须设计有效的密码算法来保护隐私问题；提高潜在交易吞吐量、交易速度、存储容量等问题，这些技术难题也关系到区块链在医疗行业的落地。只有攻克核心技术难关，才能真正发挥区块链技术的优势与潜力。

作为一项新技术，区块链的去中心化、安全共享、不可篡改、隐私性高等特点为突破现行医院管理信息化的发展瓶颈提供了新的视角。区块链的应用可以涵盖流程、监管、统计、财务、审计、档案等医院管理的方方面面，为重构医院信息化基础、重塑医院管理的流程提供了切实可行的技术支撑。

可以预见，区块链技术将会重塑全球医疗行业信息化的未来。2016以来，区块链技术已成为国家核心技术自主创新的重点，2020年，国家发改委把区块链技术明确为新型基础设施。在国家大力推动区块链基础技术研发、完善区块链生态链建设的重要时期，医疗行业应抓住区块链发展的机遇，加强医疗行业区块链技术的自主研发与创新，深度开发区块链技术的应用潜力，真正实现信息新技术为医疗行业发展保驾护航。

这些操作背后的复杂性需要隐藏在一个足够友好的界面后面，可能部署为一个 Web 或移动应用程序。优化最终用户体验是一个挑战，甚至对于更传统的结构化 ISN，它依赖于熟悉的密码或共享的秘密模型进行身份验证；超过 75% 的 ISN 帮助台请求与患者特定的问题有关，而不是与 ISN 基础设施有关的技术问题。我们观察到，可以通过允许访问事务的数量来量化对图像共享的区块链的耐心使用，因此很重要的一点是要监视这个度量，以发现阻碍采用的潜在问题。还必须考虑医疗保健提供商的用户体验，我们注意到区块链本身并没有解决医疗信息交换方面的更广泛的问题。例如，如果关于临床背景的支持信息是未知的，仅共享数据的能力并不能确保其可用性。

（三）总结

区块链在医学影像中的应用研究现已成为一个学术领域，出版物的数量和质量正在迅速增加。这种趋势也是出现在全球医疗行业中，其中 BlockChain 技术市场同时满足不断增加的需求，为交换数据而广泛涵盖范围的要求，医疗保健机构迫切需要新的和改进的信任保护解决方案。目前正在一些 EHR、PHR 中探索基于区块链的解决方案和临床试验系统用例。其他几个卫生信息系统领域正在探索中，但发现关于知识基础设施、图片存档和通信系统、患者自动诊断服务、行政系统、人口健康管理系统和制药供应链的出版物很少。需要扩大研究议程以解决这些具体领域，并寻求基于区块链的解决方案，通过减轻来自医疗保健部门内部和外部的威胁来保持信任。

总的来说，区块链作为一种技术有可能改变日常生活中交易的方式。大部分的研究集中在区块链的安全和隐私问题上。此外，区块链的应用并不局限于加密货币，但该技术也可能应用于进行某种形式交易的各种环境中。区块链在应用中的可能性研究无疑是未来研究的一个有趣领域，但目前区块链受到技术限制和挑战。匿名性、数据完整性和安全属性带来了许多有趣的挑战和问题，需要通过高质量的研究加以解决和评估。可伸缩性也是未来需要解决的问题。因此，为了识别和了解区块链研究的现状，收集所有相关研究非常重要。然后就可以评估已经解决和回答了哪些挑战和问题，以及目前区块链中最易出现的问题是什么。

第四节 物联网技术及应用

一、物联网概念与发展历程

"物联网"的概念最早是由美国麻省理工学院 Ashton 教授于 1999 年提出的，其理念以电子产品代码（EPC）核心，利用射频识别（radio frequency identification，RFID）、无线数据通信等技术，把所有物品通过射频识别等信息传感设备与互联网连接起来，实现全球物品信息实时共享的物联网。物联网就是将各种信息传感设备，如射频识别装置、红外感应器、全球定位系统、通信等各种装置与互联网结合起来而形成的一个巨大网络，它使所有物品都与网络连接在一起，方便识别与管理。

此理念有两层含义：首先，物联网的核心和基础是互联网，是在互联网基础上的延伸和扩展；其次，其连接终端延伸和扩展到了任何物体与物体之间，并能进行信息交换和通信。物联网的核心是物与物以及人与物之间的信息交互，其基本特征可简要概括为全面感知、可靠传送和智能处理。2005 年国际电信联盟（ITU）发布了《ITU 互联网报告 2005：物联网》，报告指出，无所不在的"物联网"通信时代即将来临。2008 年 3 月在苏黎世举行了全球首个国际物联网会议"物联网 2008"，探讨了"物联网"的新理念和新技术与如何将"物联网"推进发展的下个阶段。IBM 提出，把传感器设备安装到各种物体上，并且普遍连接形成网络，即"物联网"，进而在此基础上形成"智慧地球"。2010 年，中国政府将物联网列为关键技术，并宣布物联网是其长期发展计划的一部分。物联网自从其诞生以来，已经引起世界各国的巨大关注，并被认为是继计算机、互联网和移动通信网之后的第三次信息产业浪潮。目前，物联网在智能家居、医疗保健、交通和环境等许多应用场景中得到了广泛的应用。

物联网本身的结构复杂，系统多样，一般将物联网的结构分为三个层次，分别为感知层、网络层、应用层。物联网结构见图 7-9。

感知层是实现物联网全面感知的基础。以 RFID、传感器、条形码、二维码等为主，采集设备信息，利用无线射频识别技术在一定范围内实现发射和识别。其主要功能是通过检测设备对象识别、信息采集，如在感知层，信息管理系统使用智能卡技术身份，成为重要的信息系统架构的关键，在室内设置温度和湿度传感器，以便及时调整。

第七章 医学影像信息新技术及研究进展 ·149·

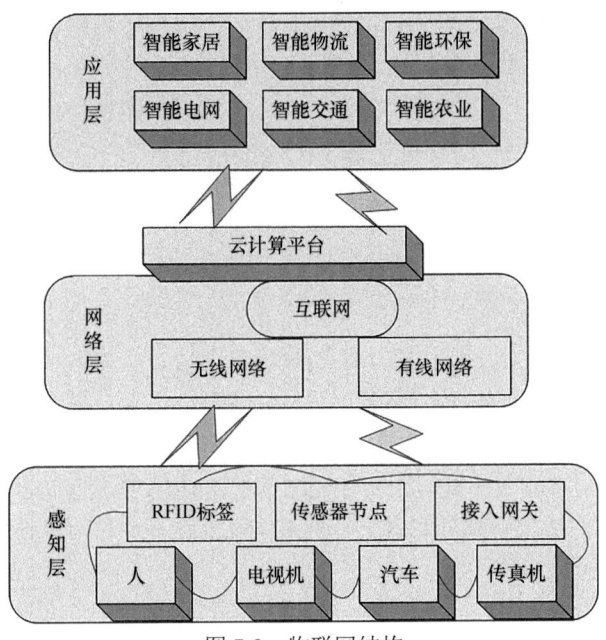

图 7-9 物联网结构

网络层是服务于物联网信息汇聚、传输和初步处理的网络设备和平台。通过目前主流的移动通信网、国际互联网、企业内部网等网络，把感知层得到的数据无障碍地、可靠地、安全地进行传送，并将数据提供给应用层。同时，网络层"云计算"技术的应用确保建立实用、适用、可靠和高效的信息化系统和智能化信息共享平台，实现对各类信息资源的共享和优化管理。

应用层主要是进行分析和处理上传的信息数据，并做出相应的指令，实现智能管理、应用和服务（其功能类似于计算机中央处理器）。目前，人工智能和远程控制的广泛应用，为物联网技术提供了更加丰富的内容。与此同时，"智能家庭"概念的提出将会进一步推动物联网的普及，将会给整个物联网产业链带来更大的发展。

二、物联网的关键技术

（一）传感器技术

物品信息的"感知"是物联网发挥作用的基础，需要应用到传感器技术来达到这一目的。传感器技术犹如"物品"与"网络"之间的"中间传输转化站"，将物品信息传递、转化为物联网可识别的信息。物联网以计算机为基础，而当前计算机在进行信息处理时，主要处理对象是数字信号，因而需要在传感器的帮助下，将物品的模拟信号转换成数字信号，才能被网络所接收、处理。当前，传感器已经渗透进多个生产领域，如工业生产、食品生产、环境保护等，并且传感器也在不断朝着微型化、智能化方向发展，这对物联网性能的提升也有着非常重要的促进作用。

智能物联网技术中，传感器技术作为其框架的节点，组建无线通信网络，主要利用多个传感器的作用，构建成感知协作系统，并借此实现某一区域内的特定对象感知。在传感器中，主要由敏感元件、转换元件构成，分析无线传感技术，不难发现，该技术的主要功能包含了3个方面，主要针对数据方面，采集与量化、处理与融合、应用与传递，智能物联网的传感器，主要作用就是利用传感器系统自身的动态网络、组织网络、大规模网络优势，从而有效实现网络连接。但需要注意的是，传感器网络会受到电源能量的影响，所以在实际应用中，储存计算能力与通信能力会受到一定局限性影响。

（二）RFID 技术

RFID 技术是物联网应用的关键技术，是射频识别的一种重要技术形式，也被称为无线射频识别技术。可以直接通过无线电信号来读取数据，在识别过程中不需要机械接触和光学技术。从当前RFID技术的实际应用来看，RFID技术需要应用到相应的软件系统、阅读器中去，以此来实现非接触式识别，可以快速扫描。设备的体积较小，可以重复使用，有着抗污染性的优势。可以说，在RFID技术的支撑下，物联网得到进一步发展。在物联网中，通过让射频信号穿越电磁场，实现信号传输目的，在完成信号传输任务后，即可以实现物体识别作业。在RFID技术中，最重要的部分包括天线、阅读装置、标签。其中天线是重要的传输媒介，可以有效开展信号传输作业；阅读装置是重要的辅助性装置，可以确保标签信息阅读作业的顺利完成；标签是一种协作识别物体的工具。借助于天线、阅读装置、标签这三部分的优势，可以确保RFID技术优势得到良好发挥，帮助物联网实现互联互通的目的。

RFID技术又被称为"电子标签"，该项技术是一种非接触式自动识别技术，主要是在射频信号的帮助下，完成对对象的自动识别，并从中获取相应的数据信息。在整个识别过程中，无须人工干预，因此本身有着非常强的环境适应性。不仅如此，针对一些高速移动的物品，RFID技术也能够进行识别，且可同时识别多个标签，整体效率较高。RFID技术是物联网进行物品信息采集的重要手段，一般在计算机通信网络的帮助下，能够实现远距离物品信息识别，目前该项技术在电商物流领域有着非常广泛的应用。

（三）嵌入式系统技术

嵌入式系统技术对计算机科学技术有着很大的依赖性，是基于计算机科学技术、传感器技术、集成电路技术、电子应用技术来获得发展的。在长时间的发展过程中，嵌入式系统技术已经在人们的生产生活中得到了广泛应用，对国防、工业生产的发展均有十分大的推动作用。若是将物联网比喻为人体，则嵌入式系统相当于人的大脑，在物联网中发挥着关键性作用。

在研发早期，嵌入式系统还只是以单片机形式存在，后续随着嵌入式技术发展日益成熟，嵌入式系统发展越来越完善，适用场景也越来越广阔。嵌入式技术最初的发展目标，便是服务"物联"，如将微型计算机嵌入到物理对象中，实现对象的自动化控制。在物联网中应用嵌入式技术，主要目的是提高"物品"的通信能力及自动化控制能力。如果将整个物联网视为一个"人"，那么传感器与RFID技术相当于人的眼睛、鼻子、皮肤等感官，用于感知收集外界物品信息，计算机网络则是人的神经系统，用于信息的传递，而嵌入式系统则是人的大脑，用于信息的处理。正是嵌入式技术的存在，才让物品变得更加智能，物品与物品之间的连接也更加紧密。

（四）云计算技术

云计算技术与物联网技术一样，均是依托于计算机科学技术来获得发展。云计算技术是指通过计算机科学技术来设置计算形式，但这里所指的计算机并不是人们日常生活中的计算机系统。总的来说，云计算技术有着高速和大量的显著特点，可以快速切换资源，系统的安装与操作也较简单，可以通过具体的操作来完成对系统的访问。从当前物联网应用云计算技术的情况来看，物联网主要是通过网络方式来实现云计算，在此过程中可以完成计算机实体的整合，整个系统的计算能力可始终得到保证。

三、物联网技术的应用

（一）基于物联网的成像设备

1. 医用X射线胶片扫描仪　采用专门的传感器设备从传统的胶片提取影像，并通过物联网快速上传到云端，方便医师阅片及诊断。

2. 数字化口腔X射线成像系统　通过专业的数字传感器获取口腔数字化X射线摄影图像并传输到云端供医生使用。

3. 医用X射线成像自动输出系统　采用RFID技术自动调取云服务器中存储的患者X射线摄

影图像，最终可以实现快速打印。

（二）基于物联网的影像存储

影像储存与传输系统（picture archiving and communication system，PACS），是以医学影像领域数字化、网络化、信息化的趋势为要求，以数字化成像技术、计算机技术和网络技术为基础，以全面解决医学影像获取、显示、处理、储存、传输和管理为目的的综合性规划方案及系统，是信息技术在医院影像科室的具体应用，是整个医院数字化、信息化的重要环节。

（三）基于物联网的阅片系统

智慧阅片室方案以诊断和会诊系列显示器为基础，辅以升降阅片工作台、显示质量管理、多屏互动会诊及影像协同、医学影像 AI 辅助诊断及三维后处理、智能集中控制等技术，以影像科医师为中心，致力于为医院提供标准化、人性化、智能化的阅片室整体解决方案。

随着 PACS 广泛应用，已经从胶片阅片模式（film reading）过渡到软阅片模式（softcopy reading）。随着数字化 X 射线影像及磁共振、超声诊断的广泛应用，影像科在患者诊疗过程中的重要性越来越大，临床医师对影像科医师的依赖也空前极致。我国医学影像数据的年增长率约 30%，而医师的增长率只有 4.1%，影像科医师资源缺口非常大，医生的工作量处于超负荷状态。

<h2 style="text-align:center">四、研究进展</h2>

随着医疗事业的快速发展及医疗新技术的推广运用，先进医疗设备尤其是大型影像设备（如 MR、CT）在医院的诊断治疗中发挥越来越重要的作用。目前，传统的医学影像设备管理是静态的、滞后的，使用情况和维护记录多停留在纸质化记录，无法实现实时监控，漏记、少记的情况时有发生，使用时间数据无法保证精确无误。因此，传统的影像设备管理方式已无法满足管理上的要求，研究建立先进科学的影像设备健康管理系统势在必行。

影像设备在日常使用过程中会产生大量的日志文件，每个日志文件由很多事件记录组成，每条日志记录存储着一次单独的系统事件，能够实时反映系统某一组成部分变化时的信息。日志文件中记录了大量影像设备运行参数信息、操作信息和一些冗余信息。但是这些日志文件往往只用于设备故障时翻找故障原因，除此之外大部分的时间被忽略，存在工作站的硬盘中。以此为基础，访问设备日志文件，对其进行读取、解析、过滤、合并统计，再通过物联网技术将 4G 日志数据存入云服务器，以可视化界面提供对影像设备的远程健康管理。

基于物联网技术下的医学影像设备物联网绩效管理平台，有效解决了设备运行中信息采集不及时和排程不科学问题，通过建立数据采集、统计分析和输出显示的一体化系统，为医学影像设备绩效管理提供重要的数据依据，为推进医院现代化管理奠定重要的研究基础。

<h2 style="text-align:center">思 考 题</h2>

1. 简述 5G 技术具有的 6 大基本特点。
2. 简述 5G 超声远程诊断机器人的基本结构及其应用场景。
3. 5G 技术在远程手术方面有什么应用？
4. 5G 技术在影像存储方面的优势是什么？
5. 5G 技术在医疗设备远程运维管理方面有什么应用？
6. 举例说明在医学影像信息领域有什么尚未解决的问题。
7. 如何区分在医学影像信息领域研究过程碰到的问题是科学问题，还是工程问题？
8. 分析一下未来医学影像信息学的未来发展趋势，理由是什么？

（许　锋　余　瑛　薛晓琦）

第八章 医学影像大数据与人工智能的质量控制

第一节 医学影像大数据

一、概述

大数据（big data）是用于描述传统软件不足以处理的海量复杂数据集的术语。在《医学影像技术学名词》一书中，"大数据"被定义为"在合理时间内无法用传统数据库软件工具或传统流程对其内容进行抓取、管理、处理，并分析成能有效支持决策制定的复杂数据集合"。大数据具有五大特征：大容量（volume）、高速（velocity）、多样（variety）、低价值密度（value）、真实性（veracity）。

2014年，"大数据"这一概念首次写入政府工作报告。大数据技术的战略意义不在于掌握庞大的数据信息，而在于对这些数据进行专业化处理。

医学大数据由医疗健康行业与大数据技术融合产生，是所有与医疗健康行业相关的过程中产生的数据集合。医学大数据在精准医疗、辅助诊疗、远程医疗、临床研究、慢性病管理、传染病监控、大健康监测等方面发挥重要作用。医学大数据作为一个新兴的领域，既体现了与传统医疗行业的拓展，也体现了与未来科技的结合。医学大数据包括电子病历数据、医学影像数据、生理信号数据和生命组学数据等。

医学大数据具有以下特点：种类多、容量大、增长快、价值密度低、真实度高。医学大数据处理的3个主要环节：采集、治理与应用。医学大数据的数据质量是指在某一特定业务环境下，数据符合数据消费者的使用目的，能满足业务场景具体的需求。数据质量是分析和利用医学大数据的前提，是保证数据应用价值的基础。数据的质量直接影响统计分析的最终结果。杂乱无章、缺失不全或错误频出的大数据不但无使用价值，反而会给研究和管理带来不利的影响，误导相关决定或决策，甚至造成难以估量的损失。评估医学大数据是否达到预期的质量要求，通常可以通过数据准确性、数据一致性、数据合规性、数据完备性、数据及时性五个方面来进行判断。

医学影像大数据是医学大数据的重要组成部分，有超过90%的医疗数据来自医学影像设备。我们将来源于医学影像设备且满足大数据特征的数据统称为医学影像大数据，简称影像大数据。医学影像的成像模式丰富，医学影像大数据的数据结构多种多样（包含图片、结构化表格、半结构化文本、非结构化影像等）。

医学影像大数据目前是医学大数据分析中比较热门的种类，通过与人工智能技术的融合与应用，医学影像大数据正在蓬勃发展。但目前在医学影像数据应用中，还存在影像数据利用率低、跨学科人才缺乏的问题。

我国人口基数大，医学影像设备拥有量与医学影像从业人员的快速增长，进一步促进了医学影像大数据的倍数增长。医学成像模式丰富，图像呈现方式多样，使得医学影像数据格式多样。医学影像数据的特点对数据的存储、处理和分析能力都提出了很高的要求，基于医学影像大数据的科学研究与临床应用都需要基于强大的硬件和软件条件。随着多学科快速发展，尤其是支撑图像处理以及大数据分析的硬件更新换代，使复杂算法的快速实施成为可能，促进了对医学影像大数据的数据挖掘研究。

二、医学影像大数据现状

(一) 发展存在的问题

1. 医学影像数据同质化、标准化问题　医学影像设备品牌不同，使用年限不同，技师操作水平不同，机器设置参数不同，不同变量因素的干扰，很难获得标准化的医学影像数据。目前国内不同医院，甚至不同医生，对病历编写、病灶标注、病种称呼都有不同，部分数据存在描述不完整甚至表述错误的情况。

不同厂家不同年代生产的同类设备性能不同，获得的医学影像数据必然有较大差异。即使同一厂家相同型号设备，在不同应用环境、不同质控管理、不同设备维护校准条件下，由不同水平和资质的操作使用人员，采用不同扫描成像参数，获得的医学影像数据也必然有差异。因此，医学影像数据同质化是急需解决的重要问题。

如何做到医学影像数据的同质化、标准化，按照标准规范开展医学影像全流程质控是关键。定期开展设备影像设备质控检测及维护，规范整个影像学检查流程，包括影像数据获取、图像后处理、结构化诊断报告、影像数据规范存储，去除或减少垃圾数据。这一工作要有多学科人员参与，相互密切配合。

2. 医学影像数据标注问题　医学影像数据很难像在通用领域里一样将标注任务外包出去，医学影像数据的标注大部分只能仰赖专业人士。举例来说，不论是在安防领域或是自动驾驶领域，一般人都可以为图像进行标注，因为常人都可以分辨出人、猫狗动物、汽车、信号灯等，但是，在医学影像中，一般人根本看不出身体到底哪里出了异常，如给普通人看一张 CT 图像，他是无法分辨有无癌症、位置在哪里，这些只有受过专业训练的医生才具备判断能力。

3. 大数据研究的软硬件支撑问题　影像学检查的数据量极大，要求极高的存储、处理和分析能力，进行医学影像大数据研究的前提，是有功能足够强大的硬件和软件的支撑。在影像数据加工过程中，应从单个病例的影像中提取出关键信息，实现图像中数据元素的标准化、结构化。应开展高质量、大范围和长期的注册研究和临床试验，并且将影像数据与临床数据、实验室检查、病理和基因组信息等整合在一起，基于特定的假设和目标进行大数据分析，才能得到有意义的结果。

4. 跨学科人才稀缺问题　在医学影像大数据处理过程中，更需要有人工智能和统计专业人士的参与，统计理论和机器学习技术非常重要，但医学影像专家对 IT 技术所知有限，而技术专家则不易理解医学问题的实质，跨学科人才稀缺。跨学科交叉合作在一定程度上促进了医学影像数据的应用：医学影像本身具有数据量大、数据类型多种多样、包含静态和动态数据等特点，如何在这些海量的影像数据和诊断文本之间建立关联，实现基于人工智能的影像数据挖掘，进而辅助医师阅片，催生新型的医学影像服务模式，是当前行业热点。

(二) 医学影像大数据特点

结合人工智能的应用，2020 年发表的《中国医学影像人工智能发展报告》将医学影像大数据的特点概括如下。

1. 多模态、高精度　不断创新的扫描序列及新型医学影像装备使医学影像模态不断增多；随着成像方法与硬件的更新换代，医学影像空间分辨率与信息密度不断增大。

2. 非标准、高分散　医学影像数据由于设备、操作等方面缺乏标准导致数据之间的差异很大；同时，由于医院管理、隐私保护等方面的因素导致数据孤立地存在于不同的医院或中心。更为严峻的是，我国大多数医院医学影像数据都分布式地存储在多个科室的影像系统中，数据孤岛现象较为普遍，汇集全院影像数据的管理系统还在普及过程中，同一患者分散在不同科室的医学影像数据之间的壁垒尚未完全打通，与临床数据之间的整合还有待完善。

3. 长尾分布、常有突发疾病　常见病占据大量病例，但常见病在整个疾病谱中占据小部分，大量疾病在临床中并不多见，数据量少；传染性突发疾病时有发生。

4. 标注稀疏、存在噪声 医学影像数据的标注耗时费力,造成数据标注的稀疏性,标注形式多样;标注的金标准仍未建立,通常存在噪声。

5. 样本差异大、比例不均衡 已标注的样本中,样本个体差异度大;正样本和负样本比例不均衡。

6. 任务复杂多样 医学影像计算任务繁多,包括重建、增强、恢复、分类、分割、配准等,结合影像多模态和疾病多样性,应用场景层出不穷,任务复杂度高。

(三) 医学影像数据挖掘面临任务

1. 加快跨学科人才培养 充分认识到当前跨学科人才缺乏的客观事实,将培养跨学科人才作为重要任务,尤其是领军人才培养方面。大数据工作是一项系统工程,从最初任务确定至后续的决策应用都是其系统性的体现。在这一环节中,严重的人才空缺成为当前最为突出的问题。负责领导大数据工作的医学影像专家都应将成为综合性人才作为自身努力的方向,并注重大数据概念和方法在具体工作中的渗透与融入。加大与信息领域技术人员的合作力度,从而使医学影像学科在大数据辅助下能够得到更好的发展。

2. 加大数据挖掘技术研发 立足实际,加大与医学影像数据挖掘相关的多层面技术的研发,包括信息存储、处理和分析等工具的研发。同时,为了使医学影像大数据得到充分的利用,需进一步确保数据使用过程的透明度和方便性,从而使数据使用效率及数据质量都能提到更高的层次,确保影像数据分析和挖掘的定量化及结构化。具体而言,在对患者隐私和数据安全予以保障的基础上,推动存储和分析平台的建立,减少对厂家的依赖。同时,还要注重术语的统一性,促进影像组学、影像共享和数据挖掘等工具向定量发展。

3. 提升人工智能算力资源 借助新型存储与计算技术,提升数据挖掘能力。对影像大数据进行复杂计算,对处理器的浮点运算能力、I/O 性能、内存容量及带宽都要求较高,单台计算机或超级计算机,因构架扩展的局限性或高额的经济成本,已无法满足需求。因此,需要借助具备高速的运算性能、良好的兼容性及可扩展性的计算机集群。

三、影像数据质量控制需求

(一) 影像同质化的需求

我国 PACS 的普及率高,人口数量庞大,具有丰富的医学数据资源,包括临床资料、医学影像等多方面。在我国收治入院的大部分患者,其超声、CT 或磁共振成像等均为常规检查,因此拥有大量的医学影像数据。但这个"优势"往往会转变为"劣势",由于样本量太大,很难对所有病例进行数据标准化采集,图像质量控制难度大,在数据管理方面,仍缺乏对大量病例进行规范化的数据管理。

在既往的临床实践中,临床医师非常重视影像的报告结果,通常根据影像报告进行后续诊疗。但从近年的发展趋势来看,原始影像数据的采集及对原始数据的同质化管理更需要关注,其优势显著;可以利用原始数据做更多的后处理分析,而非仅仅局限于单一的影像报告。

以多中心项目研究为例,多中心数据通常结合多站点成像数据,在成像设备、采集协议和质量控制等方面具有更大的多样性。因此,无论是长期研究还是多中心研究,采集方案的多样性都是一个常见问题,影响了数据联合分析的准确性。随着可公开使用的医学影像数据库的增加,一个关键的目标是结合大规模的成像研究,以提高统计分析的能力,检验常见的医学假设。例如,对于寿命的研究,结合跨中心和年龄范围数据对每个年龄参与者数量有较高的要求。多中心成像数据的成功结合在很大程度上取决于不同站点图像的可比性。在多中心研究的设计中,可以基于图像的 Meta 分析技术进行综述,将多中心研究的结果结合起来以检验统计假设。

总体而言,未来需要更加关注对原始医学影像数据的标准化采集,以及对数据采集的同质化管理;在此基础上,通过新兴的后处理分析技术,提高影像数据的整体利用率。根源在于跨设备数据的同质化,是开展多中心合作研究从而形成大数据的重要基础。然而,由于数据采集设备不同,导致数据差异的来源多种多样,设备的软硬件、采集参数、操作人员等多种因素(以磁共振成像为例,主要因素包括扫描设备、磁场强度、线圈、扫描协议等)的差异均可导致系统性差异。主要因素可分为以下两个方面。

1. 影像数据扫描参数的影响　随着公开可用的医学影像数据库数量不断增加,一个关键目标是结合大规模影像研究,以提高统计分析的能力。现代成像设备参数多样,个性化采集方案普遍,影像数据受扫描技术的影响,包括成像协议的异质性、扫描参数的变化。

2. 影像设备的影响　在多中心研究的设计中,定义标准化的扫描协议是减少成像设备间波动性的首要环节。然而,即使存在标准化协议,成像设备制造商、硬件属性以及其他设备特性的差异将属于系统性差异,会系统影响图像并引起不同中心之间的差异。

在众多影响因素中,影像数据采集所使用的设备型号、扫描协议与参数、操作流程等属于可控因素;仍有无法控制的因素,如即使将上述可控因素均进行严格控制的情况下,不同设备采集的图像存在差异,相同设备不同运行状态采集的图像也可能存在差异。因此,医学影像数据同质化是必要环节,同时也表明开展医学影像同质化技术研究的必要性,而医学影像同质化的前提是对所有影响因素具有详细深入的理解。

医学影像设备属于由计算机控制及处理的复杂系统。设备使用年限长,发展升级换代快,不同厂家不同年代生产的同类设备性能不同,使得获得的医学影像数据必然有较大差异。即使同一厂家相同型号设备,在不同的应用环境、不同质控管理、不同设备维护校准条件下,由不同水平和资质的人员操作使用,采用不同扫描成像参数,获得的医学影像数据也必然有差异。以 MRI 为例,主要影响因素包括 MRI 设备、磁场强度、线圈、扫描协议等。医学影像设备的周期性质控检测校准非常重要,以 CT 为例,空气校准需要每天进行,CT 值等性能指标需要每月或每季度进行质控检测和校准。然而,不同地区、不同级别医院此方面的实际执行情况差别很大,为医学影像同质化造成很大困难。

(二) 影像人工智能对质控的需求

鉴于影像人工智能属于影像数据驱动型的工具,从模型的训练或建立到测试应用等诸多环节对影像数据的质量具有较强的依赖性,可见影像数据质量将影响人工智能产品的性能,尤其是产品的泛化能力。因此,影像人工智能对医学影像数据本身及其对应标注的质量提出了严格的要求。《人工智能医疗器械质量要求和评价》(ICS 11.040.99)中明确了数据集的质量要求,包含多方面的质量测度:

1. 完整性　包括准确性和完备性。准确性要求数据与真实值相符的程度应符合数据集制造者声称的准确性;完备性要求数据集应包含实现数据集预期用途、满足临床适用场景需要的信息。

2. 唯一性　同一数据集内的数据元应是唯一的。

3. 一致性　数据集的内部一致的程度和外部一致的程度应符合数据集制造者声称的一致性指标。

4. 确实性　数据、元数据应是真实和可信的。

5. 时效性　数据的采集、标注、流转、归档、变更等活动应遵守数据集制造者声称的时限。

6. 可访问性　数据集制造者应明确数据集访问控制等级,适当时,制定明确的访问控制策略。

7. 依从性　数据格式、数据接口、数据加密、隐私保护机制等应符合数据集制造者声称的技术标准或规范;适当时,数据标注过程和参考标准的定义应依从明确的标准规范、专家共识、操作规程或其他参考文献。

8. 保密性　数据集制造者应制定明确的信息安全策略,对数据集的保密性负责。

9. 效率　在数据集制造者规定的运行环境下,处理、使用数据集的效率宜满足数据集制造者声称的水平。

10. 精度 适当时，数据集定量特征、数据标注结果的精度应满足数据集制造者声称的水平。

11. 可追溯性 在数据集开发、管理、使用过程中，数据集制造者宜保证数据访问踪迹和数据变更踪迹的可审计性。

12. 可理解性 适当时，数据集能被授权用户预览和解释的程度应符合数据集制造者声称的水平。

13. 可用性 适当时，数据集能被授权用户访问和检索的程度应符合数据集制造者声称的水平。

14. 可移植性 数据能被存储、替换或从一个系统转移到另一个系统并保持已有质量的程度应符合数据集制造者声称的水平。

15. 可恢复性 适当时，数据集在使用过程中保证质量并抵御失效事件的程度应符合数据集制造者声称的水平。

16. 代表性 数据集的数据特征层次、流行病学统计、样本来源多样性、数据多样性等应符合数据集制造者声称的临床适用场景。

第二节 医学影像全流程质量控制

一、设备质控

医学成像模式已从最初 X 射线成像发展成为多尺度、多模态模式，在应用于科学研究的成像模态中，最为普遍的是 CT 与 MRI 影像数据，而这两种医学影像的多样性也是最为复杂的成像模态，因此，本节主要讲述 CT 与 MRI 质量控制。

（一）CT 设备质量控制

随着现代临床影像诊断的不断发展和进步，CT 检查已经成为临床应用中重要的影像学检查手段，因此，规范这些设备的性能参数对保证临床影像及其相关科学研究的质量有着重要的意义。影像设备性能检测标准 GB 17589—2011《X 射线计算机断层摄影装置质量保证检测规范》，于 2011 年发布。国家卫生健康委员会于 2019 年 1 月 25 日发布了 WS 519—2019《X 射线计算机体层摄影装置质量控制检测规范》并于 2019 年 7 月 1 日实施。

根据 WS 519—2019《X 射线计算机体层摄影装置质量控制检测规范》，CT 质量控制检测项目与技术要求见表 8-1。

表 8-1 CT 检测项目与要求

检测项目	检测要求	验收检测 判定标准	状态检测 判定标准	稳定性检测 判定标准	周期
诊断床定位精度	定位	±2mm 内	±2mm 内	±2mm 内	1 个月
	归为	±2mm 内	±2mm 内	±2mm 内	
定位光精度	内定位光	±2mm 内	±3mm 内	—	—
扫描架倾角精度	长方体模体或倾角仪	±2° 内	—	—	
重建层厚偏差	$s > 2mm$	±1mm 内	±1mm 内	与基线值相差 ±20% 或者 ±1mm 内，以较大者控制	1 年
	$2mm \geq s \geq 1mm$	±50% 内	—	—	
	$s < 1mm$	±0.5mm 内	—	—	

续表

检测项目	检测要求	验收检测 判定标准	状态检测 判定标准	稳定性检测 判定标准	周期
$CTDI_w$	头部模体	与厂家说明书指标相差 ±15% 内	与厂家说明书指标相差 ±20% 内，若无说明书技术指标参考，应≤50mGy	与基线值相差 ±15 内	1 年
	体部模体	与厂家说明书指标相差 ±15% 内	—	—	
CT 值（水）	水模体内径 18～22cm，$CTDI_w$ 不大于 50mGy，噪声检测层厚 10m	±4HU 内	±6HU 内	与基线值相差 ±4HU 内	1 个月
均匀性		±5HU 内	±6HU 内	与基线值相差 ±2HU 内	1 个月
噪声		<0.35%	<0.45%	与基线值相差 ±10% 内	1 个月
高对比分辨率	常规算法 $CTDI_w<50mGy$	线对数 MTF_{10} >6.0 Lp/cm	线对数 MTF_{10} >5.0Lp/cm	—	6 个月
	高分辨力算法 $CTDI_w<50mGy$	线对数 MTF_{10} >11 Lp/cm	—		
低对比可探测能力	—	<2.5mm	<3.0mm	—	
CT 值线性	—	±50HU 内	—	—	

注："—" 表示不检测此项；s 为层厚；$CTDI_w$，加权 CT 剂量指数；MTF，调制传递函数。

（二）MRI 设备质量控制

MRI 是医学影像诊断不可或缺的检查技术之一，MRI 不但可以提供形态学结构信息，又可以提供生物化学、灌注等功能信息，其高级应用可为临床提供更精准的诊断，从而达到精准治疗的目的，同时在科学研究中也应用广泛。为了得到科学准确及可靠的数据和优质的图像，降低设备运行风险，必须对成像系统进行质量控制与质量管理，即对设备的质量控制和质量保证提出要求。

MRI 系统构成十分复杂，对整个 MRI 系统进行全面测试十分困难，因此，用户通常仅进行常规参数测试。MRI 系统日常质量控制检测项目主要包括中心频率、发射器的增益或衰减、几何精度、高对比度空间分辨率、低对比度分辨率、图像伪影分析等。

二、操作质控

医学影像设备的操作质控不仅包括设备参数设置的规范化操作，同时也包括检查前的沟通及相应的准备、检查中的状态观察以及检查后的质量评价等诸多环节。检查前去除受检部位的可移除金属异物，减少伪影。对于胸腹部检查患者，检查前进行呼吸训练，避免呼吸移动伪影的产生。根据检查目的选择仰卧或俯卧，头先进或者脚先进，升高检查床到合理高度后送入扫描孔中。根据申请单上的检查目的选择合适的扫描程序，选择扫描参数包括层厚、层间距、螺距、观察野 SFOV、DFOV、窗宽、窗位、重建算法、重建模式、管电压、管电流等。整个扫描过程中操作者要密切观察每次扫描的图像，观察患者在扫描中是否运动。重建算法的选择在扫描完成后，如发现选择的重建算法不合适，则需通过对原始数据重建算法进行修改，重新选择最佳的重建模式以满足诊断的需要。

操作质量控制方面应该做到：操作者具有充分的医学影像成像原理与设备操作规范方面的培训经历；技师应以程序手册为基础进行操作；合理安排时间以便留有充足的时间进行质量控制检测、记录和解释结果；监督或指定一个受过专业培训的人，管理工作人员、患者以及周围公众的安全；确保原始记录和程序、质量控制、安全和防护的记录正确保存，并在质量保证程序手册中体现出来；

至少每 3 个月回顾一次质控技术人员的检测结果，如果还未获得稳定的结果，则应更加频繁。

三、信息质控

　　医学影像数据主要以图像形式呈现，图像本身的质量是质控的重点，通常以图像是否满足诊断为基本评价标准，随着对图像质量特征（如灰度、纹理、锐度等）的描述更加丰富，除了主观视觉评价以外，更多的量化评价指标在图像质量分级分类中占据重要角色。随着人工智能的广泛应用，已有大量研究采用神经网络进行图像质量评价，将大大减少人为分析所占用的时间，且避免了因设备或人为因素造成的影响，有可能在影像实时质控工作中发挥更大的作用，从而有效地与操作质控相结合，快速反馈，有利于最终获取高质量的医学影像学检查结果。

　　影像存储应确保信息基本资料完整，包含患者姓名、性别、年龄、住院号/门诊号/病床/科室、影像号、检查项目、检查日期、报告日期、书写和审核医师签名完整（电子签名）等相关的基本信息资料。数据备份应包括本地数据备份和异地数据备份。本地数据备份和异地数据备份应为至少两种不同存储介质和技术。

　　现在绝大多数医院都应用了 PACS，医学影像显示器在临床诊断中替代了传统胶片的地位，成为医学影像的最终呈现者，影响着医师对患者的诊断和治疗。因此，影像显示系统的质量控制也十分重要，是影响诊断水平和诊断效率的因素之一。

　　医用显示器必须具备调整 DICOM 标准曲线的能力，使其和 DICOM 标准相吻合，从而保证影像的显示质量。灰阶是指显示器显示从最亮值到最黑值之间所能够显示的层次。灰阶即黑白图像之间的层次，即亮度的明暗程度，灰阶数越多，灰阶的过渡越平滑，越有可能分辨出类似囊肿和水这样密度十分接近的不同物质，对早期病灶的诊断有很大帮助。医用显示器的一般范围在 1024（10bit）～4096（12bit）灰阶；普通显示器只有 256 灰阶（8bit）。亮度是以每平方米烛光（cd/m^2）为测量单位，它表示背灯管光源所能产生的最大亮度。医用显示器在 $600～700cd/m^2$，经过校正设定的亮度在 $400～500cd/m^2$；要求 3 万小时甚至 10 万小时亮度值保持不变。医用显示器要求高分辨率，分辨率都在 1280×1024 以上。医用显示器的分辨率与价格成正比，与放射设备的分辨率呈正相关，相应的设备应当配套相应分辨率的显示器。

四、诊断质控

　　诊断报告是临床医师医疗处理的客观依据，其诊断质量直接体现医疗技术的水平和质量。2021 年中国生物医学工程学会发布《区域远程医学影像中心质量控制标准：图像及诊断报告质控体系》对诊断报告的质控标准进行定义。具体如下。

　　（1）主要阳性病变有无漏诊或误诊。
　　（2）报告有无左、右写反，部位定错。
　　（3）有无简单套用模板，造成男女器官写反或外科切除术后但报告中仍存在等情况出现。
　　（4）报告单有无出现重要错字、漏字引起歧义或诊断错误。
　　（5）复查片有无与前一次检查对比描述（无法获得前片除外）。
　　（6）诊断项有无诊断或描述中的阳性病变诊断项中未下诊断。
　　（7）报告中患者信息或 PACS 上传图像与申请单明显不符，是否发现。
　　（8）报告用语是否规范、精练，使用专业术语，无错别字。
　　（9）病变描述是否全面：包括大小、部位（如肺的亚段）、解剖关系、强化方式等。
　　（10）诊断内容是否全面、恰当，（除主要阳性病变外）无漏诊和误诊。
　　（11）诊断思路是否清楚，有必要的鉴别诊断和合理建议。
　　此外，还可将诊断报告根据相对应的条件划分为不同等级来评判其质量：
　　甲级：①描述：定位准确，描述征象全面、仔细，描述用词规范，无前后矛盾用语及错字、漏字，有病变大小及 CT 值的测量，旧片对比时间选择及描述正确，重视临床诊断、准确回答临床问题，无漏写检查部位及序列；②结论：结论精简、主次分明、相关结论合并、典型病例给出肯定性结论，不典型病变或需要进一步检查病变给出合理建议，审核未修改。

乙级：①描述：定位准确，描述征象不全，描述用词欠规范，有前后矛盾用语及错字、漏字，多部位病变未逐一进行大小及 CT 值的测量，旧片对比时间选择及描述不正确，未能重视临床诊断而漏诊病变，未能回答临床问题；②结论：结论冗长、主次不分、相关结论合并不完整、典型病例给出肯定性结论，不典型病变或需要进一步检查病变给出合理建议，审核有修改。

丙级：关键性病变漏诊（审核时发现），与主要病变相关点漏诊；未了解病史导致误（漏）诊，关键性病变漏诊（追回并修正），左右写反（审核时发现），漏写检查部位及序列（审核时发现）。

丁级：关键性病变漏诊（未能追回修正），与主要病变相关点漏诊（未能追回修正）。

第三节　基于人工智能的远程质量控制

一、影像设备的远程智能质控

（一）设备远程智能质控技术

医学影像设备造价昂贵，设备质量将直接对临床诊治水平造成影响，甚至引起医疗事故，危及医务人员和患者安全。设备质量控制能确保其指标参数符合标准要求，使设备系统处于优良性能状态，从而保证了影像资料清晰，是提高临床质量、降低医疗风险的必要前提，也是现代精准医疗的重要保证。

我国大型医疗设备分布广、数量多，质量控制对检测人员技术要求高且较为耗时，导致设备质控工作任务重、周期长、效率低、成本高，而且监管滞后，时效性差。远程智能质控技术不仅可实现设备数字化质量检测，通过对设备验收、安装、检测、维护保养等各个环节进行远程质控分析，对不良设备状态进行及时干预，而且缩短了质控周期，与传统质控模式相比，完成设备运行状态的实时动态检测，确保设备质量控制检测数据准确、客观且不可逆，实现了设备质量控制的优质、高效、便捷，减少了人力、物力，能客观、系统地反映某地区整体设备性能情况，提高工作效率及设备应用质量管理水平。

随着医学设备全生命周期专业化管理理念的逐步深化，医学装备质量控制有关的法规政策、行业规范陆续颁布实施，为医用设备的管理框架、监管和考核要求提供依据。国务院令第 680 号《医疗器械监督管理条例》第三十六条指出，医疗器械使用单位需要及时对大型医疗器械进行分析、评估，确保医疗器械处于良好状态，保障使用质量。国办发〔2018〕63 号《关于改革完善医疗卫生行业综合监管制度的指导意见》指出应发挥卫生技术评估在医疗器械临床准入、规范应用、停用、淘汰等方面的决策支持作用。国办发〔2019〕4 号《关于加强三级公立医院绩效考核工作的意见》指出要引导医院关注医用设备的质量控制，通过质量控制、患者等待时间等指标，考核医院改善医疗服务效果。国家食品药品监督管理总局令第 18 号《医疗器械使用质量监督管理办法》要求医疗器械使用单位对需要定期检查检验、校准的医疗器械，应当按照产品说明书的要求进行检查、校验、校准并记录，及时进行分析、评估，确保医疗器械处于良好状态。

设备远程智能质控技术以大数据采集分析作支撑，通过质控平台，在数据采集阶段，通过部署数据采集器和大型医用设备信息系统的多系统互联互通，实现设备、人次、时长、状态等运行参数的实时采集、监控以及共享，将复杂多样的数据以多维度可视化实时动态展示。在数据分析阶段，通过智能化监测，多维度分析重要过程指标，综合评估使用情况，深层次分析运行状态及趋势。

此外，为了预防潜在风险，还可制订多项风险防控措施。

(1) 建立智能采集设备的巡检和保养制度。

(2) 建立异常数据预警机制，及时发现异常数据并追踪原因。
(3) 建立数据安全预警机制。
(4) 定期开展健康医疗大数据应用的安全监测评估。

（二）设备远程智能质控应用

设备远程智能质控基于对真实数据的分析，为实现精细化医疗资源配置与管理提供了依据，实现了对成像设备规范化、信息化和科学化的管理目标。国内已相继开展了质控平台的建立和探索，相继建立了三级医学计量监督体系。5G、AI、大数据等通信和IT技术的发展，使得医疗设备的使用和管理更为便捷、高效，设备质控平台的功能也更加全面，管理更加精细。通过院内计算机网络建立医疗巡检维护系统及远程质控瓶体，集中管理医院设备的巡检、维护、质控资料，并使医疗工程技术人员可利用该平台及时处理设备使用中的各种问题。

精细化管理提高设备管理效率，成像设备智能质控管理系统通过"精细化管理"模块，获取成像设备运行数据，对反馈数据进行优化，对相同部位检查采用集中化预约，减少频繁更换线圈等无效劳动。通过"远程质控"模块对设备故障日志急性分析，改变以往被动维修状态，及时发现、修复产生故障的成像设备。"成像设备使用寿命预警"模块可实时获取成像设备核心部件关键数据，获取高值耗材部件预警信息，提高核心耗材管控利用率。

以设备管理系统为基础，将标准和数据合二为一的大数据平台建设，与医疗设备配送系统、微信维修系统、配件管理系统、大型医疗设备效益分析系统、质控信息系统信息共享，实现医疗设备全周期、全方位管理。基于"互联网+"的设备维修管理创新模式，一物一码，可通过微信维修系统扫描保修，提高维修效率，降低维修成本为以后设备的选择、采购提供分析支持。结合5G技术、物联网技术、人工智能、大数据技术等数字信息技术，可实现实时定位、状态检测，完成设备使用率、闲置率分析。基于质控大数据平台，可判断被测设备是否合格、发现同类设备共性问题、研究设备性能衰减规律，对区域内质控检测数据进行分析。通过数据汇总，可导出质控年度报告，更直观地反映共性问题、检测数据分布情况。

设备管理平台还可结合更多智能化手段，利用互联网、物联网等信息技术，建立医院大型医用设备使用智慧管理平台，多维度可视化展示实时动态数据，智能化检测重要过程指标，综合评估反馈使用情况，促进大型医用设备科学配置及合理使用，改善患者的就医体验。

二、医学影像远程智能质控

（一）影像远程智能质控技术

我国医疗卫生体系长期面临优质医疗资源不足和资源分布不均两大问题，基层技师操作能力各有差异，不同厂商、不同型号的影像设备存在参数设置差异，扫描流程难以标准化，不同技师扫描产出的图像质量参差不齐，造成影像互认困难，患者重复检查。深入推进影像远程质控平台建设对于提升基层服务能力，促进影像学检查结果互认，推动智慧医疗发展，实现区域均衡布局具有重要意义。

结合"互联网+"与人工智能技术构建的远程影像智能质控平台，可以通过不同医院间的扫描协议共享，实现影像中心之间的数据共享，打破医院、地区之间的孤岛，帮助基层医院获得不同部位标准的扫描协议，并依托5G技术，帮助基层技师获得远程专家的影像扫描指导，实现不同医院间的扫描协议标准化，大幅降低基层技师扫描前所需的准备时间，有效提升图像扫描质量。同时，依托在质控平台部署的人工智能工具，可实现质控工作的自动化和智能化，实现图像质量提升、操作流程优化、数据自动采集与统计分析等。

2021年中国生物医学工程学会发布《区域远程医学影像中心质量控制标准：图像及诊断报告质控体系》，对影像诊断质控项目进行分类：申请单书写规范、图像质量分析、胶片排版、二维重建质量分析、报告质量、审核报告质量。

1. 图像质量质控细则
（1）检查技术选择、摆放位置是否符合操作规范。
（2）原片有局部不清等原因是否需要重复检查。
（3）检查部位或受检者信息是否正确。
（4）格式标记或角码位置是否统一、信息无误；图像的尺寸、扫描的视野和长度是否合适。
（5）检查体位是否影响对称、无颠倒、轴线平衡；解剖影响是否标准。
（6）医嘱检查部位是否准确，符合医嘱要求；图像是否满足临床诊断要求。
（7）技术参数：摄影条件或后处理技术是否选择恰当，影像是否具有合适的灰度、对比度、分辨率、信噪比。
（8）伪影：有无伪影（体外、呼吸运动设备原因）。

2. 胶片排版质控细则
（1）有无遗漏主要阳性病变。
（2）是否多打印胶片。
（3）排版图像是否张冠李戴，非本次检查图像。
（4）排版版式是否符合胶片排版要求和规范。
（5）其他（除主要阳性病变外）的阳性病变有无遗漏。
（6）排版图像是否具有良好的对比度、清晰度，图像大小合适。
（7）对主要阳性病变有无做适当放大，注释或者相关测量。

3. 影像三维重建质控细则
（1）重建部位或所采用重建技术与申请单要求是否相符。
（2）三维重建图像有无遗漏需重建部位主要阳性病变。
（3）重建图像能否达到诊断要求，是否需重新重建。
（4）是否采用合适、规范和充分的重建技术。
（5）需重建部位其他（除主要阳性病变外）阳性病变有无遗漏。
（6）重建图像是否具有良好的对比度、清晰度，图像大小合适，美观。
（7）重建图像有无假阳性或假阴性病变。

（二）影像远程智能质控应用

在各地政府的政策推动下，各地区域影像远程智能质控平台陆续投入使用。如安徽省影像诊断医疗质量控制中心旨在通过全省各级医院之间影像学检查数据的互联互通，开展远程诊断/会诊服务，推动优质医疗资源下沉，实现分级诊疗。该中心影像诊断医疗质量控制标准内容包括影像科室管理、设备配置、技术操作规范、图像质量控制、检查报告规范及质量控制等方面。

已有设备厂商创建标准化扫描协议库，通过一键式管理推送，将标准扫描协议从一台推送到多台设备间保持一致，实现不同医院间的扫描协议标准化。同时，还可通过5G远程扫描指导平台，将操作界面远程共享，实现技师间实时互动，并通过AI算法自动调整最优连接带宽和线路，实现低延时高质量信息传输。通过兼容5G网络，帮助基层技师及时获得专家的远程指导；进一步满足区域内扫描图像互认的质量标准，实现跨院的信息共享，操作界面远程共享。

也有合作机构将远程医疗由传统的"合作会诊"模式逐步向"合作操控"模式升级。由医院专家远程针对疑难病例实时会诊并与基层医院共同制定扫描协议，从医学影像数据产生的源头保证数据准确和质量控制。

第四节　影像数据的互认共享技术

为了实现医学影像同质化，需要对医学影像成像过程进行全流程质量控制。全流程质量控制是指为实现医学影像同质化和互认共享的目标,对成像流程中影响医学影像质量的设备性能、操作、显示及存储等主要因素,进行全面的质量控制工作。互认共享是指在互认检测合格的医疗机构内,具有相关资质的人员使用互认检测合格的医学检查、检验设备得到合格的检查、检验结果,在指定的医疗机构之间相互认可、共同享用。

一、影像数据同质化技术

(一) 全流程质控关键环节

按照《医学影像互认共享质量控制规范》,医学影像全流程质量控制是指为实现医学影像同质化和互认共享的目标,对成像流程中影响医学影像质量的设备性能、操作、显示及存储等主要因素,进行全面的质量控制工作。

为实现医学影像同质化和互认共享的目标,需要对医学影像成像流程中影响医学影像质量的设备性能、操作、显示及存储等主要因素,进行全面的质量控制工作,即从设备质控、操作质控、显示存储质控一直做到影像诊断质控,涉及的人员包括设备工程师、操作技师及护理人员、IT工程师和诊断医师。

(二) 远程智能质控技术

目前国内医学影像质控面临着两大困难:一是缺乏完整统一的质控标准,二是没有切实可行的质控手段。目前医学影像质量控制,不管是各省影像质控中心对省内医院的检查,还是医院内部的自查,都是采取事后人工抽样的方式进行。人工质控的方式无法避免遇到几个问题:①样本量小,不能体现医院整体水平;②人工评判,效率低而且一致性差;③事后质控,即使发现不合格的片子,也很难找到患者进行重新拍摄。这些问题,一直困扰着各地质控中心工作人员和医院管理人员。

为实现医学影像质量控制的远程化、智能化、精准化,近年出现了设备远程智能质控检测技术、影像远程智能质控技术。

1. 影像设备远程智能质控检测技术 通过创新型医学影像质量控制体模和智能质控检测软件,实现医学影像设备的远程智能质控检测,对质控检测影像进行更加准确、客观、快速的评价,而且可以进行远程质控。通过这种远程智能质控可以提高检测准确度和效率,减少质控人员负担,实现医疗质量的计算机辅助监管,从技术上解决医学影像设备质量控制检测难题。

2. 医学影像的远程智能质控技术 人工智能技术的出现,给解决医学影像质控问题带来了新希望。通过人工智能技术,自动对影像数据进行质控,如DR、CT、MRI影像质控,进行数据收集后,进行数据标注,根据数据进行组建分类模型,根据质控标准将图像与模型对比评价。通过人工智能技术,实现医学影像质控的远程化、自动化、常态化,这是一个突破性的进展。基于人工智能技术的医学影像质控为人工智能技术在医疗领域应用中开辟了新方向。

(三) 医学影像远程智能质控平台

为了实现基于全流程质控和智能质控互认技术的医学影像同质化,需要借助医学影像远程智能质控平台。医学影像远程智能质控平台是在影像智能质控互认技术的基础上建立的区域医学影像质量控制云服务平台。按照医学影像质量控制管理规范和检查结果互认要求,利用该平台对医疗机构进行质量控制管理,通过现场检查指导,结合远程智能质控,使各医疗机构医学影像质控常规化、操作程序化、影像同质化、结果共享化。

医学影像远程智能质控平台通过智能评片方式,解决基层医疗机构技师技术水平不高,检查质量差问题。提高诊疗效率,提升技师的检查水平,减少医患纠纷。针对操作者,可实现实时的质量提醒,若机器监测到有异常,摄影区域有异物或者范围不全,当时就亮灯提醒,从而保证图像的质量,降低患者召回率,从源头上进行了医学影像质量控制,减少事后的医疗矛盾问题。

医学影像远程智能质控平台的应用可以提高医学影像设备有效利用率，减少医学影像重复检查，充分合理利用医疗资源，减轻患者的就医负担，满足人民的健康服务需求，更好地为城乡居民提供安全、有效、方便、价廉的医疗卫生服务。

（四）影像数据同质互认的优势

基于全流程质控得到的在医疗机构间可互认共享的同质化数字影像，称为互认影像。

互认影像具有巨大的优势。由于互认影像基于医学影像全流程质控，是真正同质化影像学检查结果，可以实现真正的互认和共享，可以提高影像设备有效利用率，减少患者重复检查率，充分合理利用医疗资源，减轻患者的就医负担，满足人民群众的健康服务需求，更好地为城乡居民提供安全、有效、方便、价廉的医疗卫生服务。

按照国家卫生健康委员会最新文件要求，在各地医疗机构间实现 CT、MRI、DR、超声、核医学、心电等多种医学影像学检查结果互认。因此，需要对上述各种设备成像过程进行全流程的质控，确保不同地区、不同级别医疗机构的医学影像数据同质化，在此基础上，才能真正实现医学影像学检查结果互认及医学影像数据的共享。

二、影像质控互认共享标准

医学影像互认共享是指在互认检测合格的医疗机构内，具有相关资质的人员使用互认检测合格的影像设备得到合格的数字影像，在指定的医疗机构之间相互认可、共同享用。基于医学影像全流程质控的影像同质化互认共享，需要制定一系列标准规范，规范医学影像全流程质控及互认共享管理流程，真正实现从影像设备的质控到影像学检查和影像诊断的质控，同时包括影像显示、传输和影像信息存储管理的质控。近些年我国在这方面已经开展了相关研究和实践。

（一）医学影像互认共享质控规范与标准

2006 年，卫生部办公厅发布《关于医疗机构间医学检验、医学影像学检查互认有关问题的通知》，2010 年，卫生部办公厅发布《关于加强医疗质量控制中心建设推进同级医疗机构检查结果互认工作的通知》，随着人工智能的快速发展与应用，医学影像领域对数据的标准化与质量控制的要求逐渐加强，《中国医学影像人工智能发展报告（2020）》中对医学影像数据的现状与进一步需求进行了详细论述。电气和电子工程师协会（Institute of Electrical and Electronics Engineers，iEEE）在 2018 年批准中国食品药品检定研究院担任人工智能医疗器械工作组召集单位，针对人工智能医疗器械数据集质量管理及其评价等方面推出了两项标准：P2801 医学人工智能数据集质量管理推荐规程（Recommended Practice of the Quality Management of Datasets for Medical Artificial Intelligence）、P2802 人工智能医疗器械性能和安全评价术语（Standard for the Performance and Safety Evaluation of Artificial Intelligence Based Medical Device: Terminology）。2019 年，国家药品监督管理局批准成立了人工智能医疗器械标准化技术归口单位，并在 2020 年成立标准研究组，其中数据质量与标注、质量管理等内容是标准化的重点工作。相关标准已开始征求意见，包括《人工智能医疗器械质量要求和评价 第二部分：数据集通用要求》、中国生物医学工程学会团体标准《区域远程医学影像中心质量控制标准：图像及诊断报告质控体系》等。

针对医学影像互认共享，《医学影像互认共享质量控制规范》（吉林省地方标准 DB 22/T 3058.1—2019）在 2019 年发布，对影像的互认共享进行了术语定义描述，并对医学影像设备互认共享检测及医学影像互认共享流程做了具体要求。

2022 年 2 月 14 日，国家卫生健康委、国家医保局、国家中医药局、中央军委后勤保障部卫生局发布《关于印发医疗机构检查检验结果互认管理办法的通知》（国卫医发〔2022〕6 号），文件明确"本办法所称检查结果，是指通过超声、X 线、磁共振成像、电生理、核医学等手段对人体进行检查，所得到的图像或数据信息；所称检验结果，是指对来自人体的材料进行生物学、微生物学、免疫学、化学、血液免疫学、血液学、生物物理学、细胞学等检验，所得到的数据信息。

检查检验结果不包括医师出具的诊断结论"。

（二）医学影像设备互认共享检测

1. DR 设备互认检测项目及要求 见表 8-2。

表 8-2 DR 设备互认检测项目与要求

检测项目	检测要求	周期
空间分辨率	≥2Lp/mm	6 个月
低对比度分辨率	≤2.2%	6 个月

2. CT 设备互认检测项目及要求 见表 8-3。

表 8-3 CT 设备互认检测项目与要求

检测项目	检测要求	周期
CT 值	±6HU	1 个月
均匀性	±6HU	1 个月
噪声	<0.45%	1 个月
低对比可探测能力	<3.0mm	1 个月

3. MRI 设备互认检测项目及要求 见表 8-4。

表 8-4 MRI 设备互认检测项目与要求

检测项目	检测条件	互认检测指标	周期
信噪比 SNR	$B_0 \leq 0.5T$，采集次数≥3 次，相对信噪比≥1	≥ 50	6 个月
	$0.5T < B_0 \leq 1.0T$，采集次数≥2 次，相对信噪比≥1	≥ 80	6 个月
	$B_0 > 1.0T$，采集次数≥2 次，相对信噪比≥1	≥ 100	6 个月
影像均匀性	在溢流层影像上 75% 区域（通常距离影像边缘 1cm 内）测量，一般测定 10 个 ROI 的数值	≥ 75	6 个月

（三）医学影像互认共享流程

1. 影像互认共享基本流程 医学影像互认共享流程见图 8-1。

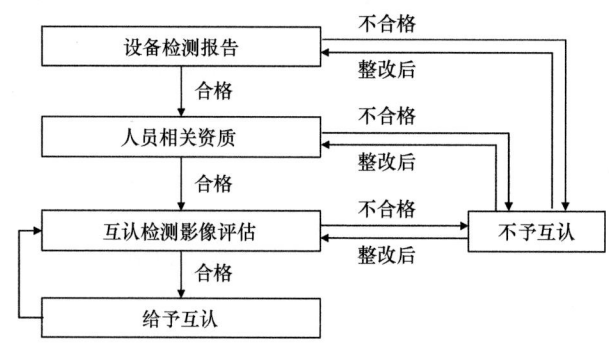

图 8-1 医学影像互认共享流程图

2. 互认共享流程中对相关机构与人员的要求

（1）互认检测应委托有能力的技术机构进行或者由经其培训合格后的医疗机构自行实施检测。

（2）医疗机构向技术机构提供 1 年内的设备检测报告。检测报告的基本内容应包括委托单位基本信息、设备信息、检测项目、相应检测要求、检测结果及其相应标准要求。

(3) 若检测报告符合相关要求则医疗机构向技术机构提供人员的相关资质；若检测报告不符合相关要求则不予互认，进行为期 1 个月的整改，医疗机构整改后重新向技术机构提供 1 年内的设备检测报告。

(4) 若人员资质符合相关要求则技术机构对医疗机构设备进行互认检测并评估患者影像；若人员资质不符合相关要求则不予互认，进行为期 1 个月的整改，医疗机构整改后重新向技术机构提供人员的相关资质。

(5) 若设备互认检测及评估患者影像合格则给予互认，并应出具影像互认共享评估表；若设备互认检测及评估患者影像不合格则不予互认，进行为期 1 个月的整改，医疗机构整改后技术机构重新对其设备进行互认检测及评估患者影像。

三、医学影像互认共享标准规范应用

2019 年吉林省制定了医学影像互认共享标准规范，标准规范的应用解决了不同地区、不同设备、不同人员操作获得的医学影像同质化关键问题，使各地影像学检查结果可以互认共享，避免患者异地就诊，节约医院资源、降低交叉感染风险。

第五节 影像大数据与人工智能的科研设计

一、科研设计概述

科学研究是一项系统工程，不仅需要长时间投入，认真学习、思考和准备，还需要较强的逻辑推理、材料组织、宏观把握和独立工作的能力，以及中英文书写的能力等。而科研设计将有效地整合研究过程中的资源，提高研究工作的规范性与效率。科学研究过程见图 8-2。

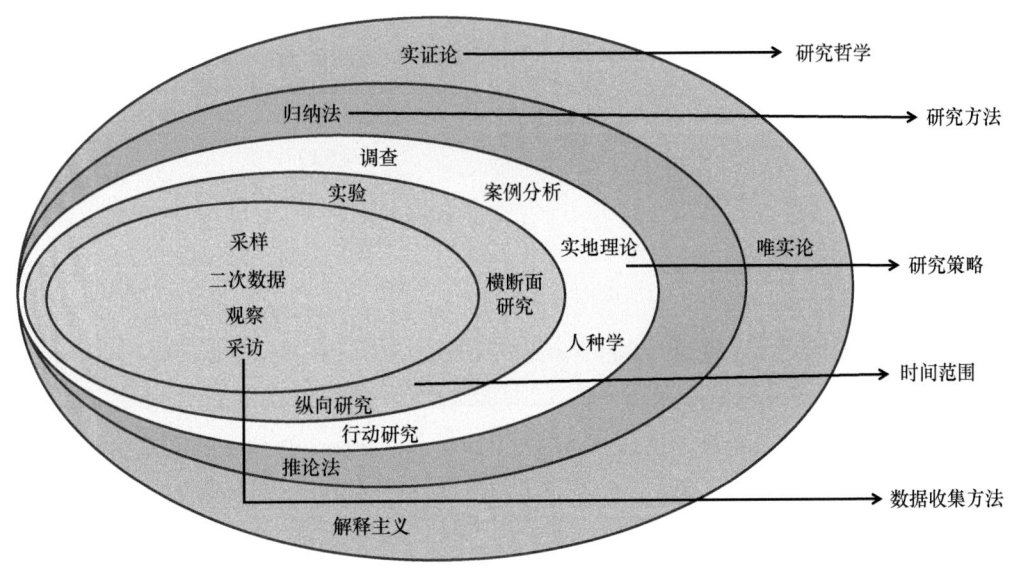

图 8-2 科学研究过程

科研设计是科研人员选择的实验方法和技术的总框架，该框架能够帮助科研人员专注于适合其科研课题的实验探索。一项有影响力的研究通常会使用可靠的数据，并确保在数据处理分析中产生最小的误差，从而取得可信的结果，其关键特征包括：①中立性，开展科学研究时，必须对计划收集的数据做出科学假设，确保研究结果是中立的，没有偏见性；②可靠性，在可重复性实验中，必须确保误差波动较小，从而得到可靠结论；③有效性，收集的数据指标能够反映研究目标的变化；④泛化性，研究结果应适用于总体，而不仅仅是受限制的样本。

一个全面的科研设计中,应平衡上述特征。科研设计通常包含多个环节:如拟解决的问题和方法、确定科研设计类型、确定总体和抽样方法、明确数据收集、处理方法与数据分析策略。

(一)拟解决的问题和方法

研究设计的主题应由实际科研拟解决的问题和项目优先级决定。在明确主体后,需查阅文献,了解已有的研究进展、技术背景和难点问题,确定采用定性方法还是定量方法(表8-5)。

表8-5 定性与定量方法比较

定性方法	定量方法
概念理解 探索未被研究的问题并产生新的想法	测量变量并描述频率、平均值和相关性 检验变量之间关系的假设 测试一种新的治疗方法、程序或产品的有效性

定性研究设计往往更易于归纳,具有探索性、诊断性和预测性特点,它并不追求精确的结论,只是了解问题之所在,摸清情况,得出认识,可在整个研究过程中根据发现的内容调整研究方法;定量研究采用统计、数学或计算技术等方法对事物进行数量分析,变量和假设需在数据收集前明确定义。也可以结合定性和定量对研究主题从不同方面进行分析,提高结论可信性。

(二)科研设计类型

在定性和定量方法中,还可分为不同类型的研究设计方法,每种类型均代表一个研究框架。

定量设计可以分为4种主要类型(表8-6)。实验型和准实验型设计主要用于探究因果关系,描述型和相关型设计用于测量变量并描述它们之间的关系。

表8-6 定量科研设计类型

设计类型	目的和特点
实验型	探究因果关系 控制一个自变量和测量它对因变量的影响 受试者被随机分配到不同组 通常在受控环境下进行(如实验室)
准实验型	探究因果关系 类似于实验设计,但没有随机分配 通常包括比较已经存在的群体的结果 通常在自然环境中进行
相关型	用于测试变量是否相关(以及相关度有多高) 变量是在不影响它们的情况下测量的
描述型	用来描述特征、平均值、趋势等 变量是在不影响它们的情况下测量的

定性设计的定义不那么严格,这种方法是关于获得一个具体的背景或现象的详细理解,可以根据研究目的灵活调整。表8-7显示了一些常见的定性设计类型。它们在数据收集方面通常有相似的方法,但在分析数据时侧重于不同的方面。

表8-7 定性科研设计类型

设计类型	目的和特点
个案研究	对特定主题(如地点、事件、组织等)的详细研究 可以使用各种来源和方法收集数据 重点是获得对案件的整体理解
民族志	对某一特定团体或群体文化的详细研究 数据是通过长期浸泡和密切观察收集的 专注于描述和解释信仰、习俗、整体分布等

续表

设计类型	目的和特点
扎根理论	目的是通过对定性数据的系统分析归纳出一个理论
现象学	目的是通过描述被研究者来理解的一种现象或事件

（三）总体与抽样方法

科研设计应该清楚地定义研究的主体，以及如何选择样本。在研究对象中，总体指得出结论的整个群体，而样本指实际收集数据的较小群体。研究总体定义越精准，越容易收集具有代表性的样本。

样本的选择主要有随机抽样和非随机抽样，抽样方法的选择将影响结论对总体的代表性（表 8-8）。

表 8-8 不同抽样方法特点比较

随机抽样	非随机抽样
样本采用随机方法选取	以非随机方式选择的样本
主要用于定量研究	用于定性和定量研究
对总体进行统计推论	更容易实现，但容易有偏差

（四）数据收集与处理方法

数据收集方法是直接测量变量和收集信息的方法。可以只选择一种数据收集方法，也可以在同一研究中使用多种方法。如果没有时间或资源从感兴趣的群体中收集数据，也可以选择使用其他研究人员已经收集的数据，扩大研究范围，如来自政府调查的数据集。使用公共数据集可以扩大研究范围。

在定量研究中，需要精准定义变量，确保实验测试数据是可靠和有效的。除了选择合适的抽样方法外，还需确定样本的纳入、排除标准和样本量的设计。

（五）确定数据分析策略

原始数据本身并不能解释所要研究的问题，科研设计的关键步骤是计划如何分析数据。

在定量研究中，通过使用统计分析方法，可总结样本数据的分布，从而进行估计，并对假设进行验证。在描述性统计分析中，可以总结的样本数据特征有数据的分布、数据的集中趋势、数据的变化趋势等。在推断统计学中，可根据样本数据分布对总体进行估计，对变量之间的关系进行假设验证。回归和相关性检验可探究两个或者多个变量之间的关联。而比较检验如 t 检验，也分析不同组间结果的差异。

统计分析方法的选择取决于科研设计的各个方面，尤其在于研究数据的变量类型和数据分布。数据分析方法的恰当性决定了研究结果的可信度。

二、跨学科研究与科研设计

当今许多科学挑战需要来自不同学科背景的研究人员共同参与，由于学科文化的差异，这样的跨学科研究团队面临着许多挑战。人工智能医疗设备，尤其是医学影像设备，属于高端医疗器械，具有多学科交叉、知识密集、附加值高等特点，往往涉及医学、人工智能技术、电子信息技术、机械制造技术等多个行业。在基于人工智能临床应用的研究中，临床医师往往需要和具有理工科背景的科学家共同合作探究。

跨学科科研设计框架中，研究问题或假设在研究的各个阶段主导着所有的决策，这有助于让研究人员优先考虑共同目标，而不是他们各自的背景多样性。跨学科研究团队在开始执行之前需要首先谈论确定研究的共同目的和内容，而不是将其划为单一方向，从而忽视复杂性。研究小组还需确定技术设计，指导实验推进。在技术设计中，跨学科团队的成员通常在研究方法方面接受过不同的培训，这使得讨论和决定技术设计比单一学科团队更具挑战性，但也可能更具创造性，需要根据研究内容和学科方向将实验进行模块化分工，鼓励研究人员跳出各自的学科框去思考和设计实验。在整合阶段将各个实验模块综合分析，这些模块可能是单一或跨学科的，从而得到可信度更高的研究结论。

三、基于人工智能的临床科研设计

过去 10 年，人工智能算法应用于医疗领域的研究越来越普遍，这种方法能够提高分析图像、语音和文本等大型数据集的准确性和速度。基于人工智能的医疗设备可辅助或替代人工进行疾病筛查、诊断、分级、治疗甚至随访等治疗行为。目前，使用传统智能技术的医疗器械已有多款产品面世（如乳腺肿瘤、肺结节、结肠息肉、骨折、骨龄等辅助识别分析软件），然而，要让基于人工智能方法的医疗设备和软件在患者的临床诊疗中被接受和实施，迫切需要严格的前瞻性评估，以明确其对患者诊疗的影响。

随机临床试验在 20 世纪 80 年代早期变得很普遍，为医疗实践提供证据基础。然而，人工智能在医学上的应用，特别是深度神经网络的使用，仍处于早期阶段——使用人工智能的临床试验近几年才刚刚开展。

人工智能方法在临床医学应用的有效性通过随机临床试验作为最终验证。当一种算法有设计偏差，或者所使用的研究数据不能代表它所应用的人群时，可能会导致严重的诊疗失误，一旦在临床医学中广泛应用，可能会在无法预知的情况下影响诊疗准确性，甚至给患者带来伤害，临床试验结果对于识别和理解人工智能技术导致这种失误可能性提供重要依据。临床试验中将会评估人工智能技术用于诊疗的准确性和安全性，并将其与临床医师或临床医师结合算法进行诊断的准确性比较。

临床试验开始之前需要制订详尽的研究方案，以便在开展前对实验科学性、安全性和伦理问题等进行严格的外部审查，在实验过程中为研究者提供操作参考和依据。临床试验结束后还需要撰写研究报告，以便在试验结束后，结合研究方案对试验的执行和结果进行全面评估。针对基于人工智能的临床试验，2019 年 10 月发布了对人工智能干预试验的建议（standard protocol items: recommendations for interventional trials-artificial intelligence，SPIRIT-AI）和人工智能试验报告统一标准（consolidated standards of reporting trials-artificial intelligence，CONSORT-AI）。SPIRIT 为干预试验方案报告标准，CONSORT 为实验报告统一标准，SPIRIT-AI 和 CONSORT-AI 为其拓展内容，用以解释包含 AI 的实验报告条目。

最简单的人工智能分析模型包括输入（数据，如图像）和输出（分类或检测等，如胸部 X 射线是否有肺炎的存在）。在基于人工智能的临床试验中，对于输入，必须明确患者的纳入和排出标准，以及对拟解决的临床问题的代表性，以及他们数据的质量和来源。对于输出来说，需要明确它们是如何被具体化、对临床决策的贡献度等。

建立这些标准和保持透明度无疑将有助于推动该领域向前发展。随着人工智能技术的不断发展应用，关于临床试验的最佳实践，还有更多的东西需要补充，在未来几年，还可能有新标准将需要修订。目前的标准主要集中在医学成像上，还没有以一种有意义的方式详细解释语音和文本数据集为分析内容的人工智能产品。此外，到目前为止，几乎所有应用于临床的人工智能产品都使用了监督式学习，这就使得如何处理无监督的、自我监督的数据成为一个未知数。

除了评估产品的有效性、安全性之外，人工智能产品临床应用中，面对产品故障及恶意的对抗性的技术攻击时的性能也有待进一步的研究。

第六节 研究进展

一、医学影像大数据研究进展

医学影像大数据研究领域向着多中心、多模态等方向发展,如英国生物样本库(UK Biobank)是一项前瞻性队列研究,涵盖了来自英国各地的 50 多万人。2014 年,英国生物样本库开始邀请 10 万名最初的志愿者进行大脑、心脏和身体成像。由于广泛的脑成像采集范围(在人口规模和成像模式的数量上),英国生物样本库将成为研究社区的重要资源。

在采集与规范影像大数据方面,国际上推出了大量研究项目,如脑计划研究,美国、欧盟、日本等相继提出各具特色的脑计划。其中,美国脑连接组计划则将医学影像数据作为主要的信息来源,在数据采集协议、后处理及数据管理方面取得了大量的研究成果。

二、医学影像质量控制研究进展

随着医学诊疗模式的改变,医学图像的质量直接影响着医生对疾病的诊断和治疗。尽管医学影像质量控制标准早已普遍适用于医院及医疗卫生机构,但是目前对于拍片质量的把控在绝大多数情况下仍停留在肉眼判断影像拍片质量,这样容易导致疲惫阅片,影响拍片质量和效率。

随着人工智能技术的发展,基于深度学习的智能阅片质控系统可提高质控效率和一致性。基于影像大数据的人工智能技术也为大范围影像质控提供了新的解决方案。利用计算机实现图像质量的智能化控制,将对影像工作者的拍摄工作产生更大的辅助作用。

利用医学影像大数据作为训练集得到的 DR 胸片质控系统,可自动对正侧位胸片总体完整程度、脏器完整程度、成像细节、位置细节等进行评估,已在多家医院投入使用。实验证明,DR 胸片质控系统的不合格率与人工质控结果平均差异为 1.25%,可满足临床实用,提升质控工作的速率和准确度。基于大数据的 CT 图像质控系统中,还可对不同设备、不同扫描协议以及胸部 CT 辐射剂量进行整理分析,促进 CT 扫描协议规范化,合理控制 CT 扫描辐射剂量,目前已在临床中投入使用。磁共振图像中的运动伪影会降低图像质量,从而影响临床诊疗和科研分析。磁共振检查中部分患者的运动造成的图像质量下降无法避免,因而运动伪影的识别引起了研究者的极大关注。英国生物样本库针对磁共振图像的质量控制,建立了一个自动化质量控制工具,以识别图像在采集或后期处理步骤中的问题。首先对可能在图像中发现的不同问题进行分类,然后相应地依赖专家经验对大量数据集进行分类。再生成一组质量控制特征,旨在描述这些图像。最后,将这些信息输入一个有监督的学习分类器。通过上述方法,可以让分类器能够以可接受的精度检测有问题的图像。有研究团队利用深度卷积神经网络开发自动评估磁共振图像运动伪影的方法。该方法可以进一步提高质控效率。

三、同质化方法研究进展

同质化是影像大数据应用的基础,医学影像远程智能控制技术和医学影像互认共享标准规范的发展,为医学影像学检查互认提供了保障。技术规范从医学影像设备、人员、操作、防护的一般要求研究,到对 DR、CT、MRI 医学影像和医学显示器主要性能指标的质量控制和检测方法,制定了一套技术准则。该规范的实施推广,提高了基层医学成像质量,减少患者重复检查,促进分级诊疗工作的推进。

磁共振成像是一种灵活的医学成像方式,通常缺乏协议和扫描仪之间的可重复性。研究表明,即使采取了标准化的措施,硬件、软件或协议设计中的任何变化都可能导致定量结果的差异。这极大地限制了磁共振成像数据的一致性,影响其定量分析,在这些研究中一致性往往比图像质量更重要。因此,归一化影像数据来减小可变性的算法对于合并来自不同扫描设备或协议的数据集至关重要，从而提高多中心研究的统计能力和灵敏度。有研究团队利用一个基准数据库来同质化磁共振成像的跨扫描仪和跨扫描协议变化。结果表明，数据同质算法可以将跨扫描器和跨磁共振成像协议的数据变异性降低到与使用同一扫描器和协议的数据间变异性相似的水平。此外，通过评估已有算法，对象间变异性和测量噪声是导致磁共振图像扫描之间变异性的重要因素。此外，研究人员尝试提出了通用的磁共振图像同质化深度学习体系结构。使用基于带有循环生成对抗网络的变分自编码器的无监督架构实现同质化。

在医学影像大数据的分析中，影像组学发挥了巨大作用。例如，在脑影像组学研究中，不同的图像采集设置所引入的非生物变异，即扫描仪效应，影响了放射组学结果的可靠性和再现性。因此通过评估预处理方法（包括磁场校正和图像重采样）和同质化方法，ComBat 方法致力于影像组学特性，有助于减小设备效应和改善组学结果的可重复性。这些分析基于体外数据集（同质和异质体模数据）和体内数据集（从健康志愿者和脑肿瘤临床患者收集的脑磁共振图像）。此外，强度归一化方法虽然不能在影像组学特征水平上消除设备效应，但仍能产生更具可比性的磁共振图像，并提高协调特征对战斗实现选择的鲁棒性。同时，目前也有相关研究将多种同质化方法组合使用，利用 RAVEL 进行强度归一化，再利用 ComBat 的区域协调方法进行进一步的同质化处理。

四、我国医学影像体系化质量控制研究进展

我国在医学影像体系化质量控制及智能质控同质互认研究方面走在国际前列。2016 年"十三五"国家重点研发计划首批"数字诊疗装备研发"重点专项支持了"前沿与共性技术"系列重点项目研发，为我国医学影像体系化质量控制走向国际前列奠定了坚实基础。

吉林大学牵头开展了放射诊断设备低剂量控制评价创新方法、医学影像远程智能质控技术及质控互认标准体系研究，解决了医学影像全流程质控管理及医院间影像结果同质互认等关键技术难题；中国科学院苏州生物医学工程技术研究所开展了创新的低剂量 CT 重建算法研究，在确保影像质量的前提下，可以大大降低辐射剂量；中国测试技术研究院研制了创新型质控体模和多通道 CT 剂量仪，研发了基于新型质控体模的 CR/DR 质控检测分析软件；湖北医疗器械质量监督检验研究院开展了体内超声诊断设备检测体模研发及质量安全性研究；中国计量科学研究院开展了可溯源至 SI 单位的磁共振影像设备质控方法及其标准化研究；解放军第三军医大学开展了数字诊疗装备质控仿生动态体模及其临床应用软件符合性评价研究。

上述研究成果系统地提升了我国医学影像体系化质量控制水平和能力，成果推广应用有助于提升医疗质量，促进医疗资源下沉，大大提高基层医学成像技术水平；可以降低患者所受辐射剂量，减少患者重复检查，保证百姓就近就医，降低百姓检查费用和国家医保费用，解决百姓看病难、看病贵的问题；可以实现医疗质量的计算机辅助监管，加快医疗机构质控常规化、操作程序化、影像同质化、结果共享化，推动全社会医疗机构间医学影像结果同质化及互认共享。

思 考 题

1. 论述医学影像大数据的特点。
2. 论述医学影像大数据的应用现状。
3. 结合人工智能应用论述医学影像质控的必要性。
4. 简述医学影像图像质控细则。
5. 论述远程质控的必要性。
6. 简述同质化的优势。
7. 简述医学影像互认共享基本流程。
8. 简述科学研究课题设计的主要环节。

（郭建新　刘景鑫　杨　炼　李俊怡）

第九章 医学影像人工智能技术及研究进展

第一节 概 述

一、人工智能及发展

人工智能（artificial intelligence，AI）是研究、开发用于模拟、延伸和扩展人的智能的理论、方法、技术及应用系统的一门新的技术科学，是在计算机科学、控制论、信息论、神经心理学、哲学、语言学等多种学科研究的基础上发展起来的一门综合性很强的交叉、前沿学科，内容主要包括知识表示、自然语言处理、机器学习和知识获取、知识处理系统、计算机视觉、自动推理和搜索方法、智能机器人、自动程序设计、专家系统等方面。

（一）人工智能简史

1954 年艾伦·麦席森·图灵（Alan Mathison Turing）在其文章 Solvable and unsolvable problems 中正式提出图灵测试，让机器产生人类思想的理念开始出现；1956 年美国的达特茅斯会议首次提出术语"人工智能"，其含义是让机器来模拟人类的思维方式以及学习能力，并能具体执行一定的行为或任务。会议的主要成员包含约翰·麦卡锡（John McCarthy）、马文·闵斯基（Marvin Minsky，人工智能与认知学专家）、克劳德·香农（Claude Shannon，信息论的创始人）、艾伦·纽厄尔（Allen Newell，计算机科学家）、赫伯特·西蒙（Herbert Simon，诺贝尔经济学奖得主）等科学家，尽管会议持续两个月未达成一个共识，但依旧标识着人工智能这门新兴学科的诞生。1957 年 Frank Rosenblatt 提出感知机的网络模型，即最简单的前馈式神经网络，是一种线性的二分类模型，包含输入层与激活层；1961 年 Leonard Merrick 和 Charles M Vossler 开始尝试模式识别；1967 年 Thomas 等提出 k 近邻（k-nearest neighbor，KNN）算法；1968 年 Edward Feigenbaum 提出首个专家系统。

1973 年著名数学家拉特希尔的一份报告，尖锐地指出人工智能的现有技术和提出的愿景相差甚远，认为研究几乎完全失败，当时的科学界对人工智能进行了一轮深入的拷问，使人工智能的遭受到严厉的批评和对其实际价值的质疑受限于时代的局限性，随之而来的政府与机构的撤资使得人工智能在 70 年代陷入了第一次寒冬。

1978 年 6 月 8 日，英特尔第一代 X86 架构的 CPU 诞生，即 6 位微处理器"8086"，这是第一款具备现代个人计算能力的处理器，这标志着个人计算机的普及，也标志着高算力高集成度的 CPU 开始普及；1982 年，Hopfield 提出一种具有学习能力的神经网络，此网络经过数年的发展，在 90 年代开始商用化，但由于个人商用计算机的成本下降与快速普及，专用的人工智能 LISP 机器销售市场崩塌，人工智能领域再一次遭遇寒冬。

90 年代中期后的 20 年属于人工智能的缓步上升期，仍诞生了一些对如今依旧影响深远的产品或理论知识，如 1993 年卷积神经网络 LeNet、1997 年 IBM 的计算机深蓝和 Sepp Hochreiter 的长短期记忆（long short term memory，LSTM）递归算法，2004 年 Geoffrey Hinton 的《人工智能的未来》、2007 年华裔科学家开发的 ImageNet 数据集等，但基于学术界发展为动力源的人工智能并没有迸发出强大的动力。

2012 年，在逐步成熟的移动互联网、云计算、云存储等技术的累积下，庞大的数据量成为人工智能快速发展的动力源；同年 AlexNet 网络被提出，创新性使用 GPU 并行计算解决网络加深带来的算力激增问题，使其在 ImageNet 分类比赛中的正确率超过第二名 10.8 个百分点。英国皇家学会举行的"2014图灵测试"中"尤金·古斯特曼"第一次"通过"图灵测试；2016年3月AlphaGo在首尔以4：1战胜围棋世界冠军李世石，2017年5月AlphaGo的升级版又在乌镇战胜了世界排名第一的柯洁。随着理论和技术日益成熟，人工智能所发挥的作用越来越大，地位越来越重要，广泛应用于经济、军事、医学以及生活中的方方面面。也需要意识到人工智能技术所带来的社会生产力的快速提升。

（二）中国人工智能的发展

我国的人工智能起步于改革开放后，20世纪80年代我国开始大规模派遣留学生出国研究现代化技术。1981年中国人工智能学会在长沙成立，由秦元勋担任第一任理事长，1982年中国人工智能学会刊物发布《人工智能学报》成为国内第一份人工智能学术刊物。1985年国防科工委召开全国第一届第五代计算机学术研讨会，随后在1986年的国家高技术研究发展计划（863计划）中将智能计算机与人工智能等作为重大项目。

进入21世纪，随着我国经济实力的增长与人民美好生活需要日益广泛，我国不断加大对于计算机领域的投入。2014年习近平总书记在中国科学院第十七次院士大会、中国工程院第十二次院士大会开幕式上发表重要讲话，表达出党和国家对于人工智能产业的高度重视。2017年国务院发布《新一代人工智能发展规划》，将新一代人工智能放在国家战略层面，分三步描绘了我国至2030年的人工智能发展战略，其中指出我国2030年人工智能领域要成为世界的创新中心，为跻身创新型国家前列和经济强国奠定重要基础。

目前在计算机领域，我国的发展属于后起之秀，尽管我国的计算机硬件基础属于短板，但我国的人工智能技术位于世界前列且相关市场正保持高增长率，2019年我国人工智能市场约489亿元，2020年我国的人工智能市场规模约631亿元，增长率为29.06%，截至2020年国内人工智能领域共成立企业1900余家，其中约78%的企业分布在应用层，我国的人工智能相关生态产品迅速扩张，市场相关产品具备活力与多样性。

二、医学人工智能

人工智能在处理大数据、复杂非确定性数据、深入挖掘数据潜在信息等方面有着超越人类的优势。因此，人工智能已经被广泛地应用在了医学的各个分支领域，特别是在海量医学数据处理、医学检测和临床诊断等方面。医学人工智能系统中最广为人知的是IBM的沃森（Watson）医生。它是由IBM联合美国顶尖癌症治疗中心——纪念斯隆凯特琳癌症中心培育，是全球唯一以实证为基础提供医生治疗方案建议的人工智能系统。目前，沃森支持乳腺癌、直肠癌、结肠癌、肺癌、胃癌、宫颈癌、卵巢癌、前列腺癌、膀胱癌、肝癌和甲状腺癌等癌症的辅助诊疗。沃森医生的方案萃取自全美肿瘤权威纪念斯隆凯特琳癌症中心与美国国立综合癌症网络，以及全美44家顶尖医疗机构的肿瘤临床经验，并吸取了390种世界级肿瘤期刊，200本肿瘤医学书籍与1500万页临床研究的支持数据，可以根据全球最新、最权威的肿瘤临床数据，为患者提供精准、规范、个性化的诊疗建议，提高治疗效果。

目前的医学人工智能系统的性能还有很大的提升空间，还需要更紧密地结合临床实践。这需要计算机软硬件方面的专家、医学专家、数学家等的共同努力，需要跨领域、多学科通力协作：一方面，应采用更为成熟的算法使专家系统帮助医生更准确、科学地确定有效诊疗方案；另一方面，应继续加强人工智能相关技术的研究，使系统具备更强的学习、自组织及泛化能力。

（一）疾控防疫

2001年卫生部办公厅印发《关于疾病预防控制体制改革的指导意见》，我国开始建立以国家、省、地（市）、县四级疾病预防控制中心为主体的疾控防疫体系；在2003年非典疫情发生的初期，突显了我国当时的疾病控制能力的不足，党中央领导人开始重视相关控制体系的建设。2017年，国务院印发《"十三五"卫生与健康规划》，建立专业公共卫生机构、综合性医院和专科医院、基层医疗卫生机构"三位一体"的机制。

人工智能技术，如人工智能行程追踪，可将疫情传播情况精确到个人，并有效追踪病毒传播路径；人工智能舆情分析，帮助民众了解真实的疫情发展情况及防控知识，有效缓解民众的惶恐情绪，遏制谣言传播；人工智能疫情分析与预警，通过分析庞大的数据流，为政府相关部门提供疫情的传播预测信息，辅助监控疫情、调配医疗物质。

（二）辅助诊断

传统中医通过"望闻问切"来获取患者的情况，而现代医学中，医疗影像、生物电仪器等设备可以获取患者更加详细的病况，面对与日俱增的人口老龄化与就医压力，人工诊断显得愈加力不从心，因此人工智能辅助诊断便突显其重要性与迫切性。

诊断的基本原理便是数据分类器，而分类器是人工智能的重要模型之一，通过特征提取与分析能够自动对输入对象进行判别，并可以输出每种分类的概率。在影像组学中也有多种模型能完成该任务，但主要区别在于基于深度学习提取的特征往往不具有可解释性。尽管这种不可解释性能有效解决非线性变化，并且在一些多中心模型中所提取的特征具有极强鲁棒性，可以减少由数据采集设备，患者个人情况带来的干扰，但鉴于医学的严谨性，人工智能诊断依旧是作为医师辅助手段存在的。

（三）药物研发

人工智能擅长处理大数据的特点使其在新药研发中取得惊人的成果，传统的药物合成需要人员逐步记录试验的反应列表，通过人为分析制定合成路径从而产生特定的化合物，该过程是一个极其漫长的过程。而基于人工智能的药物研发可以通过高速摄影机或其他高灵敏度检测仪捕捉反应过程，产生的大量数据通过人工智能进行分类整理，从中自动筛选出与目标化合物有关的过程。药物合成已经走向一条结合自动化工程与计算机科学的综合体系道路，除直接的药物研发外，相关技术正在用于推断预测药物与疾病之间潜在的联系，为开发新药提供重要的支持。

（四）健康管理

人工智能对于日常健康的管理已经借助智能穿戴设备占据一席之地，如智能手环、眼镜等，从一开始的简单的计步、计时到睡眠监测，心率监测再到如今的血氧、人体姿态检测，融合人工智能的穿戴设备已经与人们的生活密不可分。

除个人穿戴产品外，诸多医院也开始建立基于互联网与人工智能的健康管理系统，如线上预约随访平台，线上智能咨询服务体系，线上报告等一系列产品。在针对医生管理病房患者的功能上，医生可通过传感器或智能穿戴设备获取患者身体情况，系统地收集其身体状态、治疗情况、饮食记录等，方便医师建立统一的患者身体健康数据系统，为医师减负增效。

三、医学影像计算机辅助检测

随着医学诊断和治疗模式的改变，医学影像逐渐在疾病诊断中变得不可或缺，特别是在癌症诊断中与活检相结合，逐步成为精确定论的重要依据。但随着科学技术的发展和医学影像应用的推广，有越来越多的医学图像需要医师解读。医学图像解读逐渐成为一个挑战性的工作，医师有可能会因为经验不足或疲劳而产生解读错误，使一些疾病漏诊，导致假阴性出现，也可能将非病变解读为病变，或将良性病变误解读为恶性，导致假阳性出现。假阴性结果会使患者错过最佳的治疗时机，而假阳性病例一般要依靠活检等临床手段排除，这不但增加了患者的费用，也给他们增添了痛苦和病情恶化风险。在此形势下，计算机辅助检测（computer aided detection，CADe）已经成为医学影像和放射诊断学的一个研究热点，并得到了大量的临床应用。

此处主要讨论医学影像计算机辅助检测，计算机辅助检测系统的目的是在医学图像上检测异常并定位后呈现给医师，而计算机辅助诊断系统在医学图像上检测异常后，由计算机做出辅助的诊断结果从而帮助医生最终给出异常的类别以及恶性级别等诊断结果，主要的流程包括图像获取与预处理、图像分割与检测。

图像的获取是指系统获取医学图像的方式，一般有3种方式：①从自建影像库获取，这些库一般是用从合作医院得到的医学图像建立的；②通过影像产生设备所附系统获取，如PACS读取数据；③直接从成像系统实时得到数据。这往往是最令人忽视的一个点，尽管该过程中并未直接涉及人工智能相关算法，却直接影响检测系统的实际使用情况。诸多研究与论文表明，不同影像的来源，不同设备的影像，乃至同一设备不同时间所产生的影像，会使训练出来的人工智能模型产生迥异的结果，在深度学习领域称其为多中心问题。该问题的主要结果会导致一家医院的数据集训练出来的系统在另一家医院上的效果不佳，通过建立多中心数据集、使用多中心网络模型可以有效缓解该问题。

图像的预处理是指矫正由于介质衰减、噪声或运动伪影而导致的失真，对原始图像做归一化处理，通过去噪和增加对比度的方式增强图像的显示质量，以便后续环节的处理。

图像分割与检测的是计算机辅助检测领域的热门研究方向，其中精确分割出影像中的异常或感兴趣区，是进行检测的前提。传统的图像分割主要包括阈值分割法、区域生长法、边缘检测算子等。尽管传统方法在分割任务中已经取得较好的成绩，但其基于纹理形状、对比度等信息的分割在面对伪影、对比度低、噪声干扰等情况时表现不佳，而基于人工智能方法的分割有效解决了此局限性。基于深度学习的图像分割通过神经网络对图像的特征进行提取与分析，相比于传统方法，在提供像素级分割的同时，还会判别像素的语义信息，即可以在遮挡、噪声、模糊等条件下将相同病灶或感兴趣区归为相同的一类，在深度学习领域称为语义分割。

目前常用的图像分割模型为U-Net和基于U-Net的改进型网络，U-Net网络由Ronneberger等于2015年提出，该网络具有极佳的鲁棒性与泛用性，是目前医学语义分割任务中研究最多、使用最多的网络。

四、医学影像计算机辅助诊断

医学影像的处理在完成检测后，既可以将筛选出的区域标注后交给医师进行判断，也可以进一步送入辅助诊断系统进行处理，随着深度学习技术的发展，亦有在图像获取与预处理完成后直接进行智能诊断的方案。

在网络结构上，医学影像的辅助检测与诊断的主要外在区分在于输出形式，辅助诊断相当于一种多分类器，并且输出的是每一种分类的概率值、置信度等线性结果。目前辅助诊断的优势在于一致性与高效率，医师在高强度的阅片工作下会难以保持高专注状态，这将影响诊断的正确率，若引入计算机辅助诊断将有效提高医师的准确率与效率。

医学影像人工智能算法发展遇到的主要瓶颈之一便是数据量，目前人工智能辅助诊断的主要研究方向依旧是监督模型，即需要金标准的影像数据为模型提供学习基础，但医学影像数据的采集、标注是一个漫长的过程，且专业性高、价格高昂、数据敏感，因此相当多的人工智能方法会使用到数据扩增、半监督学习、小样本学习或迁移学习等方法来解决数据量的问题。

由于单一的医学影像所包含的人体组织信息不完整，目前多模态影像是新兴的研究热点之一。多模态影像的核心在于输入的影像不再是单一的影像，而是同时输入多种数据，如CT、MRI、超声等。通过多通道模型学习每种影像的特有的表达属性，然后将多模态信息进行互补融合，该方法可以有效提高人工智能诊断的准确率与可靠性。

五、影像与文本综合智能分析

在目前医学人工智能领域，绝大部分研究都是基于影像开展，不可忽视的是医院在产生大量影像信息的同时，会同步海量的文本记录信息，以IBM沃森健康（IBM Watson Health）为例，计划中有运用人工智能算法将影像与专业医师的文本记录信息交叉验证，来提高智能诊断模型的正确率。该方法的思路源自多模态学习中的一种，在 20 世纪 80 年代至 21 世纪初，随着计算机算力的提高与 AI 算法的提升，在受到多模态感知的启发下，研发人员致力于构建一种基于视觉信息与听觉信息的多模态语音识别系统，即捕捉人的面部表情、嘴唇动作或姿态动作等额外信息来提高语音识别系统翻译的真实性与准确性，但受限于神经网络的层数，当时的多模态模型难以学习复杂的大规模数据。

随着 AlexNet 网络的提出，人工智能算法迅速发展，神经网络不断加深，诸多优秀的神经网络模型被提出，在 ImageNet 图像分类的竞赛中人工智能算法的准确率已经超过人类。诸多研发人员为了构建一种更为全面有效的网络模型，开始对多模态深度学习进行深入研究。

多模态可能存在多种形式，如同一特定对象的视频、音频、文本等不同的描述方式、针对同一特定对象的同一类描述方式的不同设备，以及与某一对象的相关联的其他对象的数据来源。以医学人工智能算法的角度为例，其形式便是患者某一身体部位的 CT、MRI、医师阅片笔录等不同描述方式；来自同一个患者相同身体部位但使用多个且不同厂商或医院的设备采集的 CT 图；患者的肺部疾病与患者日常生活习惯、整体饮食状态的交叉验证数据。

在医学人工智能的多模态学习方法中，鉴于目前海量的医学文本记录与影像信息，许多针对影像与文本综合分析的智能算法被提出。在文本信息的深层特征提取中，过去常使用 LSTM 的方式，2017 年由 Attention 与 Self-Attention 网络层组成的 transformer 模型横空出世，其拥有更好的结构灵活性、更高的训练效率以及更精确的翻译能力，因此 transformer 快速取代了 LSTM 及 LSTM 改进型在自然语言处理中的地位。在影像与文本信息融合方面，主要方式以特征的融合为主，即将已配对好的影像和文本记录分别送入相对应的特征提取网络，分别截取某一层特征值送入特征融合网络，常见的操作如拼接、按权值累加或累乘、外积等。目前的多模态学习依旧属于医学人工智能研发的前沿领域。

第二节　机器学习

一、机器学习概述

机器学习是通过利用已有的经验数据通过学习算法优化模型参数，进而提高系统性能的一门学科。经验数据可以是人类进行标记的数据，也可以是机器与环境交互获得的数据，数据获得的途径有很多，很多时候，数据的质量和规模对机器学习模型的训练影响很大。目前机器学习算法已被运用到各个领域当中去，如机器视觉、生物特征识别、医学影像处理等方面。

首先介绍机器学习相关的概念。在进行机器学习算法设计之前，需要准备一系列与问题相关的数据，这些数据一般统称为数据集（data set），而其中的每一个数据对象，称为样本（sample）。样本中包含了许多描述样本特点的相关信息，这些特点的种类，称为属性（attribute）或特征（feature），而对特点的具体描述值，称为属性值（attribute value）。可以用样本的属性赋予向量不同维度的意义，而相应维度的值为对应的属性值，这样的一个向量就可以表示这个样本的信息，也称为特征向量（feature vector）。因此，一个数据集也可以看成是多个特征向量的集合。

学习算法可以利用已有经验数据集生成一个模型，模型可以对未知的结果进行预测。通过数据生成模型的过程，称为"学习"（learning）或"训练"（training），而在训练过程中所用到的数据集称为训练集（training set）。输入一个样本信息到模型中，模型输出一个想要的结果，这个过程可以看成一个映射过程。对于特定学习算法，它只能学习到特定形式的映射模型。某一学习算法所能学习到所有映射的集合称为它的假设空间（hypothesis space）。在训练过程中，设计一个需要最小化的训练目标，而这个目标通常可以用一个关于模型参数的函数来表示，称为损失函数（loss function）或目标函数（objective function），它的值可以衡量在训练过程中模型的性能（一般越小,性能越好)。一般来说,学习出来的模型对于训练集中的样本具有很好的性能,但对模型的要求不仅要适用于训练集中的样本,还需要对训练集外的样本具有较好的性能体现。模型对新样本适用能力称为泛化(generalization)能力。模型的泛化能力与学习算法、训练集规模等都有关系,希望模型具有强的泛化能力以适应不同的样本。

机器学习一般可以分为监督学习(supervised learning)、半监督学习(semi-supervised learning)、无监督学习(unsupervised learning)和强化学习(reinforcement learning)。

二、监督学习

利用已有标注的数据通过学习算法训练出一个满足需求的模型,这个学习过程称为监督学习。在监督学习中,数据集中的每一个样本包括了两个方面的数据,一个是样本的特征向量,另一个是样本的标签。对于一个学习算法,样本的特征向量可以看成是模型的输入变量,而样本的标签可以看成是模型输出变量的一个标准值。为了能实现预测的目标,学习算法的优化目标是使模型输出变量的值与样本的标签尽可能接近,在学习过程中,通常利用损失函数来表示它们之间的差异,即优化过程需要最小化损失函数。监督学习的大概过程如下:①收集并标记样本,得到一个有限的训练数据集合;②在训练数据上学习得到最优模型(这个模型属于某个函数的集合,最优指的是在某个评价准则下是最佳的);③利用学习到的最优模型对新数据进行预测。

根据输入变量和输出变量的类型的不同,可以将监督学习分为分类问题和回归问题。当输入变量是离散的且输出变量的取值也是离散的,这种问题称为分类问题;当输入变量和输出变量的取值都是连续时,这种问题称为回归问题。根据不同的问题可以选择不同的学习算法以达到目标需求。

常见的学习算法有以下几种。

(一)逻辑回归(logistic regression)

逻辑回归是一种广义的线性回归分析模型,通过对线性回归模型的预测值使用 Sigmoid 函数进行转化去逼近分类任务的真实标记,从而完成分类任务。它无须事先假设数据分布,直接对分类可能性进行建模,可得到近似的概率预测,并且模型参数直观地表达了各个属性在预测中的重要性,具有很好的可解释性。

(二)决策树(decision tree)

一般包含一个根节点、若干个内部节点和若干个叶节点;叶节点对应于决策结果,其他每个节点则对应于一个测试属性;每个节点包含的样本集合根据属性测试的结果被划分到子节点中,根节点包含样本全集。从根节点到每个叶节点的路径对应了一个判定测试序列。决策树的核心问题是选择分裂属性和决策树的剪枝。

(三)人工神经网络(artificial neural network)

由大量处理单元互联组成的非线性、自适应信息处理系统。它是并行分布式系统,克服了传统的基于逻辑符号的人工智能在处理直觉、非结构化信息方面的缺陷,具有自适应、自组织和实时学习的特点。神经网络的学习,就是根据训练数据来调整神经元之间的连接权值以及每个功能神经元的阈值。迄今为止,最成功的神经网络学习算法是误差反向传播(error back propagation,BP)算法。另外,也可以用以遗传算法为代表的演化计算技术来训练生成神经网络模型。

(四)支持向量机(support vector machine)

基本思想是将输入空间线性不可分的样本通过核函数映射到一个高维特征空间,通过在特征空间求解一个线性约束二次规划问题,寻找一个能将样本线性分割的最大间隔分类面。对于线性可分的两类分类问题,支持向量机旨在寻求将两类样本分开且保证分类间隔最大的最优分类面。该理论基于统计学习理论的 VC 维和结构风险最小化原则,克服了传统经验风险最小化原则所带

（五）朴素贝叶斯（naive Bayesian）

朴素贝叶斯是一种基于贝叶斯定理和特征条件独立假设的模式分类方法。对于给定的训练数据集，首先基于特征条件独立假设学习输入/输出的联合概率分布；然后基于此模型，对给定的输入，利用贝叶斯定理求出后验概率最大的输出，即得到预测的类别。朴素贝叶斯法实现简单，学习和预测的效率高，但是特征条件独立性假设在现实任务中往往很难成立，所以可能会导致分类性能下降。

（六）k 近邻（k-nearest neighbor）

核心思想是给定一个测试样本，基于某种距离度量找出训练集中与其最靠近的 k 个训练样本，然后基于这 k 个样本中出现最多的类别标记作为预测结果。其中，k 的取值和距离计算的方式，都对预测结果有重要影响。由于 k 近邻方法主要靠周围有限的邻近的样本，而不是靠判别类域的方法来确定所属类别的，因此对于类域的交叉或重叠较多的待分样本集来说，k 近邻方法较其他方法更为适合。

（七）AdaBoost 算法

其核心思想是针对同一个训练集训练不同的分类器（弱分类器），然后把这些弱分类器集合起来，构成一个更强的最终分类器（强分类器）。这是一个迭代算法，它根据每次训练集之中的每个样本的分类是否正确，以及上次的总体分类的准确率，来确定每个样本的权值，从而使上一次分类错误的训练样本在后续受到更多的关注。将修改样本分布后的新数据送给下层分类器进行训练，然后将每次训练得到的分类器进行线性组合，构建最终的强分类器。AdaBoost 算法能适应弱分类器各自的训练误差率，明显提升学习精度，并且不易出现过拟合问题。

（八）随机森林（random forest）

主要思想是以决策树为基学习器，通过自主重采样法并在决策树的训练过程中引入随机属性选择构建集成。随机森林中基学习器的多样性不仅来自样本扰动，还来自属性扰动，使得最终集成的随机森林的泛化性能可通过不同基学习器间差异度的增加而进一步提升。随机森林简单易实现，计算开销小，被誉为"代表集成学习技术水平的方法"。

以支持向量机算法对威斯康星州乳腺癌（诊断）数据集进行分类为例，进行简单的代码实现。数据集中，每一个样本包含了半径、纹理、周长、面积等 30 个方面的信息，而每一个样本都有一个标签，其中有 212 个样本是属于恶性的（malignant），其余 357 个样本是属于良性的（benign）。因此，这里需要采用支持向量机算法对数据集进行二分类操作。对于传统的机器学习算法，在用 Python 语言进行程序编写时，可以选择采用 scikit-learn 算法库，对数据进行预处理和对模型进行训练，使用前需要预先进行安装。

示例中代码编辑器采用 Jupyter notebook 进行代码编写。首先，需要将编写代码过程中所需要使用的工具包和对象导入。

```
from sklearn.datasets import load_breast_cancer
from sklearn.svm import SVC
from sklearn.model_selection import train_test_split
from sklearn.preprocessing import StandardScaler
```

这个例子所采用的数据集是比较经典的数据集，可以直接采用 scikit-learn 中的方法直接导入数据集数据，将数据集中关于特征的数据存在变量 x 中，而对于数据集的标签数据存在变量 y 中。

```
cancer_data = load_breast_cancer()    #加载数据集
x = cancer_data.data                   #提取数据集中的样本特征
y = cancer_data.target                 #提取数据集中样本的标签数据
```

样本中不同特征的单位不同，会导致某一特征的值过大，或某一特征的值过小，这种情况下，会导致训练模型过程中过于强调某些特征或忽略一些特征。为了避免这一现象发生，一般在处理数据前会对数据特征进行无量纲化处理。

```
transfer = StandardScaler()
x = transfer.fit_transform(x)
```

为了能够评估模型的性能，需要一个与训练集相互独立的集合来对已训练模型的进行评测，这个数据集一般叫作测试集（testing set）。因此，需要把原来数据集中的数据进行划分，分为相互独立的两个集合：一个训练集，另一个测试集。例子中所用数据集两类数据的数量并不均衡，因而在采用 train_test_split（）函数时，需要对 stratify 参数进行设置，使得划分后测试集和训练集中的两类数据的比例与原来数据集比例相同。

```
x_train, x_test, y_train, y_test = train_test_split(x,y,test_size=0.2,random_state=12,stratify=y)
```

对支持向量机分类模型进行实例化，采用线性核函数，然后将训练集数据投入模型进行训练。

```
estimator = SVC(C=1.0,kernel='linear')
estimator.fit(x_train,y_train)
SVC(kernel='linear')
```

最后，将测试集投入已经训练好的模型，得到模型在测试集中预测的准确率。

```
score = estimator.score(x_test,y_test)
print("测试集准确率为: {}".format(score))
测试集准确率为: 0.9736842105263158
```

三、半监督学习

监督学习过程要求训练的数据是有标注的。如果想要训练出来的模型具有较好的效果，学习过程需要大量标注数据。不过，有些时候未标注的数据能大量获取，但对数据集标注的成本很高，不能实现对大规模数据集进行标注，如在医学影像处理的应用中，医院能提供大量的医学影像，不过如果需要专业医生对所有的影像都进行分析标注，这个过程需要花费大量的时间。若直接丢弃掉无标记样本集，使用传统的监督学习方法，常常会由于训练样本的不充足，使得其刻画总体分布的能力减弱，从而影响了学习器泛化性能。而半监督学习（semi-supervised learning）能使学习算法综合利用标记样本和未标记样本，且能够在不依赖外界交互的情况下自动地利用未标记样本来提升学习性能。半监督学习还可以进一步划分为纯半监督学习和直推学习，两者的区别在于：前者假定训练数据集中的未标注数据并非待预测数据，而后者假定学习过程中的未标注数据就是待预测数据。常用的半监督学习算法有以下几种。

（一）生成式方法（generative method）

基于生成式模型的方法，通过假设所有数据（无论是否标记）都是由同一个潜在的模型"生成"，将标注数据和学习目标联系起来，未标注数据则看作模型的缺失参数，通常基于最大期望值法（expectation maximization，EM）算法进行极大似然估计求解。此类方法的区别主要在于生成式模式的假设，不同的模型假设将产生不同的方法。此类方法需要在假设的生成式模型与真实数据分布吻合的情况下才能提升泛化性能，否则利用未标注数据反而会降低泛化性能。

（二）半监督支持向量机（semi-supervised support vector machine）

在不考虑未标记样本时，支持向量机试图找到最大间隔划分超平面。在考虑未标记样本后，半监督支持向量机试图找到能将两类有标记样本分开，且穿过数据低密度区域的超平面，如著名的半监督支持向量机算法 TSVM。

（三）半监督聚类（semi-supervised clustering）

核心思想是借助已有的监督信息来辅助聚类。一般来说，监督信息可分为两类：①必连与勿连约束。必连指的是两个样本必须在同一个类簇，勿连则是必不在同一个类簇。②标记信息。少量的样本带有真实的标记类别。利用第一类监督信息的代表算法是约束 k 均值（constrained k-means）

算法；利用第二类监督信息的代表算法是约束种子 k 均值（constrained seed k-means）算法。

（四）基于分歧的方法（diversity-based method）

核心思想是使用多个学习器，通过学习器之间的分歧/多样性实现对未标注数据的利用。协同训练就是其中的一种经典方法，最初针对多视图数据而设计，多视图数据指的是样本对象具有多个属性集，每个属性集对应一个视图。其基本思想是首先基于标记样本数据在每个视图上都训练一个初始分类器，然后让每个分类器去挑选分类置信度最高的未标记样本赋予伪标记，并将带有伪标记的样本数据传给另一个分类器作为新增的标记样本用于训练更新，从而互相学习、共同进步。

四、无监督学习

前面提到的无论是监督学习还是半监督学习都需要有标注的信息，只是一个需要大量的标注样本，另一个只需要少量的标注样本。不过，如果所有的样本数据都不具备标注信息，那么这样的数据有什么地方值得学习呢？利用没有标记的数据学习数据的分布或数据与数据之间的关系，这个学习过程叫作无监督学习。无监督学习可以用于解决聚类、降维等问题，还可以用于监督学习过程中数据预处理过程中。

无监督学习由于没有标注信息，其优化目标需要根据模型的用途进行具体设计，如降维问题一般需要降维后的数据信息丢失最少。此时，训练过程中优化的目标可以用目标函数表示，与监督学习中的损失函数效果相对应，训练过程就是寻找使得目标函数值最小的模型参数。无监督学习过程可以看成是一个剔除冗余信息，寻找数据最本质特征的过程，其类似于一个数据"压缩"过程，而当目标函数最小时，此时模型的输出可认为是表达样本数据最本质的信息。

针对聚类问题，常用的算法有层次聚类（hierarchical clustering）和 k 均值聚类（k-means clustering）；针对降维问题，可以采用主成分分析（principal component analysis）；对于矩阵压缩问题，可以选择奇异值分解（singular value decomposition）；等等。

五、强化学习

无论是监督学习还是无监督学习，都是对已有数据进行分析。不同于之前介绍的监督学习与无监督学习，强化学习是指一种从环境状态映射到动作的学习，目标是使智能体在与环境的交互过程中获得最大的累积奖赏。该方法不同于监督学习技术那样通过正、反例来告知采取何种行为，而是通过试错来发现最优行为策略，主要用来解决决策优化类的问题。

强化学习的交互对象是智能体与外界环境。智能体与外界环境之间的交互可以采用马尔可夫决策过程（Markov decision process）来描述。智能体观测到的外界环境所有状态可以由状态集合 S 表示，智能体的所有行为可以采用集合 A 表示，为了能定量衡量智能体与环境作用的好坏，引入奖励函数 R，是一个关于状态和行为的函数。在 t 时刻，智能体从外界观测到的状态为 s_t，此时的奖励为 r_t，智能体会根据策略 $a_t=\pi(s_t)$ 做出行为 a_t，在 $t+1$ 时刻，智能体反馈的奖励 $r_{t+1}=R(s=s_t, a=a_t)$，而下一时刻的状态 s_{t+1} 由状态转移概率 $P(s'|s, a)$ 决定，$P(s'|s, a) = P(s_{t+1}=s'|s_t=s, a_t=a)$ 表示当 t 时刻，状态为 s 且行为为 a 的情况下，$t+1$ 时刻状态为 s' 的概率，依此类推直到结束，完成一次完整的交互活动。

强化学习需要考虑交互问题，因此强化学习的数据集是需要通过智能体行为与环境相互作用来获得，不像之前提到的学习算法，训练集都是现成的。换句话来说，强化学习在学习过程中，可以产生新的数据集来进行后续的模型参数更新，如策略梯度（policy gradient）算法。

强化学习的目标是执行某一行为后使奖励最大化。虽然每一个行为之后，都会给智能体反馈一个奖励，但这些奖励都是局部的奖励，不能用来衡量这个行为在全局的影响。所以，在训练过程中，考虑某一行为的贡献通常需要考虑其后续过程中所有时刻奖励。强化学习中奖励最大化指的是长期奖励的最大化，有些时候需要牺牲短期的奖励来最终实现更好的效果。

六、模型评估指标

学习模型的目的是利用模型对未知的样本进行预测，而其预测能力可以作为模型的一个评估指标。模型的预测能力评估可以与训练时对模型评估方法一致，即采用损失函数（目标函数）的大小来对训练好的模型进行评价，损失函数（目标函数）的值越小，模型的性能越好。考虑到模型的泛化能力，在训练完模型后，采用与训练集相互独立的另一集合对模型进行评估，这个集合也就是测试集（testing set）。不过，有时候这样的评估并不能很好地反映模型的性能，也不方便比较对比不同损失函数对模型训练的影响。例如，对于分类问题，有些时候模型的输出是一个归一化的概率分布，而最后的结果往往是需要取概率最大的作为最终预测的输出，训练时由于需要考虑不同类别之间的相似性，损失函数一般会对概率分布进行操作，而对于实际意义来说，不管损失函数值有多小，只要能预测准确就可以，同时，预测的准确程度可以比较采用不同学习算法所训练模型的能力，因此这种情况下直接采用预测的准确率来评估模型的实际效果会更好。

在这里还需要强调一点，并不是模型在训练集上的表现越好，这个模型就值得采用，这里涉及模型过拟合（overfitting）的问题。在训练过程中，当模型在训练过程过于倾向于满足训练集，使训练集损失函数下降的同时模型在测试集上并不能有很好的表现，即没有很好的泛化能力，这种现象就称为过拟合。因此，在训练过程中，不能只凭借训练集上模型的表现来选取模型参数。不过，由于训练过程与测试过程能相互独立，训练过程不能采用测试集来初步断定模型的好坏，否则，测试集上的结果不能很好地反映模型泛化能力。为了在训练期间能初步判断模型的性能，有一个做法是从训练集中划分出一小部分数据组成验证集（validation set），验证集中的数据不参加模型参数优化过程，但模型在验证集上的结果可以判断模型是否发生过拟合现象。在过拟合现象发生时，模型的损失函数在训练集上较小，但在验证集上损失函数的值却很大，这是判断过拟合现象的一个重要依据。过拟合产生的原因有很多，如训练集中的数据存在一定的误差，当模型过于倾向满足训练集数据时，模型会把误差信息当成有用信息进行学习，导致预测能力下降。还有可能是因为训练集数据量较少，不能很好地反映全体数据的特征，而学习算法所学习的模型结构比较复杂，将训练集中样本的个性特征当成是全体的普遍特征进行学习，从而导致泛化能力下降。为了缓解过拟合现象，可以在损失函数后加上一个正则项因子组成新的损失函数。正则化因子一般是对模型复杂度的描述，模型越复杂，正则化因子就越大。新的损失函数表示，在学习过程中，模型不仅要尽量满足训练集数据，同时还要尽量使其结构变得简单，这正好符合奥卡姆剃刀（Occam's razor）原理。奥卡姆剃刀原理表明，在能很好地表达训练数据特征的模型中，越简单的模型更应被选择。

最后，需要强调一点，算法性能的比较需要具体问题具体分析。脱离了具体问题，不存在最好的学习算法，这就是没有免费午餐定理（no free lunch theorem，NFL 定理），即在脱离了具体问题情况下，没有算法比随机搜索算法性能更优。不过，NFL 定理是针对所有潜在的问题，在拥有先验知识的情况下，NFL 定理便不再使用。因此，在比较不同学习算法的性能时，需要指出所针对的问题，也只有针对具体问题，学习算法性能的比较才有意义。

第三节 深度学习

一、深度学习概述

对于视觉的历史，可以追溯到很多很多年前。大约在 5.43 亿年前，地球主要是水，海洋中漂浮着一些动物或生命的种类并不很多，但是在寒武纪时期，短短 2000 万年时间内，出现了各种各样的动物。几年前，一位澳大利亚动物学家 Andrew Parker 提出了最有说服力的理论之一，他发现了化石中，第一批动物发展了眼睛，开始出现了视力，可以想象，一旦动物们看到了世界，开始了捕食与被捕食，为了生存，动物们必须进化，视觉、图像的重要性由此可见。

关于人类所制造的成像机器，最早是在文艺复兴时期，基于小孔成像原理所制造出的照相机，同时生物学家开始视觉机制及其原理，最有影响力之一的启发性计算机视觉便是所要讨论的重点问题。上一节中介绍的几种典型的监督学习方法多为浅层学习算法，其局限性在于有限样本和计算单元情况下对复杂函数的表示能力有限，针对复杂分类问题，其泛化能力会受到一定制约。由于浅层学习算法往往直接根据特征对样本进行分类，不进行特征变换或只进行一次特征变换或选择，最终模型的效果非常依赖于上游提供的特征。然而，构造好的特征本身是很困难的，需要对问题有丰富的先验知识，对原始数据有详尽的了解。

所基于人类神经元工作的原理，通过计算机模仿学习人类神经元对电信号处理的方法，来构建今天广为流传的计算机视觉的基本理论称为深度学习，深度学习的理论基础发展时间并不长，也就只有60年左右的时间。

1958～1969年诞生了第一代的神经网络，通过模仿人类的神经元工作机制，对输入信号加权求和，并引入一个激活函数，能够成功地模拟一个二分类问题的求解方法，但是Hyman P. Minsky在1969年证明出这种神经网络是一种线性的，连最简单的"抑或"问题都无法求解，这又如何与人类的大脑所比拟，这无异于"死刑"。

1986～1998年诞生了第二代神经网络，Hinton在1986年提出了另一种多层感知机打破了这一僵局，多层感知机对非线性问题进行分类求解，因此神经网络从低谷迎来了第二次高潮。随着万能近似定理被证明出来，也就是任意一个连续的函数都可以通过含有隐含层的神经元网络来近似出来，这个理论的提出极大鼓舞了科研人员，也就是在同年，卷积神经网络被提出，这种神经网络对数字识别有着显著的效果，后面会进行讲解。但是在神经网络的训练中，有一个很严重的问题，就是梯度消失问题，误差的梯度在反向传播的过程中会逐渐减小，这将会导致前层的数据更新缓慢，因此也就无法进行有效的学习。在这之后也有一些基于BP算法的网络被提出，如递归神经网络（recurrent neural network），长短期记忆神经网络（LSTM）等，本章会做详细讲述。

在1998年之后第三代神经网络得到了空前的发展，Hinton找到了梯度消失问题的解决办法，ReLU函数被提出，损失函数陷入局部极小值的问题在深层网络中可以忽略。这一系列的理论以及相应软件的发展与进步使得深度学习进入到一个爆发的时期。

深度学习的出现使得人们在很多应用中不再需要单独对特征进行选择与变换，而是将原始数据输入到深度模型中，由模型通过学习给出适合的特征表示。由此可将深度学习理解为"特征学习"或"表征学习"，这使机器学习向"全自动数据分析"又前进了一步。

二、深度神经网络

（一）多层感知机相关知识

1. 线性回归 以下通过一个例子来举例说明线性回归问题，如在求一个匀加速直线运动的小车的加速度问题过程中，首先要在不同时刻测量出小车的速度分别是多少，所测量的数据越多，对加速度的预测也就越准确，比如所得到的v、t图（图9-1）。都知道用一条直线将这些点大致连接起来，这条直线的斜率就是要求的加速度，但关键就在于如何将这些点连接起来拟合出来的加速度效果最好，这就是计算机要解决的问题。

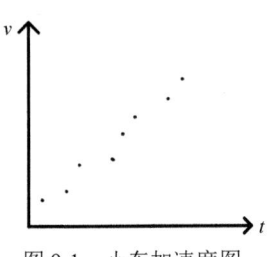

图9-1 小车加速度图

假设这条拟合的直线为

$$f(x) = \omega x_i + b \tag{9-1}$$

为了使这条直线为最合适的直线，令 $f(x)$ 与 y_i 之间的总的差值最小，其中 y_i 为真实值，那么也就是：

$$\text{loss} = \sum_i (\omega x_i + b - y_i)^2 \tag{9-2}$$

其中 ω 称为权重，b 称为偏置项，这个函数称为损失函数，ω 和 b 的值开始的时候随机赋值，为得到最佳的拟合直线，开始令 ω 和 b 朝着梯度的反方向进行更新，不能让他更新的幅度过大，否则没办法得到最佳的拟合直线，则：

$$\omega' = \omega - \text{lr}\frac{\partial \text{loss}}{\partial \omega} \tag{9-3}$$

$$b' = b - \text{lr}\frac{\partial \text{loss}}{\partial b} \tag{9-4}$$

其中 lr 代表一个衰减因子，这样能保证每个步长不会太大，那么更新之后的损失函数为

$$\text{loss} = \sum_i (\omega' x_i + b' - y_i)^2 \tag{9-5}$$

举一个例子，如获得到了 100 个点，对应 100 个二维数组：$[(x_0, y_0), (x_1, y_1), \cdots, (x_{99}, y_{99})]$，其损失函数为：

$$\text{loss} = (\omega x_0 + b - y_0)^2 + (\omega x_1 + b - y_1)^2 + \cdots + (\omega x_{99} + b - y_{99})^2 \tag{9-6}$$

可以通过计算机对 ω 和 b 进行更新，更新的次数越多，那么最终的 ω 和 b 对应的拟合曲线也就越接近想要的效果。

2. 单层感知机　是在线性回归问题的基础上，增加输入端神经元的数量，可以清楚地看到线性回归问题是一次输入一个神经元，若将输入层增加到 n 个，那么结构就如图 9-2 所示。

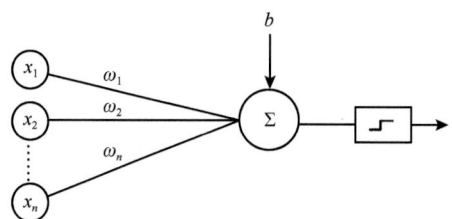

图 9-2　单层感知机图

这里值得注意的是，为这个神经网络的最后一层添加了一个激活函数，至于为什么添加这个激活函数，从生物角度来考虑，当所有神经元所受信号加起来超过一定值时才会继续向下传递信号。从数学角度，由于整个模型都是线性模型，那么对于线性不可分问题就无法求解，激活函数相当于是一个非线性因子，进而使神经网络可以非线性函数。

对于这个激活函数最早使用的是阶跃函数 $f(x)$：

$$f(x) = \begin{cases} 1, & x \geq 0 \\ 0, & x < 0 \end{cases} \tag{9-7}$$

那么的损失函数可以设为：

$$\text{loss} = \frac{1}{2}(f(x) - y)^2 \tag{9-8}$$

但是这里存在一个问题，发现阶跃函数 $\sigma(z)$ 并不是一个连续的函数，这就意味着无法对权重项和偏置项进行求导更新，那么如何解决这个问题，采用另一种与阶跃函数图像非常相似的一种

函数——Sigmoid 函数：

$$\sigma(x) = \frac{1}{1+e^{-x}} \tag{9-9}$$

图像如图 9-3 所示。

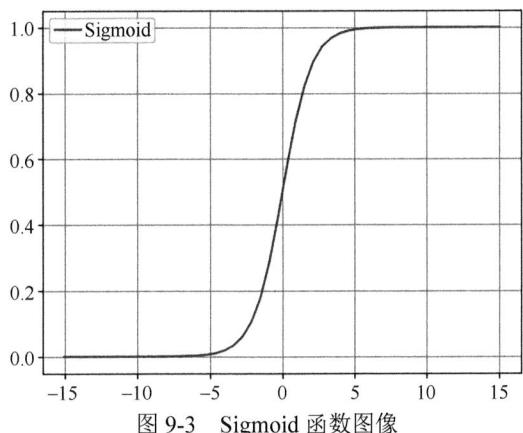

图 9-3　Sigmoid 函数图像

那么 $\dfrac{d\sigma(x)}{dx}$ 就很容易求解得到

$$\frac{d\sigma(x)}{dx} = \frac{d\left(\dfrac{1}{1+e^{-x}}\right)}{dx} \tag{9-10}$$

$$\sigma' = \frac{e^{-x}}{\left(1+e^{-x}\right)^2}$$

$$\sigma' = \frac{1+e^{-x}}{\left(1+e^{-x}\right)^2} - \frac{1}{\left(1+e^{-x}\right)^2}$$

$$\sigma' = \sigma(1-\sigma)$$

那么此时损失函数就变成了一个连续的函数，就可以分别对 ω 和 b 进行求梯度，进而对 ω 和 b 进行更新：

$$\begin{aligned}\frac{\partial \text{loss}}{\partial \omega_i} &= (\sigma(x)-y)\frac{\partial \sigma(x)}{\partial \omega_i} = (\sigma(x)-y)\frac{\partial \sigma(x)}{\partial x}\frac{\partial x}{\partial \omega_i}\\&= (\sigma(x)-y)\sigma(x)(1-\sigma(x))x_i\end{aligned} \tag{9-11}$$

$$\begin{aligned}\frac{\partial \text{loss}}{\partial b} &= (\sigma(x)-y)\frac{\partial \sigma(x)}{\partial b} = (\sigma(x)-y)\frac{\partial \sigma(x)}{\partial x}\frac{\partial x}{\partial b}\\&= (\sigma(x)-y)\sigma(x)(1-\sigma(x))\end{aligned}$$

得到了梯度以后就可以按照与线性回归问题更新的方法同样对 ω 和 b 进行更新，那么这一步可以交给计算机完成：

$$\omega' = \omega - \text{lr}\frac{\partial \text{loss}}{\partial \omega} \tag{9-12}$$

$$b' = b - \text{lr}\frac{\partial \text{loss}}{\partial b} \tag{9-13}$$

3. 多层感知机 前面所介绍的单层感知机在一些问题的处理上效果不会太好，如一个最简单的手写数字识别问题，利用单层感知机的话就不可能完成，单层感知机一般用来处理一些比较简单的问题如二分类问题等。究其原因是这个网络实在过于简单，设计神经网络最根本的原因，是通过这个神经网络可以表示得到一组函数的解，若神经网络过于简单，那么所模拟出来的函数就与真实状况会相差很多，为了解决这个问题，本节将引入多层感知机。

先介绍一下什么叫多层感知机，现在将输出节点由一个变成多个，那么多层感知机的神经网络大致为图9-4所示。

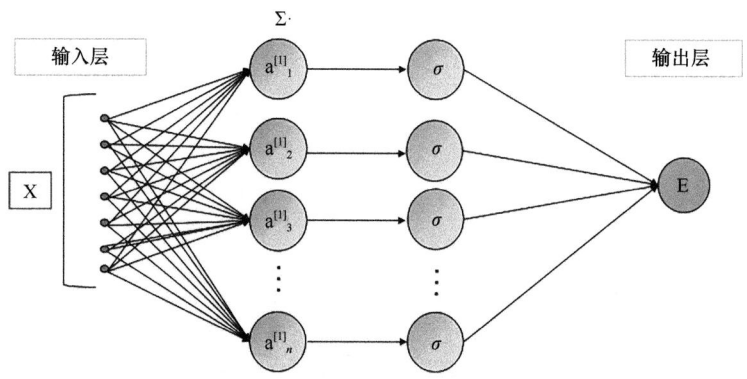

图9-4 多层感知机的神经网络图

其中X的上下角标分别代表第几层和第几个神经元，关键在于权重和偏置的更新，只要将梯度计算出来，计算机就可以对ω进行更新：

$$\text{loss} = \frac{1}{2}\sum(\sigma_k - y_k)^2 \tag{9-14}$$

$$\frac{\partial \text{loss}}{\partial \omega_{jk}} = (\sigma_k - y_k)\frac{\partial \sigma_k}{\partial \omega_{jk}} \tag{9-15}$$

$$\frac{\partial \text{loss}}{\partial \omega_{jk}} = (\sigma_k - y_k)\sigma(x_k)(1-\sigma(x_k))\frac{\partial x_k^1}{\partial \omega_{jk}}$$

$$\frac{\partial \text{loss}}{\partial \omega_{jk}} = (\sigma_k - y_k)\sigma(x_k)(1-\sigma(x_k))x_j^0$$

进一步将感知机复杂化，可以得到多层感知机，可以类似于将输出层多加几层，其神经网络图大致如图9-5所示。

其中如蛛网般纵横交错的每一层称为全连接层，可以发现神经网络变得更加复杂，这个神经网络在被训练之后的最终模拟效果也会随之变好，完全可以用这样一个网络去模拟一个手写数字识别等问题。问题的关键还是在于ω如何更新，也就是每一层ω梯度的计算。接下来介绍反向传播算法，这种方法能够计算出每一层上损失函数对ω的梯度。

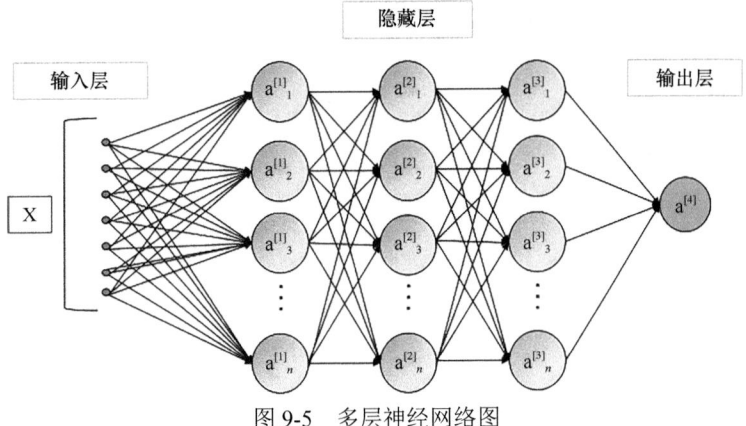

图 9-5 多层神经网络图

首先定义最后一层和倒数第二层分别为 k 和 J 层,同时知道对于最后一层来说:

$$\frac{\partial \text{loss}}{\partial \omega_{jk}^k} = (\sigma_k - y_k)\sigma(x_k)(1-\sigma(x_k))x_j^k \quad (9\text{-}16)$$

最后一层的 x 相当于倒数第二层的 σ_j^J:

$$\frac{\partial \text{loss}}{\partial \omega_{jk}^k} = (\sigma_k - y_k)\sigma(x_k)(1-\sigma(x_k))\sigma_j^J$$

令 $(\sigma_k - y_k)\sigma(x_k)(1-\sigma(x_k)) = \delta_k^k$,那么:

$$\frac{\partial \text{loss}}{\partial \omega_{jk}^k} = \delta_k^k \sigma_j^J$$

根据链式法则,那么在多层感知机中:

$$\frac{\partial \text{loss}}{\partial \omega_{ij}^J} = \frac{\partial \frac{1}{2}\sum(\sigma_k^k - y_k)^2}{\partial \omega_{ij}^i}$$

$$\frac{\partial \text{loss}}{\partial \omega_{ij}^J} = \sum(\sigma_k^k - y_k)\frac{\partial \sigma_k^k}{\partial \omega_{ij}^i}$$

$$\frac{\partial \text{loss}}{\partial \omega_{ij}^J} = \sum(\sigma_k^k - y_k)\sigma_k^k(1-\sigma_k^k)\frac{\partial x_k^k}{\partial \sigma_j^J}\frac{\partial \sigma_j^J}{\partial \omega_{ij}^j}$$

$$\frac{\partial \text{loss}}{\partial \omega_{ij}^J} = \sum(\sigma_k^k - y_k)\sigma_k^k(1-\sigma_k^k)\omega_{jk}^k\frac{\partial \sigma_j^J}{\partial \omega_{ij}^j}$$

$$\frac{\partial \text{loss}}{\partial \omega_{ij}^J} = \frac{\partial \sigma_j^J}{\partial \omega_{ij}^j}\sum(\sigma_k^k - y_k)\sigma_k^k(1-\sigma_k^k)\omega_{jk}^k$$

$$\frac{\partial \text{loss}}{\partial \omega_{ij}^J} = \sigma_j^J(1-\sigma_j^J)\frac{\partial x_j^J}{\partial \omega_{ij}^j}\sum(\sigma_k^k - y_k)\sigma_k^k(1-\sigma_k^k)\omega_{jk}^k$$

$$\frac{\partial \text{loss}}{\partial \omega_{ij}^J} = \sigma_i^I \sigma_j^J \left(1-\sigma_j^J\right) \sum \delta_k^k \omega_{jk}^k$$

令 $\delta_j^J = \sigma_j^J \left(1-\sigma_j^J\right) \sum \delta_k^k \omega_{jk}^k$,那么：

$$\frac{\partial \text{loss}}{\partial \omega_{ij}^J} = \sigma_i^I \delta_j^J$$

这样就得到了任意一层的任意一个 ω 的梯度，全部都可以通过这个反向传播的方法计算出来，那么给这个网络的权重先随机赋值，进而就可以对这个网络的权重进行更新。那么可以看到，这种网络处理信息的能力将得到大幅度的提升，可以通过添加更多的隐藏层，和反向传播算法进而对网络进行更新，进而去提高复杂图像的准确率。

（二）卷积神经网络

卷积神经网络（convolutional neural network，CNN）是一种在图像处理领域使用最为广泛的神经网络。它通过局部感知、共享权值、空间或时间上的池采样来充分利用数据本身包含的局部特性，以优化网络结构，保证一定程度上平移和尺度的不变性。所谓局部感知，是指在卷积神经网络结构中每个神经元只与部分图像产生特征映射关系，不用感知全局图像。

现在考虑一个图片的识别问题，对于一个像素为 64×64 的猫的图片，如果让计算机去辨别这张图片是一只猫的话，首先作为输入端，它的维度是 [64,64,3]，因为对于图片的颜色来说拥有 RGB 三个通道，所以维度为 3。如果一张图片的分辨率是 1000×1000,它的维度就是 [1000,1000,3]，可想而知他的输入端神经元的数量有 300 万个，对于多层感知机来说，他的权重数量则是更多，这个神经网络极其庞大难以计算，为了解决这个问题，采用一种卷积神经网络来处理这种问题，计算量会大大减小。

举例，对于一张 6×6 的灰度图像，它就可以作为一个 6×6 的矩阵在输入端，因为是灰度图像，所以他的 RGB 只有一层。对于这个矩阵，让其相乘一个 3×3 的过滤器矩阵，它的运算规则按照依次相乘来运算，如图 9-6 所示。

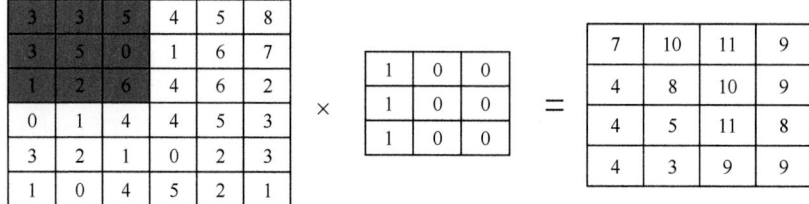

图 9-6 运算规则示意图

让左边这个图像与过滤器按顺序依次相乘，最终会得到一个 4×4 的矩阵。通过这种方法其实可以发现，图像边缘部分和中心部分相比，图像边缘部分与过滤器相乘的次数远远小于图像中心部分，那么也就意味着图像边缘的很多信息会被丢失，为了解决这个问题，可以给这个 6×6 的图像填充一圈 0，使之变为一个 8×8 的矩阵，这样经过过滤器之后，仍然会得到一个 6×6 的矩阵，这样一来图像边缘的很多信息会被丢失的问题就进一步被削弱了。

那么没有填充过直接进行卷积的可以定义称为"Valid Convolutions"，填充过的称为"Same Convolutions"。那么这第一层称为卷积层，其实这个过滤器就是相当于多层感知机中的权重，应该发现，在卷积神经网络中，拥有权值共享的特点，正是这个特点，可以导致的计算量大幅度减小。

按照多层感知机的原理，输入端与权重相乘后，下一步便是加上一个偏置并且经过一个激活函数，在这里不再使用 Sigmoid 函数，它的梯度相对复杂，介绍一种新的激活函数——ReLU 函数。

这个激活函数在隐藏层中使用较为广泛，ReLU 函数可以使神经网络中不存在梯度消失问题，可以看到 Sigmoid 函数在 x 较大或较小时梯度约为零，这就意味着网络的更新速度大大减慢，但是 ReLU 函数的梯度在非负区间为常数。到此为止，神经网络中的卷积层结束。

$$\text{ReLU}(x) = \begin{cases} x, & x > 0 \\ 0, & x \leq 0 \end{cases}$$

接下来这个网络需要进入池化层，池化层有两种池化方式，分别为"Max pooling"（最大池化）和"Average pooling"（平均池化）。

首先对于"Max pooling"，将这个 4×4 的矩阵平均分为四个区域，分别取每个区域的最大值放入一个 2×2 矩阵当中如图 9-7 所示。

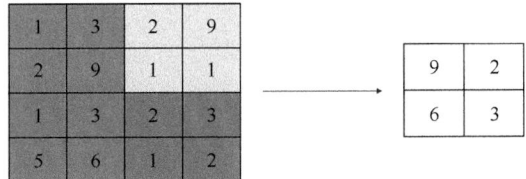

图 9-7　Max pooling 示意图

这样做的目的意味着提取得到了某些区域的特征，同时也是因为通常在实验中这样处理后得到的效果比较好，那么对于"Average pooling"，便是将每个区域内的平均值放入这个 2×2 矩阵之中，通常来说"Max pooling"比较常用。池化层的作用其实就是相当于降低矩阵维度，加快训练速度，并且可以提取一些主要特征。

一般把卷积层和池化层看作卷积神经网络中的一个整体，也就是一层，因为池化层中没有权重以及偏置项，通常认为有权重的为一层。按照这种构建方式，可以多构建几层，进而相当于输入矩阵维度在经过几层后会不断减小，对于最后输出的那个矩阵对其进行平滑处理，拉平展开，如图 9-8 所示。

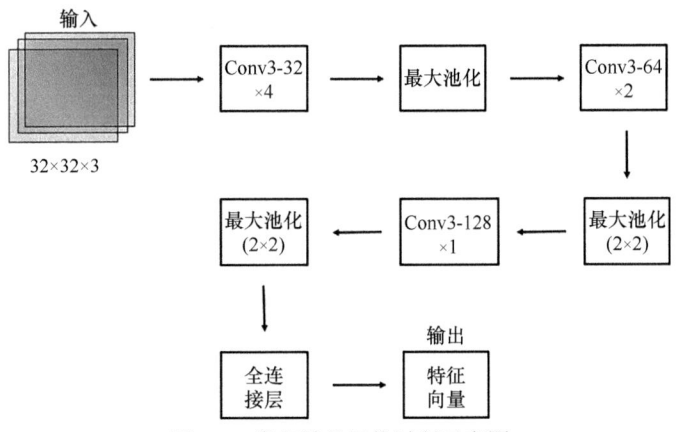

图 9-8　卷积神经网络过程示意图

这个图便是卷积神经网络的全部过程，这种网络可以大大减小计算机的计算量，并在计算机图像处理的应用上效果很好。

（三）递归神经网络

从一个例子来介绍递归神经网络，在进行语音识别的时候，给定了一个输入音频片段 x，并要求得到输出片段对应的 y。那么这个例子中的输入和输出数据都是序列片段，因为 x 是一个按照时序播放的音频片段，y 则是输出的一系列单词。类似的问题还有很多，如音乐生成问题、情感分类问题，对于 DNA 序列的分析，将一种语言翻译成另一种语言的问题，或者说给一系列的视频帧，能判断出来视频中的行为等。这些问题都有一个共同点，就是都是序列问题，输入数据或者输出数据需要有先后之分。那么解决这种问题的神经网络称为循环递归网络。

现在来对一句话进行识别"Harry Potter and Hermione Granger invented a new spell"（哈利·波特和赫敏·格兰杰发明了一个新咒语）现在想让计算机能够索引这一句话中的人名位置的序列模型，首先这一句话作为输入端，那么要先给它编码，分别用 x^1、x^2、$\cdots$、x^9 来依次代表这九个单词。首先必须拥有一个单词库，如按照首字母排序，拥有一个 10 000 个单词的单词库，"Harry"是第 4075 个单词，"Potter"是第 6830 个单词，"and"是第 367 个单词。按照这个顺序，可以把每个单词通过独热编码对应设计为一个 1×10 000 的矩阵，对应行数是 1，剩下的位置全为零。

可以按照之前多层感知机的方法，把这些单词作为输入端，通过一些隐藏层，按照一个标准神经网络的构造来实现它。但很明显这样的效果不好，首先不同的句子拥有不同的长度，那么他的输入端和输出端神经元数量会经常发生改变，其次一个像这样的神经网络不共享不同文本位置所学习到的特征，如当"Harry"这个单词在其他位置时，便不能够识别出来。并且可以发现，这是一个相当庞大的矩阵，所以放弃标准的神经网络。

接下来介绍一下递归神经网络的构架图，如图 9-9 所示。

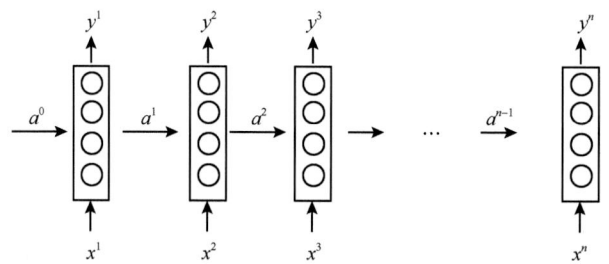

图 9-9　递归神经网络构架图

这一层为输入层，相当于这九个单词是按照顺序依次输入，并且每一个单词对应的位置所包含的信息还包括前一层的信息，在零时刻需要一个激活值 a^0，通常为零向量。

它的计算规则如下所示：

$$a^t = g\left(\omega_{aa}a^{t-1} + \omega_{ax}x^t + b_a\right) \tag{9-17}$$

$$y^t = g\left(\omega_{ya}a^t + b_y\right) \tag{9-18}$$

这里采用一种新的激活函数——tanh 函数：

$$\tanh(x) = \frac{1-e^{-2x}}{1+e^{-2x}} \tag{9-19}$$

它的图像如图 9-10 所示。

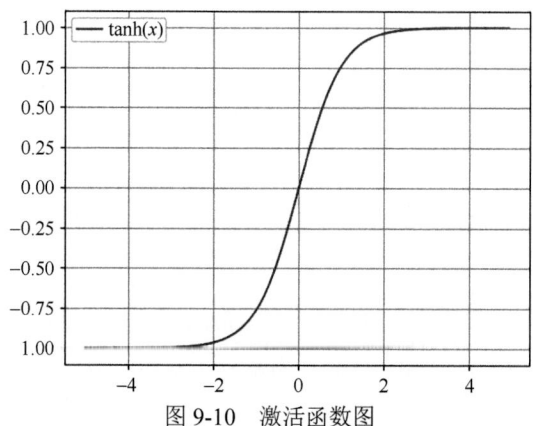

图 9-10　激活函数图

Sigmoid 函数通常使用在二分类问题，在这里一般使用 tanh 作为激活函数，有的时候也可以用 ReLU 函数，但是一般使用 tanh。

那么对于输出函数 y 用哪种激活函数取决于具体问题，如果是一个二分类问题的话，使用 Sigmoid，在这个问题中要判断的是这个单词是否为一个名字，那么相当于二分类问题，可以使用 Sigmoid 函数。

也就是：

$$a^t = \tanh\left(\omega_{aa}a^{t-1} + \omega_{ax}x^t + b_a\right) \tag{9-20}$$

$$y^t = \text{Sigmoid}\left(\omega_{ya}a^t + b_y\right) \tag{9-21}$$

为什么输入层后一个神经元要包含前一层的信息呢，举一个例子"Teddy Roosevelt was a great president"和"Teddy bears are on sale"。这两句话明显前面一句话中的"Teddy"是人名，也就是说具体是否为人名并不是只看这一个单词，而是要通过其他单词的语境信息来判断，所以后一个神经元要包含前一层的信息。

图 9-9 中的 y^1，y^2，…，y^n 也就是所对应的输出值分别为这个单词为名字的概率，那么如何训练这个网络呢，可以看到，实际上在这个网络中权值是共享的，现在要找到的就是损失函数分别对 ω_{aa}、ω_{ax}、ω_{ya} 的偏导值，方法则还是反向传播算法。

用 E 来代表损失函数，e_t 来代表每一个输出值产生的误差，则：

$$E = \sum_t e_t \tag{9-22}$$

为了方便起见，令 $\omega_{aa} = W$，$\omega_{ax} = U$、$\omega_{ya} = V$。

以 $t=3$ 时刻为例：

$$\frac{\partial E_3}{\partial W} = \frac{\partial E_3}{\partial \sigma_3}\frac{\partial \sigma_3}{\partial a^3}\frac{\partial a^3}{\partial \omega} \tag{9-23}$$

只要将 $\frac{\partial a^3}{\partial \omega}$ 求解出来，这个式子就解完了：

$$\frac{\partial a^3}{\partial \omega} = a^2 + \frac{\partial a^3}{\partial a^2}\frac{\partial a^2}{\partial \omega}$$

$$\frac{\partial a^2}{\partial \omega} = a^1 + \frac{\partial a^2}{\partial a^1}\frac{\partial a^1}{\partial \omega}$$

$$\frac{\partial a^1}{\partial \omega} = a^0 + \frac{\partial a^1}{\partial a^0}\frac{\partial a^0}{\partial \omega}$$

将这些带入到上式，便可求解出 $\frac{\partial E_3}{\partial W}$，进而可以求解出 $\frac{\partial E}{\partial W}$，同理 $\frac{\partial E}{\partial U}$，$\frac{\partial E}{\partial V}$ 的求解方法也是按照反向传播算法求解得到，这里交给同学们自行练习求解。

（四）受限玻尔兹曼机

受限玻尔兹曼机（RBMs）是深度信念网（deep belief net）的基本构建单元，多层的受限玻尔兹曼机叠加可以构成深度信念网，既能用于处理监督学习问题，也能用于处理无监督学习问题。

受限玻尔兹曼机是一个两层的无向图结构。一个两层的 RBMs 中，一层是隐藏层，一层是可见层，通俗来说，可以认为可见层是用于接受输入数据，而隐藏层可以认为是通过输入层数据所提取处理的特征信息。RBMs 遵从马尔可夫独立性，即一个节点的状态仅取决于与之相连节点的状态。从图 9-11 可以看出，在 RBMs 中，隐藏层节点之间是不相连的，输入层节点之间也是不相连的，意味着同一层中的各个节点之间是相互独立的。传统的 RBMs 处理节点的状态是二值，可以用 {0, 1} 表示节点的这两种状态。受限玻尔兹曼机是玻尔兹曼机的一种，其联合概率分布受到热力学公式启发，可以表示为：

$$P(v,h) = \frac{\exp(-E(v,h))}{Z} \tag{9-24}$$

$$E(v,h) = -\sum_{i=1}^{m} a_i v_i - \sum_{j=1}^{n} b_j h_j - \sum_{i=1}^{m}\sum_{j=1}^{n} v_i W_{ij} h_j$$

$$Z = \sum_{v}\sum_{h} \exp(-E(v,h))$$

式中，$E(v,h)$ 被称为能量函数，Z 称为配分函数，由于在隐藏层和可见层中的节点在层内都相互独立，因此，其条件概率可以写成

$$P(h_j = 1|v) = \text{Sigmoid}(b_j + \sum_{i=1}^{m} W_{ij} v_i) \tag{9-25}$$

$$P(v_i = 1|h) = \text{Sigmoid}(a_i + \sum_{j=1}^{n} W_{ij} h_j) \tag{9-26}$$

RBMs 的可训练参数为 (a, b, W)，目标函数可以表示为对数似然函数的形式，即 $L_S = \ln\prod_{i=1}^{m} P(v_i)$，其训练方法可以采用对比散度算法、平均场算法等，根据任务需求选择不同的算法对模型进行训练。通过多个 RBMs 的组合可以组成深度信念网，可以用于处理降维、分类、回归等问题。

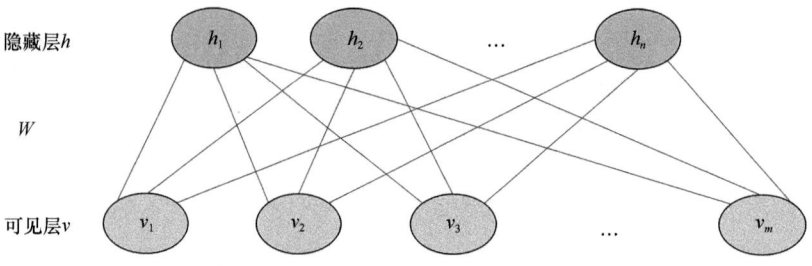

图 9-11 受限玻尔兹曼机结构示意图

（五）长短期记忆网络（LSTM）

前面介绍了递归神经网络的特点、原理及构成，递归神经网络可以应用于语音识别等问题当中。但实际在现实中却不经常应用这个网络，RNN 有一个致命的缺点，就是它其实是一个短期记忆网络。比如在一句话中，递归神经网络只能记住一个单词最近相关的一些语境，如"I grew up in China ...I speak Chinese"，当神经网络输入端传递到"I speak Chinese"这一句话的时候，实际上"I grew up in China"这句话的信息就已经被网络遗忘掉了。虽然设计的时候输入端的后半部分会记住前半部分的信息，但实际上在真实的应用中，前半部分的信息已经没有被保留多少。为了解决这个问题，提出了长短期记忆网络（long short term memory）。这个网络的设计初衷是能够使得输入端的信息能够传递下去，LSTM 神经网络的图解大致见图 9-12。

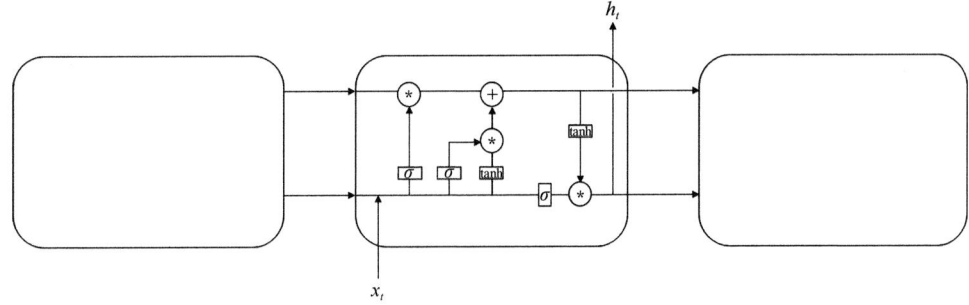

图 9-12　LSTM 神经网络图解

可以看到在递归神经网络中，仅仅将 a^{t-1} 和 x^t 进行了组合，相当于用来保留 a^t 的信息，这显然模型太过于简单，导致对较远之前的信息记忆效果不好。在 LSTM 中首先上一时刻的信息 C_{t-1} 会经过一个遗忘门，遗忘门来控制上一层信息输入量的多少，如图 9-13 所示。

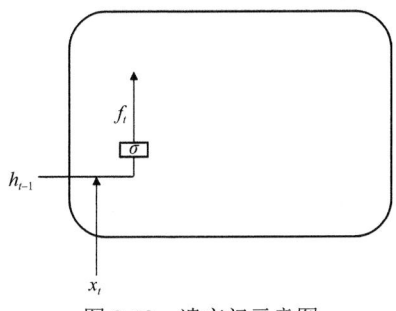

图 9-13　遗忘门示意图

C_{t-1} 会与 f_t 相乘作为信息向下传播，那么 f_t 充当的就是将上一时刻信息经过遗忘门的工作：

$$f_t = \sigma\left(W_f \cdot \left[h_{t-1}, x_t\right] + b_f\right) \tag{9-27}$$

Sigmoid 函数的范围是 0~1，所以相当于是决定上一时刻信息传递到下一时刻的信息的量，那么这第一道门称为遗忘门，相当于遗忘掉了多少的信息。

这第二道门称为输入门，顾名思义这道门是用来获取这一时刻的输入信息的，如图 9-14 所示。

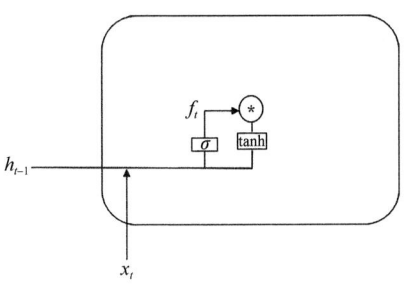

图 9-14　输入门示意图

很清楚可以得到：

$$i_t = \sigma\left(W_i \cdot \left[h_{t-1}, x_t\right] + b_i\right) \tag{9-28}$$

$$\tilde{C}_t = \tanh\left(W_c \cdot \left[h_{t-1}, x_t\right] + b_c\right) \tag{9-29}$$

在这里 i_t 相当于是输入门,同样它可以决定这一时刻的输入信息 $\tilde{C_t}$ 所占的比重。

那么这一时刻的 C_t 将会由上一时刻 C_{t-1} 与这一时刻的 $\tilde{C_t}$ 共同来决定,如图 9-15 所示。

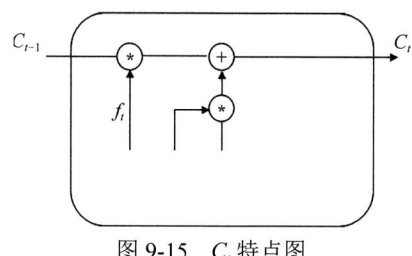

图 9-15 C_t 特点图

$$C_t = f_t * C_{t-1} + i_t * \tilde{C_t} \tag{9-30}$$

正是因为这个特点,能够弥补递归神经网络的缺点-短期记忆。正是因为这一时刻的 C_t 将会由上一时刻 C_{t-1} 与这一时刻的 $\tilde{C_t}$ 共同来决定,所以上一时刻或者更久之前的时刻的信息才能够有选择性地被记忆下来,如图 9-16 所示。

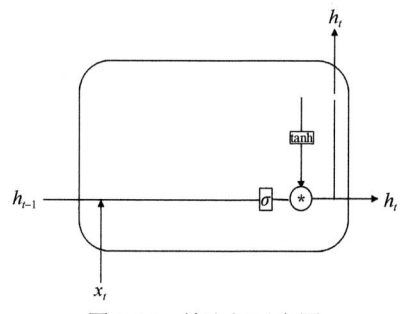

图 9-16 输出门示意图

那么 t 时刻的输出 h_t 应该怎样计算?首先,运行一个 Sigmoid 函数(也就是最后一个门——输出门),它决定要输出的细胞状态的哪一部分。然后,将 C_t 通过 tanh 激活函数(将 C_t 的值置于 -1 和 1 之间)作为输出细胞,并将其乘以输出门的输出,这样就只输出决定输出的部分。

$$o_t = \sigma\left(W_o \cdot [h_{t-1}, x_t] + b_o\right) \tag{9-31}$$

$$h_t = o_t * \tanh(C_t) \tag{9-32}$$

总的来说,LSTM 的核心在于"门"结构。在整个网络中细胞的状态相当于信息传输的路径,让信息在序列链中能够传递下去。理论上讲,细胞状态能够将序列处理过程中的相关信息一直传递下去。

因此,即使是较早时刻的信息也能够被传递到较靠后时刻的细胞中来,这就解决了递归神经网络(RNN)短时记忆的缺点。信息的"流"与"存"通过"门"结构来实现,"门"结构在训练过程中会去学习该保存或遗忘的信息的量。

到此为止,LSTM 神经网络中的输入部分已完成,输出部分的处理与递归神经网络处理方法一致。这个模型相对于递归神经网络来说更加成熟,LSTM 也是在实际问题处理中经常使用的神经网络。

三、深度学习应用

(一) 目标检测

首先简单介绍几种近几年被提出的神经网络。

1. AlexNet 神经网络 这种神经网络是由多伦多大学 Alex Krizhevsky 等所创造的，AlexNet 网络在 2012 年的 ImageNet 竞赛中 top-1 和 top-5 测试集中取得了非常高的正确率，分别高达 62.5% 和 83%。也正是因为这个比赛，AlexNet 神经网络被人熟知。Alex 在这个网络中利用了两块 GPU 进行计算，运算效率得以被大大提高。AlexNet 神经网络总共有 8 层，其中有 5 层卷积层，3 层全连接层。在这个网络中采用 ReLU 函数作为激活函数，因为这个神经网络相对复杂，Sigmoid 和 tanh 函数作为激活函数的话，其梯度更新较慢。但是当利用 ReLU 函数的时候会出现一个问题，就是 ReLU 函数没有值域，那么为了解决这个问题对经过 ReLU 函数后的结果进行局部响应归一化。并且在这个网络中也采取了覆盖的池化操作（overlapping pooling），在比赛中这样做使得错误率分别降低了 0.4% 和 0.3%。

2. VGG 神经网络 这种神经网络是由牛津大学的一个课题组 Visual Geometry Group 所提出并以课题组的名字所命名的，这种网络在 top-5 测试集中获得了 92.7% 的正确率。VGG 神经网络又因为包括 16 个权重层所以也被称为 VGG-16。

3. GoogleNet 神经网络 一般来说，通过增加网络的深度和宽度进而增加网络的复杂程度，从而能够使网络的性能提高。但是随着网络复杂程度的增加，过拟合问题便产生，同时网络的计算量也会大大增加。在"Going deeper with convolutions"这篇文章中提出稀疏连接，对于大规模稀疏的神经网络，可以通过分析激活值的统计特性和对高度相关的输出进行聚类来逐层构建出一个最优网络。GoogleNet 神经网络同时采用了模块化的结构，方便进行修改。

4. ResNet 神经网络 这种网络被广泛应用于分割、检测等领域当中，残差神经网络将输出值和输入值进行相加，进而能够解决当网络加深时网络性能退化的问题，使其形成一个残差结构。这种连接被称为"shortcut connection"，同时这种连接可以解决梯度下降的问题。

5. ReNet 神经网络 这种神经网络基于 RNN 的基础，不采用多维的 RNN 进行处理，而是将图片分为很多块，对每一块图片通过 RNN 进行横向的双向扫描和纵向的双向扫描，最终将特征图拼接起来。这种方法相对于多维的 RNN 图像处理可大大降低运算量，但识别的表现效果还是不错。

经典的目标检测，通常是通过多尺度滑动窗方法，在图像上采样滑动窗，并对每个滑动窗进行分类，以实现目标检测。单个滑动窗的分类，事实上就是上文所述图像分类问题。可变型基于部件的模型（deformable part-based model）是深度学习技术大规模流行前效果最佳、最经典的目标检测方法。该方法通过对物体的部件以及部件之间关系进行建模，实现物体各部件特征的聚合，达到了较好的效果。在 2012 年 AlexNet 出现之后，基于深度学习的技术逐渐统治了图像目标检测领域。

目前深度学习目标检测网络可以分为两大类：二阶检测器和一阶检测器。经典的二阶检测网络结构包括 R-CNN 系列的工作（R-CNN，Fast R-CNN，Faster R-CNN）、FPN 等。此类网络将检测任务分成两个阶段：候选框生成和对候选框执行预测。在第一阶段，检测器尝试识别图像中可能存在对象的区域。其基本思想是以高召回率提出候选区域，使得图像中的所有对象属于至少一个候选区域。在第二阶段中，使用基于深度学习的模型为这些候选区域分配正确的类别标签。每个区域可能是背景，也可能是属于某个预定义类别标签的对象。经典的一阶检测器包括 YOLO 系列网络结构及 SSD 系列网络结构。与把检测流程分成两部分的二阶检测器不同，一阶检测器没有单独的候选框生成步骤。它们通常将图像上的所有位置都看作潜在对象，然后再把每个感兴趣区分类为背景或目标对象。近年来，一些方法不再预测物体包围盒，而是预测物体角点（CornetNet）或中心点（CenterNet）。

目标检测的任务就是在一张图片中定位到我们所想要被检测的部分，然后就是计算机对被检测部位的类别进行预测。所以对于分类问题，目标检测在其基础上增加了一个定位的环节。R-CNN通过区域候选技术在一张图片上首先自下而上地产生2000个被检测的候选区域，将这些候选区域分别经过如下一个网络。首先经过一个CNN对候选区域提取特征，然后将提取到的特征经过一个多层感知机进行分类。但是在这里的分类不同于分类问题分类的方法，我们举一个例子，如需要被检测的物体被分为"鸟，猫，犬"这三类。那么此时多层感知机经过softmax层的输出应该有8个维度 $[p, b_x, b_y, b_h, b_w, c_1, c_2, c_3]$，其中$p$代表候选区域是否为背景。0代表为背景同时剩下所有维度都变为0，当p为1的时候$b_x、b_y$分别代表被检测物体的中心坐标，$b_h、b_w$代表被检测物体高和宽，$c_1、c_2、c_3$代表被检测物体的类别。该网络的详细结构及训练过程中的注意事项详见论文"Rich feature hierarchies for accurate object detection and semantic segmentation"。

R-CNN算法实现代码如表9-1。

表9-1 R-CNN算法

输入：图像

输出：1. 候选图片的物体对应位置、大小以及类别

（1）对图片提取候选区域，产生2000张图片作为候选区域

（2）调整CNN层输入端，将候选区域图片进行缩放至输入层大小规格

2. 卷积神经网络的特征提取

（1）设计每一层的模型参数

（2）对模型在数据集上进行预训练

（3）对模型参数进行调整，如学习速率、批处理大小、循环次数等

（4）参数更新

3. 添加SVM二分类器

（1）用第二步的CNN输出特征值来训练SVM的模型参数，更新参数

（2）计算每张图的回归误差，更新参数

（二）语义分割

对于分割问题，也是计算机视觉中尤为重要的一个方向。例如，生活中常见的自动驾驶、室内导航问题、人机交互、图像搜索引擎等，这种技术的诞生与发展离不开深度学习领域的支持。虽然可以去利用传统的方法如机器学习等方法来解决这些问题，但是随着深度学习的发展，还是让相关领域发生了翻天覆地的变化，深度框架被用来解决更多的计算机视觉问题。例如，之前所提到的卷积神经网络，其在效率以及准确率上都远远超过了传统的神经网络。简单介绍深度学习进行语义分割的原理。

首先语义分割的输入端和输出端都需要是图像，这不同于分类问题。我们的输入端由单通道或者三通道的RGB像素块构成，基于我们的目的是做语义分割，所以输出也必须是图像而不是类似于分类问题输出一段独热编码，所以语义分割的任务就是将输入图像经过一系列算法操作后还原为带有语义标签的图像，对于语义分割最经典的网络是FCN（全卷积网络），我们知道传统的CNN经过各种卷积层池化层图片不断变小，所以语义分割算法处理需要增加反卷积这一层，这样才能使输出为图像。

可以看到这个网络其实就是在卷积神经网络的基础上多了一个反卷积层，反卷积层能够使网络的图像逐渐放大直至还原到最初的大小。引入一个数据集，对网络进行训练就能实现语义分割

的功能,常用的医学数据集有 BRATS、LUNA16、sliver07、PROMISE12 等,基于 FCN 网络语义分割伪代码如表 9-2。

表 9-2　语义分割

首先导入一些需要使用的模块,例如
import torch
from torch import nn
from torch import optim
import torch.nn.functional as F
import torchvision
设置训练图片大小,测试图片大小
输入:定义一个函数令其能够导入需要的数据集,通过 torch.utils.data.DataLoader 完整提供数据流水线并返回这个数据
定义一个类用来完成卷积神经网络下采样的过程,并且能够完成反卷积神经网络的上采样过程直至输出与原图像一样大小。
给数据集添加一个优化器,定义学习速率等参数,可自行选择 SGD 或 Adma 等方法
输出:for 遍历数据集将每张图片取出来并用一个容器保存起来,初始化梯度为 0,使用交叉熵损失函数,然后进行反向传播更新优化器中需要更新的参数
测试:加载测试集,取消梯度计算,计算经过神经网络之后,测试集中被分割照片的准确率,打印出损失函数的值

(三) 分类

经典图像分类方法分为两步:图像特征提取及特征分类。图像特征提取通常包含局部特征的提取及局部特征的聚合两步。传统的特征提取完全由人工设计算法,包括图像颜色统计特征、图像梯度统计特征(如梯度直方图、SIFT)、图像纹理信息统计特征(如 Gabor 特征)等。一些方法受到人类视觉系统初级视皮层研究的启发(如 Gabor 过滤器序列)。特征的聚合,通过将局部特征通过某种算法,融合为图像全局特征。常用方法包括图像金字塔、VLAD(局部融合描述子向量)等。在特征分类上,依赖机器学习算法进行分类,包括 SVM、随机森林/决策树,k 近邻等。

随着计算力以及标注数据量的大规模增长,在 2012 年 AlexNet 横空出世以后,深度学习技术在性能上已经彻底超越了传统图像学习方法。采用深度学习技术实现图像分类的经典网络结构也存在一个不断进化的过程。1998 年,图灵奖得主 Yann Lecun 提出了著名的 LeNet-5 网络结构用于手写字符的识别,尽管当时神经网络的研究处于低谷,但 LeNet-5 已具有其后大热的网络结构的雏形。2012 年,AlexNet 获得了图像分类比赛 ILSVRC 的冠军,将 ImageNet 图像识别的 top-5 错误率一举降到了 15.3%,比当时基于传统方法的第二名错误率低了 10.8%。2014 年,ILSVRC 冠军谷歌 InceptionNet(22 层神经网络)将 top-5 错误率降到 6.7%,亚军牛津大学提出的 VGG-Net(19 层神经网络)的 top-5 错误率为 7.3%。2015 年的冠军 ResNet(152 层神经网络),将 top-5 错误率进一步降低至 3.57%。这些经典的网络结构均被推广到检测、分割等任务中,极大地促进了图像识别领域的发展。

前面讲解了多层感知机的原理,可以通过添加更多的隐藏层,通过反向传播算法进而对网络进行更新,提高复杂图像的预测准确率。但是实际上在多层感知机的隐藏层中还存在一个问题,当使用 Sigmoid 作为激活函数的时候,随着网络的加深以及复杂程度的增加,会大大增加网络计算的复杂程度。同时还会出现梯度弥散的问题,ReLU 函数的出现很好地解决了这个问题。

$$\text{ReLU}(x) = \begin{cases} 0, & x \leqslant 0 \\ x, & x > 0 \end{cases} \tag{9-33}$$

ReLU 函数的图像如图 9-17 所示。

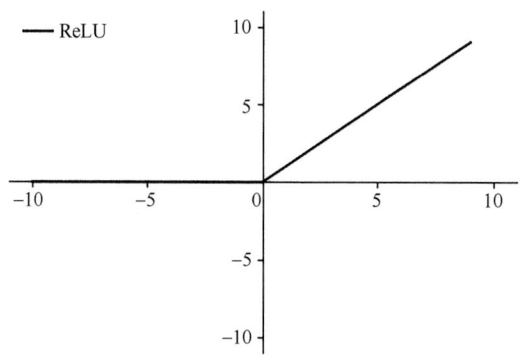

图 9-17 ReLU 函数图

可以看到 ReLU 函数的梯度是恒定的，这样既可以解决梯度弥散问题，也可以解决模型难以计算的问题。

对于分类问题，在多层感知机的最后一层同样不再使用 Sigmoid 函数，而是使用 Softmax 函数。

$$\text{Softmax}(x) = \frac{e^{x_i}}{\sum_{1}^{n} e^{x_i}}$$

可以看到，经过 Softmax 函数的输入端，输出后的数据总和为一，如对 0～9 这九个数字进行分类，那么最后的输出端会输出十个数据且这十个数据的总和为一。那么可以认为在第几个位置的数最大，就认为多层感知机认为这个数字是多少。例如，最后输出 10 个数字分别是：$4.0630e^{-5}$，$8.1537e^{-5}$，$8.7408e^{-4}$，$2.4255e^{-3}$，$9.1204e^{-1}$，$5.5347e^{-3}$，$2.0252e^{-3}$，$1.2802e^{-4}$，$2.1214e^{-2}$，$5.5633e^{-2}$。

那么就认为该数字为 4，因为第 5 个数字最大，那么对于手写数字识别的 pytorch 伪代码如下，采用 mnist 数据集（表 9-3）。

表 9-3 手写数字识别

首先导入一些需要使用的模块，例如
import torch
from torch import nn
from torch import optim
import torch.nn.functional as F
import torchvision
设置训练图片大小，测试图片大小
输入：定义一个函数令其能够导入 mnist 数据集，通过 torch.utils.data.DataLoader 完整提供数据流水线并返回这个数据
定义一个类用来完成全连接层的搭建以及拥有能够使全连接层向前传播的功能，并在最后一层使用 Softmax 函数，最终返回经过 Softmax 函数的值
给 mnist_net 添加一个优化器，定义学习速率等参数，可自行选择 SGD 或 Adma 等方法
输出：for 遍历数据集将每张图片取出来并用一个容器保存起来，初始化梯度为 0，使用交叉熵损失函数，然后进行反向传播更新优化器中需要更新的参数
测试：加载测试集，取消梯度计算，计算经过神经网络之后，测试集中准确照片的数量，打印出损失函数的值

第四节　常用开源数据库及环境配置

一、常用机器学习与医学影像处理库

（一）Scikit-learn

Scikit-learn 是一基于 Python 语言，由 Numpy、ScoPy 和 matplotlib 等构建的简洁、高效的开源算法项目库，其中提供了大量的监督学习与无监督学习的算法，可用于数据挖掘以及数据分析，其算法模块具有详细说明与对比，并且对每一个算法方案都有实例教学，使用起来十分方便。

Scikit-learn 的基本功能包括分类、回归、聚类、降维、模型选择及数据预处理六大类。

同时不同于 TensorFlow 这种底层算法框架，Scikit-learn 提供执行算法方案的模块，大部分算法模型可以直接使用，同时基于此框架的模型都是经过筛选的高效模型，可以扩展至较大的数据规模。且其具有 BSD 许可证，可以直接进行商业使用。

（中文网站）https://scikit-learn.org.cn

（英文网站）https://scikit-learn.org/stable/

安装方法：环境要求 Python(>2.7 或者>3.3)、NumPy(>1.8.2)、SciPy(>0.13.3)。如已安装 NumPy 和 SciPy，可以直接在命令行中输入 pip install -U scikit-learn 进行安装。

官网包含具体的各个任务的使用教程，如图 9-18 所示，此处不一一列举。

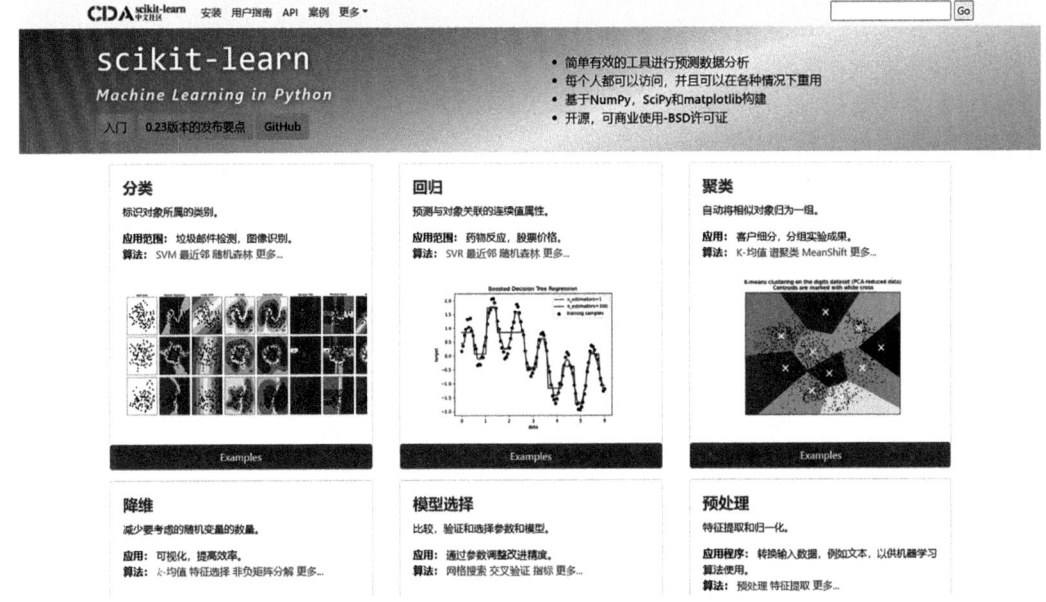

图 9-18　Scikit-learn 使用教程图

（二）Orange

Orange 是一个基于 Python 和 C/C++ 开发的开源的数据挖掘和机器学习软件，提供了一系列的数据探索、可视化、预处理以及建模模块方案，适合新手进行探索型数据分析与可视化展示，也可以将其作为 Python 的一个模块进行数据操作和开发。

优点是能够使用 Python 与 C/C++，并且具有可视化功能；但其专业性较强，想要熟练使用可以搜索观看相关教程，见图 9-19。

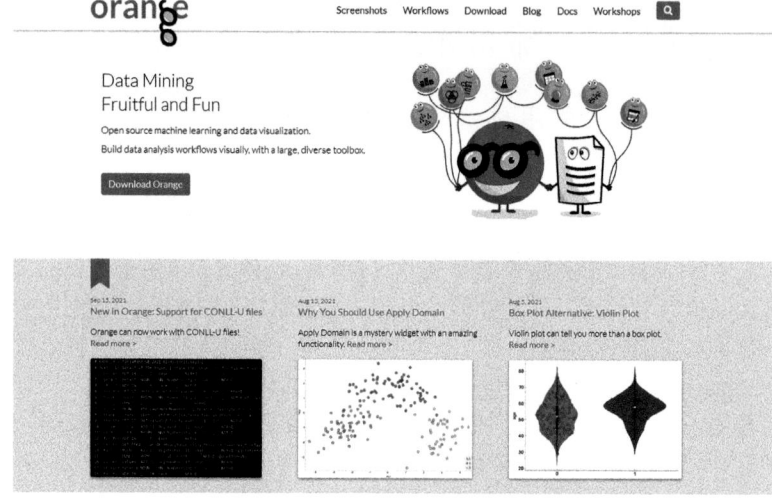

图 9-19　Orange 使用教程图

安装方法：（官方下载页面）https://orangedatamining.com/download/#windows

可以直接点击选择相应的系统版本进行下载，如果已经安装 Anaconda 的，可以到 Anaconda Prompt 中输入：

conda config --add channels conda-forge

conda install orange3

或者直接在命令行中输入：

pip install orange3

安装完成后，可在命令行中输入：

orange-canvas　　或　　python -m Orange.canvas

以启动 orange3 应用界面。

（三）Shogun

Shogun 是一个具有清晰架构的机器学习工具箱，主要用于大尺度核函数，尤其是支持向量机（SVM），提供一个通用的 SVM 对象接口，连接到多个具有相同底层的不同 SVM 中，实现内核的高效利用。同时也包含线性判别分析（LDA）、线性规划机（LPM）、内核感知以及算法训练隐马尔可夫模型等线性方法。同时，Shogun 提供 C/C++、Python、matlab 等大量接口，不同语言的使用者都可以以类似的方法使用 Shogun，见图 9-20。

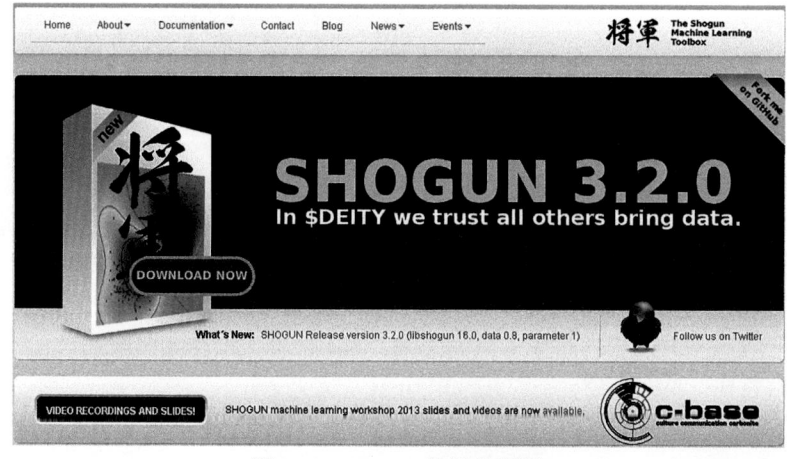

图 9-20　Shogun 使用教程图

安装方法：可以通过 Anaconda 直接进行安装：

conda install -c conda-forge shogun

可以直接在 Python 中 import 进行调用。

部分例子源码下载地址：

https://github.com/shogun-toolbox/shogun/releases/tag/shogun_6.1.3

二、常用深度学习库

目前常用深度学习库包括 Matplotlib、OpenCV、TensorFlow 及 Pytorch 等。

（一）Matplotlib

Matplotlib 是一个用于创建二维图表和图形的基础可视化库，可用来描绘直方图、散点图等常用二维图表，可以根据需要对颜色、尺寸、字体、坐标轴、图例等进行调整。

常用命令代码如下：

折线图例：

import matplotlib.pyplot as plt   # 导入所用包

创建画布（容器层）

plt.figure(figsize=(64,128),dpi=80)   # 64 为绘图对象长度，128 为宽度（英寸）；dpi 为像素，默认值为 80 可省略

绘制折线图（图像层）

x=[10,15,19,30,42,50,61]

y=[19,18,25,15,35,60,78]

plt.plot(x,y,color="g", linewidth =3)   # 字母斜体

显示并保存图像

plt.savefig("D:\\ 测试 .png")   # 保存图像，路径可更改为自己所需位置

plt.legend(['x、y 用变化曲线 '],loc="best")

plt.xlabel('x 轴变量 ',Fontsize=15)

plt.ylabel('y 轴变量 ',Fontsize=15)

plt.grid()

plt.show()   # 显示图像

坐标轴开关显示：

plt.xticks([])   不显示 x 轴坐标刻度

plt.yticks([])   不显示 y 轴坐标刻度

plt.axis('off')   关闭坐标轴

这一系列类似操作需输入到 plt.imshwo() 之后，plt.shwo() 之前。

其他操作可以通过其官网（https://www.matplotlib.org.cn/）进行教程的详细了解运用，如图 9-21 所示，此处不一一介绍。

（二）OpenCV

OpenCV 是一个基于 BSD 开源许可发行的轻量级跨平台计算机视觉和机器学习软件库，由 C 与 C++ 语言构成，同时包含 Python、Ruby 及 Matlab 等语言的接口，能够提供很多有效的图像处理和计算机视觉方向的很多通用算法。

安装方法：在 cmd 命令行输入 pip install opencv，在此之前需先安装 Numpy，与 Matplotlib 安装方法相同，命令行输入 pip install matplotlib，pip install numpy

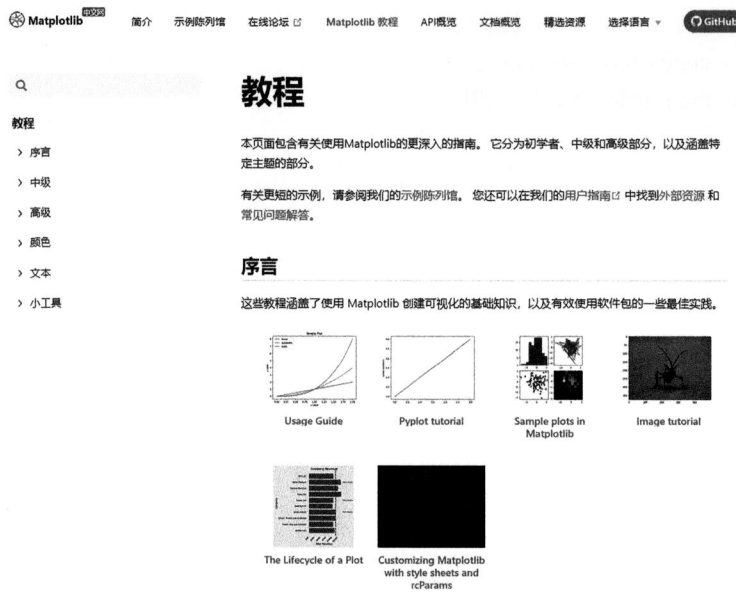

图 9-21　Matplotlib 使用教程图

OpenCV 常用指令代码：

import numpy as np

import cv2 as cv 　# 调用所需库

图像读取、显示与保存

img = cv.imread('test.jpg', 0)　　# 以灰度图的形式读取图像

img = cv.imread('test.jpg ')　　　　# 直接读取图像

cv.imshow('test ',img)　# 显示图像

cv.waitKey(0)　# 留存的图像绘制时间，否则会出现图像无法显示的情况

cv.imwrite('test.png',img)　# 保存图像

注：图像读取中的引号中为所读图像，后续显示、保存的引号中的仅为图像标题，逗号后面的 img 才是所保存的图像。

图形绘制

test = np.zeros((512,512,3),np.uint8)# 创建一个空白图片

直线：cv.line(test, start, end, color, thickness)　#test 为所绘制图像的底层基础图片，start，end 为起点和终点通常为坐标（x，y）

圆形：cv.circle(test,centerpoint, r, color, thickness)　　#centerpoint 为圆心坐标，r 为半径，color 为线条颜色通常使用（B，G，R），范围为 0～255。thickness 为线条宽度，如果设置为–1 表示对所绘图像进行填充。

矩形：cv.rectangle(test,leftupper,rightdown,color,thickness)　#leftupper，rightdown: 矩形的左上角和右下角坐标（x，y），color: 线条的颜色，thickness: 线条宽度，如果设置为–1 表示对所绘图像进行填充。

在图像中写字：cv.putText(test,text,station, font, fontsize,color,thickness,cv.LINE_AA)

#text：要写入的文本数据，station：文本的放置位置（文本开始的起始输入点坐标，输入（x,y）），font：字体，fontsize：字体大小

同样，更多详细操作可以通过其官网（http://www.opencv.org.cn/）教程进行学习了解，见图 9-22。

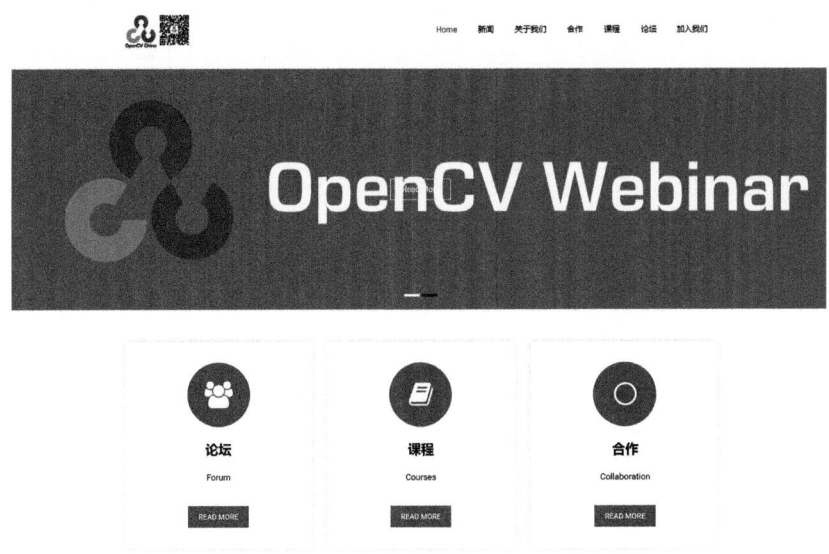

图 9-22　OpenCV 使用教程图

（三）TensorFlow

TensorFlow 是由 Google Brain 开发的基于数据流编程的符号数字系统，其具有多层级结构，提供了使用具有多个数据集的人工神经网络的能力，通常可用于对象识别，语音识别等任务中，具有 GPU 版本与 CPU 版本，支持 C 与 Python 语言，同时也试验性地绑定了 Java、C++ 等语言。是 Pytorch 出现之前 CNN 模型构建、模型运行的常用框架库。

使用 TensorFlow 搭建神经网络主要分为 3 个步骤，首先定义神经网络结构及其参数，根据定义的神经网络结构定义前向传播输出的结果，其次定义输入的数据，定义损失函数并选择合适的反向传播优化算法，并在其中加入可能用到的滑动平均、学习率衰减等，最后利用前两步建立起来的图构建会话，安排批量数据送往前向传播进行计算以及反向传播过程进行优化，并定时保存模型。

安装方法：CPU 版：在搭建好深度学习环境的情况下，于 TensorFlow 官网（https://tensorflow.google.cn/install?hl=zh_cn）寻找自己对应的硬件以及环境版本的安装包，此处以 Windows 为例，在左侧选择 Windows 安装，滑动至底部。可以看见对应版本系统的 TensorFlow 版本，选择对应的版本进行下载安装，官网有更加详细的安装过程及方法，此处不再赘述，见图 9-23。

GPU 版本：相较于 CPU 版需要进一步对环境进行配置，寻找硬件设备支持对应的 CUDNN 与 CUDA 版本，然后到 NVDIA 官网（https://www.nvidia.cn/）进行下载安装。

首先安装 CUDA，安装时可以取消掉 NVDIA GeForce Experience、Visual Studio Integration 的安装；安装完成后将对应的 CUDNN 进行安装，并且将之解压改名 cudnn 复制到 CUDA 目录中；

完成后进行环境变量的添加，在系统环境变量中添加 CUPIT（cupti64_100.dll 所在目录的路径），在系统环境变量中加 cudnn 的路径（cudnn64_110.dll 所在目录的路径）。此处 100 与 110 仅为参考，相对应的不同版本应自行查询更改。最后在命令行中输入 nvcc -V 测试是否安装成功，再之后就是与 CPU 版本相同的到官网寻找对应的 TensorFlow 版本进行安装了。

TensorFlow 的相关使用教程同样可在其官网进行学习，同时官网的社区也有许多例子可供参考，见图 9-24。

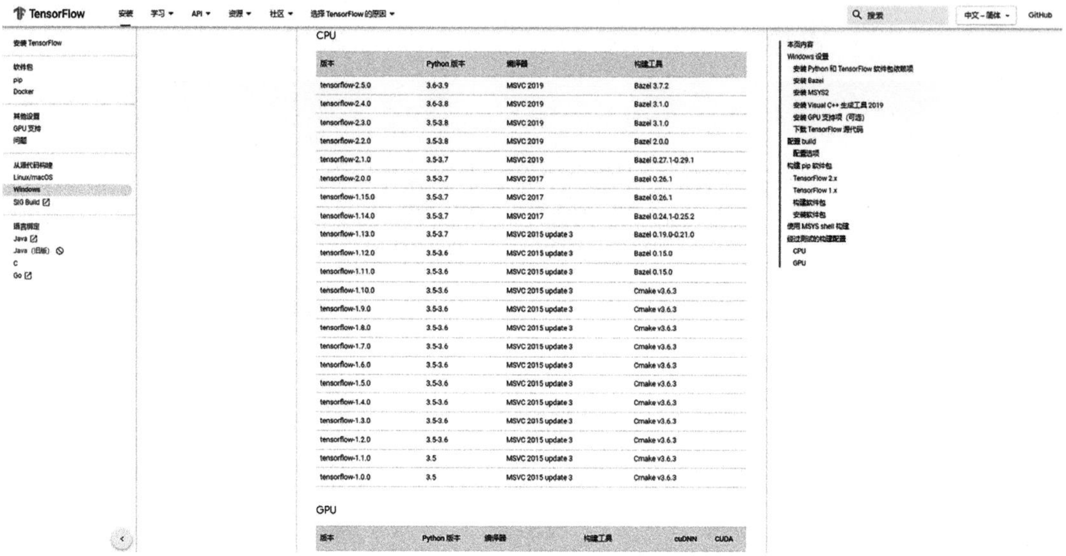

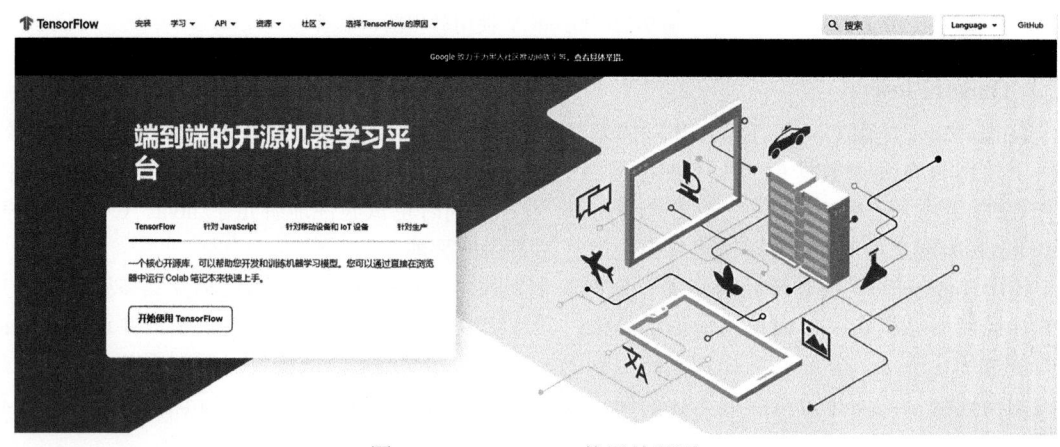

图 9-23 TensorFlow 安装过程图

图 9-24 TensorFlow 使用教程图

（四）Pytorch

Pytorch 是基于 Torch 的在近些年兴起的新型网络框架模块库，允许使用 GPU 加速执行张量计算，创建动态计算图并且自动计算梯度信息，同时 Pytorch 还提供丰富的 API 用于解决深度神经网络相关的各种任务。

Pytorch 具有以下特点：①简洁。Pytorch 的设计追求最少的封装，遵循从 tensor 到 variable（autograd）再到 nn.Module 这三个由低到高的抽象层次，分别代表高维数组（张量）、自动求导（变量）和神经网络（层/模块），而且这三个抽象之间联系紧密，可以同时进行修改和操作。Pytorch 的源码只有 TensorFlow 的 1/10 左右，更少的抽象、更直观的设计使得 Pytorch 的源码易于阅读。②速度。Pytorch 的灵活性不以速度为代价，在许多评测中，Pytorch 的速度表现胜过 TensorFlow 和 Keras 等框架。尽管框架的运行速度和程序员的编码水平有极大关系，但同样的算法，使用 Pytorch 实现的那个更有可能快过用其他框架实现的。③易用。Pytorch 是所有的框架中面向对象设计的最优雅的一个。Pytorch 的面向对象的接口设计来源于 Torch，而 Torch 的接口设计以灵活易用而著称。Pytorch 继承了 Torch 的衣钵，尤其是 API 的设计和模块的接口都与 Torch 高度一致。Pytorch 的设计最符合人们的思维，它让用户尽可能地专注于实现自己的想法，即所思即所得，不需要考虑太多关于框架本身的束缚。④活跃的社区。Pytorch 提供了完整的文档，循序渐进的指南，作者亲自维护的论坛供用户交流和求教问题。Facebook 人工智能研究院的支持足以确保 Pytorch 获得持续的开发更新。

相比其他深度学习框架，Pytorch 较年轻，但由于其发展速度快、简洁、灵活、速度快、易用的特点受到了越来越多人的追捧。

安装方法：与 TensorFlow 相同，需要先对 CUDA 与 CUDNN 进行相应的版本设置。然后进入 Pytorch 官网（https://pytorch.org/）选择对应环境下的适合版本。之后复制下面的命令到命令行中运行下载，见图 9-25。

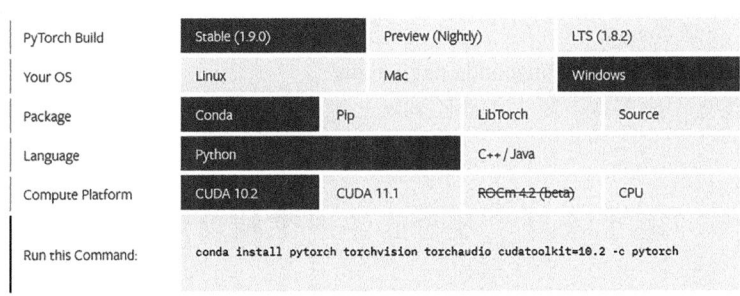

图 9-25　Pytorch 安装方法图

关于 Pytorch 的详细使用方法，可以参照 Pytorch 官方中文教程文档（https://www.pytorch123.com/），以及 Python 优先的端到端深度学习网站平台（https://www.ptorch.com/）。

三、常用 Python 开发环境配置

首先在 Python 官网（https://www.python.org/）进入 Downloads，Windows 系统下载所需的 Python 版本（图 9-26）。

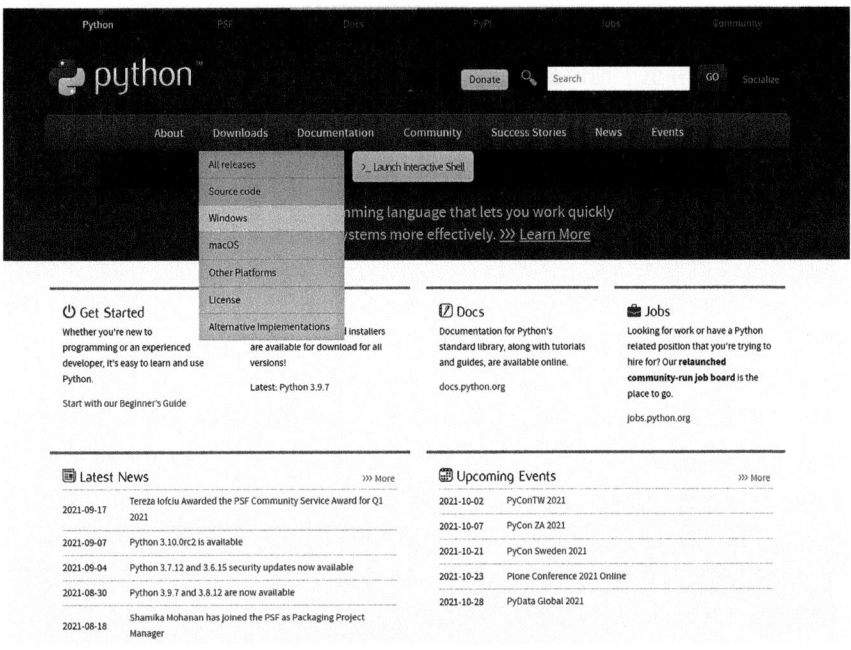

图 9-26　Python 下载教程图

到 Anaconda 官网（https://www.anaconda.com/）选择对应 Python 版本的 Anaconda 下载安装，安装完成后选择想要使用的 IDE 进行下载，此处以 PyCharm 为例，进入 PyCharm 官网（https://www.jetbrains.com/pycharm/）下载 PyCharm，进行安装，安装成功后在左上角进入设置，选择编译器选项，选择 Anaconda 环境，并将其设置为默认环境。如果需要用到别的包或者库，也可以到设置里的编译器中点击加号进行搜索下载。

如果下载速度缓慢可以切换设置为清华镜像源或者其他镜像源：

清华镜像

conda config --add channels

https://mirrors.tuna.tsinghua.edu.cn/anaconda/pkgs/free/

conda config --add channels

https://mirrors.tuna.tsinghua.edu.cn/anaconda/pkgs/main/

如果切换镜像后不能下载，就先切换回到默认源，再换为别的镜像源，镜像源百度搜索就可找到。

第五节　基于深度学习的医学图像辅助诊断/评估系统

一、评估方法

（一）医学图像质量评估

良好的医学图像质量是后续图像分析获取良好结果的先决条件。因此，医学图像的质量评估是一项必不可少的工作，对于大量图像数据研究，迫切需要自动图像质量评估技术。

给定输入图像的 IQA 为图像质量评估，不是自动图像质量评估，有歧义，IQA 的目标为自动算法试图预测其图像质量。图像的感知质量通常被定义为人类观察者分配的感知质量的个体评级的平均值。IQA 的早期工作集中在使用自然场景统计（NSS）来预测图像的自然性。例如，米塔尔等提出了自然图像质量评估器（NIQE）模型，该模型构建了基于空间域 NSS 模型的统计特征集合。Moorthy 和 Bovik 提出了一个基于 NSS 模型估计质量的两阶段框架，涉及特定失真和识别失真的质量评估。卷积神经网络（CNN）已被用于图像质量评估，Kang 等、Talebi 和 Milanfar 提出了一种新的损失函数定义，并着重于地面真实质量分数的分布。

IQA 从方法上可分为主观评估和客观评估。主观评估就是从人的主观感知来评价图像的质量，首先给出原始参考图像和失真图像，让标注者给失真图像评分，一般采用平均主观得分（mean opinion score，MOS）或平均主观得分差（differential mean opinion score，DMOS）表示。客观评估使用数学模型给出量化值，可以使用图像处理技术生成一批失真图像，操作简单，已经成为 IQA 研究的重点。图像质量评估算法的目标是自动评估与人的主观质量判断相一致的客观图像质量。然而，主观评估费时费力，在实际应用中不可行，并且主观实验受观看距离、显示设备、照明条件、观测者的视觉能力、情绪等诸多因素影响。因此，有必要设计出能够自动精确地预测主观质量的数学模型。

IQA 是分析大型医学图像数据集的重要步骤。医学成像的早期努力集中于量化脑 MRI 图像的质量。Woodard 和 Carley-Spencer 定义了一组 239 无参考（即不需要地面实况图像）图像质量指标（image quality measure，IQM）。然而，IQM 是在具有简单失真的图像对上计算的，如高斯噪声或强度不均匀性，这不太可能充分地捕获真实世界 MRI 图像伪像的性质。Mortamet 等（2009 年）提出了两个专注于检测头部周围空气区域的假象的 IQM。他们将这些 IQM 应用于来自阿尔茨海默病神经影像学倡议（Alzheimer's Disease Neuroimaging Initiative，ADNI）数据库的 749 次扫描中。然而，研究和站点之间存在许多潜在的不受控制的变异性来源，包括 MRI 协议、扫描设置、参与者指令、纳入标准等。他们在 IQM 上提出的阈值不太可能超出 ADNI 数据库。

CNN 已经被用于计算机视觉文献中压缩图像的图像质量评估，并取得了相当大的成功。这一成功促使医学图像分析界将其用于多种图像质量评估挑战，如胎儿超声和超声心动图。这两种技术使用 2D 图像并使用预训练的神经网络评估质量。最近的一项研究旨在利用 LSTM 架构来利用时间信息，以提高图像质量评估的准确性。Küstner 等利用基于贴片的 CNN 架构来检测头部和腹部 MR 扫描中的运动伪影，以实现空间感知概率图。在最近的工作中，Küstner 等提出利用各种特征并训练深度神经网络进行人工检测。由于缺乏足够的训练数据，作者利用主动学习策略来检测低质量图像。

在心血管磁共振（ardiac magnetic resonance，CMR）的背景下，文献主要关注缺失的顶端和基底切片检测。缺失切片会对左心室容积的准确计算产生不利影响，从而导致心脏指标（如射血分数）的推导。另一项研究在半监督环境中使用生成对抗网络来改善缺失切片检测的性能。Tarroni 等提出使用决策森林方法来进行心脏覆盖范围估计，切片间运动检测和心脏区域中的图像对比度估计。Robinson 等在研究中发现，CMR 图像质量也与图像分割的自动质量控制有关。Lorch 等研究了合成运动伪影并使用直方图、框、线和纹理特征来训练随机森林算法以检测不同的人工拍摄水平。然而，他们的算法仅在人工破坏的合成数据上进行测试，并且仅针对检测呼吸伪影。

医学图像在疾病的诊断及治疗中有着重要的临床意义，随着现代医学的迅速发展，各种新的医学图像处理方法层出不穷，如医学图像的重建算法、伪影校正消除的算法、去噪算法等，如何评价一幅经过处理的医学图像质量、如何评价某个医学图像处理算法的优劣等一直是人们关心的问题。然而医学图像质量截至目前还没有统一的评价方法。

IQA 按照原始参考图像提供信息的多少一般分成 3 类：全参考（full reference-IQA，FR-IQA）、半参考（reduced reference-IQA，RR-IQA）和无参考（no reference-IQA，NR-IQA），无参考也叫盲参考（blind-IQA，B-IQA）。FR-IQA 同时有原始（无失真、参考）图像和失真图像，难度较低，核心是对比两幅图像的信息量或特征相似度，是研究比较成熟的方向。NR-IQA 只有失真图像，难度较高，是近些年的研究热点，也是 IQA 中最有挑战的问题。RR-IQA 只有原始图像的部分信息或从参考图像中提取的部分特征，此类方法介于 FR-IQA 和 NR-IQA 之间，且任何 FR-IQA 和 NR-IQA 方法经过适当加工都可以转换成 RR-IQA 方法。进一步，NR-IQA 类算法还可以细分成两类，一类研究特定类型的图像质量，如估计模糊、块效应、噪声的严重程度；另一类估计非特定类型的图像质量，也就是一个通用的失真评估。一般在实际应用中无法提供参考图像，所以 NR-IQA 最有实用价值，也有着广泛的应用，使用起来也非常方便，同时，由于图像内容的千变万化并且无参考，也使得 NR-IQA 成为较难的研究对象。

图像质量的评估方法可以分为以下几类。

1. 全、半参考方法　图像的某些特征与原始图像的相同特征进行比较，如小波变换系数的概率分布、综合多尺度几何分析、对比度敏感函数和可觉察灰度差异特征等。其相应的应用领域包括视频传输中的数字水印验证、利用副通道进行视频质量监控与码流率控制等。

2. 盲图像质量评价方法　盲图像质量（blind image quality，BIQ）评价方法，则完全无须参考图像，根据失真图像的自身特征来估计图像的质量。有些方法是面向特定失真类型的，如针对模糊、噪声、块状效应的严重程度进行评价；有些方法先进行失真原因分类，再进行定量评价；而有些方法则试图同时评价不同失真类型的图像。无参考方法最具实用价值，有着非常广泛的应用范围。

Moorthy 和 Bovik 的盲图像质量指数（blind image quality index，BIQI）分两步对图像进行评价，先采用小波分解系数经广义高斯分布（generalized Gaussian distribution，GGD）模型拟合得到的参数作为特征，由 SVM 分类得到当前图像属于每个类的概率，再采用支持向量回归（support vector regression，SVR）对各个退化类型计算图像质量指标值，最后根据概率加权得到总的质量评价指标；在后续得到基于失真辨识的图像真实性和完整性评价。

3. 基于概率模型的方法　这类方法首先建立图像特征与图像质量之间的统计概率模型，大多采用多变量高斯分布描述概率分布。对待评价图像，提取特征后根据概率模型计算最大后验概率的图像质量，或根据与概率模型的匹配程度（如特征间的距离）估计图像质量。

在得克萨斯大学奥斯汀分校的 Mittal 等提出的自然图像质量评价（natural image quality evaluator，NIQE）算法中，无须利用人眼评分的失真图像进行训练，在计算其局部归一化亮度（mean subtracted contrast normalized，MSCN）图像后，根据局部活性选择部分图像块作为训练数据，以广义高斯模型拟合得到模型参数作为特征，采用多变量高斯模型描述这些特征，评价过程中利用待评价图像特征模型参数与预先建立的模型参数之间的距离来确定图像质量。

Abdalmajeed 和 Jiao 在对图像进行局部 MSCN 归一化后，基于韦伯分布提取自然图像统计特征，并以多变量高斯分布描述它的概率分布，计算待评价图像特征与无失真图像统计模型的距离作为图像质量评价度量。概率建模是一种基于大量样本的统计方法，概率数学模型的选择和样本量的大小是影响性能的关键，现有方法大都基于多变量高斯模型进行概率建模，主要是为了方便建模，考虑到表征图像质量的特征维度很高，复杂的模型将需要更多的数据量，这类方法只有当数据量较大时才可能取得较好的效果。

（二）医学图像辅助诊断算法的评估方法

医学影像常用评估方法通常包括对图像重建模型的评估、对图像配准的评估、对组织分类信息算法的评估及对检测与分割算法的评估等。

1. 图像重建模型的评估　通常采用体模（phantom）的方式进行评估，体模包括软件体模与硬件体模，软件体模指利用计算机图像技术生成的虚拟三维模型，可以通过虚拟现实（virtual reality，VR）、增强现实（augmented reality，AR）、混合现实（mixed reality，MR）等设备进行观察对比应用，使用起来较为方便；硬件体模指实际制作的真实模型，其制作较为复杂，并且成本较高，但好处是比较稳定。

2. 图像配准的评估　通常使用立体定向框架系统准标或者人工记号准标进行评估：立体定向框架系统准标通过相应的探针，以及立体定向参考框架获取准确的定位信息，可以有效防止错位以及图像畸变，人工记号准标主要是通过一些化学上的试剂在人体表面或者内部进行标记定位，作为后续参考。

3. 组织分类信息算法的评估　通常使用图谱方法和 Visible Human CD 的 CT 骨窗图像、MRI 图像以及彩绘冷冻切片照片等进行评估，图谱的方式可以由随机向量场变换构造可变形的概率脑图谱，可以有效提供血管、组织等的映射信息；Visible Human CD 的 CT 骨窗图像、MRI 及彩绘图等则是依靠其清晰结构与高分辨率展示作为评估方法。

4. 检测与分割算法的评估　检测与分割是人工智能在医学影像辅助诊断中最常见的任务，通常其评估方式为比对医师的双盲标注，医师的双盲标注也被称为金标准。算法的检测与分割效果与金标准之间的差异是描述算法好坏的定量化标准。

二、模 型 选 择

在深度学习的医学辅助诊断评估中进行模型选择，首先需要对任务进行分析。只有清楚知道需求，再根据需求对模型进行选择，方能使深度学习模型发挥出最佳效果。

对于医学图像任务，通常有以下几种需求。

1. 对某个部位器官是否病变进行分类识别。

2. 对病变的部位器官进行检测定位。

3. 对某个部位器官进行自动语义分割，利于对其形状、大小等的后续诊断；或是对病变部位进行分割，利于进行后续的手术规划。

4. 对相邻或是重叠的多个部位器官进行分割，可有效判断其各个组织部位间的关系，能够清晰地表现病灶对相邻组织器官的影响。

针对不同的任务需求，可以选择对应的模型，实现对模型的高效运用。

分类识别任务常用网络包括 Inception v1、v2 等系列网络，Resnet 系列网络，轻量级网络 SqueezeNet，mobileNet 及注意力 Attention 机制网络等。

检测定位任务通常使用 YOLO、SSD 及 R-CNN 类网络，包括 FastR-CNN、FasterR-CNN 等。

语义分割任务常用 U-NET 网络及其变种网络 U-Net++ 等，这一类网络能够获得稳定且优质的结果。

实例分割任务常用 Mask R-CNN 系列网络及其改进。

三、评估指标

对于人工智能模型来说不同的任务有不同评估方式，这里以分类与分割这两类最常见任务的评价指标作为例子进行阐述。

（一）分类任务的评价指标

在深度学习的医学图像辅助诊断中，分类任务常用混淆矩阵作为模型预测结果的评价参数。

真阳性（true positive，TP）：预测为阳性，实际为阳性，预测正确。

真阴性（true negative，TN）：预测为阴性，实际为阴性，预测正确。

假阳性（false positive，FP）：预测为阳性，实际为阴性，预测错误。

假阴性（false negative，FN）：预测为阴性，实际为阳性，预测错误。

由此可以得出以下指标。

1. 真阳性率（true positive rate，TPR） TPR=TP/（TP+FN），表示在所有阳性样本中预测正确的比例，越大越好，范围为 0～1。

2. 假阳性率（false positive rate，FPR） FPR=FP/（TN+FP），表示在所有的阴性样本汇总预测错误的比例，越小越好，范围为 0～1。

3. 灵敏度（sensitivity） 与真阳性率相同，越大越好，可以反映出漏报情况，与测试样本的先验条件分布无关，仅与阳性样本有关。

4. 特异度（specificity） 特异度 =1-FPR，表示在阴性样本中预测正确的阴性样本占比，越大表示对阴性的判断越准确，反映误报情况，仅与阴性样本有关，与先验样本条件无关。

5. 精确率（precision） 精确率 =TP/（TP+FP）表示在预测为阳性的样本中预测正确的比例，越大表示越准确，反映误报，与测试先验样本的分布相关。

6. 召回率（recall） 召回率 =TPR，表示阳性样本的召回率，等价于灵敏度。

7. 准确率（accuracy） 准确率 =（TP+TN）/（TP+TN+FN+FP）表示精确率和召回率的调和平均值，越大越好，范围 0～1。

由于存在 FP 与 FN 误报情况，所以这类指标通常需要成对的报告，再进一步进行实际考察。

如果仅注重模型的灵敏度，那么只需要将所有样本预测为阳性，那么就可以得到最优的值 1，但是这同时也使得特异性为 0，说明将阴性样本也错误地判断成了阳性，显然不是一个优质的模型，所以需要综合考量灵敏度和特异度。

在同时报告两个指标时，需要同时对其进行考量，此时推出平均值概念，将模型的优劣回归为一个点，方便对两个模型进行比较。通常使用两者的调和平均数，F1-measure，选择调和平均数是因为其相对于算数平均数和几何平均数，更加偏向较小值，两个指标的平均数对比：调和平均数≤几何平均数≤算数平均数，当两个指标相等时，等式成立。

其次，阈值的设置也很重要，在模型预测结果时，并不是直接输出阴性或者阳性结果，而是输出一个概率，若这个概率大于设置的阈值，它就被预测为阳性，若小于设置的阈值，就被预测为阴性。

受试者操作特征（ROC）曲线与曲线下面积（area under the curve，AUC）：随着阈值降低，预测为阳性病例的数量增加,预测为阴性病例的数量减少,TPR 上升,FPR 上升,以 TPR 为纵坐标,FPR 为横坐标画出 ROC 曲线。

ROC 曲线起始点为将所有样本均预测为阴性时,此时阳性样本全被误报为阴性(TP=0),而阴性样本没有被误报(FP=0),因此有 TPR=FPR=0,所对应阈值为 1。ROC 曲线终点则是将所有样本均预测为阳性时,此时 TPR=FPR=1,对应的阈值为 0。

当模型 A 的 ROC 曲线被模型 B 的 ROC 曲线严格包围时,表明在相同的 FPR(或特异度)要求下,模型 B 的 TPR(或 sensitivity)更高,可以认为模型 B 优于模型 A。

当不存在某条 ROC 曲线被另一条完全包围时,通常使用 ROC 曲线下的面积作为度量指标,称为 AUC。

另一种常用的曲线是精度-召回(precision-recall,P-R 曲线),随着阈值降低,导致预测得到的阳性病例数量增加,预测得到的阴性病例数量减少。导致准确率降低,而召回率不减少,以准确率为纵坐标,召回率为横坐标绘制 P-R 曲线,P-R 曲线的起点对应阈值为所有预测样本得分的最大值,也就是将大部分的样本预测为阴性,只将一个预测为阳性,若正确,则 TP 为 1,准确率为 1,召回率为 1,否则准确率等于召回率为 0,P-R 曲线终点对应阈值为 0 的情况,即将所有样本预测为阳性,准确率为阳性样本数除以样本总数,召回率为 1,同样使用 P-R 曲线下的面积作为度量指标,称为 AP。

AUC 与 AP 指标与具体阈值大小无关,可以看作是对模型性能的一个总体估计,因此可以作为更具普适性的指标来衡量模型优劣。

(二)分割任务常用评估指标

1. 像素准确率(pixel accuracy,PA) 表示预测得到的 mask 像素相对于 ground truth 的准确率 PA=(TP+TN)/(TP+TN+FP+FN)。

2. 类别像素准确率(class pixel accuracy,CPA) 表示预测多类情况时获得的某一类的像素准确率,表示预测得到的准确像素量占预测总量的比例。P1=TP/(TP+FP);P2=TN/(TN+FN)。

3. 类别评价像素准确率(mean pixel accuracy,MPA) 表示分别计算每个类别中正确预测的像素所占比例,分别计算每个类别正确分类的像素数量,再求平均值,各个类别准确率 Pi 如 CPA 中计算,MPA=(P1+P2+⋯+Pi)/总类别数量。

4. 交并比(intersection over union,IOU) 表示预测得到的 mask 值相对 ground truth 值的交集与并集之比:IOU=TP/(TP+FP+FN)。

5. 平均交并比(mean intersection over Union,MIOU) 表示将所得的每一类的交并比求和再平均得到的结果。MIOU=(IOU 正例 P+IOU 反例 N)/2=[(TP+FP+FN)+TN(TN+FN+FP)]/2。

6. Dice score 是一个常用的评估指标,可用于分割与检测,是精确率和召回率的调和平均数,可以有效地表示像素级检测效果优劣,应用到二元分割任务时:DICE(A,B)=(2|A ∩ B|)/(|A|+|B|)=2TP/(FP+2TP+FN),得到结果范围为 0 到 1,越接近 1,分割效果越好。但 DICE 作为 LOSS 训练网络时,对于较小分割目标,会产生因为惩罚力度不够导致的分割误差。

第六节 研究进展

伴随着硬件算力与软件算法技术的进步,人工智能技术已经在图像分析和处理领域取得了令人印象深刻的实验结果,在医学领域,以影像为中心的专业,如放射学、病理学或肿瘤学,正在抓住此项机遇,在研发方面作出了相当大的努力,并致力于将人工智能的潜力转移到临床应用中。

目前医学人工智能已经成为影像分析的主流工具,但由于其程序设计与软件使用的专业性,依旧只能作为辅助医师的手段,距离完全自主的临床人工智能还具有漫长的研发与实践道路。本章节将简述一些先进的人工智能算法在医学影像中的实际应用案例,并探讨将来的发展趋势。

现有的技术基本集中在深度学习(deep learning)的领域中,即以 CNN 为代表的相关网络,但仍有少数机器学习的算法活跃在医学影像的研究领域,如随机森林算法。随机森林算法最早的应用可追溯到十年前,主要用于器官定位,此后,随机森林算法被应用于许多任务,包括检测和定位、分割和基于图像的预测。对于某些特定的分类应用,随机森林算法已证明其性能优于其他经典的机器学习方法,如预测(化疗)放疗的结果和毒性。相比于 CNN 其主要的优势在于易于实现,计算成本低,因此其仍在医学成像的机器学习工具箱中占有重要地位。

深度学习的领域中,已经在图像分割中成熟应用的 U-Net 网络,它是一个编码器-解码器样式的网络,其中编码器可以看作是一个特征提取块,而解码器可以看作是输出生成块。在 U-Net 的基础上,诸多 CNN 体系的新的改进方法被应用到医学图像分割领域,如解决类别不平衡问题的粗到细级联卷积神经网络、增加全局信息的学习能力与抑制过拟合的注意力机制、网络特征层之间增加挤压和激励块来使网络分别对信道和空间信息进行建模,从而提高模型容量。

除 CNN 外,由生成器和判别器组成的生成式对抗网络(generative adversarial network,GAN)也是当下热门框架。GAN 的基本原理是生成器将随机输入分布映射到给定的数据分布,以生成新数据,并由判别器计算。根据判别器的反馈,生成器倾向于最小化两个分布之间的损失,从而生成相似的样本作为输入数据。目标是欺骗判别器将生成的数据分类为真实数据。两个网络同时接受训练,以更好地完成各自的任务,简而言之,每一次迭代,生成器在学习愚弄判别器的同时,判别器也在学习更好地区分生成的数据和真实的输入数据,直到两者达到设定的平衡点。在医学领域,GAN 主要用于图像生成,如架构 CycleGAN,可以实现未配对的输入数据在两个域之间进行双向映射。除此以外,GAN 还被应用于其他任务,如分割、放疗剂量预测、伪影减少、异常检测等。

现有的深度学习算法研究的主要瓶颈之一是训练数据,这也是医学影像人工智能发展公认的主要瓶颈,除数据集数量不足外,训练数据库中的错误、偏差或可变性通常直接反映在模型行为中,并且可能对模型性能及其临床结果产生重大影响。尽管人工智能方法取得了进展,但数据收集的自动化程度仍然很低,用于数据收集和整理的时间往往过长。因此,现有学者指出,相关医生在熟悉医学专业知识外,也应该开始熟悉人工智能时代数据管理,只有这样,才能安全有效地在临床上实施人工智能方法。未来,医学人工智能的发展将会花费大量时间与精力来构建高质量数据库,这将会是医学深度学习发展的基石。

目前诸多医学人工智能竞赛正在举行,这也是深度学习发展的动力,如 2019 年第四届世界皮肤病 AI 诊断算法竞赛中北京某公司夺得冠军,其算法能实现黑色素瘤、黑色素细胞痣、基底细胞癌、光化性角化病、良性角化病、皮肤纤维瘤、血管病变、鳞状细胞癌等 8 类病种的诊断。

深度学习在过去几年中发展迅速展示了其在自动化医疗实践的潜力。然而,要将这些方法安全、全面地集成到临床工作流程中,仍然需要多学科的努力(计算机科学、IT、医学专家等),以支持下一代强大的人工智能方法,确保基于人工智能的解决方案的完善性和可解释性。

思 考 题

1. 谈谈人工智能在医学领域的发展前景。
2. 为什么说多模态学习属于医学人工智能研发的前沿领域?
3. 机器学习分为哪几类?说说他们之间的区别并列举每个类别对应的学习算法。
4. 什么叫作模型过拟合?过拟合产生的原因有哪些?如何缓解过拟合?
5. 神经网络中为什么要添加激活函数?请列举出常用的几个激活函数。
6. CNN 模型中池化层的作用是什么?
7. 简述 LSTM 相比于 RNN 的优势在哪里。

8. 本章中谈到了几种深度学习的应用，请列举并简要说明。

9. 安装好一个常用的深度学习库，并参考教程进行相关内容的学习与操作。

10. 列举几个基于深度学习的图像分割的方法，并谈谈他们的优缺点。

11. 本章中提到的用于语义分割任务的较好模型是哪一种模型？

12. 简述 AlexNet 诞生的意义，并列举几种 AlexNet 之后的常见网络模型架构。

13. 简述当下医学人工智能发展的主要瓶颈及原因有哪些（两条以上）。

（袁小聪　周凌霄）

第十章　医学影像人工智能技术的临床应用

近年来，医学影像人工智能（AI）技术发展迅速，目前已经在影像诊断、影像学检查技术、影像科管理流程、影像引导治疗等多方面开展应用，同时在病理、眼科、皮肤科及电生理等影像相关科室也开展了相关应用。

第一节　AI在影像诊断中的应用

一、肺部疾病智能检测评估

（一）肺部疾病智能检测的起源和发展

人工智能技术在放射学领域的应用已有50年之久。胸部放射学领域内第一个使用计算机辅助诊断案例可以追溯到20世纪60年代，当时Lodwick及其同事编码了肺癌患者胸部X射线片的成像特征，创建了预测1年和5年生存率的预后模型。在随后的几年中，机器学习支持的计算机辅助检测/诊断成为放射学领域的一个主要研究课题，并产生很多临床实用案例，如检测和区分良性和恶性肺结节等。肺结节智能检测能够提高结节检测准确性，并提供自动化报告作为放射医师的"第二意见"，辅助临床决策。以下重点介绍肺结节的智能检测。

利用机器学习或深度学习算法进行肺结节智能检测的可行性，源于经审编的大型胸部成像数据集和大规模肺癌筛查实验数据的出现。肺部影像数据库联盟和影像数据库资源计划（Lung Image Database Consortium Image Database and Resource Initiative，LIDC-IDRI）由美国国家癌症研究所（National Cancer Institute，NCI）发起，美国国立卫生研究院基金会（Foundation for the National Institutes of Health，FNIH）进一步推进，并在美国食品药品监督管理局（Food and Drug Administration，FDA）的积极参与下建立的一个公众可访问的国际资源库。其目的在于构建一个肺部CT图像库，促进计算机辅助肺结节检测、分类和定量评估方法的开发。该计划共有7个学术中心和8家医学影像公司参与，通力合作共同解决存在的组织、技术和临床问题，为数据库/资源库的建成提供了坚实的基础。LIDC-IDRI数据库包含1018个病例，每个病例包括来自临床胸部CT扫描的图像和相关的XML文件，XML文件记录四位经验丰富的胸部放射科医师执行的两个阶段图像注释的结果。在初始盲法读取阶段，每位放射科医师独立对每一次CT扫描结果进行审查，并对病变大小进行标记，"结节≥3mm"，"结节＜3mm"和"非结节≥3mm"。在随后的非盲读取阶段，每位放射科医师独立审查自己的标记以及其他三位放射科医师的匿名标记，以提出最终意见。该数据库包含至少一名放射科医师标记为"结节"的7371个病灶。其中2669个病灶至少被一位放射科医师标记为"结节≥3mm"，其中928个病灶被四位放射科医师标记为"结节≥3mm"。LIDC-IDRI数据库有望为临床实践中的计算机辅助检测开发、验证和传播提供必要的医学成像研究资源。

大规模肺癌筛查试验的数据，如美国的国家肺部筛查试验（NLST）和荷兰-比利时肺癌筛查试验（NELSON）等，这些试验为研究人员提供了大量数据集用于训练人工智能模型。

这些经过审编和验证的数据库促进了肺部影像AI新技术的快速发展。

（二）肺部疾病智能检测必要性

国际癌症研究机构（International Agency for Research on Cancer）的调查研究表明，肺癌是世界上最常见的癌症，其死亡率高达19.4%。为加强健康管理，避免错过最佳治疗时机，迫切需要一种有效的肺结节早期检测方法。随着医学成像技术的发展，X射线、超声、PET和CT等多种成像方法都应用于肺结节检测。经过研究验证，CT成像技术在肺结节检测的灵敏度和准确度方面优于其他检查方法。肺结节通常为球形，但由于周围解剖结构的影响，有时结节可能会扭曲，呈现出不同的形态，且其大小不等。另外，肋骨、血管和气道壁等也容易被误认为肺结节，这些因素使得肺结节检测的任务非常具有挑战性。与计算机辅助检测系统相比，手动肺结节检测方法容易出错且耗时。因此，肺结节智能检测技术显得尤为重要。

（三）肺结节智能检测技术

肺结节智能检测技术是指计算机辅助医生鉴别诊断肺结节的过程，主要包含两个方面：结节分割和结节分类。

1. 肺结节分割 是指从医学影像图像中提取肺结节区域的技术和过程，其目的是便于对肺结节区域进行查看及进行后续的识别和分析。肺结节分割是影像组学分析过程中最重要的步骤之一。目前，先通过计算机辅助方法进行边缘检测，再通过人工手动校正，是专家们达成的共识。

当前的肺结节分割技术可归结为以下4类。

（1）基于阈值的方法：通过选定特定的阈值将图像二值化来突显感兴趣的区域（肺结节），以实现分割。

（2）基于区域的方法：假定一个区域内相邻像素具有相似值，通过遍历寻找和集合确定感兴趣区。

（3）基于形状的方法：使用目标区域预设形状信息来识别描绘。

（4）基于机器学习方法：基于从数据中提取的特征来预测肺部异常，并且在分割过程中包括这些特征，以便系统区分正确的肺部边界。

2. 肺结节分类 目前肺结节诊断的主要指标是通过结节大小和生长趋势。此外，CT图像还提供了额外的信息，如形状、空间复杂度、强度模式和一系列其他"纹理"特征等，也可作为判断结节良恶性的依据。传统的机器学习算法依赖于手工挑选的特征来创建区分良性和恶性结节的分类器。目前，影像组学方法从医学影像中提取高通量定性特征，辅助诊断、预测及监控治疗反应。病理学研究表明，恶性肺结节内的异质性较强，这在肉眼观测的放射学研究中并不明显，但是可以通过影像组学参数进行量化表达。

在区分良性和恶性结节这一问题中，影像组学研究方法主要有以下3个步骤。

（1）基于文献和专家意见定义具有研究意义的大量纹理特征。

（2）创建训练集，从已分割结节上自动提取纹理特征。

（3）用以上训练集中效果最好的子集作为测试集。

传统的统计学方法，如逻辑回归、随机森林、支持向量机、k近邻、决策树和神经网络等方法都可以应用于肺结节分类。但是由于样本量过小以及CT机器之间扫描协议的不同，测试集和训练集通常不独立，容易导致"过度拟合"问题，因此模型所展现出的高精确性并不能在另一个完全独立的数据集上重复。另外，有研究表明，关于不同MRI序列中放射学特征稳健性的研究发现只有33%的特征在不同机器上是稳定的。因此，"过度拟合"及寻找在不同的机器上都趋于稳定的影像组学参数是当前人工智能算法研究中亟待解决的问题。

（四）肺部疾病智能检测的产品应用

目前，国内已有许多企业和科研团队针对肺结节智能检测推出了各自的产品，旨在提升肺结节检测的准确度和效率，辅助医师诊断，节约医疗资源。

相对于肺结节，人工智能技术在疫情防控中同样发挥了举足轻重的作用。快速有效的检测方法是遏制疫情蔓延的重要手段。检测手段很大程度上减轻了医护人员的疾病治疗、社区治理、复工复产，乃至国家的负担，为政府决策的制定和实施提供了强有力的数据参考，更加有力地保护了人民的健康。

（五）肺部疾病智能检测效果的评估

现有许多不同的肺部疾病智能检测方法，对于这些方法的评价，以及判断其在临床应用中的场景和价值需要不同的指标。以下从肺部疾病智能筛查的数个应用场景出发，对于特定场景的需求和评估方法进行阐述。

1. 病灶筛查效果的评估

（1）病灶筛查效果的评估价值：病灶筛查指在图像中找到病灶位置，并且加以标记的过程。在临床应用中，病灶筛查可以提前指出病灶的区域，协助医生对于病灶进行判断。这一过程将能极大地减少阅片医师的工作量，提升医师找到病灶位置的速度。但是，这一功能同样需要严谨的技术作为支撑，使得工具对医师工作有所帮助，避免误导医师。因此，对病灶筛查效果的评估极为重要。正确评价工具的准确性和有效性才能将其应用于诊断流程，与人工的阅片过程相辅相成。另外，病灶筛查工具的最终目标是形成准确的、自动的识别系统，在工具的自适应进化过程中，同样也需要有效的评价指标来确定其前进方向。

（2）病灶筛查效果的评估指标：病灶筛查单一呈现时往往是一个粗分的病灶所在区域，因此评估标准中存在区域相似性的相关指标，但并不着重于区域形状或边缘位置等问题，更多地关注对异常的发现。评估指标：① DICE 系数；② 杰卡德相似系数；③ 欧氏距离；④ 假阳性率；⑤ Kappa 分数；⑥ ROC 曲线；⑦ FROC 曲线；⑧ 混淆矩阵；⑨ AUC；⑩ PR 曲线。

2. 影像分割的评估

（1）影像分割的评估价值：影像分割往往建立在已知病灶位置的基础上，是对有临床意义或感兴趣的影像局部进行分割的一种技术。在临床上，分割也是为诊断提供基础信息的一环，正确的影像分割才能够提供准确的病灶数据。例如，在肺结节诊断这一情境下，准确有效的结节分割能够为准确表达结节大小、形状等信息建立良好的基础。在医学研究中，分割更是影像组学参数提取的基础，有效且快捷的分割才能让后续分析和比较成为可能。如果分割环节存在偏差，那么这些偏差将在后续分析中不断扩大，影响最终的分析结果。由于多方面的原因，影像分割的评估在病灶智能筛查过程的评估中是重要的一环。

（2）影像分割的评估指标：影像分割的评估指标对影像分割的位置、面积、与金标准的重叠范围进行评估，体现的是病灶筛查工具能够正确找到整个病灶的边际，与背景或其他组织分割的性能。评估指标：① DICE 系数；② 平均表面距离；③ 豪斯多夫距离；④ 体素相对差异率；⑤ 对称位置的平均表面距离；⑥ 对称位置的最大表面距离；⑦ 定位距离；⑧ 检测精度；⑨ 杰卡德距离；⑩ 欧氏距离；⑪ 混淆矩阵。

3. 病灶分类的评估

（1）病灶分类的评估价值：肺结节智能检测系统里，病灶分类的目的在于从医学影像判断出结节的分类，如实性、部分实性、磨玻璃等。对于肺结节来说，结节的类别和尺寸跟病灶的良恶性有很强的相关性，也会影响后续的医疗手段。因此，病灶分类系统在确保精确度的同时需要尽量地降低假阳性率。对于病灶的分类而言，既有与可见征象相关的判断流程，也存在引入影像组学参数作为判断条件的可能。对肺结节智能检测工具下的病灶分类功能评估也包含了对病灶分类方法的探究。

（2）病灶分类的评估指标。评估指标：① 杰卡德距离；② 精确率；③ 灵敏度；④ F_1 分数。

4. 临床预测的评估

（1）临床预测的评估价值：临床预测是肺结节智能诊断系统里最为复杂的一个环节，但也是最有临床价值的一个部分。从影像和病历中取得信息来预测病灶可能的发展或患者可能的病况是存在一定风险的。至少在短时间内，人工智能工具的临床预测无法替代临床工作者的判断。为此，能否准确地给出临床预测结果，以及能否给出临床工作人员易于理解预测因素都是重要的评价标准。

(2) 临床预测的评估指标：临床预测的评估指标：①准确率；②马修相关系数；③ AUC；④平均绝对误差；⑤中位数平方误差；⑥调整兰德系数；⑦同质性；⑧一致性指数。

二、乳腺癌筛查

乳腺癌（breast cancer）是全球女性最常见的癌症，也是女性癌症死亡的主要原因。如果乳腺癌能早期发现并及时治疗，其治疗效果是恶性肿瘤中最佳的。全球乳腺癌死亡率自20世纪90年代起呈现下降趋势，其中最主要的原因是乳腺癌筛查工作的开展，使得大量的乳腺癌在早期被发现并进行了及时治疗。

乳腺 X 射线摄影（mammography）主要用于乳腺癌的筛查和诊断，是乳腺疾病最基本和首选的影像学检查方法，可以检出临床触诊阴性的早期乳腺癌。乳腺 X 射线影像诊断通常是通过放射科医师浏览每幅影像，从中识别出异常征象，同时还需要结合患者的临床信息，这些要耗费医师大量的精力。

随着深度学习在医学影像计算机辅助诊断（computer aided diagnosis，CAD）系统中的广泛应用，放射科医师获得了宝贵的影像诊断第二意见，这对于乳腺癌的早期筛查及诊断尤为重要。

（一）应用于乳腺癌筛查的深度学习方法

1. 卷积神经网络（convolutional neural network，CNN） 是监督深度学习模型的代表性结构，它可以从输入的图像中提取高等级的特征。相比之下，传统的 CAD 系统没有深度网络，仅能提取浅层特征，系统性能较差。

2016年，基于 CNN 的 CAD 系统被开发，用于乳腺癌肿块分类。在训练过程中，使用 CNN 提取高级别和中等级别的特征，组合后对模型进行训练，并且将 CNN 自动提取的强度信息与深度特征相结合，从而更好地模拟医生的诊断过程，取得了较好的效果。

2017年，一种端到端的基于感兴趣区（region of interest，ROI）的 CNN 系统被开发。该系统将具有 ROI 信息的乳腺 X 射线图像数据进行训练，并直接优化其检测性能。这个系统学习目标的概括性表示具有很强的通用性，可以同时检测多种目标，是一种快速、准确的目标检测器。

基于 CNN 的模型往往需要对 ROI 进行详细的注释，这仍需要耗费大量的时间和费用。

2. 多示例学习（multiple instance learning，MIL） 是一种弱监督学习方法，它仅需要整幅图像的标签，不需要详细注释的 ROI，大大减少了训练成本。

2016年，一种新型的基于 MIL 的乳腺 X 射线图像计算机辅助检测与诊断系统被开发。该系统使用整体图像水平的标签，首先将乳腺自适应地分割为多个区域，然后从每个区域中提取检测到的病变特征并合并，最后把乳腺 X 射线图像分类为正常或异常。

2017年，一种类似的基于 MIL 的深度学习框架解决了乳腺 X 射线图像异常结果的检测和分类问题。该方法首先将图像分解为多个示例，通过选择最高阳性概率的示例完成检测任务，其余示例通过预训练网络产生特征向量，然后预测其类别概率，最后得出总的类别概率。该方法的特点是可以用 MIL 自动发现乳腺 X 射线图像中的判别性示例，而且结果可与在完全注释的数据集中进行训练的监督方法相媲美。

3. 深度信念网（deep belief net，DBN） 是一种非监督学习下的深度学习模型，它可以提取图像的深度特征，并从中选择突出特征。因此，用于 DBN 的图像不需要进行标注，大大节省了前期的工作量。

2015年，一种结合深度学习和随机森林的算法被用来检测乳腺 X 射线图像中的可疑区域。它首先由多尺度 DBN 和高斯混合模型选出候选区域，然后用 CNN 作进一步处理，筛选出的区域由随机森林分类器进行分析。

2017年，一种基于 DBN 的 CAD 系统被用于识别正常、良性和恶性乳腺组织，包括肿块自动检测、ROI 提取、特征提取和 DBN 分类模块。

（二）乳腺癌筛查相关数据集

1. 乳腺 X 射线摄影数字化数据集（digital database for screening mammography，DDSM） 是目前最大的乳腺 X 射线图像公共数据集，其中收集了由南佛罗里达大学提供的 1988～1999 年的 2620 例病例，总共 10 480 幅图像。DDSM 数据集中包含每个患者的年龄、乳腺密度、乳腺影像报告、ROI 类型及数据系统注释，用户可以在 DDSM 的网页上自定义搜索适合于自己研究的病例。

DDSM 拥有丰富的病例类型，可以很好地训练深度学习模型，它的一个主要用途就是为不同算法之间的比较提供一个标准化平台。但它的数字化图像通过扫描胶片获得，图像中存在一些伪影，且精确度不足。

2. 全视野数字乳腺 X 射线摄影数据集 INbreast 数据集是由波尔图 CHSJ 乳腺中心提供的全视野数字乳腺 X 射线摄影数据集，其中收集了 2008 年 4 月～2010 年 7 月的 115 例筛查、诊断和随访病例。INbreast 数据集中包含每个患者的年龄、家族史、乳腺密度和 BI-RADS 分类信息。

Inbreast 数据集最大的优点是具备精确的轮廓注释，便于对评估肿块形态的算法进行训练及验证。其缺点是病例数量相对较少。

3. 乳腺 X 射线图像分析协会数据集（mammographic image analysis society，MIAS） 收集了 161 例病例，共 322 幅图像。MIAS 数据集中包含正常图像以及良性、恶性病变的多种征象图像，具有毛刺肿块的图像在数据集中占很高的比例。

MIAS 数据集是最早的公共数据集，它的缺点是数字化图像的对比度及分辨率较低。

三、阿尔茨海默病早期诊断

阿尔茨海默病（Alzheimer's disease，AD）是一种以认知和智力损害、行为能力下降为特点的神经退行性疾病，目前其病因不明，且缺少有效的治疗方案。据估计，到 2050 年 AD 的全球发病率将达 1/85。轻度认知功能损害（mild cognitive impairment，MCI）是介于 AD 与健康老化的中间阶段，但并不是所有的 MCI 患者都会转化成 AD，一部分 MCI 可以保持认知功能稳定很多年（稳定型 MCI），而进展型 MCI 患者将最终转化成 AD。AD 虽然没有公认的特效治疗手段，但一些治疗手段仍可延缓其病程进展。因此，早期鉴别稳定型 MCI 与进展型 MCI 对于预防 AD 尤为重要。已知 AD 的核心病理生理改变是脑内 Aβ 蛋白和 Tau 蛋白的异常沉积，形成淀粉样斑块和神经原纤维缠结，早期损害突触，导致轴突退化，最后表现为树突状细胞和核周体的萎缩。MRI 脑成像可以在一定程度上揭示这种神经退行性病变的脑改变。在结构磁共振成像（structural MRI，sMRI）中，AD 患者的特征性表现为脑萎缩，特别是两侧海马、颞叶、扣带回和楔前叶的体积减小。通过 sMRI 检查评估这些脑区的皮质体积、组织密度等指标可反映 AD 疾病的发展；而通过功能磁共振成像（functional MRI，fMRI）则可进一步发现 AD 患者脑内功能连接的异常，AD 相关脑网络（如默认网络）退化，脑区间的连接下降、激活降低，弥散张量成像（diffusion tensor imaging，DTI）可用于分析脑内微小结构水平的水分子弥散活动，得到 AD 的弥散模式异常。采用 DTI 进行研究发现，AD 患者多出现后部脑白质区域各向异性分数（fraction anisotropy，FA）值下降，海马和后扣带回 FA 值下降和平均扩散率（mean diffusivity，MD）值升高，而 MCI 患者的后枕顶叶皮质、右侧顶叶缘上回 MD 值升高。这些不同的 MRI 模态成像能从不同角度反映疾病的信息，而这些信息相互补充，可使各种成像的诊断效能最大化，为 AD 的临床诊断提供客观的影像学依据。虽然通过 MRI 检查能探测到 AD、MCI 患者脑内复杂微小的结构和功能改变，并提示疾病的发展等信息，但由于现有研究方法具有局限性，以及 AD、MCI 患者临床表现具有异质性，将 MRI 研究成果应用于 AD 早期个体患者的精确诊断和疾病监测，实现临床转化，仍面临挑战。机器学习提供了一套系统的方法，能建立一个成熟、自动、客观的分类器，用于图像学习，分析多维的高阶数据，识别复杂微小的脑改变。分类器能生成具有高灵敏度和特异度的成像标志物或指标，量化个体的图像信息，并利用计算机技术结合个体基因型、生活环境和方式等的影响，更好地体现个体化医疗。

（一）AD 影像的机器学习方法

机器学习构建分类器包括特征提取-特征选择-降维-基于特征的分类算法。主要目的是从各个模态的神经影像数据中提取和选择 AD 相关的固有特征，使用分类算法构建分类器，进行 AD 诊断分类和转化预测。在此过程中，影像数据被分为独立的训练集和测试集。训练集用于分类算法的学习过程，测试集用于估算训练集分类算法的表现。近年来，数据挖掘、神经网络、深度学习等人工智能数理方法迅速发展，应用这些新的数理思维方法，可能进一步提高人工智能对 MRI 图像复杂数据的分析能力，提高 AD 诊断、MCI 转化预测的评估效率，为临床决策提供更多客观依据。

（二）基于 MRI 的 AD 诊断中 AI 应用

目前，AD 患者的临床诊断主要根据国际老年阿尔茨海默病组织及国际工作组制定的标准，依据包括人口学特征、基因、神经精神测评、脑脊液检查和脑成像信息等几方面。具体而言，这些标准将 AD 的发展分为 AD 临床前期（即 MCI）及 AD 临床发病期两个阶段。国际上有学者利用 sMRI、fMRI、DTI 等 MRI 经影像单一或多模态的数据，进行了 AD 与 MCI 分类研究，并取得了较高的诊断准确度。

1. sMRI 的应用　sMRI 研究多通过显示脑萎缩来评估 AD 分期和进展，常用方法包括基于体素的结构分析和基于皮质表面的结构分析，主要的特征提取方法有密度图（灰质、白质、脑脊液）、皮质表面（顶点形态学特征）和基于 AD 相关脑区（海马及其他）的特征提取等。近年来，相同的方法还被用于 AD 分类、行为变异型额颞叶痴呆及健康老年人，准确度均达到 80% 以上。研究者们还使用降维的方法来选择特征，进一步训练分类算法，使得分类器可以很好地应用于新的数据集。此外，研究者们还使用大多数投票进行融合的方法来选择特征，这种方法使得 AD 和与健康老年人分类的准确度从 84.18% 提高到 92.51%，进展型 MCI 与稳定型 MCI 分类的准确度从 70.06% 提高到 78.88%。

2. fMRI 的应用　大量的任务态 fMRI 研究提示，AD 患者有脑激活和去激活模式改变。由于 AD 患者难以配合指定的任务，开展任务态 fMRI 研究有一定的困难。静息态 fMRI 常用指标是测量患者静息状态下的脑区间功能连接及功能网络的改变。AD 患者的经退行性过程使很多脑区间的功能连接发生了改变，相关的脑功能网络也发生改变，其全脑功能的异常分布，有助于 AD 与 MCI 的分类。有研究还在连接矩阵的基础上，计算拓扑结构和局部网络变量后提取特征，再构建分类器，结果可实现 AD 患者与健康人群的准确分类。基于 fMRI 图像，利用 CNN、Le NET-5 结构来分类 AD 患者与健康人，准确度可达 96.85%。总的来说，目前研究报道的基于静息态 fMRI 构建的分类器具有较高的分类准确度，值得关注和扩大样本量进行更深入的研究。

3. DTI 的应用　DTI 可用于分析脑内水分子弥散活动，AD 患者的脑白质纤维完整性损坏，脑弥散模式异常。利用 DTI 成像得到的弥散参数改变，可以对 AD 和 MCI 进行分类。特征提取主要基于的方法包括纤维束成像、结构连接网络测量和判别体素选择。例如，使用纤维束像计算最大密度路径的 FA、MD，用于分类 AD 和 MCI。根据脑区的纤维数量作为特征，构建白质纤维连接网络，用于 MCI 分类，发现前额叶皮质、眶额皮质、顶叶和岛叶区域的特征的分类性能最佳。通过体素选择来减少 DTI 数据的维度，计算所选择体素的 FA、MD 和各向异性来分类 AD 和 MCI，也具有一定的准确度。

4. 多模态 MRI 的应用　目前大多数 AD 和 MCI 的分类研究认为，与单一模态相比，结合多种模态的 MRI 方法可进一步提高分类的准确度。早期研究收集 79 例 MCI 患者和 204 名健康对照者的多模态影像数据，使用 sMRI 局部体积和 DTI 中 FA 值，采用 SVM 的方法构建了分类器，结果实现其分类的准确度、特异度、灵敏度分别可达 71.09%、78.40% 和 51.96%。近年来，使用海马和杏仁核的体积（sMRI）、弥散（DTI）特征分类 AD，采用主成分分析（PCA）和 t 检验方法提取特征，用线性判别分析和 SVM 构建分类器，分类的准确度、特异度、灵敏度均明显提高。测量全脑所有脑区的局部体积（sMRI）、弥散（DTI）、稀少偏相关（静息态 fMRI）特征，采用逻辑弹性网分类 77 例 AD 患者和 173 例健康对照者,分类的准确度、特异度、灵敏度分别可达 89.6%、92.7% 和 82.6%。sMRI 在多模态研究中经常被使用,有研究还将其与 PET、临床信息、认知测验、脑脊液检查、基因等结合,以分类 AD 和 MCI,具有一定的准确度。基于 MRI 的人工智能在预测 MCI 向 AD 的转化方面,目前国际上的相关研究论文共有 10 篇。研究均结合了 sMRI、PET 成像和一些非成像模态的特征,结果显示脑 MRI 有一定的预测 MCI 转化成 AD 的能力。早期研究的一个典型方法是将多个模态获取的特征整合成一个特征集,然后建立一个分类器。由于组合特征集的高维性,在构建分类器之前通常使用特征选择算法。建立了一个特征集,包含从多个成像和非成像方式得到的很多特征,如 sMRI、FDG-PET、脑脊液检查、神经心理学测试、病史、基线症状、神经和体格检查及人口统计信息。特征选择后用 SVM 构建分类器,该方法在预测 3 年内 86 例转化 MC 患者和 15 例无转化 MCI 患者的分类中准确度达到 73%。之后,多核学习将同一提取的特征封装在同一个内核,然后将这些模态的内核组合成分类器,以更好地保留每个模态完整性并揭示模态间差异。结合 sMRI 与 PET 的成像数据,与脑脊液检查数据一起,用多核学习建立 MCI 和与健康对照者的分类器,并用来分类 18 个月内转化与非转化的 MCI 组,使用 10 折交叉验证,分类器分类的准确度达到 76.4%(敏感度为 81.8%,特异度为 66%)。另外,有研究尝试了使用不同方法来测定 MCI 转化为 AD 的准确度,如增加辅助数据并采用多任务学习方法、增加利用 MCI 患者以外相关的数据(如 AD 和 NC 的分类)、探索纵向多模态图像数据的使用等。

(三)人工智能面临的瓶颈和挑战

分析目前将 MRI 用于 AD 早期诊断和预测 MCI 转化 AD 的研究,可以发现以下几个方面问题。①小样本研究居多,且研究分类的准确度有待提高。特别是在利用单一模态成像和非成像数据构建预测 MCI 向 AD 转换的分类器时,其准确度一般低于或勉强超过 80%,远未达到能够应用于临床的标准。②使用多模态成像进行分类诊断和预测时,可能出现某一个或某几个模态数据的缺失,但很少有研究关注模态数据缺失后的解决方法。③ sMRI 和 FDG-PET 是现有研究中使用的主流方法,fMRI 和 DTI 尚未应用于构建预测 MCI 向 AD 转换的分类器。④几乎所有现有关于预后的研究,都将问题转化为在一定时间内 MCI 转化与否的二元分类问题。但疾病的进展是连续渐进变化的,二元分类问题不能很好地吻合疾病的进展过程。即使同样在 2 年内由 MCI 转化成 AD 的患者,两者的发展道路也会有很大不同。预测进展路径的预后模型需要超越二进制分类的新的模型开发,如代表不同的渐进轨迹的多分类。⑤从方法学层面来说,尽管深度学习方法越来越多地被关注和探索,经典的机器学习算法在现有研究中仍使用较为广泛。研究方法在感兴趣区构建、特征提取、特征融合等多方面存在巨大改进空间。

目前人工智能 AD 研究面临如下挑战:①泛化能力。即现有模型对新患者数据的推广应用能力。理想情况下,不管成像方案、扫描机器和人口统计学如何变异,这些模型都应很好地发挥作用。②可重复性。研究的数据集,包括公开数据集的子集,没有提供受试者完整的详细的情况是重复现有研究结果和比较研究结果的最主要妨碍因素。③ AD 异质性。AD 的异质性需要一个明确定义的临床病理亚型。在现有的研究中,AD 临床异质性被广泛忽视。

开发处理不同成像模态的工具,系统地量化异质性对于利用人工智能开发有效的个体化诊断和预测工具至关重要。这些研究的最终目的是,通过 MRI 人工智能方法,对已经患病和健康个体的大样本进行分类,建立分类器,在个体水平实现疾病早期阶段诊断和预测未来的疾病发展。多种 MRI 技术包括 sMRI、fMRI、DTI,能显示 AD 和 MCI 患者复杂的大脑特征改变,帮助理解 AD 的病理生理过程。多模态成像能提高区分 MCI 和 AD 的性能和预测 MCI 转化为 AD 的性能。此外,将神经影像学方法与人口学、认知评分、脑脊液及基因多种特征相结合,能有效地实现疾病的准确分类。笔者认为,在临床实践中,开发模态数据缺失的模型建立方法,结合 AD 异质性和病程特点的成像特征来反映其神经退行性改变的模式,有可能成为未来的一个方向。结合多种分类算法,应用深度学习等新的数理思维方法,可进一步提高 MRI 复杂数据的分析能力,提升

AD 诊断和预后预测的评估效率。

四、前列腺癌检测

前列腺癌发病率高居全球男性癌症发病率第二位。在过去的几十年中，随着前列腺 MRI 检查技术的不断发展，前列腺癌的诊断准确率逐步提高。然而，在临床实践中，诊断准确率可能受到多种因素的影响，如医师的经验、图像的清晰度和病变的复杂性等。计算机辅助检测系统可以帮助放射科医师改善 MRI 操作，提高图像质量。此外，针对前列腺癌 MRI 图像的计算机辅助检测系统能够协助影像科医师提高前列腺病变的诊断效率。

前列腺癌的早期发现和及时治疗能有效减少致死率，在临床中发挥着越来越重要的作用。数字直肠检查只能鉴别到前列腺后周围区域的肿瘤，不能检测到发病于前列腺前部周边、中心区域和过渡区域的肿瘤，且小肿瘤也不能被触诊检出。血液检查的前列腺特异性抗原测试伴随着过度诊断和过度治疗的高风险。虽然经直肠超声检查（TRUS）引导下的随机系统活检易于发现小而危险度低的前列腺癌，并且 TRUS 比 MRI 更便捷、更便宜，但是，由于 TRUS 灵敏度低，不适合大量群体的筛查。

MRI 能够提供解剖信息以及功能性的组织信息，多模态 MRI 技术是目前前列腺诊断的常用影像方法。在基于 MRI 的计算机辅助检测系统流程中，首先需要将多模态 MRI 数据进行配准，即把所有 MRI 图像匹配到同一个参考帧上，以消除不同模态数据位置不一致的问题；随后从匹配后的 MRI 图像中进行分割得到可能病变的位置，或进行提取特征并分类得到病变的恶性程度。

1. 图像配准 计算机辅助检测中多模态 MRI 图像配准是非常重要的一个步骤。图像配准是通过几何变换将待配准图像（也称为移动图像）对准到模板图像（也称为固定图像）的过程。

在现有的计算机辅助检测系统中，大多采用仿射配准或弹性配准。仿射配准除了提供旋转和平移的自由度之外，同时也提供了剪切和缩放的自由度。弹性配准有利于处理局部变形。在弹性配准中，常用到的两个径向基函数是薄板样条（TPS）和 B 样条。这两种方法除公式上区别外，还有一个主要区别，即 B 样条控制点通常均匀且密集地放置在网格上，而薄板样条控制点对应于检测或选择的关键点。

2. 图像分割 前列腺图像分割是临床和图像处理工作流程中的关键任务。分割任务即从图像中描绘出前列腺边界，高效地、准确地提取前列腺结构。在临床中，前列腺分割用于放射治疗、前列腺特异性抗原密度计算。在图像处理中，器官的分割通常是预处理步骤，精确分割使得后续的算法可以集中在感兴趣区上，大大降低算法复杂度和计算时间。

基于图谱的分割：基于图谱的分割算法由两个步骤组成。首先，使用配准方法将图像配准到图谱上；然后，将配准的图像与图谱融合，从图谱中获得感兴趣的器官的最终分割图。该分割方法在前列腺 MR 图像分割挑战（PROMISE12）数据上测试，其最后 Dice 为 0.83。

基于模型的分割：该方法利用空间区域一致性这一先验信息，采用前列腺外观模型来同时分割多个有临床意义的区域，包括前列腺及中央腺体和周边区域。此方法在数值方面具有很大的优势，且可以很容易地在 GPU 上实现。

3. 分类 对于计算机辅助诊断系统而言，要准确区分正常组织和病变组织，首先需要找出正常组织和病变组织的特异性特征，在计算机视觉中称为特征提取。图像特征提取方法主要分为两类：①基于体素的特征提取；②基于区域的特征提取。通常情况下，两种方法会结合使用。基于 MRI 图像的计算机辅助诊断，Zhou 等尝试了基于 SVM 的多特征前列腺专家系统。具体实施方案：首先，提取 MRI 图像中前列腺区域的统计学特征和纹理类特征；其次，将提取的特征划分出不同特征子集；然后，采用 SVM 算法对各个子集的特征进行建模，进而整合不同子算法；接着，对上一步的整合特征进一步通过投票整合，以获得最终的分类结果。将此集成的 SVM 用于辅助诊断。该系统能够有效提高前列腺癌的识别准确性。

五、骨龄评估预测分析

人的生长发育可用两个"年龄"来表示，即生活年龄（日历年龄）和生物学年龄（骨龄）。人类骨骼发育的变化基本相似，每一根骨头的发育过程都具有连续性和阶段性。不同阶段的骨头具有不同的形态特点，因此，骨龄评估能较准确地反映个体的生长发育水平和成熟程度。骨龄可以确定儿童的生物学年龄，也可以通过骨龄了解儿童的生长发育潜力、性成熟的趋势以及预测儿童的成年身高。在医学上，骨龄最先应用于衡量儿童的生长发育情况，随后再确定运动员的实际年龄。此外，在司法判案过程中，骨龄也扮演着十分重要的角色。

骨龄和生活年龄间的显著不匹配昭示各种各样的问题，如生长障碍和内分泌问题等。骨龄的单一读数值会告诉临床医师患者在特定时间内的相对成熟度，再结合其他临床发现可将正常人与成长快速或迟缓的人区分开来。连续的骨龄读数值可表示儿童的成长方向，也可用于显示治疗中的进展情况。在儿科领域，骨龄可以辅助儿科医师诊断儿童生长发育过程中的内分泌失调及代谢紊乱的问题。

传统的骨龄评估通常是对被测者的手部和腕部行X射线检查，由放射科医师根据拍的X射线片进行骨龄解读。解读的方法有简单计数法、图谱法、评分法等，目前TW2评分法国际上已经很少使用，最常用的是G-P图谱法和TW3评分法。此外，还可以根据骨龄预测成年身高，常用的方法包括B-P法、TW3评分法、中华-05法等。这些身高预测方法都是针对正常儿童的。某些疾病情况下，儿童的生长发育有其特定的规律，因此，针对某些特定的疾病，应当使用特定的身高预测方法才能准确预测儿童的成年身高。

随着人工智能技术的发展，人工智能专家试图通过机器学习方法解决骨龄预测问题。人工智能方法通过在给定数据集上训练模型完成对新数据的分类、识别和分割等，常用的算法有支持向量机（SVM）算法、隐马尔可夫（HMM）算法、人工神经网络等。随着深度卷积神经网络不断刷新计算机视觉物体识别ImageNet大赛的纪录，深度学习技术在计算机图像处理中的发展迅速，同时为影像辅助诊断提供了新的技术思路。

2018年，有一项研究展示了一个基于CNN的自动化骨龄评估系统。该系统能以惊人的准确性评估骨骼的成熟度，类似于或优于专业放射学家。该项研究还显示可以只针对掌骨和近端指骨进行骨龄评估，其评估准确性不会显著降低。该模型可以帮助临床医生做出准确、实时的骨龄评估，有助于精准诊断儿童患者的生长障碍，在临床中具有很高的应用价值。

第二节　AI在影像学检查技术中的应用

一、CT检查

CT图像是重建图像，每个体素的X射线吸收系数通过不同的数学方法算出。Radon变换是CT技术的主要理论基础，数学家Radon证明，已知所有入射角的投影函数可以恢复唯一的图像函数。以Radon变换为基础发展起来的断层成像技术最先在医学领域得到应用，极大地推动了现代医学前进的步伐。随着AI技术的快速发展，CT检查从患者摆位、扫描定位、扫描参数选择、图像重建、图像后处理等方面，AI均可赋能使设备效率提高。

（一）患者摆位

CT患者摆位需要准确将患者成像中心摆放到CT机器的正中心，才能获得高质量的图像。如果患者成像的中心远离CT机器的正中心，采集到的图像就会很薄或很厚。AI智能摆位系统需要在CT系统中加入一个三维的红外线摄影机。这个摄影机放置在扫描床的顶部，用于实时拍摄患者的表面以获取深度信息。摄影机获得的图像结合AI算法，用于探测患者表面特定的标记以实现精准摆位，如图10-1所示。采用AI智能定位，技师无须进入扫描间，实现医师与患者零接触全流程成像，降低交叉感染风险，守护一线医护人员的健康与安全。经调研显示，技师在每次操作过程中，定位不在等中心的比例约为 99%，其中 46% 的操作偏离等中心，平均 2.3cm，在平均定位偏差 2.3cm 的情况下会导致 7% 图像噪声增加和 33% 的表面剂量提升。此外，每天都会有因摆位问题导致的重复性扫描。AI 技术可以实现一键智能等中心摆位，体位朝向错误预警，彻底消除摆位错误，有效优化临床流程，提升技师的工作效率。

（二）扫描定位

将患者正确摆位后，操作技师需要确定待扫描患者的解剖区域，即扫描定位。这个过程需要先扫描定位像，然后操作技师在定位像中手动移动扫描框以达到准确扫描定位的目的。不同操作者之间扫描同一个解剖位置，扫描的范围会有较大差别。一般情况下，为避免没有包全所有的解剖结构，操作技师会扫描一个比实际需要扫描范围更大的成像区域。

在扫描定位中使用 AI 算法，可以从医学图像中精确识别人体解剖，系统自动确定扫描范围，如图 10-2 所示。无须技术调整扫描范围大小和扫描位置，大幅度提高扫描效果。

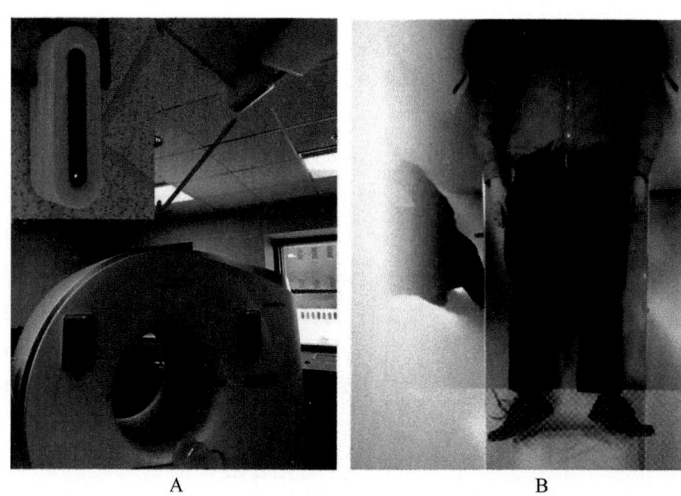

图 10-1　患者摆位
A. 摄像头位于扫描床顶部；B. 摄像头结合 AI 技术实现患者的精准摆位

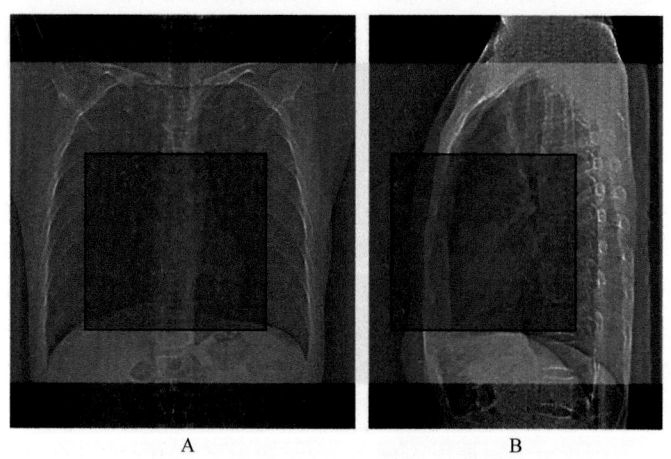

图 10-2　AI 算法实现扫描窗口自动定位
A.B. 透明的灰色框定位的是肺部扫描，灰色框定位的是心脏扫描

（三）扫描参数选择

进行 CT 检查时，需要正确选择许多扫描参数才能获取高质量的图像。这些参数决定了扫描床和 X 射线球管如何移动、管电流及管电压大小、是否需要配合其他的特殊技术等。目前，有些

系统采用简单的机器学习技术选择最优的管电流和管电压。CT 检查中最复杂的步骤是设定造影剂的注射及扫描时间点。适当的设置扫描时间点才能获得最大增强时间点的图像。另外，为了获得最大增强时间点的图像，可以在注射造影剂以后扫描多个时间点图像，然后找到最大增强的时间点。基于多时间点的图像训练 AI 算法，可以实现扫描时间点的精确设定。

（四）图像重建

在 CT 图像重建方面，最初 CT 图像重建采用代数重建技术（algebraic reconstruction technique，ART）。由于缺乏计算能力，ART 方法很快被简单的滤波反投影方法（filtered back projection，FBP）取代。FBP 数十年来一直是首选的方法，直到 2009 年临床上首次引入迭代重建（iterative reconstruction，IR）算法。几年之内，所有主要的 CT 供应商都将 IR 算法引入临床，并迅速发展为越来越先进的重建算法。总体来说，与 FBP 相比，IR 提高了图像质量和诊断价值。在不影响图像质量的前提下，使用 IR 算法可以降低 CT 辐射剂量。随着计算机硬件和软件的飞速发展，基于人工智能的重建技术已经成为 CT 图像重建的可行性选择。基于 AI 的图像重建技术可以在低剂量水平下产生高质量的图像，甚至在更薄的切片上执行好的图像重建效果，开启了 CT 图像重建的新纪元。AI 方法训练卷积神经网络（CNN）从低剂量噪声 CT 图像中去除噪声生成具有标准剂量采集的高信噪比图像，以达到低剂量扫描重建高信噪比图像的目的，如图 10-3 所示。AI 方法基于深层 CNN，该深层 CNN 用高质量的 CT 图像进行训练。在使用投影数据进行训练期间，CNN 学习区分信号和噪声的统计方法，然后生成高信噪比的图像作为输出。这些学习到的功能合并到 CNN 中，以备将来在测试数据上使用。将此 CNN 用于迭代重建的正则化步骤，能够有效保持类似于 FBP 的噪声纹理，生成更高质量的 CT 图像。AI 方法可应用于各项临床 CT 检查（包括头部、体部和心血管）提升图像的质量，增加诊断医师的读片信心。

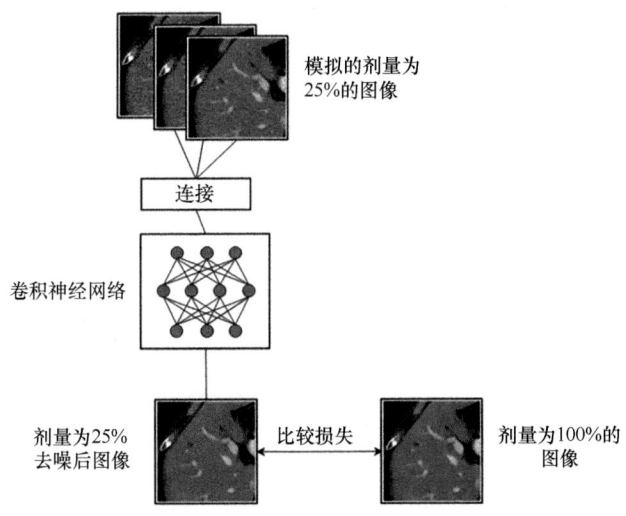

图 10-3　CNN 去噪实现低剂量扫描重建高信噪比图像

（五）图像后处理

随着影像学提供的辅助诊断信息越来越丰富，围绕 CT 数据的后处理应用也越来越多，这大大增加了影像技术人员和医师的工作量。CT 图像后处理技术主要包括三大类，第一类为窗口技术，窗宽床位的调整是数字图像后处理工作中一项常规的内容，又是图像显示技术中最重要的功能，正确选择和运用窗口技术是获得优质图像和提高诊断率的重要手段。第二类为图像放大、减影和滤过技术，在图像显示中，为观察微小病变和细微的解剖结构，可采用放大技术，图像放大技术有放大扫描和电子放大两种，后处理中的图像放大不同于扫描时放大，它是一种电子增强的放大，随着放大倍数的增加，图像的清晰度也随之下降，另外放大的图像还需适当调节窗宽窗位，以利于更好地观察图像。减影一般需要在两幅图像间进行,通常选择一幅图像作为减影图像,另一幅图像作为被减影图像,两幅图像相减,即得到有减影效果的图像。滤过处理可单幅处理,根据滤波的效果不同有平滑、平均、边缘增强和阴影显示等。滤过的方法是计算机采用不同的图像算法对图像进行重新处理,以达到某种效果。第三类是多方位和三维重建。CT 扫描过程中都是横断面进行扫描,经过图像后处理一般可以重建出冠状面、矢状面、斜面的图形,这被称为多方位重建。其优点是能够观察到特定的解剖结构,帮助确定病变或骨折等的范围大小,有助于诊断。在三维重建方式中,通过横断面图像的重组可获得比较满意的图像,通常扫描层厚越薄,重组的效果越好。多平面重建是最基本的三维重建方法。多平面重建适用于任一平面的结构成像,以任意角度观察正常组织器官或病变,可以显示腔性结构的横截面及观察腔隙的狭窄程度、评价血管受侵情况、真实地反映器官间的位置关系等。最大密度投影是将一定厚度中最大 CT 值的体素投影到背景平面上,以显示所有或部分强化密度高的血管和器官,由于这种方法显示的是一定层厚图像中 CT 值最高的体素,所以变化层厚会对图像产生影响。最大密度投影常用来显示血管的走行,层厚的选择很重要,既不能太薄,又不能太厚。最小密度投影与最大密度投影正好相反,反映的是一定厚度图像中 CT 值最低的体素,所以常用来显示胆道、气道等组织结构。表面阴影遮盖是将操作者的眼睛作为假设的光源方向,投射到 CT 值在设定阈值以上的体素上则不再透过继续成像,仅呈现所有表面体素的集合立体图形,适用于显示 CT 值与其他结构相差较大的组织结构成像。容积漫游技术可以对动静脉血管、软组织及骨结构等进行立体塑形成像,也可以显示支气管树、结肠及内耳等结构,对于复杂结构的成像有一定优势。曲面重建技术是在一个维度上选择特定的曲线路径,将该路径上的所有体素在同一个平面上显示,可以一次评价曲度较大的结构如脾动脉、胰管、冠状动脉等管状结构的全长情况。面向临床科研 CT 的智能影像平台,使用 AI 技术在设备扫描的同时同步对获得的影像数据进行后处理,提供诊断可用的图像。如可自动完成冠状动脉树提取并标记等,实现了扫描即诊断。另外,基于 AI 的去金属伪影算法在扫描前后都可以有效去除各类金属伪影,极大地突破了临床限制。

二、MRI 检查

MRI 检查利用磁共振原理实现人体组织的成像。在人体组织中,带电荷的原子核自旋产生磁矩。当原子核置于静磁场中,原子核围绕着主磁场方向进动,进动频率与磁场强度有关。进动的原子核相位是随机的,它们的合成取向就形成了宏观磁化矢量,以 M 表示。向磁化矢量 M 施加拉莫尔频率能量就能使其发生共振。那么使用一个振幅为 B_1 且与进动频率相同的射频场作用到磁化矢量 M 中,当射频场 B_1 作用方向与主磁场 B_0 垂直时,可使磁化矢量 M 偏离静止位置做螺旋运动。磁化矢量 M 旋转 90° 角就会落在与静磁场垂直的平面内,产生横向磁化矢量 M_{xy}。在横向平面内放置一个接收线圈,该线圈就能切割磁力线产生共振信号。用梯度场对共振信号进行空间编码得到 MR 图像。近年来,AI 技术的急速发展给医学成像领域带来重大影响。然而,相对于 CT、X 射线摄影系统等成像设备,由于成像原理、成像过程及影像处理的复杂性,AI 技术在 MRI 领域的发展和应用相对较滞后。目前,AI 应用于磁共振扫描流程智能化及图像重建后处理环节的多种智能分析,包括快速成像、伪影抑制、图像降噪。

(一) 磁共振扫描流程智能化

磁共振扫描流程中,需要技师进行摆位和扫描。AI 技术可以实现自动识别解剖部位、自动连续扫描以实现磁共振扫描流程的智能化。例如,头颅扫描时 AI 技术用于识别颅脑中的特定解剖位置实现准确扫描定位。肝脏扫描时 AI 技术识别膈肌位置实现智能化定位,等等。基于 AI 的智能化定位能够保证同一个患者两次扫描定位具有更好的一致性。且能够有效节省技师的操作时间,大幅度提高扫描效率。

(二) 快速成像

MRI 面临的最核心的问题是成像速度慢。虽然大量的快速成像算法为缩短 MRI 扫描的时间提供了可能。然而，目前的扫描时间仍然相对较长，且快速成像算法会导致图像信噪比下降。快速 MRI 采集即从降采样数据中重建 MRI 图像，一直是 MRI 中研究最为热门的领域之一。降采样数据直接重建 MRI 图像会有混淆伪影，不能满足临床需求。快速成像领域中主要发展的方向有并行成像和压缩感知成像两个方面。并行成像技术中，采用多个接收线圈采集 MRI 信号，这些接收线圈的敏感度是已知的，为图像重建提供了必要的先验信息，通过这些先验信息可以从降采样数据中重建出高质量的 MRI 图像。使用最广泛的并行成像技术有 SENSE 和 GRAPPA 两种。SENSE 方法在空间域使用线圈敏感度图像来消除混淆伪影。GRAPPA 方法在 k 空间使用线圈敏感度信息，采用插值的方式填充没有采集的 k 空间线。压缩感知重建是传统迭代重建方法的拓展和延伸。压缩感知重建从降采样数据重建 MRI 图像需要利用先验信息。解决降采样图像重建问题，先验信息是非常重要的一部分，然而，先验信息的获取常常是受限的。

AI 方法可以提供更有效的先验信息用于从降采样数据中重建 MRI 图像。基于 AI 的方法在 SENSE、GRAPPA 及压缩感知重建算法中都可以应用。AI 技术结合逆傅里叶变换可以直接从降采样 k 空间数据中重建出高质量 MRI 图像。具体的结合方式如图所示 10-4。图 10-4A 中，从降采样数据直接进行逆傅里叶变换获得低信噪比图像域数据，然后采用 AI 算法从低信噪比图像域数据中重建出高信噪比图像。图 10-4B 中，在图 10-4A 技术的基础上，增加了一个傅里叶变换的步骤，这个步骤能实时反馈 AI 重建的图像跟原始采集数据的匹配情况，保证了重建图像跟采集数据的一致性。图 10-4C 不需要傅里叶变换，直接从降采样 k 空间数据通过 AI 算法重建高质量 MRI 图像。在 k 空间域中使用 AI 技术，从降采样数据中插值出全采样的 k 空间数据，然后再经过逆傅里叶变换得到图像。研究结果表明，这四种基于 AI 的方式都能够从降采样 k 空间数据中重建出高质量的 MR 图像。相对比之下，基于 k 空间域 AI 技术（图 10-4D）重建的 MRI 图像质量最好。

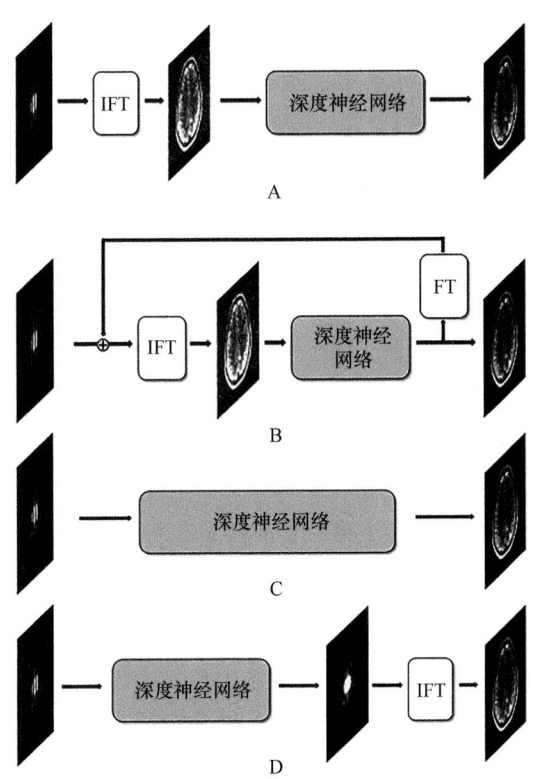

图 10-4　AI 结合傅里叶变换实现降采样 k 空间数据重建

A. 基于逆傅里叶变换的 AI 重建技术图；B. 增加傅里叶变换的 AI 重建技术图；C. 直接通过 AI 算法的 AI 重建技术图；
D. 基于 k 空间域的 AI 重建技术图

此外，快速成像还可以通过采集低分辨率的图像完成。然而，低分辨率的图像诊断价值低，在临床中没有任何意义。基于 AI 的技术可以实现超分辨率重建，即从低分辨率图像中重建出满足临床需求的高分辨率图像。这里通常有两种途径，其一，从低分辨率图像经过 AI 算法生成高分辨率图像；其二，从低分辨率图像中经过 AI 算法生成残差图像，再将残差图像与原始低分辨率图像相加得到最终的高分辨率图像，见图 10-5。实际上，这种方式是学习高分辨率和低分辨率中的残差部分。相对而言，残差部分图像信号更简单，网络的训练更容易。因此，这种方式在超分辨率重建中应用较为广泛。此外，在残差网络的基础上，引入其他模态图像作为先验信息，实现超分辨率成像，见图 10-6。首先对低分辨率图像进行插值，获得插值后的图像，将其他模态的图像配准到插值后的图像中，保证两种模态图像空间位置匹配。两种模态图像拼接起来一起输入 AI 网络结构，最终实现超分辨率成像。在这里，另外一种模态是高分辨率采集的图像，能够为超分辨率重建提供丰富的先验信息。研究结果表明，其他模态高分辨率的图像有助于实现更高质量的超分辨率重建。

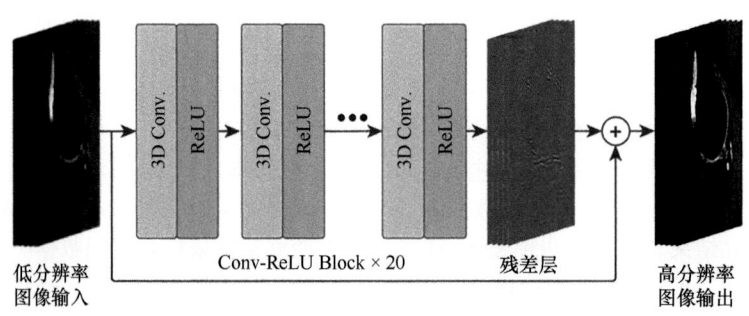

图 10-5　残差网络实现超分辨率重建

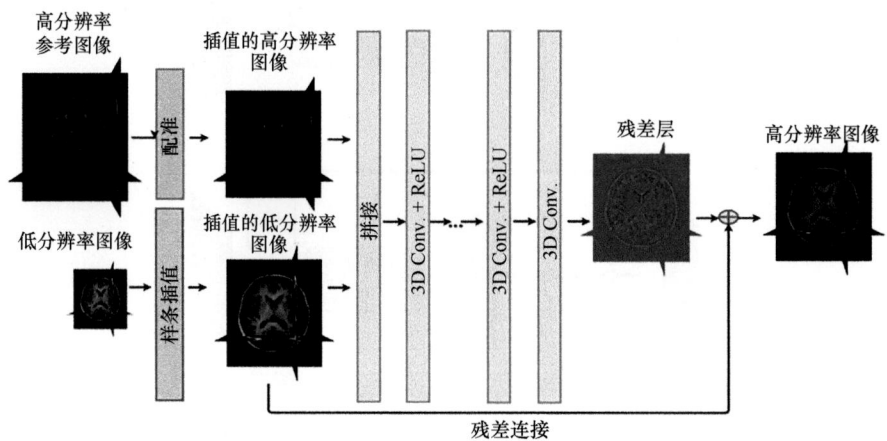

图 10-6　多模态图像的超分辨率重建

（三）伪影抑制

MRI 中图像伪影指 MRI 图像中与实际解剖结构不相符的信号，可以表现为图像变形、重叠、缺失、模糊等。每一幅 MRI 图像都存在不同程度的伪影。MRI 的伪影主要分为设备伪影、运动伪影及磁化率伪影等三大类。

设备伪影是指与 MRI 设备及 MRI 固有技术相关的伪影。设备伪影包括化学位移伪影、卷褶伪影、截断伪影、部分容积效应伪影、层间干扰伪影五大类。这些伪影主要与成像参数有关。化学位移伪影是指化学位移现象导致的图像伪影，MRI 图像通过施加梯度场造成不同位置质子进动频率出现差异来完成空间定位编码。由于化学位移现象，脂肪中的质子的进动频率要比水中的质子快,如果水分子中的质子的进动频率为MRI的中心频率,则脂肪信号在频率编码方向上将向梯度场强度较低的一侧错位,产生化学位移伪影。卷褶伪影指成像区域外的组织信号折叠到图像的另一侧。MRI信号在图像上的位置取决于信号的相位和频率,信号的相位和频率分别由相位编码和频率编码梯度获得,信号的相位和频率具有一定的范围,这个范围仅能对成像区域内的信号进行空间编码,当成像区域外的组织信号融入图像后,将发生相位或频率的错误,从而形成卷褶伪影。实际上,卷褶伪影可以出现在相位编码方向上,也可以出现在频率编码方向。由于在频率方向上扩大信号空间定位编码范围,不增加采集时间,目前生产的MRI设备均在频率编码方向采用超范围编码技术,频率编码方向不出现卷褶伪影。截断伪影也称环状伪影,在空间分辨率较低的图像比较明显,表现为多条同中心的弧线状低信号影。图像是由多个像素构成的,数字图像要想真实展示实际解剖结构,其像素应该无限小,但实际上像素的大小是有限的,因此图像与实际解剖存在差别,这种差别实际上就是截断差别,当像素较大时其失真将更明显,就可能出现肉眼可见的明暗相间的条带,即截断伪影。与其他任何断层图像相同,MRI同样存在部分容积效应,造成病灶的信号强度不能得以客观表达,同时将影响病灶与正常组织的对比。MRI需要采用射频脉冲激发,二维图像采集时扫描层面附近的质子会受到激励,这样就会造成层面之间的信号相互影响,就会产生层间干扰伪影。运动伪影指由于受检者的宏观运动引起的伪影。这些运动可以是自主运动,如肢体运动、吞咽等,也可以是非自主运动,如心跳、血管搏动。运动可以是随机的,如胃肠道蠕动、吞咽等,也可以是周期性运动如心跳、血管搏动等。运动伪影出现的原因主要是在MRI信号采集过程中,运动器官在每次激发、编码及信号采集时所处的位置或形态发生了变化,因此将出现相位的错误,在傅里叶转换时其信号的位置即发生错误,从而出现伪影。磁化率是物质的基本特性之一,某种物质的磁化率是指这种物质进入外磁场后的磁化强度与外磁场强度的比率。抗磁性物质的磁化率为负值,顺磁性物质的磁化率为正值,一般顺磁性物质的磁化率很低,铁磁性物质的磁化率很高。MRI时,两种磁化率差别较大的组织界面将出现伪影,这种伪影即磁化率伪影。

  AI运用深度神经网络算法,通过对大量MRI原始高质量图像数据的学习,可以对伪影进行识别,再将图像中的伪影去除。例如,在设备伪影中的截断伪影去除方面,研究者采用网络学习图像中的截断伪影,获得截断伪影的图像,然后再将伪影从带伪影的图像中去除,最终获得去伪影的图像,如图10-7所示。研究结果表明在去除截断伪影方面,基于AI的算法显著优于常规的算法。在设备伪影中的运动伪影去除方面,采用的AI算法与去除截断伪影的方式类似,都是先识别图像中的伪影然后再将伪影去除。在去除运动伪影上,AI算法采用的是多分辨率结构的网络,

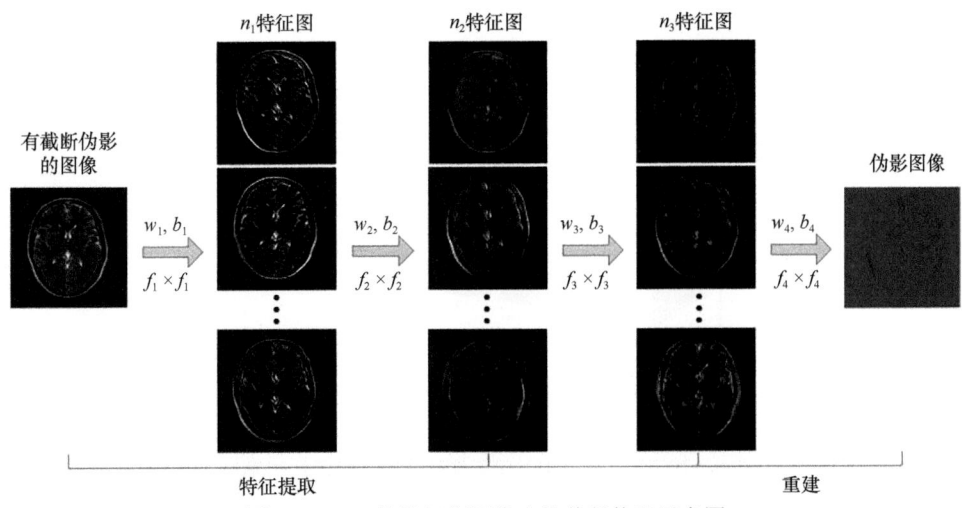

图10-7 AI算法识别图像中的截断伪影示意图

不同分辨率网络之间信息相互整合,这种方式能够将局部信息和全局信息都有效利用起来,在不同尺度上将运动伪影去除,如图10-8所示。AI方法在卷褶伪影去除方面也有运用,研究者用两个网络分别去除幅度图像和相位图像中的卷褶伪影,如图10-9所示。由于成像组织之外区域的相位没有意义,而其对图像伪影的去除又有较大的影响,在使用AI方法进行伪影去除前,先进行取掩模操作,将成像组织区域以外的相位信号去除。

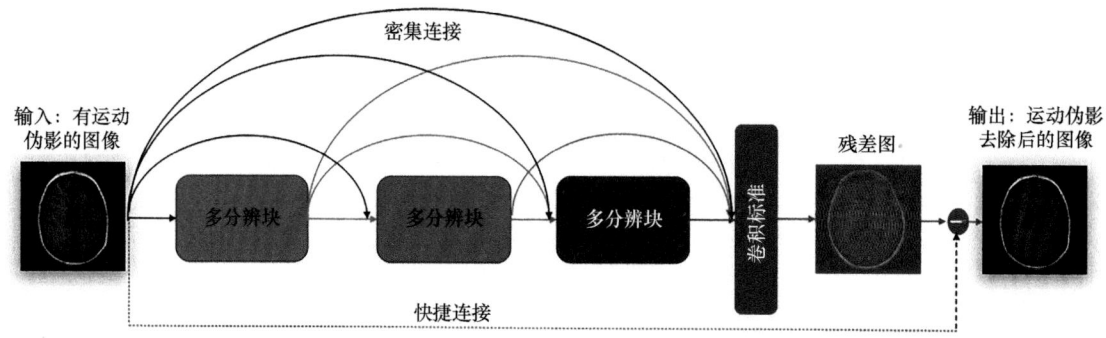

图10-8　AI算法识别图像中的运动伪影示意图

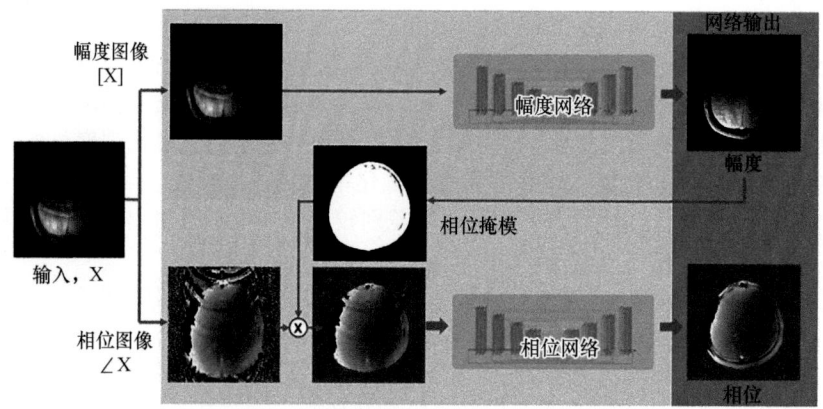

图10-9　AI算法去除幅度图像和相位图像中的卷褶伪影示意图

另外,AI算法也用于图像重建优化过程中抑制图像伪影。在图像重建过程中有效抑制图像伪影,深度提升图像的质量。例如,在MRI降采样数据重建中,由于采样率不足,图像中往往会引入卷褶伪影。AI算法用于图像重建过程中提升图像重建质量,如图10-10所示。

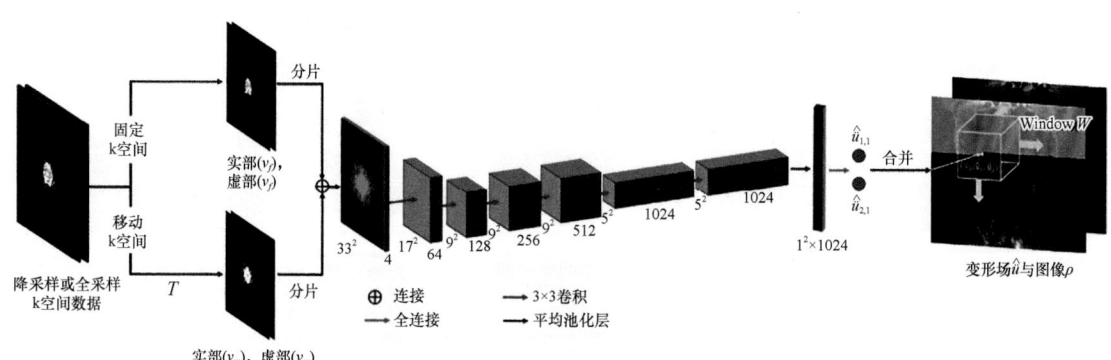

图10-10　AI算法结合图像重建抑制图像伪影示意图

（四）图像降噪

MRI 图像的成像过程中往往伴随着随机噪声，这些随机噪声会影响 MRI 图像的质量。MRI 图像的质量不仅会影响医生对患者病情的判断，还会降低图像配准、图像分割和图像分类等工作的准确性。图像去噪可以提高给定图像的质量，解决随机噪声引起的图像退化问题。为了在除去噪声的同时保持图像内容信息的完整性，研究人员提出了高斯滤波、双边滤波、算术均值滤波等经典局部空间像素特征去噪算法。与上述方法利用图像的局部信息不同，非局部均值去噪算法利用这个图像的信息进行去噪。此外，变换域去噪方法也用于 MRI 图像去噪，其处理过程是先进行图像域变换，然后再进行图像去噪，具有代表性的去噪算法包括傅里叶变换、离散余弦变换、小波变换和多尺度几何分析等。研究者将非局部均值算法中的相似块计算与小波变换域中的去噪方法相结合提出了 BM3D 算法。近年来，卷积神经网络在图像识别领域取得了良好的成果。随后，基于卷积神经网络的图像去噪算法也引起了广泛关注。其中，DnCNN 方法具有很强的拓展性，对自然图像有很好的去噪效果，在 MRI 图像去噪中也能获得很好的效果。研究者将 DnCNN 用于去除前列腺高 b 值弥散图像的噪声（图 10-11），其原理是通过 DnCNN 识别高 b 值图像中的噪声信号，然后将噪声从原始带噪声的图像中去除，最终获得去噪后的图像。针对这项具体的研究，由于高 b 值前列腺图像中的噪声很大图像信噪比很低，研究者将低 b 值高信噪比的图像也用作网络的输入，用于引导高 b 值图像的去噪，其结果是该方法能够很有效地将高 b 值前列腺图像中的噪声去除，获得高信噪比的图像。除此之外，GAN 在生成真实图像方面有很大的优势，因此研究人员将 GAN 用于 MRI 图像去噪。图 10-12 给出了 GAN 实现 MRI 去噪的示意图。这里先用生成网络产生去噪的图像，基于去噪后的图像和没有噪声的图像去计算三个损失函数，其中的两个损失函数通过网络计算。基于计算损失函数迭代训练最终的 GAN 网络用于图像去噪。

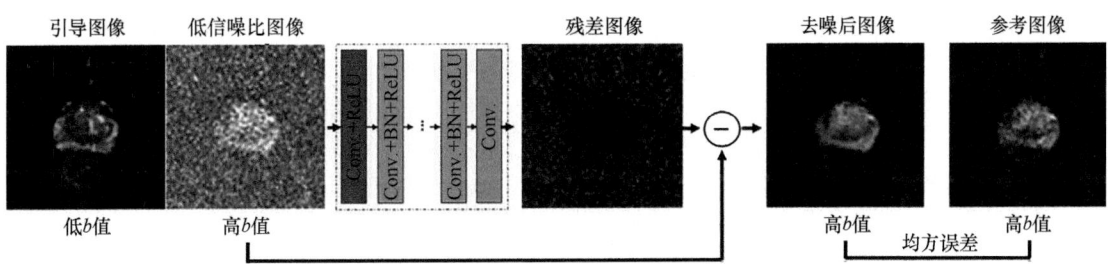

图 10-11　DnCNN 用于前列腺高 b 值弥散数据的去噪

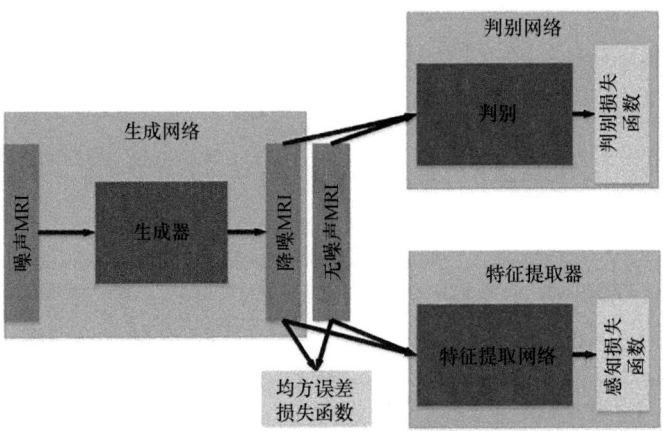

图 10-12　GAN 用于 MRI 去噪示意图

三、DR 检查

DR 检查即直接数字化 X 射线摄影检查，其成像原理既不同于以往的常规胶片成像，也不同于曾经使用过的 CR。虽然与 CR 同为数字化摄影，但成像方式却不同，DR 接收 X 射线的既不是普通胶片，也不是需要激光扫描读取信息的成像板，而是各类型的平板探测器。平板探测器可以直接将 X 射线光子转换为电信号或者先转换成可见光，然后通过光电转换，把电信号传输到中央处理系统进行数字成像。由于不再需要显、定影的处理，也不需读取成像板信息进行处理，而是直接在荧光屏上显示图像，检查速度得到了较大提高。DR 改变了以往传统的胶片摄影方法，可使医院放射科取消原来的图像管理方式和省去片库房，而采用计算机无片化档案管理方法取而代之，可节省大量的资金和场地，极大地提高工作效率。此外 DR 的出现结束了 X 射线不能进入医院 PACS 的历史，为医院进行远程专家会诊和网上交流提供了极大的便利。

目前胸部 X 射线检查中，20%~40% 的误诊和漏诊是骨骼遮挡造成的，80% 的肺内孤立性小结节由于肋骨和锁骨的遮挡而漏诊。DR 中的 X 射线双能量减影（dual-energy substration，DES）技术可实现胸片中软组织像和骨像的分离成像。其原理是利用组织对不同能量 X 射线衰减系数不同的现象，用低能量和高能量的射线在很短的时间内进行两次曝光，所得到的两个能量的图像进行加权减影处理，将不同衰减系数的组织分开，得到软组织像和骨像。软组织图像除去了骨骼等重叠因素的影响，对于肋骨，锁骨相重叠的病灶显示清晰，这对软组织钙化较多的患者更有益，另外，软组织图像本身经过数字化处理，对密度细微改变的显示也优于 DR 的普通图像。研究表明软组织图像可以提高肺部小结节性病变的检出率，同时提高了转移性肺癌的早期检出率和敏感性，降低 DR 普通胸片的漏诊率和误诊率，对胸部细小病变的诊断明显优于 DR 的普通图像。此外，对双上肺及中肺野外带的结节性病变的检出率明显高于常规胸片。与常规图像相比，骨像无论是在显示肋骨范围、肋骨的成像质量，还是在显示肋骨病变方面，其图像质量显示出明显的优势。但是 DES 可能降低 X 射线球管的使用寿命，两次 X 射线曝光，成像质量易受患者呼吸、心脏搏动等人体组织运动的影响，所获取的软组织像和骨像一般存在运动伪影，而且也增加了患者的 X 射线辐射剂量。AI 应用到 DR 中消除胸片中的骨影。通过 AI 实现保留肺部细节的同时有效抑制骨影，见图 10-13。这种技术可以实现一次曝光，获得两幅图像：一幅高清的标准胸片，一幅高清的去骨胸片。患者只需要进行一次 DR 扫描，降低了患者的 X 射线辐射剂量。

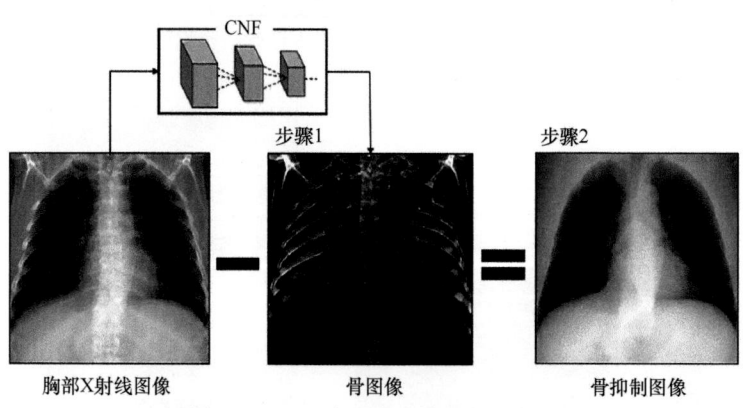

图 10-13 AI 实现胸片骨抑制示意图

DR 图像在医学诊断中有着广泛应用，能够帮助医师发现病灶、提高诊断准确率。但由于人体结构和组织的复杂性，以及数字 X 射线成像系统中 X 射线散射、电器噪声、光量子噪声等各种不利因素的影响，使得 DR 图像常常伴有较为明显的噪声，因此，DR 中图像增强算法势在必行，能够在有效提高图像的动态范围、增强对比度的同时尽可能抑制噪声的放大。图像增强算法中直方图均衡化是最为常用的方法之一，是将给定图像的直方图分布映射成为均匀分布的直方图，从而提高图像的动态范围。但是直方图均衡存在一些缺陷,如当图像灰度集中于某个灰度值时,经过直方图均衡的图像会出现"洗白"效果。另外,基于直方图的图像增强方法利用了图像的灰度统计信息,并未考虑到图像灰度在空间上的相关性。局部对比增强方法,能够显著提高图像局部的对比度,但同时对噪声有放大作用,且对全局对比度的提高没有显著作用。通过 AI 的方法可以充分利用图像灰度统计及图像灰度空间信息,提高 DR 图像增强效果。

四、DSA 检查

DSA 检查是 DR 检查的一个组成部分。DSA 是通过电子计算机进行辅助成像的血管造影方法。在注入造影剂之前,进行第一次成像,并用计算机将图像转换成数字信号存储起来,获得蒙片。注入造影剂后,再次成像并转换成数字信号,获得造影图像。两次数字影像相减,消除相同的信号,得到一个只有造影剂的血管图像,见图 10-14。DSA 有效消除图像中骨组织、软组织的干扰,突出显示充盈造影剂的血管图像。其特点是图像清晰、分辨率高,为观察血管病变,血管狭窄的定位测量、诊断及接入治疗提供了真实的立体图像,从而为各种接入治疗提供了必要条件。此外,从血流动力学角度而言,DSA 可显示病变的供血动脉及引流静脉,如进行介入治疗则可中断病变的血流供应,或术前栓塞使肿瘤缩小,减少出血等。DSA 的出现使得血管造影临床诊断能够快速、方便地进行,也促进血管造影和介入治疗技术的普及和发展。

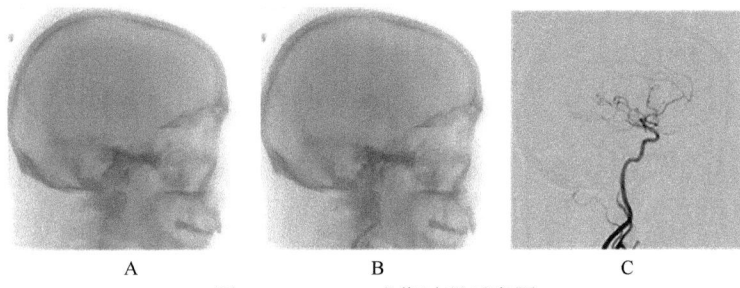

图 10-14 DSA 成像过程示意图
A. 蒙片图像;B. 造影图像;C. DSA 图像

在影像增强器时代,DSA 是应用影像增强器将穿透受检者未造影图像经 A/D 转换后进行存储,再将注入造影剂后的 A/D 转换像在计算机中进行相减,所得的差值再经过 D/A 转换,而形成不同灰度等级的模拟图像。随着 2000 年平板探测器的问世,DSA 进入平板探测器时代。随着介入放射学的迅猛发展,DSA 作为首要的技术手段,其性能也在不断改进。从新型血管造影系统的性能可以充分体现出医学技术中介入放射学发展的需求。随着 X 射线成像技术和计算机技术的发展,DSA 有了长足的进步。

在 DSA 中,两次扫描之间患者可能会发生运动,很难保证蒙片图和造影图的位置完全一致,减影图像常常会出现运动伪影,导致血管模糊。研究者提出许多配准的方法用于解决两次扫描的图像位置不一致的问题,这些方法能够有效减少运动伪影,然而不能做到完全消除运动伪影。随着 AI 技术的发展,基于 AI 的配准方法用于解决 DSA 中蒙片图与造影图位置不一致的问题,配准效果得到了显著提升。另外,全卷积网络(fully convolutional network,FCN)能够实现基于像素水平的图像分类。基于 FCN 框架,可以实现 DSA 图像背景的充分抑制。另外,深度学习血管成像(deep learning angiography,DLA)方法直接从造影图像中预测 DSA 图像,不需要扫描蒙片图像。在 DLA 方法中,将造影图像中每个体素分成三种成分(骨骼、血管和软组织),则图像体素的分类就等同于图像分割。由生成网络和判别网络两部分构成的 GAN 用于从造影图像中生成高质量的 DSA 图像,见图 10-15。

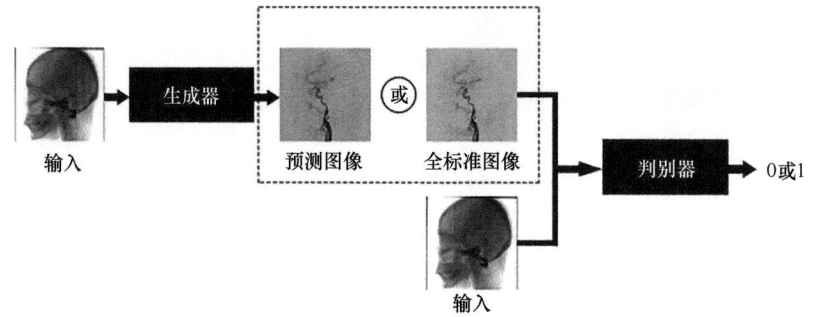

图 10-15　对抗生成网络从造影图像生成 DSA 图像示意图

第三节　AI 在影像科管理流程中的应用

影像科的工作流程包括患者扫描、影像后处理与诊断报告书写三部分。目前，患者的临床信息（非影像数据）和过往检查信息，与影像科的 DICOM 影像间存在高度的数据壁垒，导致临床-影像数据不连通。这种不连通性降低了临床医生和影像医生对患者影像数据的理解，不利于对患者治疗情况的详细追踪和随访关护。为了使患者得到最优的诊疗效果，影像科需要更加智能的管理流程，以覆盖患者预约、患者管理、图像扫描、后处理、诊断报告、随访关护等流程，AI 技术与影像科的临床应用环境进行深度融合，帮助医师从繁杂的工作和传统角色中解脱中，最大限度地投入到患者关怀和交互中。AI 技术可以实现特定的、客制化的工作流程，具体见图 10-16。

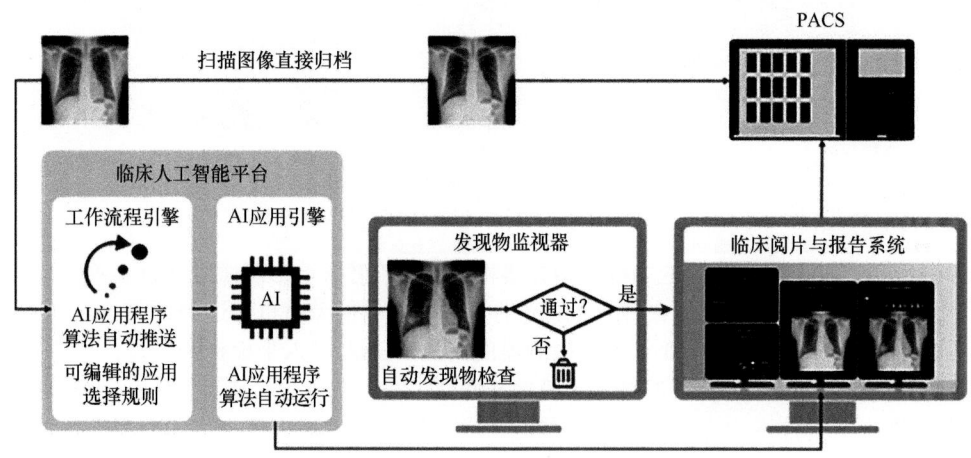

图 10-16　AI 平台管理流程示意图

工作流创建后，AI 平台通过特有的数据管理方案，获取患者所有相关数据。将这些数据发送到最符合需求的 AI 应用程序，触发程序自动运行，同时将运行结果返回终端。整个流程，终端用户无须参与任何干预，仅需要查看并参考 AI 应用程序结果进行辅助决策。为了使应用结果尽可能符合客户自身的流程数据，AI 平台为终端用户提供了关于程序运行结果的评论或反馈。工作流程引擎将根据用户的反馈来确定工作流程的下一个动作。所有通过接受的 AI 应用程序处理结果将被自动传送到 PACS 等对应的信息化系统，用于数据的归档、管理，并参与后续诊断决策支持和治疗方案选择等临床步骤。

近年来，随着 AI 技术在医学影像应用场景中的不断落地，各个科技厂商均推出了大量面向医学影像的 AI 应用程序。这些程序的应用极大改变了放射科医师或技师的工作方式和工作习惯，大大提高了诊断能力与诊断信心，并不断推进影像临床实际和 AI 技术的深度融合。AI 应用程序由工作流程管理方案进行统一管理，并执行其所分配的命令。根据流程方案的具体命令，可以以不同的模式或通过不同的参数来启动对应的 AI 应用程序。

第四节 AI 在影像引导治疗中的应用

影像引导治疗的重要价值在于发展新的诊断模式和治疗手段，减少治疗损伤，减少术中放射辐射量，提高治疗效果。面对外科手术中微创切口越来越小，直观越来越难把握的需求，我们需要更多的 3D 影像可视化技术、多模式成像分割技术、术中成像技术等，以发展精确定量化等先进视觉智能系统。当前，影像引导治疗和外科手术导航已成为现代医学影像技术的全方位应用。近年来，AI 被广泛应用于手术治疗领域，包括 AI 辅助的术前手术规划和 AI 辅助的术中手术导航两个方面。随着手术机器人的普及，AI 逐步从影像引导治疗领域转换到手术机器人控制领域。

一、术前辅助手术规划

手术进行前，外科医师会根据影像学检查结果，结合自身解剖学和病理学知识做出一个完整的手术计划。术前手术计划是手术是否能够成功完成的关键一步。随着科学技术的发展，计算机辅助广泛应用于手术术前规划，以便设计出最优的手术方案。计算机辅助手术规划系统可将术前二维的影像进行三维重建，还原病灶与其周围结构的真实立体解剖图像，并根据个体解剖特点辅助外科医师进行术前规划、虚拟切割和风险评估。近年来，计算机辅助手术导航系统多用于肝胆外科、神经外科、心血管外科、肿瘤切除、耳鼻喉科、整形修复外科等对手术操作有精细要求的科室。DR 检查、CT 检查、MRI 检查是最常用于手术计划的影像学检查。基于这些影像学图像，手术计划中常规任务包括图像解剖结构的识别、图像分割和图像配准 3 个方面。

（一）解剖结构的识别

解剖结构的识别即识别出感兴趣的解剖结构的空间位置，标出感兴趣的解剖结构的范围。AI 中深度学习方法能够有效识别出结构异常的区域。深度卷积神经网络被运用于从 4D 正电子发射体层成像（positron emission tomography，PET）中识别前列腺癌。此外，3D 的深度卷积神经网络用于从 CT 图像中识别肺结节，其结果显示该网络在识别肺结节方面有很高的识别精度和敏感度。

（二）图像分割

图像分割是从图像中找出目标所在的区域，把图像分成若干个特定的、具有独特性质的区域并提出感兴趣目标的技术和过程。图像分割有基于阈值的分割，基于区域生长的分割，基于边缘的分割和基于图论的分割四大类。基于阈值的分割算法是最简单直接的分割算法。该算法考虑到图像中目标位置和其他区域间有不同的灰度值，通过设定阈值进行分割。通常需要一个或多个灰度值作为阈值，将图像分割出目标区域与背景区域。如何找到合适的阈值是基于阈值的分割算法中最核心的问题。最大熵法是基于阈值分割中比较突出的一类算法。该类算法使用固定的阈值进行分割。另外，也有一类算法使用局部阈值，这类算法称为自适应阈值算法，这类算法在有阴影或者图像灰度不均匀的情况下，具有比全局阈值算法更好的分割效果。由于基于阈值的分割算法对噪声敏感，通常情况图像在分割之前需要进行图像去噪处理。基于区域生长的分割算法的核心思想是将具有相似特征的像素集合构成一个区域，这个区域中的相邻像素之间具有相似的性质。该算法首先在每个区域中寻找一个像素作为种子点，然后人工设定合适的生长规则与停止规则，这些规则可以是灰度级别的特征、纹理级别的特征、梯度级别的特征等，生长规则可以根据实际需要具体设置。满足生长规则的像素视为具有相似特征，将这些像素划分到种子点所在的区域。新的像素点作为种子点重复上述步骤，遍历所有像素，生长的区域就是最终分割的结果。区域生长法的优势是算法计算简单，对于区域内部较为平滑的连通目标能获得很好的分割结果，同时该算法对噪声不敏感。该类方法的缺点是需要人为选定合适的区域生长种子点；不合适的生长规则可导致分割的区域存在空洞；在复杂的图像中可能导致欠分割或过分割；作为一种串行的算法，分割的速度较慢。基于边缘的分割算法通过寻找区域的边缘来实现图像分割。由于不同区域中通常存在结构突变或不连续，往往能为图像分割提供有效依据。这些不连续或者结构突变称为边缘。对于图像边缘的检测，通常使用边缘检测算子。边缘检测算子有 Laplace 算子、Sobel 算子、Canny 算子等。基于图论的分割是近年来图像分割领域的一个新的研究热点技术，其基本思想是将图像映射为带权无向图，把像素视为节点，节点之间的边的权重对应于两个像素间的不相似性度量，割的容量对应能量函数。运用最大流、最小流算法对图像进行分割，得到的最小分割对应于待提取的目标边界。

在早期，由于受到计算资源的限制，AI 在进行图像分割过程中，不能完全实现体素水平的分割，而是将图像分割成小的块，然后用 CNN 对小块进行分类以实现图像分割。随着计算机软硬件技术的发展，全卷积网络（FCN）方法用于替代分小块的方式用于图像分割。FCN 进行图像分割时，采用卷积层和采样层替代全连接层，这种方式能够显著提升分割效能。图像分割的精度对于手术规划有重要意义。

（三）图像配准

图像配准是通过图像后处理方式将两幅或多幅医学图像的空间位置对齐。图像配准需要分析各分量图像上的几何畸变，然后采用一种几何变换将图像变换到统一的坐标系中。在配准过程中，常取其中的一幅图像作为配准的目标，称为参考图像，另外的图像作为待配准图像，称为浮动图像。图像配准就是将浮动图像对齐到参考图像的过程。

根据配准的特点，图像配准的方法大致分为三类，第一类是基于图像灰度的配准算法，首先从参考图像中提取目标区域作为配准模板，然后用该模板在待配准图像中滑动，通过相似性度量来寻找最佳匹配点。第二类是基于特征的配准算法。该类方法以图像中某些显著性特征（点、线、区域）为配准基元，算法过程分为两步：特征提取和特征匹配。首先从两幅图像中提取灰度变化明显的点、线、区域等特征形成特征集合。然后在两幅图像对应的特征集中利用特征匹配算法将存在对应关系的特征对选择出来。对于非特征像素点利用插值等方法作处理推算出对应匹配关系，从而实现两幅图像之间逐像素的匹配。第三类是基于变换域的图像配准算法。这种配准算法也分两步，先将图像变换到变换域空间，再进行图像配准，如基于小波变换的配准方法、基于梯度图像的配准算法等。

图像配准过程中，如果对整幅图像进行搜索，以匹配图像间的位置，其计算量大、耗时长。为减小搜索空间，实现快速配准，可利用小波变换构造多尺度图像金字塔，采取由粗到细的搜索策略，在低分辨率图像层通过线性搜索或者其他策略得到该分辨率下最优解的初步变换参数估计，并将此估计作为下一级图像层处理的搜索中心，再逐级校正和精化初步变换的参数，随着分辨率的提高，估计的精度也随之提高，同时搜索的范围逐级缩小，最终在高分辨率图像层上得到满足精度要求的配准结果。这种处理方式的好处是，在低分辨率图像层中因图像数据量很小，计算量大大减小，高分辨率图像层，由于搜索的范围越来越小，虽然图像规模变大，计算量也能得到有效控制。

精确的图像配准对于术前规划和术中导航都具有重要意义。传统的算法通过迭代计算变形场来最小化一个给定的测度，如互相关、互信息量、均方根误差等。这些测度基于灰度值、图像特征或者变换域图像计算。由于计算量大，这些传统的方法实现图像配准十分耗时。近年来，AI 方法逐步取代传统耗时的配准方法。在 AI 配准方法中，端到端的 3D 图像配准框架被广泛运用。AI 配准方法在图像配准中展现出很好的效能，对于影像引导治疗有重要意义。

二、术中辅助手术导航

传统的手术操作是根据术前拍摄的影像数据判断病灶部位的，其局限在于术前影像无法在手术过程中提供实时对照和操作预警。随着手术导航技术的发展，可以为医师提供实时影像，以准确定位病灶的位置，显著提高手术的效率和安全性。

肿瘤已成为当代困扰人类健康的重大疾病之一。在肿瘤切除手术中，完整、安全地实现肿瘤切除是关键。利用分子影像手术导航设备，可以在术中精确定位肿瘤边界，精准实现肿瘤切除，降低肿瘤复发风险。目前，计算机辅助手术导航系统的研究处于初步阶段，且大多数局限于神经外科领域。近几年，在骨科和耳鼻喉外科领域，计算机辅助手术导航开始吸引大学和医院研究力量的注意。

计算机辅助手术导航主要包括三维重建、内镜导航（endoscopic navigation）、组织特征追踪（tissue feature tracking）、增强现实四方面。

（一）三维重建

术中三维重建的图像可能来源于 MRI、CT 或超声。这些三维的图像数据量大，实现实时重建较困难。目前，二维图像在临床中广泛应用，然而二维图像无法直观展示病灶区域的立体解剖结构，医师需靠经验进行病灶位置的推断。三维模型重建是在计算机中对客观物体建立相同的三维虚拟模型，以直观显示病灶区域的血管、神经、骨质等结构。此外，三维虚拟模型中还可以旋转、缩放和测量，对于精准定位病灶的位置，明确与周围组织的空间毗邻关系有着非常重要的意义。人工智能算法也逐步应用到三维重建中。深度学习算法用于自动分割人工支架中的标记点，进而提升术中支架实例化框架的效率。先进的深度学习算法结合单步的学习策略用于三维实时重建，单步的学习策略从单张二维图像中估计出三维中的位置。

（二）内镜导航

术中内镜导航技术用于引导内镜到所指定的目标位置。为了达到这个目的，基于深度学习的深度估计、视觉里程计、即时定位和地图创建被用于相机定位和内镜成像。深度估计在相机运动估计中及三维结构成像中都是非常重要的部分。基于深度学习的深度估计方法有监督式和自监督式两大类。深度估计面临两方面的巨大挑战。首先，由于受到硬件方面的限制，获取大量高质量的训练数据（包括影像数据和深度图）是非常困难的。其次，手术场景往往是纹理特征缺乏的，使得深度恢复方法的应用是非常困难的。针对训练数据少这一问题，采用自监督的深度估计方法来实现实景立体成像。在深度恢复方面，采用合成数据训练从渲染的彩色图像到深度图，利用自适应变换学习从真实图像到渲染的彩色图像。此外，在胶囊内腔镜机器人中，采用自监督的 CNN 恢复深度和实现视觉的里程计。

（三）组织特征追踪

在微创手术中，基于学习的方法被用于软组织的追踪。在线学习的框架被引入到软组织追踪中，用于通过选择适当的特征进行决策树的聚类以更新随着时间变化的追踪器。此外，合并支持向量机和随机森林两种学习模态来预先选择光学活检区域，以实现软组织表面追踪。基于统计学的模型被引入到三维追踪深度学习算法中用于识别组织器官。研究结果表明，结合学习策略能够有效提升组追踪的鲁棒性。

（四）增强现实

增强现实是一种实时计算机影像的位置及角度并叠加相应图像和视频的技术，可在真实的三维空间定位叠加虚拟物体并具备交互性。增强现实系统主要分为显示器式增强现实系统、光学透视式增强现实系统、视频透视式增强现实系统三类。显示器式增强现实系统通过摄像机拍摄的真实世界图像输入到计算机中，与虚拟影像合成，并输出到显示屏幕，用户从屏幕上看到最终的增强场景图片。光学透视式增强现实系统使用光学穿透式头戴显示器，用户可穿过显示器直接看到真实场景，虚拟场景则直接输出至显示器，实现增强显示。视频透视式增强现实系统使用视频穿透式头戴显示器，真实场景通过摄像头捕获，并输出显示器与虚拟场景叠加。基于 AI 的算法通过深度学习可以实现更优质的增强现实效果。

第五节 AI在影像相关科室的研究与应用

人工智能技术除在传统医学影像科室广泛应用外，在医学影像相关科室如病理、眼科、皮肤及电生理等科室也开始了广泛的研究和应用。

一、病理影像人工智能应用

病理切片的数字化特别是全切片图像（whole slide image，WSI）的出现，使病理图像人工智能研究与应用得到发展迅速。

（一）人工智能与病理医学概述

1. 深度学习的数据特征 深度学习是新一代人工智能技术的主要代表。深度学习通过组合底层特征，从训练数据出发，经过一个端到端的模型，最终输出得到的结果。深度学习中的每一层都可以为了最终任务来进行自我调整，从而实现各层之间的通力合作，大大提高任务的准确度。随着大数据时代的到来和计算设备的发展，深度学习可以充分利用各种海量数据，完全自动地学习抽象知识的表达。

2. 病理医学的窘境和解决方案 病理切片是病理诊断的重要标准，在临床和科研中都有着十分重要的应用。病理医师通过对病理切片进行镜检，完成病理诊断和预后评估，但是这个过程通常费时费力。由于我国病理医师的数量少，收入低，病理医师的工作环境较差，导致人才流失严重，病理影像分析供需矛盾持续加大。

深度学习通过广泛的图像训练，从图像底层提取特征，能够实现对更加多样化的影像表现识别并不断自动优化。人工智能给病理影像分析带来新的解决方案。人工智能可以提高影像处理和分析速度，快速给出辅助判断结果，再结合专家知识学习，定量数据分析，填补医技间鸿沟，提高基层检查质量。

3. 基于深度学习的病理切片图像的定量分析 病理切片数字化使病理学发展进入到新的时期。WSI的出现使病理切片的保存和传输更加方便、安全。

随着人工智能技术走进病理分析领域，病理分析不再局限于传统的定性分析，逐渐向定量分析过渡。定性分析的结果受主观因素影响较大，不容易复现。定量分析是指依据统计数据，建立数学模型，从而计算出与病变相关的各项定量化指标；并根据定量指标给出病理诊断，其诊断结果更加客观。

深度学习预先定义了计算规则，通过层级式网络结构，将数据从输入层传递到输出层，并自动学习图像特征表达，得到图像的低维特征。基于临床上不断积累的WSI数据，深度病理能充分发挥在大数据样本上的优势，推动病理定量分析的发展，辅助医生完成病理诊断。

（二）病理影像的学习过程与精准标注

深度学习训练出高准确性和高特异性的分类模型需要有大量的病理切片数据支持。人工智能识别模型的实践主要有以下5个阶段：数据标注、数据预处理、算法设计、算法训练、算法测试。

人工智能的核心是算法，但基础和必要条件是有效数据。人工智能如果源于不完整或有偏移的数据基础，最终决策会产生偏差甚至错误。病理影像领域的人工智能同其他领域的人工智能一样，简洁、完整和准确的数据是必要前提。与其他图像相比，病理图像有自己的特点：①图片尺寸差异大且图像质量不统一；②病理诊断病种繁多，由于疾病的亚专科化，每位专家可能仅对部分病种特别熟悉，数字病理切片的标注十分烦琐，工作量大，数据的标注置信度不高。

（三）人工智能在辅助病理诊断中的应用

1. 人工智能与乳腺癌淋巴结转移病理诊断 一般的病理诊断流程是制成组织切片并进行染色

后，由病理医师通过阅片分析病变特征，从而给出诊断结果。乳腺癌前哨淋巴结的评估对于乳腺癌患者的 TNM 分期以及临床中判定是否需要进行腋窝淋巴结清扫等方面都具有极其重要的意义。人工进行前哨淋巴结病理学检查费时费力，而且在转移灶很小的情况下，难以得出准确诊断。人工智能应用于乳腺癌淋巴结病理诊断中阅片环节，通过特定的算法对病理图片进行智能处理，以实现高精度、高效率的病理诊断。

2. 人工智能与宫颈癌病理诊断　　宫颈癌筛查是基于细胞学的病理诊断。通过人工智能筛选出异型或疑似细胞，然后病理医师解读人工智能的筛选结果，给出最终诊断。通过人工智能初筛，能显著提高诊断效率、减少误诊率、降低人力成本，因此，人工智能有望在宫颈癌筛查中广泛应用。

3. 人工智能与前列腺癌病理诊断　　前列腺癌早期诊断是成功治疗前列腺癌的必要前提，而其确诊要通过手动分析活检样本来实现。病理学家的日常工作中，大部分时间都花费在良性组织检查，只有被鉴定为前列腺癌的区域才进行相关评分。而精确的组织分级受到许多因素的影响，包括病理学家的疲劳程度、分级标准的解释和前列腺癌外观。人工智能自动、准确和可重复地检测出前列腺癌区域，对前列腺癌的诊断和精确分级至关重要。

二、眼部成像的 AI 应用

人工智能同样也被应用于眼部成像，主要是眼底照片和光学相干断层成像（OCT）。人工智能技术主要应用于糖尿病视网膜病变（diabetic retinopathy，DR）、青光眼、老年性黄斑变性（senile macular degeneration，SMD）和早产儿视网膜病变（retinopathy of prematurity，ROP）。除此之外，还被用于估计屈光不正和心血管危险因素（如年龄、血压、吸烟状况和体重指数）。人工智能在眼科的一个主要好处是筛查，如对 DR 和 ROP 的筛查，这些方面已有完善的指南。

（一）AI 在白内障方面的研究

白内障是晶状体的混浊，根据其密度和位置的不同可以分为两类：先天性和后天性。先天性白内障可进一步分为年龄相关性（老年性）和继发性白内障。白内障是最常见的致盲眼病，也是成人致盲的主要原因。2015 年 WHO 曾报道，全世界累计约 2.85 亿人视力受损，51% 的失明和 33% 的视力障碍由白内障引起。落后地区或基层医院常因检查技术落后、仪器昂贵、专业医师缺乏等原因，使很多白内障患者未能得到及时诊治，最终导致视力障碍甚至致盲。AI 的出现可以帮助眼科医师及早发现白内障，并将患者转诊至上级医疗机构进行手术干预，降低该病引起的致盲率或视功能受损率，快速有效地解决了专业医师缺乏、患者诊治延误等问题。

1. 白内障的自动诊断分级　　白内障的自动诊断分级算法是对裂隙灯拍摄的晶状体前段，特别是晶状体的光学截面进行分析。首先采用基于边缘检测和圆拟合的预处理步骤，分离出前段摄影镜头部分。将分离区域分为前皮质、核和后皮质三部分。训练了一种监督机器学习算法，对数据集中的每幅图像和每一个分级类别处理来自上述区域的随机图像进行补丁。第二步，利用 k 均值聚类得到一组局部滤波器，利用它们的判别能力对给定的白内障分级进行分层。然后用这些滤波器初始化卷积神经网络（CNN）对平移和小变形鲁棒的对流层的权值。然后使用多个随机递归神经网络（RNN）来计算更高层次的特征。RNN 的第一层由随机权值初始化，并由 CNN 输出滤波器的子集进行反馈。然后将这一层 RNN 的输出与 CNN 输出滤波器的另一个子集相结合，反馈给 RNN 的第二层，递归地重复这个过程，直到处理完所有 CNN 信息。将光学切片各区域的特征输入支持向量回归得到最终分类结果。该算法在 5378 幅图像的数据集上进行了测试，与人类分类相比，平均绝对误差为 0.304。

2. 先天性白内障诊断 AI 系统　　先天性白内障的 AI 系统利用了先进的深度学习算法识别不同病情的眼前段图像。该系统包括以下 3 个功能网络：识别网络旨在从大量人群中识别潜在的患者，评价网络对疾病严重程度（晶状体混浊）的三个指标（混浊面积、密度和位置）进行综合评价，进行风险分层,为治疗决策提供参考。策略网络根据识别网络和评价网络的结果提供治疗建议(手术或随访)。

目前,该 AI 系统已设计成智能机器人应用于中山眼科中心的门诊,输入人眼前段图像到机器人,即可瞬时得出诊断结果及治疗建议。

(二)AI 在糖尿病视网膜病变方面的研究

糖尿病视网膜病变(diabetic retinopathy,DR)是糖尿病导致的视网膜微血管损害所引起的一系列典型病变,是一种影响视力甚至致盲的慢性进行性疾病。DR 目前已成为全球劳动年龄人口中获得性失明的主要原因之一,也是经济发达国家人群视力损害的主要原因。据估计,在全球 3700 万名盲人中,有 4.8% 是由糖尿病引起。其中美国和欧洲占 15%~17%,约 7% 的患者在中国和蒙古国。美国 40 岁以上人群的 DR 患病率为 3.4%(410 万),其中威胁视力者比例达到 0.75%(89.9 万)。澳大利亚和加拿大糖尿病患者中 DR 比例在 25%~40%,其中增生型 DR 占 2.1%~2.5%。在我国,DR 患病率为 24.7%~37.5%,其中增生型 DR 占 3.3%~7.4%。

DR 造成的视力损害已经是一项全球密切关注的公共卫生问题。2002 年国际 DR 严重程度分级标准将 DR 分为无 DR(non diabetic retinopathy,NDR)、轻度非增生型 DR(non-proliferative diabetic retinopathy,NPDR)、中度 NPDR、重度 NPDR 和增生型 DR(proliferative diabetic retinopathy,PDR)。其中,PDR 是患者视力损害的主要原因。DR 作为内分泌代谢性疾病的并发症,在确诊原发疾病的早期进行眼底检查和跟踪随访,将会帮助患者在相当长的时间内保存视力。研究表明,对 DR 患者进行早期筛查、诊断和治疗能有效防止视觉损害及失明。

DR 的筛查方法有很多,如直接检眼镜(direct ophthalmoscope)、彩色眼底照相、荧光素眼底血管造影(fundus fluorescein angiography,FFA)等。彩色眼底照相被认为是最简单高效且适于随诊的手段之一。早在 1999 年就有研究者利用人工智能技术将彩色眼底照片中的不同结构进行分离和测量。

1. 糖尿病视网膜病变的筛查与辅助诊断　将不同来源的眼底图像进行编译和预处理,形成一个大规模的数据集。这些数据深层特征及相关的元数据被提取,输入到一个基于树的分类模型,最终输出一个可操作的诊断结果。具体实现过程中,该算法利用 75 137 例糖尿病患者的彩色眼底照片进行人工智能训练,该模型以 94% 的灵敏度和 98% 的特异性进一步验证了人工智能在眼底照片上对糖尿病视网膜病变筛查的准确性和有效性。

人工智能算法因其在提高筛查效率方面有巨大潜力,可用于辅助眼科医师进行疾病的评估和治疗决策。人工智能以普及性好、易获取的眼后极部彩色照片作为筛查资料,使其在社区或者农村乡镇的应用便捷可行。若在全球范围内应用人工智能,可扩大筛查覆盖面并提高筛查效率,大大降低因 DR 造成的视力损失。

2. 糖尿病视网膜病变的分型　不同的 DR 类型,意味着不同的治疗手段以及预后效果,因此 DR 类型的鉴别和诊断同样重要。利用人工智能对 DR 进行分型的系统中,将 2011 年 5 月~2015 年 6 月日本自治医科大学 2740 例糖尿病患者的 9939 张后极照片(45° 彩色眼底摄影照片,拍摄到每眼的 4 个区域)进行分析,根据实际诊断分为无 DR(NDR)、单纯 DR(simple diabetic retinopathy,SDR)、增生型前期 DR(pre-proliferative diabetic retinopathy,PPDR)和增生型 DR(PDR)四类。采用谷歌研发的卷积神经网络算法 GoogLeNet 进行分类,用 95% 的数据进行训练,5% 的数据进行测试,人工智能获得的平均准确率为 96%。三位视网膜专家(HT、YA 和 YI)根据传统 Davis 评分方法,获得的平均准确率分别为 93%、92% 和 93%。该研究表明人工智能算法比传统的评分方法更精确(P 均 <0.0001):HT($P=0.018$)、YA($P=0.006\,7$)和 YI($P=0.034$)。这些结论表明人工智能在糖尿病视网膜病变的分型应用中可以为临床医师进行病情评估及治疗决策提供重要信息。

(三) AI 在年龄相关性黄斑变性方面的研究

年龄相关性黄斑变性（ARMD）是发达国家 50 岁以上人群致盲的主要原因之一。从公共卫生的角度来看，随着世界人口老龄化加剧，这个问题将变得更加严重。这类患者有几种治疗方案，对应于不同病理分级，因此需要及时诊断并准确分级，才能使用行之有效的治疗方案。然而，由于缺乏训练有素的专业人员对 ARMD 的诊断和分级进行基础检查，ARMD 的筛查还不能普遍应用。因此，研发自动化诊断和分级设备对全球筛查计划的实施至关重要。

ARMD 的自动诊断和分级系统利用 AI 系统实现了 ARMD 的自动诊断和分级。采用年龄相关眼病研究（age-related eye disease study，AREDS）数据集，由几个分级中心的专家将该数据集中的 5664 幅图像按 1～4 类进行分级。然后，再由训练有素的眼科医师使用原始的 AREDS 研究分类进行分级，获得分类的结果。该系统中首先对原始眼底图像进行预处理，提取出黄斑区域。再利用提取的区域训练线性支持向量机（linear support vector machine，LSVM）分类器。该系统中考虑了 3 个分类问题：4 类分类、3 类分类（第 1 类和第 2 类分组、第 3 类和第 4 类分组、第 3 类和第 4 类早期和高级 ARMD）和 2 类分类（第 1 类和第 2 类分组、第 3 类和第 4 类分组中级和高级 ARMD）。对于第 4 类、第 3 类和第 2 类分类问题，自动算法的准确率分别为 79.4%、81.5% 和 93.4%。训练有素医师的相同值分别为 75.8%、85.0% 和 95.2%。

(四) AI 在青光眼方面的研究

青光眼是一系列会导致视神经受损、视力丧失的眼疾。由于该疾病进程极为缓慢，在很长一段时间内不会出现明显症状，大多数患者直到疾病后期都没有意识到已经患病。目前全球青光眼患者约 7000 万例，预计到 2020 年青光眼将影响全球 8000 万人，而我国是世界上青光眼患者数量最多的国家。其中，导致青光眼的因素主要包括眼压持续升高、青光眼的家族病史、偏头痛、高血压等，这些因素通常导致视神经会受到压迫而产生压陷。青光眼是目前世界上首位不可逆致盲眼病，由于青光眼具有隐匿性和渐进性，视神经损伤无法修复，青光眼发现过晚，会出现不可逆的视功能损伤甚至失明。因此，早期的青光眼筛查、诊断和治疗是预防视神经损害和失明的关键。

1. 青光眼眼底图像视盘分割系统　杯盘比（cup-disk ratio，C/R）是评价青光眼视神经损害的常用指标，所以，用于青光眼的计算机自动诊断系统能否从视网膜图像中分割出视盘和视杯区域将是成败的关键。考虑到这一区域可能存在形状不规则、边界不清晰等问题，青光眼的 AI 诊断颇具挑战性。目前，青光眼的临床诊断主要由经验丰富的专业眼科医师通过评估眼底图的视杯与视盘的直径比即杯盘比来进行人工评估。然而，对于大规模群体的青光眼筛查，人工评估不仅效率低下，而且其评估质量很容易受医师经验不足和身体疲劳等主观因素的影响。因此，亟须开发杯盘比自动评估算法以减轻眼科医师的工作负担，提高其工作效率与质量。

目前一种基于深度学习的视神经自动分割方法采用熵增强采样策略，并通过图割最后一步进行增强。分割算法实现如下：采用基于圆形特征检测的预处理步骤，确定包含视盘的眼底摄影图像区域。该区域随后被裁剪，图像对比度得到改善，以增强视盘的可视性。下一步是从标记的图像区域收集图像补丁（3×3 个像素），并将它们分为三类：光盘、光盘杯和背景。采用基于熵的采样策略，最大限度地提高了样本图像区域的识别能力，从而获得了一组均衡的图像区域。

然后实现了一个 CNN，修改了一个通用的 CNN 架构，提高了它的归纳能力。第一个修改是在不同的图像尺度下训练网络。在不同的图像分辨率下采集 3 个像素贴片，提供不同的滤波覆盖率。网络的第一个卷积层包含 5 个图像尺度中的 6 个滤波器。网络的第二卷积层包含 4 个图像尺度各 1 个滤波器。总共学习了 30 + 4 = 34 个过滤器。在两个卷积层之间使用最大池化层。然后利用第二卷积层的输出训练一个逻辑回归分类器，该分类器生成三个概率映射，每个预定义类对应一个概率映射。然后将每个概率图输入一个无监督的图割算法，得到封闭区域分割。在已知视盘一般形状，特别是在形状的一般凸性的前提下，将凸包变换应用于图割分割输出，提高最终分割结果。与传统的基于 CNN 的方法和其他基于手工特征的方法相比，该方法在视盘和视杯分割检测中分别获得了 97.3% 和 87.1% 的准确值。

2. 青光眼视神经损伤检测系统　利用基于彩色眼底照片的深度学习算法可以检测青光眼视神经损伤（glaucomatous optic neuropathy，GON）。这种系统收集了 48 116 张眼底照片，通过 21 名受过训练的眼科医师对照片进行分类。将 GON 定义为垂直杯盘比≥0.7 以及其他典型的 GON 变化，使用 8000 张眼底照片验证数据集来评估该算法的性能。在验证数据集中，该深度学习系统的受试者操作特征（ROC）曲线下面积（AUC）为 0.986，灵敏度为 95.6%，特异性为 92.0%。而病理性近视的共存可能是导致假阴性结果的最常见原因。

3. 基于 OCT 的青光眼诊断系统　基于视网膜神经纤维层（retinal nerve fiber layer，RNFL）厚度和视野（visual field，VF）的机器学习模型，对青光眼的诊断具有较强的预测能力和解释力，该系统收集了视网膜神经纤维层（RNFL）厚度和视野（VF）的各种候选特征。从原始特征发展出综合特征。然后通过特征评价，选择最适合分类（诊断）的特征。所建立的预测模型对青光眼和健康眼的分类具有较高的准确性、敏感性、特异性和 AUC。

青光眼早期诊断比较困难，不能通过单一的检查判定，而是需要综合考虑眼压、眼底、视盘形态、视野、OCT 视网膜神经纤维层改变等多个因素，因此，AI 与青光眼的结合比其他眼科疾病具有更大的挑战。

正如上述研究所示，AI 在青光眼诊断方面的应用主要是利用眼底照片或眼底 OCT 断层图片进行青光眼排查，因此尚不能做到对青光眼的精确分型。其次，青光眼还需与高度近视、某些神经眼科疾病等具有类似视神经影像学变化的疾病进行鉴别诊断，这也给 AI 辅助青光眼诊断增加了难度。针对这些问题，可以从以下几个方面进行干预。

（1）收集大量患者资料和检查结果，让机器学习彩色眼底照片、OCT 图像，能自动判读和诊断。

（2）训练机器将多种检查结果综合考虑，全面判断患者的病情，做到早发现早诊断早治疗。

（3）通过大量病历资料数据，开发 AI 算法，使机器可根据患者的检查结果制订合理的治疗方案。

4. AI 在早产儿视网膜病变应用　眼科疾病的患病率、病因、表现、诊断和治疗在成人和儿童患者之间存在差异，在开发人工智能应用程序时，这些差异是重要的考虑因素。儿童常见的疾病包括弱视、斜视、鼻泪管阻塞、早产儿视网膜病变（ROP）和先天性眼病。相比之下，成年人则受到白内障、眼干燥症、黄斑变性、糖尿病视网膜病变和青光眼的影响。对于发生在儿童和成人中的疾病，其表现形式、病因和治疗方法往往不同。

婴儿和儿童与成人有不同的特点，影响他们的眼科就诊。考虑到他们的发展能力，从一个孩子的单次眼睛检查中收集到的信息通常较少，因此可能需要多次检查才能准确地诊断或描述该孩子的疾病。由于婴儿或儿童无法有效交流，他们对客观考试的依赖也更强。孩子的注意力持续时间短，行为难以预测，因此常常需要进行快速检查，这样医生就能赢得孩子的信任，同时又能让孩子感到放心。

早产儿视网膜病变（ROP）是一种发生于低出生体重儿，尤其是早产儿的眼部疾病。患有 ROP 的婴儿视网膜血管发育不正常，影响视力，在严重情况下，如视网膜脱离，甚至可能导致失明。如果诊断和治疗及时，ROP 可通过激光光凝治疗。因此，ROP 筛查方案在 ROP 检测和临床治疗中发挥着重要作用。ROP 筛查高危儿童主要由儿童眼科医师或视网膜病变专家通过眼底摄影设备进行。随着世界高危儿童数量的不断增加和儿童地域分布的不平衡，这种困难而传统的方法明显不能满足需要。此外，有能力并且愿意接受眼科检查的眼科医师的数量正在逐渐减少。ROP 是全球儿童失明的主要原因。中国等发展中国家的情况更为严重。高新生儿存活率和大量低出生体重儿增加了早产儿 ROP 风险的数量，医疗资源匮乏。

一种使用 DNN 设计的自动化的 ROP 筛选系统可用于远程医疗 ROP 筛查，促进医院间的合作。

该系统的标记流程如下：首先，应收集早产儿视网膜眼底图像。在每次 ROP 筛查中，由于每只眼睛的健康状态可能不同，视网膜眼底图像被捕捉到，并根据眼睛的不同分为两组。每个集合都被定义为一个单独标记的案例。病例由 4 名临床眼科医师进行标记。在最初的盲读阶段,每个病例都由三名眼科医生分别注释。如果一个病例的视网膜和眼底图像中有任何一个是 ROP,那么这个病例就被标注为 ROP,否则被标注为正常。根据其严重程度,将其分为轻度 ROP 和重度 ROP。

具体的算法:基于深度神经网络的 ROP 自动检测系统 DeepROP。ROP 检测分为 ROP 识别和分级任务。两种特定的 DNN 模型,即 Id-Net 和 Gr-Net 分别用于识别和分级任务。测试发现:Id-Net 达到的敏感性为 96.62%(95% 可信区间:92.29%~98.89%)和特异性为 99.32%(95% 可信区间:96.29%~9.98%),而 Gr-Net 达到的敏感性和特异性分别为 88.46%(95% 可信区间:96.29%~99.98%)和 92.31%(95% 可信区间:81.46%~97.86%)。由于具有足够临床标签的大规模 ROP 数据集,深度学习模型可以直接从大数据中学习 ROP 特性。DeepROP 有望成为一种高效的 ROP 自动化筛选系统。

三、皮肤镜图像的 AI 应用

(一)皮肤病的传统检测方法

皮肤镜检查一般指皮肤涂片显微镜检查,是一种非侵袭性的在体检查技术,可以观察到肉眼通常看不到的结构。皮肤镜主要用于检查色素性皮损,也可以帮助观察者评估多种无色素性皮损。所获得的皮肤镜图像可通过数码拍照进行存储或后续分析。作为临床上诸多疾病的筛选和诊断工具,具有无损伤、无痛苦、诊断迅速等优点。

1. 皮肤镜的基本原理 新研制的皮肤镜由于配备了偏振光滤器、发光二极管等设备,可以不需要耦合剂,不接触皮肤直接进行观察。皮肤镜是从表面对水平面进行观察,而组织病理学主要是从垂直断面对表皮进行观察。两者相比较,皮肤镜观察更接近于临床肉眼观察,因其具有放大观察的优点,从而在镜下可以反映出浅层的组织病理表现。皮肤镜观察的要点是明确表皮和真皮的关系。观察病理组织标本的时候,一般看到的是与皮肤表面垂直的一个断面,表皮突起和真皮乳头的立体关系不太明确。实际在三维空间上,自真皮侧观察表皮,宛如蜂窝。自表皮侧观察真皮,就像多个圆顶塔密集排列,这些圆顶就相当于真皮乳头。这种皮肤表皮真皮的立体结构和皮肤镜下的各种各样的所见密切相关。

2. 皮肤镜的临床应用

(1)诊断皮肤恶性肿瘤

1)基底细胞癌:Menzies 发现并总结色素性基底细胞癌的皮肤镜特点如下。①大量灰蓝色椭圆形癌巢;②多发的灰蓝色小球状体;③枫叶样区域;④车轮样区域;⑤溃疡;⑥树枝状毛细血管扩张。具有上述表现之一即可诊断为基底细胞癌。但皮肤镜下毛发上皮瘤和基底细胞癌均可见树枝状毛细血管扩张、灰蓝色小球状体。Ardigo 等提出毛发上皮瘤的皮肤镜下需观察到乳白色背景,此点有助于与基底细胞癌相鉴别。

2)恶性黑色素瘤:简称恶黑,恶性程度高,极易发生转移。恶黑皮肤镜下具有以下特征性的结构形态变化:①蓝白色面纱样结构:是一种融合的弥散性蓝灰色至蓝白色结构,与不同的色素网、色素点、圆球状结构或条纹结构同时存在;②退化结构:表现为白色区域、蓝色区域及两者的混合存在;③肿瘤的边缘部呈不规则、放射状平行走行的黑色线条;④皮沟、皮嵴分界不清,可见部分结构区;⑤肿瘤周围可见到不规则的灰色或黑色的小点或小球。

3)Kaposi 肉瘤:多中心发生,全身皮肤及血管广泛受累,表现为紫色的结节性皮肤损害。Kaposi 肉瘤临床表现可分为经典型、非洲型、AIDS 相关型和免疫抑制相关型。四种临床类型的组织病理学表现基本一致,皮肤镜示梭形细胞增生,具有血管瘤样结构,红细胞外溢,含铁血黄素沉积及慢性炎症细胞浸润。有研究表明,Kaposi 肉瘤在皮肤镜下呈彩虹模式,这种具有特征性的图像有助于该病的确诊。

（2）诊断色素沉着性皮肤病

1）色素痣：在镜下表现为规则的结构。掌跖部的色素痣主要有皮沟平行形、毛刷形、格子样形等；有毛部色素痣表现为规则的色素网络，规则的色素小点或小球、规则的线条等。

2）白癜风：色素减退或消失合并毛周色素残留为白癜风的特异性皮肤镜表现，在早期不典型白癜风的诊断中有重要意义，是利用皮肤镜鉴别本病和花斑癣、白色糠疹、无色素痣、贫血痣等的关键。

3）黄褐斑：皮肤镜下表现为淡黄褐色均匀一致的斑片，深褐色斑片/点，毛细血管网，毳毛增粗变黑。通常与雀斑和激光术后色素沉着相鉴别。强脉冲光治疗黄褐斑后皮肤镜下暂时性色素沉着加深呈灰色提示治疗参数选择恰当。

（3）诊断皮肤良性肿瘤

1）脂溢性角化病：有些脂溢性角化病与基底细胞癌都呈结节性突起的黑褐色肿物，临床不易鉴别。脂溢性角化病镜下特征性表现主要是粟粒样囊肿与粉刺样开口，其他表现还有整体呈不透明的茶褐色、脑回样结构等。

2）血管性病变：皮肤镜下血管的形态各有不同，点状血管表现为密集排列的小的点状结构，小球状血管是点状血管的一种特殊类型，表现为扭曲的血管成簇分布，似肾小球样；分叉的血管表现为直径大的血管不规则地分支成极小终末毛细血管；冠状血管表现为一组循序弯曲的很少分支的血管围绕在皮损边缘；多形性非典型血管表现为存在两种或两种以上血管形态，通常表现为线状不规则血管和点状血管同时存在。另外，临床上血管角化瘤可呈结节状，常伴有出血，与结节性恶性黑色素瘤在临床上不易鉴别；四肢末端出血斑、皮内血肿与末端黑子型恶性黑色素瘤在肉眼上有时也难以鉴别。镜下血管角化瘤为暗紫色的圆球状或卵圆形散在性色素沉着结节。

（4）遗传性皮肤病：红斑鳞屑性皮肤病。皮肤镜对于临床表现非典型的银屑病有较高的诊断价值，且可以用于评价治疗效果，并进行追踪观察。银屑病的镜下表现：①角化不全形成；②中性粒细胞聚集形成 Munro 微脓肿；③真皮乳头毛细血管扭曲并扩张，血流速度加快；④真皮可见炎症细胞浸润。皮肤镜下除了银屑病皮损组织病理特征外，还可清晰观察到真皮浅层毛细血管扩张程度和炎症细胞在表皮中的浸润程度，与传统组织病理学检查比较，皮肤镜具有可追踪性、无创性和特异性的显著优势。

（5）炎症性皮肤病

1）疣：是由人乳头瘤病毒引起的一种皮肤表面赘生物，根据临床表现和部位分为寻常疣、扁平疣、跖疣、生殖器疣（尖锐湿疣）。扁平疣皮肤镜下表现为黄色至浅棕色斑片，其内可见蛙卵样改变，点球状血管。根据皮肤镜表现，可鉴别扁平疣及扁平疣样脂溢性角化病。

2）癣：由毛癣菌属、小孢子菌属和表皮癣菌属等引起按发病部位分为头癣、体癣、股癣、手癣、足癣、甲癣等。其中头癣患者在皮肤镜下可观察到逗号发、毛囊周围白斑、油腻鳞屑等，其中犬小孢子菌感染镜下仅见逗号发，石膏样毛癣菌感染镜下可见逗号发和螺旋状发，目前对紫色毛癣菌感染存在逗号发和螺旋状发的报道不统一；拔毛癣患者镜下除黑点征、断发、新生短发、毳毛增多等特征，还可见血痂、抓痕以及无毛干的毛囊开口、"V"形发、毛干残端有分裂和卷曲等结构；脱发性毛囊炎以簇状发为特征性表现，也可见毛囊性或毛囊周脓疱，晚期毛囊口消失；黏蛋白脱发急性期可见断发和黑点征，以毛囊口下陷为主要特征；扁平苔藓所致假性斑秃可见毛囊周围鳞屑、白点和毛囊结构周围蓝灰色点，甲癣的最终诊断要依赖真菌检查结果。皮肤镜有一定程度的辅助诊断价值，皮肤镜下可见甲板黄白色纵纹呈锯齿状，锯齿尖峰朝向近端，也可见其他颜色的平行条带似极光样。真菌性黑甲在皮肤镜下可见纵向黑甲，色素带近端宽大，远端渐变细小，表示感染由远端向近端发展，色素带近端还可见多个点状扩展色斑。

3. 皮肤镜的优点及需要注意的问题　研究表明皮肤镜对色素性皮肤疾病的诊断准确率比肉眼高 10%～20%，与临床诊断相比，皮肤镜可以帮助区分色素细胞系病变和非色素细胞系病变及良恶性病变，提高了恶性黑色素瘤诊断的敏感性和特异性，以早期诊断恶性黑色素瘤，降低了临床可疑而病理诊断为良性色素痣的切除率，还可以利用皮肤镜检查结果作为实施相关手术的依据。那不勒斯一所大学色素性疾病专科门诊一项研究结果表明，皮肤镜对恶性黑色素瘤的敏感性和特异性分别是 89.7% 和 92%。

皮肤镜的主观性较强，使用时要注意：①皮肤镜对位于真皮内色素性疾病的判断效果不如对表皮内色素性疾病的判断效果好；②利用皮肤镜进行疾病的诊断时，要求医师具有一定的经验，才能充分发挥皮肤镜的优势；③应注意适应证的选择，不恰当地扩大皮肤镜的使用范围，必然导致诊断准确率下降和假阳性、假阴性病例的增加；④需要进一步完善皮肤镜诊断疾病的标准，以期使皮肤镜得到更广泛的应用。

基于皮肤镜诊断较为主观的特征，现使用人工智能来诊断皮肤病已然成为一种趋势。在提高诊断准确率的基础上，如何利用人工智能皮肤病诊断系统实现患者自助导诊，系统自动诊断、治疗、药品配送，以及患者教育、随访和管理服务等，是未来人工智能皮肤病诊断类系统的发展方向。

（二）基于深度学习的皮肤镜图像识别

皮肤病学是比较依赖形态学特征的学科，基于皮肤影像资料对各类皮肤疾病进行的计算机辅助诊断具有客观、可重复的优点，可为医师提供量化的诊断特征，并对皮损类别进行预测，从而帮助医生对病情进行分析和判断。

计算机辅助诊断系统大致可分为 5 个环节，包括皮肤影像采集、图像预处理、图像分割、特征提取和分类识别。由于皮肤疾病种类繁多，对皮损进行自动分类一直颇具挑战。传统方法往往需对原始图像进行繁杂的预处理，需要有经验的工程师手动设计特征提取器，选择合适的分类器进行分类。这类方法泛化能力不强，很难实现复杂的多分类任务。随着大数据时代的到来和计算机硬件的巨大进步，深度学习技术尤其卷积神经网络，在图像分类、检测等很多任务中相对传统模式识别方法取得了令人瞩目的突破。CNN 本质上是一个多层、高度非线性的神经网络，可充分挖掘多维数据中存在的内在结构，自发地从原始数据中习得有用的特征表达。

Jaleel 等提出了一个基于计算机的早期皮肤癌诊断系统。该系统使用数字影像处理技术和神经网络方法，使用二维小波变换（2D wavelet transform）提取病变部位的分割图像，并基于此对恶性黑色素瘤与其他皮肤疾病进行癌变区分。Jones 等则比较了直方图模型和高斯模型在皮肤病检测中的应用，结果显示：在皮肤病检测中，直方图模型在精度和计算成本方面略有优势。Brand 等利用皮肤颜色，基于三维 RGB 概率图比较了简单概率、色彩空间转换和数值有效等 3 种方法在皮肤检测中的应用。Mittra 等则利用一组归一化对称灰度共生矩阵对肌理图像进行分析，判断皮肤疾病状态。Barata 等则分析了皮肤镜检下黑色素瘤的局部和全局特征，发现病变部位的皮肤颜色和肌理对黑色素瘤的检测极为重要。

尽管存在一些相关的应用，但是计算机视觉在解决识别皮肤病仍有许多进步空间。皮肤病图像分类被认为属于细粒度视觉对象分类的问题，它具有与现有细粒度分类工作不同的自身特征。同时，与其他自然场景或物体分类相比皮肤病图像缺乏独立的空间布局与注解，虽然临床上任何特定皮肤状况的诊断都是通过收集有关皮肤病变的相关信息，包括位置、排列（孤立，全身，环状，线性）、形态（细胞）等，但缺乏一致性。例如，我们很难找到红色湿疹的统一描述。此外，病变与周围皮肤之间的对比度差异小，边界不规则和模糊，病变内部碎裂或杂色等，都使识别皮肤病更加困难。

通过准确特征提取和大量实验迭代，深度学习得以在数据集上建立基线性能，并实现了强大而准确的特征学习。就图像分类任务而言，相对于传统方法多步骤、过程复杂的特点，CNN 是"端到端"模型，即只要输入皮损图像，就能输出皮损类别。

1. 皮肤镜图像数据　大量样本对于深度学习至关重要。没有充足的训练数据，CNN 很难从训练样本中学习到合适的特征，网络也很容易陷入"过拟合"的困境。为了让 CNN 拥有强大的泛化能力，必须提供足够多的训练样本。

目前主要数据来源包括 ISIC 皮肤病数据库、爱丁堡皮肤病数据库、斯坦福医院数据库和一些公开的比赛用皮肤病数据库，如 IsicArchive。皮肤分割数据集除了肤色外，也包含年龄、性别和种族多样性的面部图像的皮肤纹理生成皮肤和非金属数据集。虽然数量庞大，但是图片质量参差不一，难以直接合并使用。

一个具有训练意义的数据集在质、量与多样性上均有要求：①图像数量大约在万级，其中质量不佳的比率控制在 5% 左右，并且需要专业的医学识别作为对照。以 ISIC 数据库为例，图像多是通过多个皮肤镜获得，共包含 12 000 个皮肤图像，其中有 1552 个病变图像。在排除 273 因图像质量不佳（焦点不佳或者整个视野下包含的多种病变）后，共有 1279 个病变（19.3% 黑色素瘤和 80.7% 黑痣）。所有黑色素瘤和黑痣都经过组织病理学检查。②多样性上，所有图像均来自真实场景，颜色、曝光、照明和细节水平各不相同。也就是说，图像可以由任何设备配置或在各种环境中拍摄。上述多样性主要包括：a. 物种多样性。皮肤疾病数据集中的皮肤病变图像包含湿疹、寻常痤疮、瘙痒症、秃头症、压疮、荨麻疹、疥疮、脓疱病、脓肿、细菌性皮肤病、病毒性疣、软疣、黑色素瘤和非黑色素瘤皮肤癌，涵盖了大多数常见的皮肤病。b. 外观多样性。在现实生活中，临床医师和皮肤科医师根据某一标准确定病变是否为黑色素瘤，即 ABCD 标准。

2017 年 1 月，斯坦福大学人工智能实验室与斯坦福医学院合作采用深度学习方法对皮肤镜和临床皮损图像进行自动分类，该团队构建了一个新的庞大的皮肤影像数据库，影像数据达到了惊人的 129 450 幅，包含多达 2032 种不同疾病。

深度学习中，常将皮肤疾病分类为树形结构：大分支分别对应良性肿瘤、恶性肿瘤和非肿瘤 3 个一级分类。3 个一级分类中的每一类对应 2~4 个子分支，形成 9 个二级分类。每个二级分类进一步细分，逐步形成了最底层的叶子节点，而这些叶子节点则对应了具体的皮肤病名。

在数据准备阶段，学界提出了一种自动递归疾病数据划分算法，可以将数据进行均匀的分类，在保证细分度分类的同时让每一个类别均有充足的训练数据，更加有利于深度学习的训练。斯坦福大学人工智能团队将 2032 种皮肤病依照皮肤病分类树形结构图聚合成分布更均匀的 757 类（训练类），使每一类所包含的数据量均不超过 1000 幅。

以往研究往往仅针对皮肤镜图像或组织学图像进行分类，这两类图像均是高度标准化的图像。而该团队构建的数据库包括 3374 幅皮肤镜图像和 126 076 幅临床图像，临床图像在相对尺寸、角度、光照等很多方面均不统一，给分类造成了很大困难。传统模式识别方法（如基于密集采样 SIFT 描述符的词袋模型）很难处理临床图像的分类问题，而预先训练过的 CNN 则使皮损分类达到了很高的精度，对训练的数量要求也不再那么苛刻。

在黑色素瘤方面，也有专门的数据库 PH2，通常在采用此数据库时，会利用数据增强（裁剪、翻转、镜像）对数据进行预处理，来缓解数据集中存在的类别不平衡问题，提高模型的识别率。

2. 病灶分割　　准确的病灶分割是每一个计算机辅助诊断系统进行的前提和基础步骤，其保证了该计算机辅助诊断系统的性能。而病灶形状各异，加上组织表面差异性，使得分割任务更加困难。在临床需求和相关应用的驱动下，迫切需要开发自动精准的分割方法来减少对操作人员的依赖。

传统学习方法大多基于一系列的预处理，人工提取图像特征。因有效特征的提取是一项非常复杂的任务，除了专业知识外，亦需分类器进行特征选择和特征整合。近年来，随着卷积神经网络等深度学习技术在图像分类、目标检测、语义分割等一般图像分析领域的成功应用，图像分类、目标检测、语义分割等主要为下列流程：首先，由专家手动勾画出图像中感兴趣的区域（即病灶区域）；其次，基于公开数据库 ImageNet 对卷积神经网络进行预训练，可让模型有基本的认知能力；最后，将训练后的模型用图像病灶分割。模型以正常组织全图与病灶的全图作为输入，输出分割概率图，在采用了预训练的策略下提升网络模型的分割性能，抽取出区分性能更强的特征表达，实现在有限的训练数据下组内差异大、组间差异小的问题。

黑色素瘤病变区域分割可以分为以下 3 类：①半自动，采用交互式的方法来分割皮肤病变区域；

②无监督全自动，试图在没有训练数据的情况下去分割皮肤病变区域；③有监督全自动，使用训练过的分类器去分割。半自动方法需要用户初始化分割过程，比如种子点选择和轮廓放置等。这些种子和轮廓可以根据预定义的算法，之后生长或渐变为病变区域的边界。然而，人工初始化经常是主观的、费时的、不可复现的。因此，这些模型在大规模临床环境下是不可靠的。无监督的全自动皮肤病变区域分割方法主要关注阈值、能量函数和迭代/统计区域合并。阈值方法尝试基于阈值分割皮肤病变区域，通常由分析预定义的图像特征来计算。比如强度直方图，基于能量函数的方法尝试通过最小化定义好的损失（能量）函数去确定皮肤病变边界。这个函数是根据图像的一些特征，如边缘、光滑度和统计的分布来定义的。迭代/统计区域的合并基于层次化地递归合并像素和区域的方法。最近，显著性检测多尺度超像素的细胞自动机（MSCA），基于动态规则的稀疏编码的改进（SCDRR）和德洛内三角剖分，都被用来进行皮肤病变分割。然而，非监督方法在分割皮肤病变方面能力有限，如那些靠近图像边缘的病变。基于阈值的方法则进一步被病变区域的强度分布所限制，并且在分布包含多个峰值时会失败（如非均匀病变）。

在训练数量有限的情况下，通常以全自动监督的方式来研究皮肤病变的分割。这些方法通常提取像素或区域特征，如像素级高斯特征、RGB 颜色特征和纹理特征，然后使用各种分类器：贝叶斯分类器，小波网络或支持向量机，将皮肤病变与周围健康皮肤分开。但是，所有这些方法都依赖于使用低级特征，如颜色和纹理特征，这些特征不能捕获图像范围的变化。另外，它们的性能在很大程度上取决于正确调整大量参数和有效的预处理技术，如照明校正和毛发去除，从而限制了它的普遍性。

黑色素瘤研究的表现，由于严重的不均匀性，通常对分割更具挑战性。2019 年最新的自动皮肤镜皮肤病变区域分割方法采用了融合-多级全卷积网络（mFCN-PI）。基于现况下目标检测框架 FC 提取高阶语义信息，并在端到端的多级网络（mFCN）下进行高效的皮肤病变区域分割，将其产生的互补的分割进行融合，学习并且改进了皮肤病变区域的分割结果，该方法可以输入任意大小的图像并且不需要预处理就可以直接输出分割标签。预处理包含光照矫正、滤波、毛发移除，或者手工编辑。手工编辑包括种子点选择、轮廓放置。在训练过程中，mFCN 可以同时从训练数据（图像和人工标注）及 mFCN 前面的网络层级预测结果中学习。在预测过程中，mFCN 使用了皮肤镜图片和先前层级的概率估计，去迭代地逐渐提高分割的准确率。融合了多个单独 mFCN 层级产生的互补分割结果，为了使相邻的像素点保持一致的标签，使得分割病变区域的外表是空间一致的并且能够得到更好的边界分割结果。它们的融合结果使得集成方法比任何一个单独学习器都能提取更多的额外信息。一旦训练完成，我们的方法提供了在推断阶段端到端的分割，不需要任何预处理或者后处理。

3. 组织病变与分类　为了在我们提出的数据集上建立基线性能并评估不同特征的性能，我们设计了两个方面的实验：①比较不同基线特征的影响；②评估一些目标是细粒度分类的现有方法。在所有实验中，随机选择每个班级的半个图像作为训练集，其余的作为测试集。我们将在下一段中介绍我们的实现细节。此外，我们还提供了用于分类的颜色和纹理特征，并分析了它们的影响。

除了数据集的构建，利用深度学习进行图像分类的另一个重要任务是分类网络的搭建。其对于分类精度起到了决定性作用。GoogLeNetInception-v3 由 ImageNet 数据库中近 130 万幅的图像数据训练而成，具备极强的数据抽象能力、特征提取能力和图像分类能力，并能够应用于皮肤癌变的分类。

迁移学习技术可充分利用已训练好的网络参数，这比仅仅用自己的数据库从头开始训练精度更高。迁移学习的目标是将从一个应用场景中学到的知识，运用到新的应用场景中。利用了这一技术，可在仅进行参数微调的情况下，得到高分辨率的多分类实验。

在临床图像有限的情况下，充分利用成百上千类的细粒度标签信息更为重要。以斯坦福团队为例，将分类树形结构图中每一个包含多个训练类的类别称为一个推理类，每一个推理类均能在分类树形结构图中找到对应节点。对于一幅输入图像，该网络可输出此图像属于 757 个训练类别中每一类的概率，要得到该图像属于某一推理类的概率，只需将其属于该推理类子类的概率求和即可，若子类也是推理类，则需迭代该算法。

将 CNN-PA 的分类结果与专业医师的分类结果进行对比，结果表明 CNN-PA 在多分类任务上的精度可达 72.1%，而专业医师则分别是 66.0%、55.0%，该网络在许多分类任务上的准确率与专业皮肤科医师相当，甚至更好。CNN-PA 证明了该网络粗粒度分类的能力，而在细粒度分类任务中，该网络依然具有强大的分类能力。比如在区分角质形成细胞癌与脂溢性角化病、临床图像区分黑色素瘤与良性色素痣、皮肤镜图像区分恶性黑色素瘤与良性色素痣这 3 个任务中，将网络分类性能与 21 名有专业资质的皮肤科医师进行对比，统计结果显示对于每一个任务，超过 91% 的医生的分类敏感性和特异性均在 CNN 分类网络之下。以上两组试验表明，无论是类似于多分类的粗粒度分类任务，还是判断具体皮肤病种类这样的细粒度分类任务，深度学习算法均能达到甚至超过专业医师的肉眼判别水平。

另外，北京协和医院与北京航空航天大学合作，开发出了皮肤镜图像的自动识别系统，北京协和医院与南开大学合作开发的皮肤病人工智能诊断系统对色素性皮肤痣的辨识准确率已经达到 92% 以上，北京协和医院、中日友好医院和中南大学湘雅二院等医院成立了中国医疗保健国际交流促进会华夏皮肤影像人工智能协作组（Huaxia Skin Image and Artificial Intelligence Cooperation，HSIAIC），该协作组致力于开发基于皮肤影像资源的人工智能系统，旨在建立可用于辅助诊断的中国人群特异性的皮肤影像资源，为皮肤病人工智能系统提供可利用的重要学习资源。

4. 未来应用空间 皮肤科医师在临床诊断过程中，需要综合考虑皮损特征、位置以及患者年龄和性别等各种信息，而斯坦福团队当前的方法仅仅利用了皮肤镜图像和临床图像。除了皮肤镜和临床图像外，皮肤影像还包括共聚焦激光扫描显微镜、皮肤高频超声、皮肤光学相干断层成像、皮肤太赫兹成像、皮肤光声成像、多光子激光断层成像技术及皮损组织病理图像等，其各具不同成像机制，可反映皮肤病变不同维度的性质。对于一些疑似病变，临床医师也通常会选择多种皮肤影像综合分析进而得到正确的诊断。而随着人工智能技术的发展，可把不同皮肤影像数据与患者个人信息相结合，采用深度学习的方法对这些多源、多维度的大数据进行融合分析，得到更为准确的自动分类结果，从而辅助医师做出更准确的诊断，并依此采取合适的方案为患者进行治疗。

目前，CNN 虽然功能强大，但巨大的存储和计算代价也使其实用性特别是在移动设备上的应用受到很大限制。不过目前已有学者进行有关网络压缩的研究，使用网络剪枝、权重量化和霍夫曼编码等技术对 CNN 进行压缩，其目标就是降低存储和计算消耗，使其可在移动设备上运行，相信这一快速、可扩展的方法未来将应用在手机，使皮肤病患者足不出户也能将自己的疾病信息与诊疗体系对接。

如在 2012 年荷兰诞生了一款名为 SkinVision 的 App，应用于 C 端患者。可以只使用图片就能侦测出 73% 的黑色素瘤，它能帮助用户追踪体表黑痣的大小和形状变化，分析判断它们是否有可能存在恶性病变隐患，并提醒用户对可疑的黑痣保持密切关注或咨询医生。

SkinVision 从黑痣角度出发，因为异常生长的黑痣是皮肤癌的早期信号，而皮肤癌中最致命的一类——恶性黑色素瘤，更是由不起眼的黑痣发展而来。如果能在早期阶段确诊并接受及时治疗，多达 95% 的皮肤癌患者都能得到根治或长期存活；而晚期的存活率就只有 15%。白种人的皮肤天生缺乏抵御阳光中紫外线伤害的黑色素，所以皮肤癌发病率比黄种人和黑种人都高，因此像 SkinVision 这样一款用于黑痣自检的移动应用在欧美地区有着巨大的市场潜力。

深度学习是一种数据驱动技术，对于同一分类网络，提供不同种类的训练样本，可实现不同分类任务。如能提供充足的训练图像数据，该技术可扩展至其他领域，如眼科、耳鼻喉科、放射学和病理学等。可以预见的是，深度学习与皮肤病领域及其他医学图像领域的碰撞必将对临床诊断产生广泛而深刻的影响。

四、生物电信号 AI 应用

(一) 生物电信号

生物肌体在进行生理活动时会呈现出电变化现象，是由相应的细胞膜内外的电位差所致，反映了相应部位的兴奋变化，这是生物医学临床诊断的重要依据。生物电信号图像主要有 ECG、EEG、EOG、EMG、ERG 等。生物电信号具有幅度小、频率低、噪声强、随机性强，并且具有混沌性、非线性和多通道等特点，因此有用信号容易淹没在噪声干扰中，如心电信号为 mV 数量级，设备采集要保证幅度 0.1～8mV，而频率范围在 0.5～100Hz。正常人的心电图幅度一般在 5mV 以内，能量主要集中在 0.5～45Hz。脑电信号为 μV 数量级，频率在 60Hz 以下。肌电和神经电信号相对频率较高，频率为 0～10kHz，肌电信号幅度在 5mV 以下，而神经电信号为 μV 数量级。生物电信号采集的干扰源主要有工频干扰（50Hz 或 60Hz）、基线漂移和其他成分生物信号的干扰。而且信号容易受环境、心理和生理的影响，属于非平稳随机信号。生理电信号取自体表，不同体表位置所呈现的电位变化不同，为了全方位检测其体表电位变化，生物电信号的测量往往是多通道的。比如临床常用的标准心电信号为 12 导联，而脑电信号为 22 导联或更多。因此，生物电信号的处理方法具有复杂性和多样性，需要关注时间域、频率域和空间域相结合的信号处理算法。生物电信号识别强调鲁棒性、准确性和可重复性，尤其是医疗监护设备，需要实时性，因此在保证诊断准确性的前提下，要考虑实时效果。

(二) 生物电信号的智能辅助诊疗系统

心电、脑电、肌电等体表生理电信号具有采集灵活、无创、经济方便等特点，目前已被广泛用于智能疾病监测、诊断与康复治疗。生物电信号本身的特点决定了对其处理方法的复杂性和多样性。基于生物电信号的新型智能辅助诊疗系统融合生物医学、互联网技术和人工智能技术，其处理过程是一个典型的模式识别过程。一般包括生物电信号采集、信号传输和处理、智能识别、信息反馈或控制四部分组成。生物电信号的采集包括传感器和微处理器单元，负责信号采集、初步预处理、格式转换。传输阶段将信号发送至信息中心或微处理单元，然后，进行信号滤波等处理和智能辅助诊断，最后，把信息输出或反馈控制执行机构。智能辅助诊断系统的关键技术是信号的处理和智能识别算法，它决定了智能化程度和临床应用价值。

(三) 心/脑电信号的智能辅助识别技术

1. 心/脑电信号去噪方法 心/脑电信号采集过程中容易引入基线漂移、工频干扰、伪影干扰，需要使用去噪算法处理获得高信噪比的信号。常用的去噪方法主要有数字滤波、自适应滤波、统计分析和变换域滤波几大类。

数字滤波包括时间域滤波和频率域滤波。采用经典的时间域中值滤波法滤除基线漂移，具有速度快、算法简单且能保护心电图 ST 段形态等优势，但计算精度不高。平滑滤波滤除工频干扰的同时会对信号产生较大衰减。Levkov 滤波法运算量小、参数可调、能及时跟随噪声频率的变化进行调整，但是要求心/脑电信号的采样频率必须是工频的整数倍。此外，还有各种数字滤波器被用来进行 ECG 或 EEG 的干扰滤除，如低通滤波滤除肌电干扰，高通滤波滤除基线漂移，单位冲激响应（包括 FIR 或 IIR）窄带陷波器滤除工频干扰。由于心/脑电信号的频谱分布与噪声存在重叠，数字滤波会损失部分有用信号，造成波形失真。而脑电信号中噪声和信号都具有明显的空间分布特性，空间域数字滤波方法局部平均技术，双极算法和拉普拉斯算法等方法被用于脑电信号的滤波，效果优于传统的数字滤波方法。

自适应滤波是根据信号与噪声的相互独立性，通过一些最优化准则，根据不同的信号和噪声场景，可自适应调整滤波器参数滤除噪声。比如最小均方误差、最小二乘和最小 P 阶方误差等原则下的 FIR、滤波用于心电去噪，自适应协方差方法的脑电信号去眼电伪影，但是这些需要噪声作为参考信号。经验模态分解（empirical mode decomposition，EMD）完全自适应于信号，将信号分解为不同频带,具有多分辨分析和完全重构特性,被学者用于心电及脑电信号滤波,并取得一定成果。但是,目前 EMD 运算量较大,实际应用中会影响系统实时性。

统计分析的心电及脑电信号去噪方法主要有主成分分析(principal component analysis,PCA)、典型相关分析(canonical correlation analysis,CCA)和神经网络等方法。采用 PCA 方法对 EEG 信号中的眼电伪影进行去除,首先将信号分解为独立成分,滤除不需要的伪影,再进行 EEG 信号重构。对 EEG 去噪的 PCA 和独立成分分析(independent component analysis,ICA)方法进行比较。变换域滤波是将原始信号变换到某一个特征子空间,在变换域中,实现信号和噪声分离,是目前比较流行的滤波方法。

2. 复波检测　心电图 QRS 复波检测是时间间期等特征提取及心搏分割的前提,准确实时地检测 R 波位置并进行心搏分割可提高后续心搏分类的正确率。目前 QRS 主波峰值检测方法主要有阈值检测算法、神经网络算法、小波分析方法、Hilbert 变换算法等。阈值检测是心电信号经过滤波之后,由幅值阈值、斜率阈值或面积阈值等判断规则来判断是否有 QRS 波群出现。经典的阈值检测算法中,采用综合判据和一些附加检测策略,达到了实时动态检测 ECG 信号的目的,但是对受到严重污染及伪影干扰的心电信号,存在误检和漏检现象。如果过多增加判据,则检测速度相对较慢,影响系统实时性。小波分析具有良好的时频分析能力和多分辨率分析特点,对非平稳、时变信号的处理具有良好的效果。国内外很多学者把小波变换用于心电图主波位置定位和特征提取,将信号进行小波变换,在某一尺度或某几个尺度内搜索小波变换模极大值-极小值对之间的过零点,进而定位 R 波位置。以上检测方法在 MIT 等标准数据库上都取得了很好效果,而面对临床 ECG 信号检测,仍然存在漏检误检,对 QRS 波群检测效果仍然不够理想。小波变换和傅里叶变换等方法需要先验知识,自适应特性差,希尔伯特变换方法则具有完全的局部时间域特性、多分辨率分析和完全重构的特性,比较适合非平稳、非线性信号的分析。

3. 特征提取　生物电信号具有多通道、频带节律个体变异性等特点,其特征提取方法涉及时间域、频率域、变换域和空间域等多种信号处理理论。

(1)心电信号特征提取方法:ECG 信号的特征提取是保障后续分类的关键,ECG 信号特征提取方法可分为时间域波形直接提取、频率域提取或变换域特征提取等。时间域特征直接来源于心电图波形形态,比较符合临床医师诊断习惯,时间域特征包括各主波幅值、ST 段偏移、QT 间期、PP 间期、RR 间期的变比等。频率域特征是经过频率域变换之后的信号值,如离散傅里叶变换、功率谱估计等。变换域特征提取一般是将 ECG 信号经过变换域变换之后,提取变换结果或变换域函数的系数作为特征,如 ECG 信号的统计量(方差等)、离散小波变换、小波包分解、匹配追踪算法 Hermite 函数 AR 模型参数、Shannon 熵和主成分分析(PCA)等。变换域特征不需要依赖医学基础知识及 ECG 各波位置信息,而是利用数学方法自动分析和计算,在智能辅助诊断中应用较为广泛。

(2)特征提取方法:当人们进行运动想象时,脑电信号的波形变化可反映大脑意念,准确提取 EEG 信号特征才能自动识别和分析用户意图。通常从时间域、变换域和空间域的角度对脑电信号进行特征提取,如时间域的电压幅度、方差和偏度等形状特征。时间域下只需要对脑电信号做一次性处理,丢失信息较多。运动想象脑电信号具有多通道和明显的频带节律变化特点,通过频率域、时-频变换或空间变换技术来提取 EEG 信号特征取得良好效果。

4. 智能分类识别　根据心电或脑电信号模式特征,完成自动分类识别,对信号所反映的内在意义进行解释,进而输出诊断信息或控制执行机构进行辅助治疗是最终的目的。生物信号的模式分类方法主要有自动知识建模、统计分类、传统机器学习和神经网络等。自动知识建模的方法是以知识表达和推理为基础,根据信号形态等特征知识库,通过逻辑推理来分类,如模糊逻辑、专家系统和马尔可夫模型等。这类方法知识表达直观、便于理解,但是过分依赖于知识表达,也就是依赖于专家经验,智能化程度不高。20 世纪 90 年代以来,统计分类和机器学习技术逐渐被用于生物医疗信号分类,成为 ECG 和 EEG 信号分类方法的主要分支。经典的模式分类方法在生物电信号自动识别方面取得了一定成果，但是分类结果及响应速度达不到令人满意的程度。随着近几年神经网络技术，尤其是深度学习技术的发展，使生物医学辅助诊断有了新的突破。

深度神经网络是模仿人脑机制构建的具有局部特征提取和学习能力的深层架构神经网络。深度网络一般在 10 层以上，由输入层、若干隐含层和输出层构成。实践证明，对于多类别、变异性较强的数据，浅层的神经网络非线性拟合能力受到了限制。而且传统的模式分类方法，需要首先进行特征提取，特征提取的效果直接影响分类器的分类精度。相对于浅层学习方法，深度学习通过逐层学习，可自动提取数据特征。通常，信号只需要经过简单处理，省去了传统模式识别问题中的特征提取环节，避免了传统特征提取阶段的算法误差对最终结果的影响，提高了分类、预测的准确性。而且可以通过增加网络的深度来提高网络的非线性拟合能力，从而适应更复杂的数据。

第六节　AI 应用中存在的问题

医学影像人工智能的实际应用还没有普及，不是医师的主观拒绝，而是目前医学影像人工智能的发展依然存在许多需要克服的问题。

一、AI 技术方面

需要算法、算力和数据方面的革新和突破，才能使 AI 模型的效果得到本质的提升。算法、算力和数据被认为是人工智能的三大核心要素，算力的提升、深度学习算法的优化及数据质量与数量的提高，将带来人工智能效率的提升。目前医学影像领域算法有所突破，算力持续增长，如何获取足够丰富且高质量的医学影像数据成为提升影像诊断准确度的最关键因素。人工智能研发工程师需要与影像科医师、技师一道，共同设法提高影像学检查图像数据的质量。

二、AI 产品方面

需要 AI 产品种类和功能的突破，需要基于检查部位的多任务模型，基于临床工作流的全流程方案和真正解决影像科医师痛点的产品出现。人工智能研发工程师需要倾听临床和影像使用人员的声音，了解其实际需求和使用中遇到的问题，开发更多、更好、更实用的软件，软件界面更加人性化，解决假阳性和假阴性的问题，提高医学影像人工智能诊断水平。

三、AI 评价方面

目前针对 AI 产品的临床试验多是各个公司自己设计展开的，由于认识、设计和技术水平的差异，方案异质性很大，结果可信度差距也很大。因此需要建立用于 AI 产品的临床验证和评价规范，帮助相关企业尽快完成好产品的验证，构建基于科室或医院层面的 AI 生态应用体系。

四、安全与监管方面

需要明确数据所有权和使用权，进一步健全数据安全性和规范化使用法律法规，需要建立健全 AI 产品使用的伦理规范，需要医疗主体明确 AI 的使用目的、路径和规范。由于整个医疗流程中都有 AI 的介入，而不同环节的产品风险度不同，监管层级也应该有差别，需要更明晰的 AI 产品分类、分级，并配以不同级别的监管措施。

医学影像诊断分析工作烦琐重复，极度消耗精力。医学影像数据逐年快速增长，但影像诊断医师的增长速度和工作效率不足以应对影像数据的快速增长，影像诊断医师缺口很大，给影像诊断医师带来巨大的压力。人工智能技术的发展为解决医学影像面临的难题提供了一种新途径。

目前，已知的很多场景中，AI 配合医师的工作效能已经超越没有 AI 辅助的人类专家水平。

医学影像人工智能正在逐渐超越影像科医师的眼力极限，可以更快、更准地提供影像诊断参考结论。

放眼未来，医学影像行业会因为 AI 技术的不断成熟而出现惊人的改变。这些改变会发生在医学影像的各个工作环节，包括患者检查、疾病诊断，设备检测维护，也包括质控、科研、教学等方面，每个环节都会有 AI 技术的渗透。AI 技术会给医学影像行业带来深远影响。

思 考 题

1. 人工智能技术应用于影像判断需要具备哪些条件？
2. 相对于影像医生，人工智能技术实现病变的分割或分类的优势与不足分别有哪些？
3. 人工智能技术应用于影像学检查的多个方面，您认为最适合的应用是哪方面？并阐述原因。
4. 人工智能技术应用于影像学检查，其最终目的是什么？
5. 人工智能应用于引导治疗，对解决临床问题有哪些帮助？
6. 卷积神经网络在医学影像中应用的优势和不足分别有哪些？
7. 针对人工智能临床应用存在的问题，请列出您认为可行的方案。
8. 除本章节涉及的临床应用外，医学影像人工智能技术还适合于临床的哪些方面？

（陈　峰　刘景鑫　薛蕴菁　杨　萌）

第十一章　医学影像数据标注及数据库

第一节　人工智能对影像数据的要求

医学影像人工智能属于影像数据驱动型的工具,从模型的训练或建立到测试应用等诸多环节对影像数据的质量具有较强的依赖性,影像数据质量将影响人工智能产品的性能。因此,影像人工智能对医学影像数据本身及其对应标注的质量提出了严格的要求。

一、伦理批准与患者隐私保护

用于人工智能采集的医学影像数据,应使用通过伦理批准或者豁免的临床脱敏数据,包括原始图像,统计用的年龄、吸烟史、居住地等流行病学信息,以及其他相关的临床数据、信息资料等。患者的知情权、同意书、补偿应满足法规的要求。

临床数据涉及大量个人敏感信息,这就给数据的安全性和个人隐私带来了挑战。目前医疗健康数据的保护和监管措施尚不完善,隐私信息泄露的风险高,因此需要从技术和政策法规两方面做好对数据使用的规范,保障数据使用的安全和个人隐私信息不被滥用。此外,为了确保可分享数据合规使用,还需要建立相应的法律法规来明确数据的所有权、许可权和隐私权,解决数据在使用过程中涉及的伦理和遗传资源保护问题。

(一) 注重伦理和数据安全

人工智能影像数据集中使用的数据必须得到医院伦理委员会的批准,或者是豁免的临床脱敏数据。患者的隐私保护应当符合法规的要求。采集医学影像的同时也应同步采集患者的完整信息(性别、年龄、籍贯、民族、是否有相关疾病家族史等),可根据实际需要扩展至目前主流 HIS 能够提供的范围,并对隐私数据做脱敏处理,在保护患者隐私与数据安全的基础上,确保数据分布的均衡性与代表性。数据的采集与标注过程中应注意避免重复纳入,以导致数据出现偏倚。当通过其他方式进行数据收集时,如志愿者、体检中心、社区筛查项目、科研项目等,同样应当由伦理委员会进行审查和批准,从而保护患者的隐私安全和利益。

(二) 法律法规

医学影像数据的采集需要符合法规要求,包括但不限于伦理批准与隐私保护。以临床实际场景为基础,数据集或数据库的整体框架和内容要具有权威性、科学性。数据基于权威的临床诊断标准、规范或专家共识,真实、准确地反映临床实际情况。

人工智能影像数据集或数据库的建立过程要标准化和规范化:标准化涉及数据采集、数据处理过程中设备、方法、工具、人员及环境等问题,包括对图像信噪比、分辨率和伪影等质量要求产生影响的因素,如成像过程中的设备参数、品牌厂商、性能规格等进行约定;对数据采集和构建过程的标准化、规范化、流程化及同质化;对数据处理如标注工具的可信性、结果的可追溯性、人员的规范化、环境的适应性等。缺乏规范化保证的数据,将难以保障人工智能医疗产品的实用性、有效性和安全性。

目前数据相关标准还不成体系,已经发布了部分国家行业标准。如 2019 年实施的《信息技术服务　治理第 5 部分:数据治理规范》(GB/T 34960.5-2018),提出了数据治理的总则和框架,规定了数据治理的顶层设计、数据治理环境、数据治理域及数据治理过程的要求;2023 年实施的《人工智能医疗器械　质量要求和评价　第 1 部分:术语》(YY/T 1833.1-2022)和《人工智能医疗器

械　质量要求和评价　第 2 部分：数据集通用要求》（YY/T 1833.2-2022）两项有关人工智能的医疗器械行业标准。前者界定了人工智能医疗器械质量要求和评价使用的术语和定义；后者规定了人工智能医疗器械全生命周期使用的数据集的通用质量要求和评价方法，适用于人工智能医疗器械研发、生产、测试、质控等环节使用的数据集的开发和评价。此外还有一些省市和学术组织发布了地方性标准和团体标准，如广东省发布的《TIGZBC 8-2019 肺结节人工智能辅助诊断系统技术要求》，中国人工智能开源软件发展联盟制定的团体标准《信息技术服务人工智能医疗影像数据标注规范》。中国生物医学工程学会、人工智能医疗器械创新合作平台、中华医学会放射学分会等组织也制定了相关的团体标准。中国食品药品检定研究院联合中华医学会放射学分会心胸学组发布了《胸部 CT 肺结节数据标注与质量控制专家共识》，以及首个《医学影像人工智能产品临床应用质控标准》。目前还正在制定系列专病数据集或数据库的标准。

二、数据质量要求

医学影像数据的数量和质量决定了 AI 模型学习的结果。高质量的数据库必须同时满足多个要求：数量巨大、来源多样、质量优异、标注规范、标注标准统一等。

数据集应当使用标准 DICOM 格式的原始数据，图像矩阵不低于 512×512。数据集制造责任方应确保脱敏后原始数据的完整性，避免有损压缩、篡改图像等操作。每个病例的图像应当保持连续完整，不得出现缺层、错层等情况。图像视野及扫描范围应覆盖靶器官，扫描技术符合相关临床规范和专家共识，避免运动伪影、外来伪影和技术不规范等。成像过程使用的设备应当在有效期内，并做好日常质量控制和期间核查。

成像时应该符合相关临床标准和专家共识。扫描时防止发生运动的伪影、误操作等。成像的过程所采用的影像设备应该在产品有效期内、满足质控条件的合格设备。应详细记录采集设备的具体型号以及影像留取时采集设备的相关配置参数。数据来源应明确所属医疗机构、数据来源方式（如直接导出、PACS 导出等）。数据集不得进行任何的修改、编辑。每个病例的图像应该保持连续性和完整性，不能出现缺层、错层等情况。例如，肺 CT 的扫描范围最少从肺尖到肋膈角（包括全肺），重建的图像视野应该覆盖到整个胸部横截面。

标注数据质量评价：在充分利用已有数据资源的同时，需要对数据质量进行规范、严格把控。①图像质量评价：基于不同的研究目的和研究方案，对拟标注图像进行质量评价。②数据标准化：针对数据来源不一致、图像质量参差不齐等现象，可依据不同的科研需求和实际情况，选择不同的有针对性的图像标准化方案，如重采样、灰度值标准化等。

三、数据多样性要求

目前 AI 产品研发机构受限于现有条件，数据仅来源于少量合作医疗机构，所得到的数据在数量覆盖的广度和深度方面均不足，在涵盖的设备层次、厂商、机型、地域、病患人群、医疗机构等级等方面有限，造成数据具有很大的偏倚性和系统性偏差，导致产品缺乏普适性和实用性。同时由于缺乏数据共享机制，不同机构和企业构建孤立的数据集或数据库，陷入低水平重复建设，造成数据竞争和垄断，无助于行业整体水平的提升。

训练数据集应具有充分的多样性，以提高算法模型的泛化能力和鲁棒性。由于不同地区或不同的临床机构，人群组成、流行病学特征、数据采集设备、操作等方面均可能存在差异，为保证数据集的多样性，在数据采集阶段需要尽可能地覆盖到更多具有通用性的统计维度，这些维度包括以下 3 个方面。

（1）患者维度：主要应考虑患者的年龄、性别、所属地区、生活习惯（如吸烟史）等因素，因此对于数据集的临床代表性有重要影响。从操作层面来说，数据的采集应当在不同地区不同省市选择有代表性的医院。患者人群分布应参考流行病学统计进行均匀随机抽样或根据以往研究（根据临床上高发年龄段分布，18～45 岁抽样 25%，46～65 岁抽样 50%，≥66 岁抽样 25%；性别比为 1∶1）的形式进行分层抽样。

（2）场所与设备及数据采集技术标准：采集图像的场所，应考虑体检、筛查、门诊、住院等不同场景。体检、筛查病例占总例数的 40%（低剂量平扫 CT，吸收剂量≤1.5mSv），门诊、病房病例占总例数的 60%（常规剂量平扫或增强，吸收剂量＞1.5mSv）。设备方面主要应考虑 CT 制造厂家、CT 型号、同一台设备的不同成像参数配置（如层厚、层间距、剂量设置、重建算法等），这些因素会影响图像的对比度、分辨率、信噪比、细节丰富程度等参数，同时也会影响医师的标注或读片结论，如对肺结节的检出、分类、测量等。

（3）病种维度：即各病种的数量和比例。作为对真实临床数据的抽样，数据集的数据容量决定了抽样误差。抽样误差越小，数据集越有代表性。

第二节 数据库的构建

医学影像人工智能产品的性能好坏，很大程度上取决于医学影像数据。因此，构建标准化、规范化的影像数据库是加快医学影像人工智能发展的前提。医学影像数据库的构建主要包括数据采集、数据脱敏、数据归档与储存等几个方面。

一、数据采集

医学影像数据集应当使用标准 DICOM 格式的医院原始数据，图像矩阵不低于 512×512。数据集的责任方应确保脱敏后原始数据的完整性，避免有损压缩、篡改图像等操作。

（一）采集人员

从事医学影像工作的数据采集人员，需要具备国家规定的资格条件，通过专业及防护知识的培训，且取得工作资格证书，才可以从事医学影像数据采集工作，确保采集数据符合数据质量要求。

（二）采集设备

影像采集设备须确保处于设备的有效使用期内，并符合医学影像质量控制要求，数据采集人员应详细记录采集设备的具体影像设备型号，影像数据采集设备的相关配置参数。明确所属医疗机构、数据来源方式。常见的主要医学影像设备包括 CT、MRI、DR、超声、内镜影像设备等。

二、数据脱敏

数据脱敏又称为数据去隐私化或数据变形，指对某一些敏感的信息通过脱敏规则对数据进行变形，实现使敏感隐私数据得到可靠保护的目的。数据脱敏是保护患者隐私的重要技术手段。图像本身、头文件、附属文件，以及数据集的元数据中均不应包含与患者隐私有关的任何信息；伦理批件或其他官方批件应当真实合规，从志愿者、体检中心、社区筛查项目、科研项目等其他途径获取的图像应当通过同等效力的批准程序保证数据脱敏、患者隐私安全和患者利益。患者个人信息、医保信息、活动轨迹、社会经济状况、家庭情况、财务信息等个人隐私不得收集和显示。图像头文件中涉及患者隐私的字段必须进行脱敏处理。数据的采集、传输、保存和使用必须符合《中华人民共和国网络安全法》《医疗器械网络安全注册技术审查指导原则》等法律法规的要求。数据集制造责任方应解析序列 DICOM 文件中的标签（tag），检查各个字段并去除敏感信息及隐私信息，尤其是一些重要的共有字段，如机构名称（institution name）0x00080080、机构地址（institution address）0x00080081、患者姓名（patient name）0x00100010、患者生日（patient birth date）0x00100030、患者地址（patient address）0x00101040。

(一)数据脱敏原则

数据脱敏应该遵循以下原则。

1. 数据脱敏算法不可逆。需要防止可以通过非敏感数据能够推断或重建出敏感的原始数据。但是在特定的场合,也需要满足能够对所脱敏的数据进行回复的需求。

2. 脱敏后的数据具有原始数据特征。因为脱敏后的数据也需要用于后续的开发。其中一些带有数值分布范围和本身就具有指定格式的数据,在脱敏以后也应该具有与原始信息相似的特性。姓名和地址等字段需要符合基本的语言认知,不能只是没有任何意义的字符串。在对数据要求高的情况下,需要具备与原始数据有一致的频率分布和字段唯一性等特性。

3. 保留数据的引用完整性。若需要脱敏的字段是数据表的主键,则需要同步更改相关的引用记录。

4. 对潜在敏感数据也进行脱敏处理。比如若患者有隐瞒病情的需要则需要将"姓名"这个内容作为敏感数据进行脱敏处理。若能够凭借某"住址"的唯一性就能够推导出"姓名"信息,则还需要将"住址"这一字符进行脱敏。

5. 数据脱敏过程自动化、可重复。因为数据在不停地变化,并且数据的生成速度非常快,工作量很大,所以在对数据进行脱敏时必须满足能够在规则的引导下进行全自动化的脱敏,这样才能够满足可用性的要求;另外需要满足脱敏结果的稳定性。在一些特定场景下,对同一字段进行脱敏的结果是相同的或者都是不同的,以达到数据使用过程中的可测性、模型正确性、安全性等指标的要求。

(二)数据脱敏方法

常见数据脱敏方法主要包括以下方面

1. 替换 用虚拟的数据去替代真实的数据,如可以建立一个比较大的字典数据表,对每一真实值记录产生随机因子,用字典表的内容替换原始数据内容。通过这种方法可以得到与真实数据非常相似的虚拟数据。

2. 无效化 通过使用特殊符号如 *、# 来代替真实的数据,或者是真实数据的某一部分,如可以遮盖身份证号码前 6~14 位。

3. 乱序 将敏感数据进行一个随机分布,打乱原有数据和其他数据之间的联系,通过这种方法对原有数据的统计特性不会产生影响。

4. 平均取值 针对数值型的数据,首先需要计算它们的均值,然后使脱敏之后的值是在均值附近随机分布的,保证数据的总和是不变的。

5. 反关联 如果可以通过某些不敏感字段,来推断出另外一些敏感字段,同样需要对这些不敏感字段进行脱敏操作。

6. 偏移 通过进行随机移位来改变数字数据。

7. 对称加密 通过使用加密密钥和算法对原始数据进行加密处理,密文格式与原始数据在逻辑规则上是一致的,同时可以通过解密密钥来恢复原始数据。

8. 动态环境控制 根据预定义的规则,只改变部分回应数据,如不在约定情况下访问业务数据时,控制数据内容,屏蔽特定字段内容。

三、数据归档与存储

为了方便数据管理、提高样本的可追溯性,建议对数据样本或存放每个影像序列的文件夹建立唯一标识,便于记录溯源信息。具体技术要求可参照医疗器械行业标准《医疗器械唯一标识基本要求》。对单个影像文件,唯一标识信息应与原始文件形成映射关系,便于检索和预览。当数据发生更新时,两者保持同步。唯一标识的编码方式应当进行校验,以保证整体或组成部分的正确性。

四、数据库质量控制与评估

为保证数据集的质量，数据集制造责任方应对数据集开展质量评价和风险分析，形成研究资料，作为后续管理与使用的客观依据，并参考医疗器械行业标准《人工智能医疗器械　质量要求和评价　第 2 部分：数据集通用要求》（YY/T 1833.2-2022）。具体的质量特性与评价方式举例说明如下。

1. 准确度　准确度的字面含义是指样本符合真值的程度，在不同情境下存在多种含义。对医学影像的溯源而言，真值包括成像部位的生理解剖结果、临床诊断的金标准等形式；对数据采集活动而言，医院本地的原始数据、记录、患者原始的口述等可纳入真值的范畴；对数据标注活动而言，符合临床规范或专家共识的标注结果、参考标准也可以看作真值。条件允许时，可以使用体模对设备和人员操作进行过程验证。适当时对影像标注准确度的抽查建议由专业的第三方医学专家团队进行，第三方团队的资质、从业年限、检查流程和分歧处理应有明确的要求。例如，先计算每个序列的准确度，进而对整个数据集的准确度进行统计估计，因而适合采用计量型抽样检验方法。

2. 完备性　训练数据集应包含支持产品训练、满足临床适用场景需要的信息，如类型、位置、边界、长短径、成像设备型号、设备厂家、管电压、管电流、剂量等，以及伦理批准使用的非敏感信息，如受试者年龄、性别、良恶性分类、病理亚型分类、基因突变、预后等。数据集制造责任方可制订具体的信息列表，对信息完备性进行抽查。

3. 唯一性　如数据清洗部分所述，同一数据集内的数据元应是唯一的，可沿用数据查重的方法进行评价。本部分同样适合计量型抽样检验。

4. 一致性　由于训练数据集通常从多个地区、不同机构获取，有必要对其一致性进行考量，防止出现混乱。一致性可分为内部一致性与外部一致性。内部一致性是指相同来源数据之间的相关性，如来自同一医院、同一时段的数据在成像参数、成像设备等方面的相关性，也包括同一个序列在数据清洗、标注等各个环节的一致性（保持不变）。外部一致性是指不同来源的数据在某一特性方面的相关性，如来自不同体检机构、低剂量的 CT 序列应具有相似的剂量范围。一致性的计算可选择多种参数，以受试者为单元，适用计量型抽样。

5. 确实性　是数据、元数据的真实可信性。对数据集而言，生理结构、影像征象、长短径、位置、DICOM 字段内容应符合临床常识，离群值应进行排除，如错误引入动物实验数据、DICOM 记录剂量的量级异常等情形。对确实性的评价可采用计量型抽样检验。

6. 时效性　从质量管理的角度看，数据的采集、标注、流转、归档、变更等活动应遵从明确的时限，以保证数据集符合当前的医学认知和产品开发需求，因此时效性也是数据集建设的重要指标。时效性的评价需要从数据集的过程记录中提取时间信息，计算实际时限，其符合性属于计数型抽样检验范畴。

7. 可访问性　训练数据集可被访问的程度应满足模型训练的需要和临床适用范围。可访问性的评价包括对数据访问方式、访问控制的评价，以实际操作为主。例如，可按照数据集制造责任方的访问控制策略，尝试以不同身份访问训练集，验证授权机制，并且查看允许访问的信息量是否能支持算法训练、是否能体现临床场景。

8. 依从性　指的是数据集开发过程依从于某些技术标准、医学规范、专家共识、操作规程等文献。这些文献应体现在数据集的文档描述中，因此对依从性的评价需要对数据集文档进行检查。

9. 保密性　由于数据集来源于受试者数据，数据集制造责任方需要对数据集的保密性负责，建立必要的机制，防止数据泄露、数据篡改、数据丢失等问题的发生，形成相关记录。对保密性的评价可采用过程验证、文件记录审核等方式进行。

10. 资源利用性　描述的是数据集的用户调用数据集的速度，体现了数据集作为一种"产品"对使用环境的要求。资源利用性的评价可以采用在数据集制造责任方规定的软硬件与网络环境下，数据集读取、传输、验证操作的时间。

11. 精度 在这里描述的是影像数据定量特征、数据集总体定量特征、标注结果等误差大小的程度,如肺结节长短径测量的精度可用像素数或毫米来表述。对精度的验证可以采用比对试验、工具验证等方式实现。

12. 可追溯性 指的是在肺结节数据集的全生命周期,数据集制造责任方宜保证数据访问踪迹和数据变更踪迹的可审计性。可追溯性的评价主要通过对文档和记录进行检查,如原始数据来源、元数据来源、合规性证明、数据采集活动记录、标注人员选拔与培训记录、数据标注流程记录、标注工具使用记录等。

13. 可理解性 指的是数据集能被授权用户预览和解释的程度,如能否将肺结节标注结果直观地呈现在原始图像上,供用户理解。对可理解性的评价主要通过实际操作进行,可能需要数据集制造责任方提供相关工具。

14. 可得性 指的是数据集能被授权用户访问和检索的程度,如数据能否复制粘贴、建立索引、被算法模型调用。对可得性的评价同样通过实际操作进行。

15. 可移植性 指的是数据能被存储、替换或从一个系统转移到另一个系统并保持原有图像质量的程度,与数据、元数据的存储格式、编码有关。如果数据集制造商需要在不同操作系统、存储环境中使用数据集,可通过实际操作验证数据集的可移植性。

16. 可恢复性 从数据安全的角度考虑,数据集在使用过程中保持质量,适当时能够抵御失效事件,称为可恢复性。对可恢复性的评价可通过模拟失效事件、实际操作验证。

17. 代表性 当数据集建成后,其数据特征层次、流行病学统计、样本来源多样性、数据多样性等应能代表预期的受试者人群,称为代表性。数据集制造责任方需要对这些维度进行统计分析,适当时与流行病学统计进行比较,以论证数据集的代表性。

五、代表性数据库

目前代表性的数据库如:美国的肺部影像数据库联盟(Lung Image Database Consortium,LIDC)、癌症影像档案馆(The Cancer Imaging Archive,TCIA);英国的糖网筛查标注数据库等。

第三节 影像数据的规范化标注

医学影像是人工智能在医疗大数据中应用最成熟的领域之一,基于人工智能的应用为改进放射工作流程提供了巨大的潜力,但也面临一些挑战。一方面,以有监督学习为代表的智能模型的训练需要海量数据支撑;另一方面,数据标注的质量也会很大程度地影响人工智能应用的性能。数据标注从难易程度方面可划分为常识性标注与专业性标注,常识性标注常见于自然图像处理中,医疗诊断领域标注多为专业性标注,因为病种、症状的分类与标注需要有医学专业知识。数据标注从标注目的方面可划分为评估型标注与样本型标注,前者一般是为了评估模型的准确率,后者即为人工智能模型训练提供样本,作为模型的输入。数据标注从标注对象方面可划分为文本标注、图像标注、语言标注、视频标注,从标注方式方面可划分为分类标注、标框标注、描点标注,这些标注分类基本都属于标注形式的差异,在下面的小节中,将重点介绍医学图像标注的一些核心要素。

一、标注类型

根据自动化程度,图像的标注按照自动化程度可分为人工标注、半自动标注与全自动标注3种方式。人工标注是指专业人员按照解剖结构将特定的器官、组织或病灶的边缘手工勾勒出来。半自动的分割方式是一种结合手工和计算机处理的交互标注方式。该交互式操作通过人工提供一些有用的信息，然后由计算机进行分割处理。全自动标注方式是指完全依赖计算机对图像进行分割。虽然手工描绘精确度高，但是费力费时，需要不断地修改。此外，人工描绘的结果很大程度上取决于操作者的经验，同一个人在不同时间内，以及相同的时间内不同人对同一幅图像进行分割的结果都不可能完全相同，一致性和可重复性不能得到保证。而利用计算机进行分割不仅速度快而且能够保证结果的一致性和可重复性。

针对医学图像，由于器官、组织结构的复杂性，根据标注的精细度，又可将图像标注分为粗略标注和精细标注。粗略标注是指在病灶周围用矩形框标记病灶范围，病灶被包含在框内即可，常被用于目标检测等对病灶边界标注要求较低的任务。总体而言，矩形框的边缘应尽可能贴近病灶边缘，即边框越能精确地限定病灶，深度学习训练的结果越好。精细标注则是指沿肉眼可见的病变边缘或解剖结构进行勾勒，适用于人工智能精确分割、影像组学特征提取等精确研究目的。根据不同临床研究设计可以勾画病变感兴趣区（region of interest，ROI）或感兴趣容积（volume of interest，VOI），采取手动或半自动分割工具进行标注。

目前，在医学研究领域，能够用于图像标注的软件较多，如部分公司研发的涵盖标注功能的人工智能平台或图像后处理工作站，以及常用的开源标注软件，包括 3D slicer 和 ITK-SNAP 等。医学图像的发展中出现了很多不同图像格式，常见格式见表 11-1。

表 11-1 常见医学图像格式

名称	文件扩展名	分析软件及来源
Analyze	.img/.hdr	Analyze 软件，梅奥临床医学中心
DICOM	无	ACR/NEMA 协会
NIfTI	.nii 或 .img/.hdr	NIH 影像学信息工具倡议
MINC	.mnc	蒙特利尔神经学研究所（MNI，扩展名 NetCDF）
AFNI brick	.BRIK	AFNI 软件，威斯康星医学中心（NIHM）

Analyze 格式是由梅奥临床医学中心使用同名的分析软件包而得名，仅用于 fMRI 的数据存储。Analyze 格式储存的每组数据组包含两个文件，一个为数据文件，其扩展名为 .img，包含二进制的图像资料；另一个为头文件，扩展名为 .hdr，包含图像的元数据。在 fMRI 的早期，Analyze 格式是最常用的格式。Analyze 格式主要不足就是头文件不能真正反映元数据。近年来 Analyze 格式逐渐被 DICOM 或 NIfTI 格式所取代。

DICOM 是国际通用医学影像格式。通常情况下，DICOM 把每一层图像都作为一个独立的文件，这些文件用数字命名从而反映相对应的图像层数（在不同的系统有一定差异）。文件中包含文件头信息，且需要特定的软件才能打开使用。在所有格式中，DICOM 包含了大量的元数据信息在文件头中，包括仪器信息、图像采集参数以及患者信息资料等。尽管 DICOM 是 MRI 采集的标准输出格式，数据分析前往往要把 DICOM 格式转化为其他分析格式，其主要原因是 DICOM 数据比较庞大。另外，由于 DICOM 把每层图像都存储为独立文件，这会产生大量较小的数字文件，从而堵塞文件系统，降低分析速度。目前，有很多开源的免费工具可以把 DICOM 数据转换为其他存储格式。

为减少不同研究中心及数据分析软件共享数据后存在的问题，2000 年美国国家精神研究所、国立神经疾病与脑卒中研究所的研究小组创建了新的数据存储格式。2004 年，新的数据格式的第一个版本即 NIfTI-1 格式发布，它是 Analyze 7.5 格式的延伸，其中增加了相当数量的元数据。标准 NIfTI 图像的扩展名是 .nii，包含了头文件及图像资料。由于 NIfTI 格式与 Analyze 格式类似，因此 NIfTI 格式也可使用独立的图像文件（.img）和头文件（.hdr）。单独的 .nii 格式文件的优势是可以用标准的压缩软件。MINC 和 AFNI brick 格式使用较少，蒙特利尔神经学研究所和威斯康星医学中心在其开发的专业后处理软件上使用这两种文件格式。

二、标 注 原 则

为保证数据标注的有效性和准确性,确保标注数据能够应用于人工智能模型中,需满足以下几点原则。

1. 数据标注前,研究流程须通过伦理委员会批准,对数据安全性进行评估,保证数据脱敏以及患者隐私安全。

2. 检查数据完整性,保证原始数据不得出现缺层、错层等情况,不得对其进行任何修改、编辑和处理。

3. 标注图像质量控制,要对图像的质量进行评估。图像的采集需符合临床规范和扫描规范,包括图像来源、设备型号、图像层厚、造影剂种类、FOV、矩阵等图像基本信息采集和 CT、MRI 图像规范化扫描。

4. 数据标注时,建议采用医学图像分析研究领域公认的平台进行标注,如 3D slicer、ITK-SNAP 等;也可以采用由专业机构提供的涵盖标注功能的人工智能平台进行,如成像设备公司或人工智能公司针对医学图像任务研发的专业标注软件或带有标注功能的后处理工作站进行数据标注。

5. 标注数据时,应当使用标准 DICOM 格式的原始数据;而针对标注结果的输出,建议保存为 NIfTI 格式,并采用与原始数据相匹配的命名方式。

6. 对标注人员的要求:医学图像判别所需的专业性较强,因此,标注人员应具有执业医师资格证或是经过相关专业培训合格的医学影像专业人员;标注人员由标注医师和审核医师组成,标注医师应具有 3 年以上临床或影像医学工作经验的高年资住院或主治医师;审核医师应具有 15 年及以上工作经验的放射专业副主任医师及以上职称;针对不同标注任务,标注医师应熟知相应器官的解剖和影像学相关知识,熟知标注规范的要求,熟练掌握标注工具的操作;标注医师需接受审核医师培训,减少个体差异或主观经验对数据标注的影响。标注医师标注的结果经审核医生详细审阅并认可后方可作为有效标注,对于不符合要求的图像标注需进行修改或重新标注。条件允许的情况,针对同一个标注任务,由两名标注医师分别进行数据标注,并进行一致性评估,评估达到优秀及以上则可视为有效标注,最后取两次标注的平均结果作为数据的标识。

三、标 注 流 程

不同部位图像标注需要不同的流程,其中共识性的内容总结如下。

1. 熟练掌握解剖学知识及影像诊断要点是准确标注的基础。

2. 严格规范对影像征象的定义和理解,标注人员要在审核人员的培训后达成一致,才能输出统一质量的标注数据。

3. 勾画前将图像调整至最佳观察窗宽、窗位,确定病灶位置及范围;勾画过程中,病灶边界难以判断时可通过调整窗宽、窗位或多层面、多维度观察以确定其边界。

4. 针对病灶与正常组织差异不大或者靶区边界模糊导致不易分辨靶区边界时,应结合多方位、多期相和多扫描序列进行综合评估,尽量做到专业的边界划分,再进行标注。

5. 勾勒的边缘应准确体现病灶与周围血管、淋巴结或邻近解剖结构的关系。

6. 始末两层病灶不要遗漏,边界同整体病灶一起综合判断,建议利用三维视图整体把握病灶位置及边缘信息,检查是否有标注遗漏。

7. 针对肿瘤的标注,DWI 对肿瘤评价有其独特的优势,可提供 T_1WI 及 T_2WI 之外新的组织特征对比。有研究研究表明,高 b 值 DWI 可以很好地显示病变,在对比显示能力方面优于常规 MRI 序列,基于此序列提取高维信息进行疗效评价等具有潜在的应用价值,因此也是标注的关键序列,亦有文献建议在 ADC 图上进行 ROI 勾画。

图 11-1 是《结直肠癌 CT 和 MRI 标注专家共识(2020)》提供的结直肠癌病灶 CT 和 MRI 具

体标注流程,其流程步骤清晰,可进行推广示范。

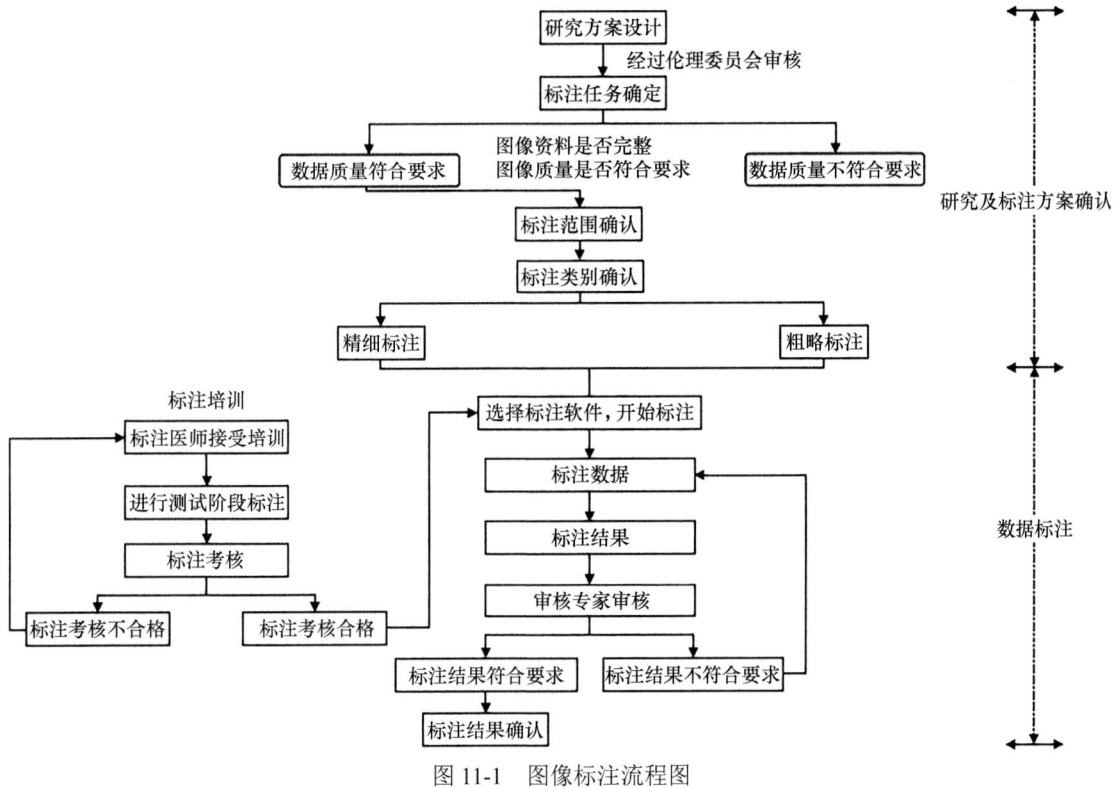

图 11-1 图像标注流程图

第四节 医学影像公开数据集

数据驱动的人工智能技术正在飞速发展,许多国际知名的数据集、样本库都成为开展科学研究、实验检测、成果推广以及推动人工智能算法改进不可缺少的重要资源,本节对一些常用的医学影像公开数据库进行介绍。

一、OCTA 图像数据集

OCTA-500 数据集由南京理工大学发布,目前是全球最大的 OCTA 图像数据集。光学相干断层扫描血管造影(OCTA)是一种新兴的非侵入式成像技术,通过该技术可以获得视网膜血流系统的三维结构,帮助医生观察不同视网膜层的血流信息,已经逐渐成为眼底相关疾病观测的重要工具。OCTA 是建立在光学相干断层扫描(OCT)技术上的一种崭新的成像模态,它以微米级的分辨率显示视网膜血管的三维结构,弥补了 OCT 无法提供血流信息的不足。该数据集包含 500 只眼睛的 OCT 和 OCTA 两种模态的三维体数据、6 种投影图像、4 种文本标签(年龄、性别、左右眼、疾病类型)以及两种分割标签(视网膜大血管、无血管区),数据库总大小约 80GB。

二、LUNA16 数据集

LUNA16,全称肺结节分析(Lung Nodule Analysis)16,是 2016 年推出的一个肺结节检测数据集,旨在作为评估各种计算机辅助检测系统的诊断效能。该数据集共有 1018 个病例的 CT 扫描图像,来源于 7 家不同的学术机构,所采用的扫描机器及参数不尽相同,最终 LUNA16 将层厚>3mm、层间距不一致以及部分缺失的 CT 图像去除后产生了 888 张低剂量肺部 CT 影像(mhd 格式)数据,每个影像包含一系列胸腔的多个轴向切片。原始图像为三维图像,每个图像包含一系列胸腔的多个轴向切片由不同数量的二维图像组成。在LUNA16中,只有直径>3mm的结节作为样本,直径<3mm的结节和非结节未纳入样本集。

三、ADNI 数据库

阿尔茨海默病神经影像计划(The Alzheimer's Disease Neuroimaging Initiative,ADNI)主要是为了从临床、影响、基因、生物标记等方面能够提前发现阿尔茨海默病而开展的研究,目前已经进行了4期(ADNI-1,ADNI-GO,ADNI-2,ADNI-3),是一个庞大的公开数据集,收集了最终被诊断出患有阿尔茨海默病、轻度认知障碍或没有任何障碍的患者的多模态影像数据。

四、OASIS 数据库

OASIS数据库已经发布了第三代版本,第一次发布于2007年,是一项旨在使科学界免费提供大脑磁共振数据集项目。它有两个数据集可用,第一版的横截面数据集包括年轻、中老年、非痴呆和痴呆老年人的横断面MRI数据。由416名年龄在18~96岁受试者的横截面数据组成的数据库。每位受试者单独获得3个或4个单独的T_1加权像。受试者都是右利手,包括男性和女性。其中,100名60岁以上的受试者已经临床诊断为轻度至中度阿尔茨海默病。第一版的纵向集数据集包括非痴呆和痴呆老年人的纵向磁共振成像数据。该集合包括150名年龄在60~96岁受试者的纵向数据集合。每位受试者在两次或多次访视中进行扫描,间隔至少1年,总共进行373次成像。对于每位受试者,包括在单次扫描期间获得的3次或4次单独的T_1加权像。受试者都是右利手,包括男性和女性。在整个研究中,72名受试者被描述为未被证实。64名受试者在初次就诊时表现为痴呆,并在随后的扫描中仍然如此,其中有51名轻度至中度阿尔茨海默病患者。另外14名受试者在初次就诊时表现为未衰退,在随后的访视中表现为痴呆。

五、DDSM 数据库

DDSM数据库发布于2000年,是一个用于筛选乳腺摄影的数字数据库,可供乳腺摄影图像分析研究社区使用的资源。该项目的主要支持来自美国陆军医学研究和装备司令部的乳腺癌研究计划。DDSM项目是由马萨诸塞州综合医院(D. Kopans,R. Moore)、南佛罗里达大学(K. Bowyer)和桑迪亚国家实验室(P. Kegelmeyer)共同参与的合作项目。数据库的主要目的是促进计算机算法开发。数据库的次要目的可能包括开发算法以帮助诊断和开发教学或培训辅助工具。该数据库包含约2500个检查,每个检查包括每个乳房的两幅图像,以及一些相关的患者信息(研究时间,ACR乳房密度评分,异常微妙评级,异常ACR关键字描述)和图像信息(扫描仪、空间分辨率等)。

六、MURA 数据库

2018年2月发布的开源MURA数据库,是目前最大的X射线片数据库之一。该数据库中包含了源自14 982项病例的40 895张肌肉骨骼X射线片。该数据库里有9067例正常的上级肌肉骨骼和5915例上肢异常肌肉骨骼的X射线片,部位包括肩部、肱骨、手肘、前臂、手腕、手掌和手指。每个病例包含一个或多个图像,均由放射科医师手动标记。全球有超过17亿人都有肌肉骨骼性的疾病,因此训练这个数据集,并基于深度学习检测骨骼疾病,进行自动异常定位,通过组织器官的X射线片来确定机体的健康状况,进而对患者的病情进行诊断,可以帮助缓解放射科医生的疲劳。

七、MRNet 数据库

MRNet 数据集包括了 2001 年 1 月 1 日~2012 年 12 月 31 日期间在斯坦福大学医学中心进行的 1370 次膝关节 MRI 检查 [平均年龄 38.0 岁；569 例（41.5%）女性患者]。该数据集包含 1104 次（80.6%）异常检查，其中 319 次（23.3%）前交叉韧带（ACL）撕裂和 508 次（37.1%）半月板撕裂，且从每次检查中提取矢状面 T_2（sagittal plane T_2-weighted series）、冠状面 T_1（coronal plane T_1-weighted series）及横断面 PD（axial plane PD-weighted series）3 种模态。为了对病例做出正确的决定，放射科医师通常会从不同的平面查看 MRI 扫描，以便有一个全局的视野。

第五节 专家共识

由于医学标注任务的多样性和复杂性，不同的亚专业学组或学会陆续建立了相应的医学图像标注规范及专家共识，现阶段已有的专业标注指南包括 2021 年 9 月发布的《眼底彩照标注与质量控制规范》，2021 年 7 月发布的《中枢神经系统肿瘤的 MRI 影像标注专家共识》，2021 年 2 月发布的《结直肠癌 CT 和 MRI 标注专家共识（2020）》，2020 年 12 月发布的《肝脏局灶性病变 CT 和 MRI 标注专家共识（2020）》，2020 年 8 月发布的《消化内镜人工智能数据采集与标注质量控制体系专家共识意见》，2020 年 6 月发布的《尘肺病数据标注规范与质量控制专家共识（2020年版）》，2019 年 1 月发布的《胸部 CT 肺结节数据标注与质量控制专家共识（2018）》。

思 考 题

1. 目前医学影像数据相关国家行业标准有哪些？
2. 数据多样化包括哪几个维度？
3. 数据脱敏的原则是什么？
4. 数据脱敏的方法有哪些？
5. 什么是 DICOM 格式图像？其特点是什么？
6. 解释数字 X 射线成像，HRCT、T_1WI、T_2WI、像素和体素等医学影像常见名词。
7. 列举 5 个常用的医学图像数据库。
8. 列举 3 个常用的开源医学图像标注软件。

（李永生　郑伊能　杨海涛）

第十二章 影像组学研究方法与应用

第一节 起源和概念

一、起　　源

随着医学的不断发展，临床医生可借助的信息越来越全面。治疗决策的制定往往需要联合多维度的信息（如影像、病理、基因蛋白等信息）。例如，通过人工智能相关的统计建模进行预测，把多维度信息中最有用的信息提取出来，整合多尺度的信息以指导临床决策，实现以患者为核心的个体化精准医疗。同时，人工智能技术也为医学影像学的发展提出了新的挑战。一方面，随着CT、MRI、PET等医学图像提供的信息越来越丰富，影像科医师仅通过定性或测量半定量指标进行判断，并不能满足当下精准医学的要求；另一方面是病理信息，作为诊断的金标准，仅依靠病理预测预后仍然具有挑战性。基于此，影像组学应运而生。

"组学"（omics）一词源于基础科学，现在应用于多个科学领域中，是临床医学研究中广泛使用的一个后缀，表示通过使用大量复杂数据来确定精确的特征或结果。随着精准定量医学影像技术的快速发展、图像识别技术和数据算法的不断更新，医学图像大数据的挖掘和分析得以实现，极大程度地扩展了医学图像的信息量。基于对图像信息进行纹理分析后能够得到高通量特征，受基因组学及肿瘤异质性的启发，2012年荷兰学者Lambin在先前学者工作的基础上提出了影像组学（radiomics）的概念。Lambin认为"高通量从医学影像图像中提取大量特征，通过自动或半自动分析方法将影像学数据转化为具有高分辨率的可挖掘数据空间"，医学影像即可全面、无创、定量地观察肿瘤的空间和时间异质性。其后，Kumar等又对影像组学的定义进行了拓展：影像组学是指从CT、PET或MRI等医学影像图像中高通量地提取并分析大量高阶且定量的影像学特征。此理念的提出在随后的几年内被越来越多的学者迅速改进与完善。

二、概　　念

影像组学（radiomics）是放射学领域的一个新词，源于"影像"（意为放射影像图像）和"组学"（意为把与研究目标相关的所有因素综合在一起研究）的结合，其含义是指通过X射线机、CT、MRI、PET或超声等方式获取的医学图像中提取和分析大量高通量的客观定量图像特征，从而实现对影像图像的特征提取与信息挖掘，并借此进行预测和分析来辅助医师做出精确诊断。通过高通量计算机方法从影像图像（X射线、CT、MRI、超声、PET/CT等）中提取的大量客观定量的特征参数被定义为影像组学特征（radiomics features，RFs）。

相较于传统影像学而言，影像组学是一种多学科交叉、多种影像技术结合的技术。传统影像诊断流程多由影像科医师对影像图像进行评估，提取以定性特征为主的传统影像特征，主观经验性较强。而影像组学将影像图像转化为大量客观定量的特征参数，被认为能实现对已有影像图像的更大程度挖掘，包括肉眼可见的图像特征和肉眼难以观察测量的分布、形态相关、纹理信息及其他高阶特征等，通过建立鉴别诊断预测模型的方式辅助诊断。先进的分析和机器学习工具的发展导致影像组学研究的迅速扩展，并成功发展出超越传统定性、半定量影像学分析进行诊断、预后预测等新模式。

第二节 工作流程和方法

影像组学研究是基于医学影像图像的深度挖掘探索性工作,本质上来说其实是一种分析思路方法,从临床问题出发,最后解决临床问题。其工作流程主要分为 5 部分:①影像数据的获取;②分割算法的实现;③特征提取与量化;④建立分类和预测模型;⑤模型性能评估。具体情况如下。

一、影像数据的获取

影像组学的第一步是获得高质量、标准化的图像信息。数据收集前,首先需要根据明确的研究方向进行数据筛选,如做肿瘤分型或肺炎分型的鉴别诊断,所选影像数据是否有病理或病原学检测金标准进行对照;做影像学疗效评估时,是否具有多期治疗相应的影像资料匹配等。

现代医院影像设备包括 CT、MRI、PET 等,在图像扫描和重建协议上都有很大的差异,缺乏一个标准规范化流程。影像组学研究在纳入图像时,需根据研究目的制定详尽的图像纳入及排除标准,以保证研究质量。例如,影像数据的收集以薄层数据最佳,入组数据需要具有相同或相似的采集参数,保证数据不会受到机型、参数的影响。影像组学研究需要在数据量和入组规范中寻找一个折中点,既要在众多的医院数据中查找严格符合入组条件的数据来保证一致性,也要保障基本的数据量,为大样本、多序列和多方法的研究提供保障。此外,由于造影剂对成像产生明显影响,在大多数情况下,建议将增强与非增强图像区别分析;由于术前与术后图像中病灶本质有所变化,故也不建议将其视为等同的影像图像分析。

有研究证明,影像图像获取过程会对后续影像组学特征提取产生较大影响,可能会导致影像组学特征的低稳定性和高变异度。根据研究设计不同,影像组学研究可分为回顾性研究和前瞻性研究。既往影像组学研究以回顾性研究为主,其图像数据多来源于公共已发表数据集或是医院内影像图像数据回溯,其中图像扫描机器与扫描参数各不相同,图像采集地域更是千差万别,这些因素容易增大影像组学特征的变异度。随着影像组学研究热度增长,更多前瞻性研究得以开展,与回顾性研究不同,前瞻性研究可以根据研究标准需要,制订相对严格的图像获取规范,尽可能提高研究的泛化性与可迁移性。

无论是前瞻性研究还是回顾性研究,都需要在研究中清晰明了地说明影像图像获取过程,包括但不限于影像图像扫描机器厂商型号、扫描和图像重建方案及参数设置、是否使用造影剂及造影剂剂量等。

二、分割算法的实现

图像分割是从数字图像中勾画并分离出感兴趣区(ROI)的过程。根据研究目的的不同,图像分割的目标可以是病灶、正常参考组织或组织解剖结构,可以是三维区域也可以是二维区域,影像组学随后的分析研究都围绕从图像内分割出来的区域进行。影像组学特征的提取过程需要影像图像和 ROI 分割作为输入,是对 ROI 范围内影像图像的每个像素/体素点信号强度值进行测量计算的结果。ROI 可以是病灶范围(如肿瘤原发灶或转移灶),也可以是病灶周围环境。准确的 ROI 分割是影像组学研究的基础,现阶段 ROI 分割方法可分为人工分割、半自动分割和自动分割,其中人工分割常作为其他分割的金标准。

人工分割为影像科医师或在影像科医师指导下对病灶进行描边,并由高年资医师校正确认。这需要大量枯燥的手动工作,其最大的困难是不同人之间的分割误差,此外还会花费大量的时间;半自动分割多为影像科医师手动找到病灶,根据算法自动描边,最后再由医师校正与确认;自动分割为算法自动查找病灶并描边。自动分割算法尽管大幅降低了医师的手动工作量,但容易出现假阳性与假阴性情况,对医师的检查和确认依赖性尤其高。半自动和全自动软件分割不但提高了工作效率,而且还避免了手动分割的误差,使分割结果更加准确。同时也有研究表明,半自动和全自动分割在病变体积测量中产生的结果与人工方法高度相似。下面介绍几种自动和半自动的方法：主动轮廓方法、水平集方法、基于区域的方法、基于图形的方法和基于深度学习的方法（表12-1）。

虽然ROI分割都以影像科医师的临床先验知识为标准，但由于不同医师临床观点有差异，加之部分病灶边界模糊，ROI分割有时并无统一明确的定论。既往研究认为，ROI分割更接近于肿瘤内部，缩小分割范围，能够增强影像组学特征效用，而扩大分割范围，会导致影像组学特征效用下降。但也有研究认为，肿瘤边界可能包含更多有效信息与辅助诊断价值。在ROI分割范围暂无定论的情况下，多重分割可能是该问题的解决方式之一，可通过多次分割来平均不同分割方式对影像组学研究造成的影响，增强结果可靠性。

当机体发生病变时，病灶的组成不同于周围正常组织，在图像上就会产生密度差或信号差，软件分割往往通过密度/信号的差值实现。因此，当肿瘤轮廓不清晰时软件就不能精准地识别肿瘤边界，这时候就需要进行手工分割。例如，CT图像上肺结节的分割也是基于结节和周围正常肺实质的密度差。实性肺结节与周围正常肺组织的密度差较大、对比明确，ROI分割就相对容易。然而，对于包括纯磨玻璃结节（pure ground glass nodules，pGGNs）和混合磨玻璃结节（mixed ground glass nodules，mGGNs）在内的亚实性肺结节，由于边缘模糊，分割较为困难。当肺结节邻近胸壁或纵隔时，也较难分割。这就需要在软件分割后再进行人工调整。综上，经典肺结节分割中以人工分割为金标准。然而，随着深度学习的出现和发展，基于深度学习创建的算法有助于自动或半自动、快速、准确地分割（图12-1）。

表12-1 图像分割方法

图像分割方法		优点	缺点
基于阈值分割（thresholding-based）	Otsu算法	易于操作而且效果良好，不需要事先的信息或计算	噪声大，边缘模糊，缺乏灵敏度和清晰度，较为复杂
		功能稳定。通常情况下，假设没有特定的直方图形状；可扩展到多级阈值	优化过程中可能出现假极大值；该方法倾向于巧妙地扩大小类以获得更好的分离；但小类可能会被合并，也可能被丢失
	高斯混合模型	当模型无效时，会最小化分类错误概率。此方法比较适用于小尺寸类别	许多直方图不服从高斯分布；需要将模型形式扩展显著简化为多阈值
基于区域分割（region-based）	区域生长	在噪声图像中表现更好；易于计算	成本高，图像可能会分割欠分割或过分割
	区域聚合和分裂	可以根据要求的分辨率逐步分割，也可以通过分段像素值的均值或方差来分割图像	可能会分割出块状图像段
基于边缘分割（edge-based）	边缘检测	适用于光照不均匀的图像	仅适用于简单背景；不能保证闭合轮廓
	Prewitt边缘检测	简单，能检测边缘及其方向	对噪声和不准确的数据较为敏感
	高斯拉普拉斯算子	能够找到正确的边缘位置；可用于测试像素周围更宽的区域	由于使用了Laplacian滤波器，因此无法确定边缘的方向
	分水岭算法	在噪声图像中表现更好。速度快，结果可靠	种子点必须被指定并且容易被分割；耗时
基于聚类分割（clustering-based）	层次聚类	简单，输出可靠。过程和关系可以检查树状图。只需要计算每个图案之间的距离，而不需要计算簇的质心	计算时间太长
	k均值聚类	k均值算法易于实现。它比层次聚类更快	计算结果对初始随机质心的选取比较敏感。无法显示群集详细信息
	均值漂移法	适用于任意特征空间	内核带宽是控制输出的唯一因素，并且计算时间很长

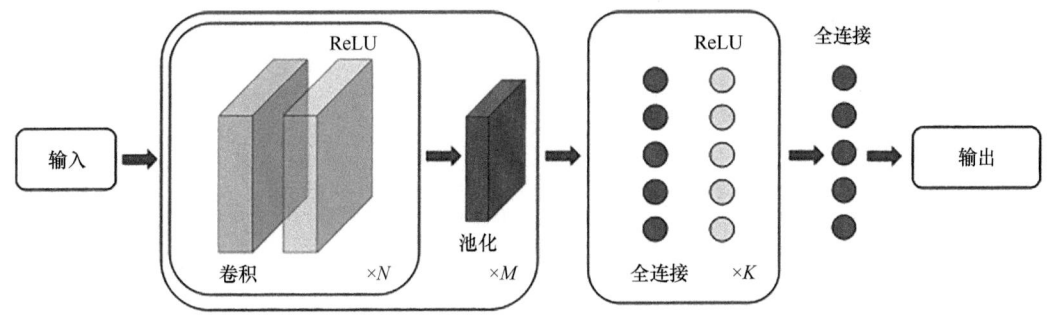

图 12-1 基于 ConvNets 算法的图像分割过程

此外，在影像组学特征提取前对影像图像进行图像预处理，主要目的为降低图像差异、尽可能将图像转化一致以及影像组学特征提取前的准备工作。现阶段常见的图像预处理主要为图像重采样和离散化处理。

图像重采样将像素/体素点大小尺寸不同的影像图像统一为相同的图像，以降低后续影像组学研究变异度。影像图像获取过程中，层厚、层间距及 FOV 设置不同，则所得图像中像素/体素对应实际大小尺寸不同。为了统一研究中不同来源的影像图像像素/体素大小，可对其进行重采样。重采样目标根据原始图像像素/体素点大小尺寸而定，通常设为 1mm×1mm×1mm，或在原始图像像素/体素点大小尺寸中选择一个作为重采样目标。图像重采样可分为向下重采样和向上重采样，向下重采样将多个像素/体素合并为一个像素/体素，将高分辨率图像转化为低分辨率图像从而统一图像分辨率；向上重采样将单个像素/体素切割为多个像素/体素，将低分辨率图像转化为高分辨率图像从而统一图像分辨率。重采样方法有高斯插值法、B 样条插值法、立方插值法、线性插值法、双线性插值法、Butterworth 滤波器等。然而图像重采样方法对影像组学研究稳定性的作用并无定论，其影响有待深入研究。既有学者认为图像重采样能够提高影像组学特征可重复性，重采样后影像组学特征变异度明显下降，稳定性升高，也有学者认为不恰当的重采样方式不仅不能提高影像组学特征的稳定性，甚至会使影像组学特征变异度升高稳定性降低。

在进行影像组学特征提取之前，还需要将影像图像的信号强度值进行离散化处理，将影像组学特征计算量降低至可行范围内。离散化处理是指根据特定的区间范围对原始图像各像素/体素点信号强度值进行分组，类似于将概率密度曲线简化为概率分布直方图，特定的区间即为直方图的条带。离散化区间太大，类似于直方图条带过宽，特征信息会被过于平均化而丢失；离散化区间太小，类似于直方图条带过细，特征信息受噪声影响较大。合适的离散化区间能够过滤图像噪声的同时保留图像主要特征。离散化参数共有 3 个，即离散化范围、离散化区间数量和离散化区间宽度，其中离散化范围等于区间数量和区间宽度的乘积。故离散化方法可分为固定区间数量离散化和固定区间宽度离散化。选择固定区间数量或者固定区间宽度离散化方法，以及不同区间数量的选择或是不同区间宽度的选择都会对影像组学特征稳定性造成影响。

三、特征提取与量化

影像组学的核心步骤是提取高通量的特征来定量分析 ROI 的实质属性，即特征提取。基于图像生物标志物标准化倡议（Image Biomarker Standardization Initiative，IBSI）标准统计划分，常将影像组学特征分为形状特征（shape feature）、一阶统计学特征（first order statistics feature）、纹理特征（texture feature）、高阶特征（high-order feature）以及基于模型转换的特征。形状特征主要用来描述 ROI 三维立体形状和大小，如表面积（surface area）、球形比例（spherical disproportion）等。一阶统计学特征主要使用常用和基本度量来描述区域内体素强度的分布，如能量特征（energy）、熵（entropy）、灰度强度等。纹理特征是通过研究区域内灰度空间的相关特性来描述纹理性质，包含灰度共生矩阵（gray level co-occurrence matrix，GLCM）特征和灰度游程长度矩阵（gray level run length matrix,GLRLM)特征等(表 12-2)。而高阶特征则是指使用滤波器之后提取的影像组学特征,如傅里叶变换、小波分解等滤波器。如果所有可能的特征都包含在一个模型中,结果将不可避免地过度拟合。故应该选择那些独立于其他特征、可重复的、在数据中突出的特征,而可变的特征应该被删除。

表 12-2 肿瘤中人工手动提取的影像组学特征概述

特征种类	特征	常见例子
基于强度与一阶统计量	完全定量模式的直接物理或功能测量,以及表征区域内强度值分布特征的基本统计测量	图像强度值的平均值、中值、标准偏差、偏度和峰度,CT 上的衰减值,FDG-PET 上的最大标准化摄取值
异质性与结构	图像强度值的空间排列特征和局部异质性	灰度共生矩阵,灰度游程矩阵,局部二元模式,Gabor 小波,定律能量测度
形状与体积	二维或三维肿瘤形态测量	体积,表面体积比,球形度,紧密度,分形维数
瘤周影像组学	通过影像组学特征(如纹理)对肿瘤微环境(tumor microenvironment,TME)进行表征	肿瘤周围桡骨实质的结构异质性,间质,淋巴结,潜在转移部位
肿瘤血管影像组学	测量肿瘤相关血管系统的功能或形状	血管曲度和结构组织,肿瘤血管的动力学和结构测量

利用高通量方法提取 ROI 的定量成像特征,可以得到二维(2D)和三维(3D)特征。2D 数据指的是单层图像上的信息,而 3D 数据指的是病灶整个体积上的信息。一般来说,2D 影像组学特征简便快捷,而 3D 影像组学特征信息更丰富,可以用来研究肿瘤的内部异质性。但是对于任何给定的研究,特征选择都没有明确的建议和规定,3D 特征是目前及未来研究利用的方向(图 12-2)。

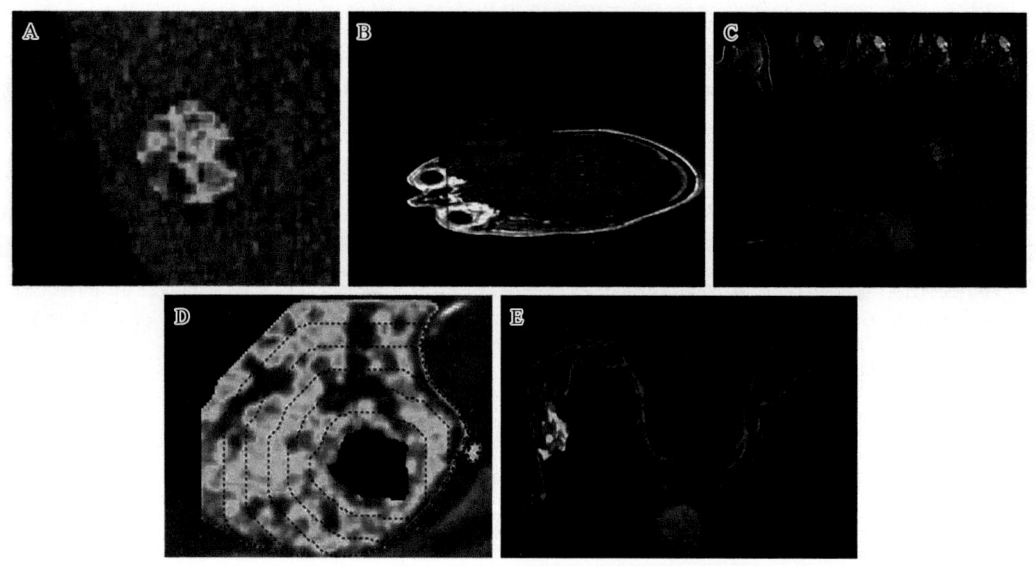

图 12-2 肿瘤中常用的影像组学特征类型示例
A.CT 检测肝转移病灶的灰度共生矩阵熵;B.在钆增强 T_1 加权 MRI 上发现的胶质母细胞瘤的形状;C.使用对比增强 MRI 测量乳腺组织中对比增强随时间变化的动力学;D.瘤周影像组学测量非小细胞癌肺周围肺间质的结构异质性;E.对比增强 MRI 检测乳腺血管系统和肿瘤相关血管网络的形态

上述通过特征提取,提取到的特征数量可能有几百到几万不等,而并不是每一个特征都与要解决的临床问题相关联;另一方面,在实践中,由于特征数量相对较多,而样本数量较少,容易导致随后的模型出现过拟合的现象,从而影响模型的准确率及泛化性。特征选择是根据某些评估准则,从特征集中直接选取合适的子集,或者将原有的特征经过线性/非线性组合,生成新的特征集,再从新特征集中选取合适的子集过程。

特征选择方法如下。

（1）过滤式：卡方检验、信息增益、相关系数。

（2）包裹式：递归特征消除。

（3）嵌入式：岭回归、Lasso 回归。

（4）机器学习模型：支持向量机、决策树、随机森林等。

虽然影像组学是目前一种比较前沿的方法，可从影像中挖掘到很多特征来进行分析，但这只是影像中的一部分信息。因此，更科学、更准确和更标准的特征提取方法和挖掘各层信息的手段是需要突破的难点。基于以上考虑，可以采用机器学习或者统计学方法来实现；也可以通过最大相关最小冗余（maximum relevance and minimum redundancy，mRMR）或主成分分析法（principal component analysis，PCA）得到更具有代表性的特征。除此之外，特征的高度可重复性在临床生物标记发展过程中同样重要。为了最大化收集各个层次和方面的信息，我们可以对患者的临床特征和基因信息等进行提取，将影像组学特征和临床特征结合，为分类和预测提供更准确的信息。

四、建立分类和预测模型

（一）RFs 筛选降维

在特征提取的全流程中，众多因素会对影像组学特征（RFs）造成影响，最终损害RFs的可重复性与可重现性。故此RFs稳定性的筛选也是参数筛选的重要环节。条件允许的情况下，在进行后续影像组学分析之前，可通过预试验、体模试验、多次分割等方法评估研究环境下RFs稳定性水平，剔除稳定性过低RFs。RFs筛选应以高临床效用、低冗余、高稳定性为目标，剔除临床效用低、高度相关、变异度高的RFs。

影像组学分析软件现已能够提取成百上千个RFs，通过增加特征矩阵与变换方法，RFs数量甚至可以是无限的。伴随RFs数量的增加，可实现对影像中隐含信息的更深入挖掘，但是高维RFs对后续分析过程也提出了挑战。根据Harrell准则，在多变量分析中，样本量应超过分析纳入的协变量数量至少10倍。而在现阶段医学研究中，临床患者数据集在经过数据筛选、数据清洗与结构化处理后，相对于高维的RFs而言，数据量有限，患者样本量上千的较少。在这种情况下，容易导致过拟合、泛化能力欠佳的问题，也被称为"维度诅咒"，故此，对RFs进行筛选就显得尤其重要。

与类似分析的参数筛选过程相似，为了筛选出与研究目标变量关联度更大、临床效能更高的RFs，可先对其进行单因素分析以筛选组间差异具有显著统计学意义的RFs。根据参数类型和分布的不同，可选用 t 检验、方差分析、卡方检验、Fisher精确概率检验、非参数检验等方法，也可选用逐步回归、Lasso回归、MDG、信息熵值等方法结合相应统计建模方法和机器学习算法，对RFs进行整体组合式的筛选。

然而，由于RFs计算过程选用大量特征矩阵对图像纹理进行测量，并同时在原始图像和变换后图像上提取RFs，高维RFs内部可能存在大量冗余。在筛选过程中，应着重去除冗余参数，可通过计算方差膨胀系数去除多重共线性高的RFs，或采用无监督聚类、最大相关最小冗余算法、主成分分析、岭回归等方法去除冗余成分。

（二）模型训练与验证

以临床决策辅助支持为目标的影像组学多通过建模分析的方式，探索RFs对特定临床分析目标（诊断、分型、治疗、预后等）的鉴别预测效能。针对医师具体的临床问题，在临床研究问题标签基础上建立由上述特征筛选出来的关键特征，或进一步结合影像组学以外的特征（如临床体征、病理、基因检测数据）组合而成的预测模型。

分类和预测是影像组学方法最终要实现的结果。大数据分类主要通过利用不同特征的相关性对已有数据进行分类。首先将数据分为训练集和验证集，使用训练集建立描述预先定义的数据类或概念集的分类器。这一步也可以看作是通过训练样本学习一个映射或函数，建立起相应的分类模型后就可以应用该模型对新数据进行分类。

最常见的模型构建算法有 k 近邻、朴素贝叶斯、逻辑回归、支持向量机、决策树、随机森林、神经网络和深度学习。这些算法还可以与元多分类器或集成技术（如自适应增强和引导聚合）相结合，以增强通用性。此外，还有其他集成学习技术，它们由多个算法组成，特别是弱分类器，如 k 近邻、朴素贝叶斯和 C4.5 决策树算法。建模方法会影响预测值，每种方法都有其明显的固有局限性。例如，逻辑回归的缺点是独立假设，组学特征在贝叶斯网络中是离散化的。因此，建议最好在一项具体研究中比较多种建模方法的性能，以选择最好的一种。选择建模方法的另一个原则是实验操作流程和结果应尽可能可重复。

影像组学研究往往会基于 RFs 对所研究目标变量建立一个预测模型，根据研究目标不同，建模方法选择不同。各种统计分析方法、机器学习算法和深度学习算法在影像组学领域都有应用，尽管其预测效能依次上升，然而其对数据的需求量也依次增大，同时模型可解释性依次下降，该三类方法在影像组学研究中都表现出不错的临床效能，需要根据具体数据与研究目标选择不同的方法。逻辑回归和 COX 生存分析作为广义线性回归方法，对数据量没有那么高的需求，拥有较高的可解释性和统计效能，是最常用的两类方法。随机森林和 SVM 作为代表性机器学习算法，对数据量要求较高，多用于多分类情况，由于随机森林能够提供 RFs 预测重要程度排序，具有一定解释性，受到更多影像组学研究者的青睐。

五、模型性能评估

对于一个特定的模型而言，衡量其性能的主要指标是准确率。在分类中所面临的挑战就是如何在没有出现过拟合的情况下尽可能提高准确率，一个好的分类模型不仅要能够很好地拟合训练数据，而且对未知样本能够进行准确分类。

模型验证效果是研究人员评估模型到底是对目标患者群体有效，还是仅对分析的特定样本子集有效的重要依据，即检验模型是否过拟合，是否能够对新数据进行预测。模型验证过程需要将数据分为训练集和内部测试集，尽可能寻找外部验证集。同时需要特别注意，模型训练过程应该限制在训练集中进行，不可使用内部测试集和外部验证集，以保证其测试效果和验证效果的独立性。在数据集过小的情况下，也可以考虑使用十折交叉验证等方法，对某些建模方法也可采用其特有的验证方法，如随机森林的袋外验证。有效的模型应在训练集、内部测试集和外部验证集中表现出一致的统计效能，并且由于外部验证集是完全独立于训练集的数据集，经过外部验证的模型比仅有内部验证的模型具有更高的可信度。

对于二分类模型，多使用 ROC 曲线分析并计算 AUC 来评估其预测效能，同时可计算其准确度、敏感度/真阳性率、特异性/真阴性率、假阳性率、假阴性率等指标。对于多分类模型，多使用混淆矩阵和 F_1 分数评估其预测效能，也可以计算模型中各个分类的上述指标，从而对模型效能进行评估和比较。对于概率预测模型还可以绘制校准曲线评估模型预测效果和绘制决策曲线比较模型净受益率。模型效果评估需同时在训练集、内部测试集和外部验证集中进行并报告（图 12-3）。

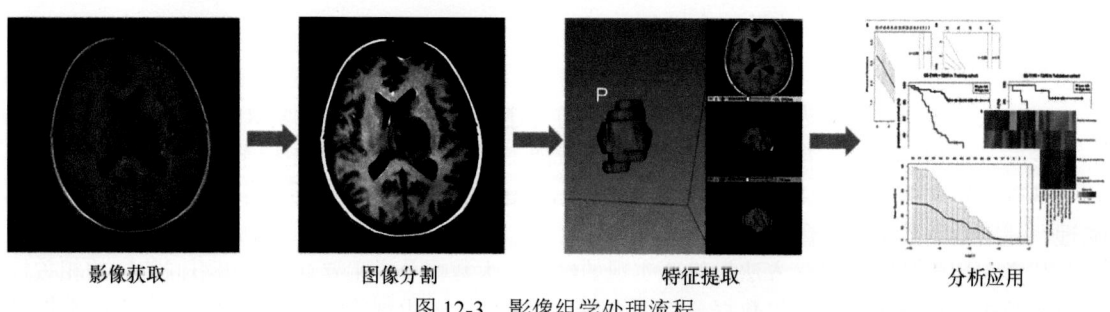

图 12-3　影像组学处理流程

此外，如果能将 RFs 构建的预测模型诊断效能与其他来源特征（如临床特征、基因组学、代谢组学等）作比较，能够检验 RFs 是否能够提供独立于其他来源特征参数以外的附加临床价值，将更好地证明影像组学研究的有效性与发展潜力。

第三节 临床应用

影像组学在临床中的成功应用为临床医师提供了大量信息，这些信息不同于常规的临床表现，可以帮助医师更准确地做出决策，同时还可以降低成本。这些信息通常从已有的影像学研究中提取，无创且有效。其分析结果可以从两个维度进行呈现：

1. 横向角度 影像特征集合基因特征，临床特征进行数据挖掘分析，实现肿瘤的筛查、诊断、分级及分期的预测。也可进行肿瘤的分子生物学特征分析，为其靶向治疗方案提供科学依据。

2. 纵向角度 结合随访信息，影像组学通过治疗前后的图像分析，可以做治疗效果预测、患者生存期预测、治疗有效性预测等，为临床制订个体化、精准化的治疗方案提供帮助。

一、诊断与鉴别诊断

活体组织的病理学检查是肿瘤良、恶性诊断的金标准，但是由于活检是一种侵入性检查，存在一定的风险，因此基于医学影像的非侵入性诊断备受关注。现有的影像组学研究囊括了肺、肝脏、乳腺等不同器官的肿瘤诊断。近年来，有大量学者针对肺结节良恶性鉴别、乳腺癌、罕见肿瘤等各类疾病进行影像组学研究与评估，大量可靠的研究结果表明，影像组学是能够从医学图像中提取深度信息的有效方法，可提升对肿瘤诊断与鉴别诊断的能力。

二、临床决策和疗效监测

（一）放化疗

在非小细胞肺癌（non-small cell lung cancer，NSCLC）患者中，肿瘤分期通常决定治疗方法。ⅠA 期患者通常单独接受手术治疗，而ⅠB～ⅡB 期 NSCLC 患者往往在手术切除后进行辅助放化疗及靶向、免疫治疗。Ⅲ期 NSCLC 无转移患者的标准治疗方案是培美曲塞联合铂双重化疗，尽管有些患者在手术后接受放疗或新辅助放化疗。在一项涉及两组不同验证数据集的早期 NSCLC 患者的研究中，结合 CT 扫描肺结节内外特征的影像组学诺模图成功预测辅助化疗的益处。有研究表明，包含瘤内和瘤周纹理特征的影像组学模型可以预测培美曲塞-铂化疗的疗效，并且与局部晚期 NSCLC 患者的 2 年总生存期（overall survival，OS）密切相关。目前已有学者开发了一个影像组学模型，使用 CT 平扫数据对局部晚期 NSCLC 患者进行新辅助放化疗疗效评估，然后进行手术以实现 OS 分级并预测主要新辅助放化疗反应。在验证数据集中，影像组学在预测新辅助放化疗反应方面具有很高的性能，并且随着分析扫描次数的增加，该性能得到改善。影像组学方法可以预测癌症患者对新辅助化疗的反应，甚至可以在治疗开始之前就使用非侵入性成像来选择最有可能对新辅助治疗有反应的患者。

（二）靶向治疗

侵袭性 HER2 乳腺癌患者的 DCE-MRI 扫描，其瘤周和瘤内影像组学特征的结合有助于识别内在的癌分子亚型，可以深入了解肿瘤周围环境中的免疫反应，并预测对 HER2 靶向治疗的反应；CT 扫描影像提取的肿瘤内异质性的肝转移影像组学特征衍生风险评分可以评估预后 OS 和治疗反应。

（三）免疫疗法

影像组学特征与 OS 相关，也可以准确预测免疫检查点抑制剂（immune checkpoint inhibitor，

ICI）的反应，肿瘤周围的纹理特征与组织活检样本上的肿瘤浸润淋巴细胞（tumor infiltrating lymphocyte，TIL）密度相关。

三、预后预测

人工智能（artificial intelligence，AI）在医学影像诊断中的成功应用使得基于 AI 的癌症成像分析技术开始应用于解决其他更复杂的临床问题。影像组学分析为从放射影像中提取临床相关信息提供了强大的工具，可使用大型训练队列来阐明图像特征与疾病状态之间的细微关系来预测患者预后。例如，肿瘤部位转移性淋巴结的范围和浸润程度对指导手术具有重要意义，也是与患者生存、局部复发等密切相关的预后指标，因此对转移性淋巴结的预测至关重要。目前，影像组学方法也被应用于转移性淋巴结的预测等多领域，以下列举其中部分。

（一）肺癌

大多数肺癌的影像组学方法都集中在 NSCLC。一直以来，肺癌 TNM 分期是指导患者预后的重要工具，患者的无病生存期（disease-free survival，DFS）和 OS 都与其相关，但仍然有部分患者的 DFS 和 OS 难以准确预测。有学者生成的影像组学模型可以作为预测 DFS 的独立生物标志物，其准确性超过了传统的分期系统，基于同源性的放射学特征也可能具有预测 NSCLC 患者 OS 的巨大潜力。

（二）乳腺癌

麻省理工学院计算机科学与人工智能实验室设计了一个模型，可以通过分析乳腺钼靶影像，找出人眼不易察觉的特征和规律，从而预测女性是否可能在未来 5 年内罹患乳腺癌。还有学者采用长短期记忆影像组学模型，根据与新辅助化疗期间动态乳腺 MRI 扫描对比增强动力学相关的影像组学特征构建，可预测 2 年无复发生存率。

（三）前列腺癌

深度学习和人工提取特征的影像组学都应用于最终治疗后获得的多参数 MRI 扫描，以预测前列腺癌复发的风险。基于纹理的影像组学方法可以预测根治性前列腺切除术后的生化复发情况。

（四）肝细胞癌

针对术后早期（≤2 年）/晚期（＞2 年）单肝癌复发性预测，韩国延世大学医学院的研究团队构建影像组学模型、临床病理模型及两者的联合模型，对于肿瘤的术后复发性预测，影像组学模型取得了与临床病理模型相当的预测效果；而影像特征与临床病理的联合模型表现出最佳性能，超过了临床病理学模型，证明了影像组学特征对术前预测肝癌早期复发的有用性，有助于改善其预后表现。

（五）鼻咽癌

中国科学院分子影像重点实验室与中山大学肿瘤医院合作构建并验证了预测患者治疗后无进展生存的影像组学模型（图 12-4），在测试集上获得了显著的预后预测性能，优于临床模型，对临床上中晚期鼻咽癌患者的治疗决策的制订也有潜在的辅助价值。

四、影像基因组学的常见临床应用

影像基因组学重点研究医学影像数据与疾病分子特征之间的联系，从生物组学数据（包括基因组、转录组学和表观组学等）中提取基因型特征，从多模态影像数据（包括 CT、MRI 和 PET 等）中提取能反映个体健康状态的定量影像表型特征，通过统计学或者机器学习的方法完成基因型特征与定量表型特征的关联与融合分析，从而更好地实现对疾病的非侵入式诊断、预后预测和疗效评估（图 12-5）。

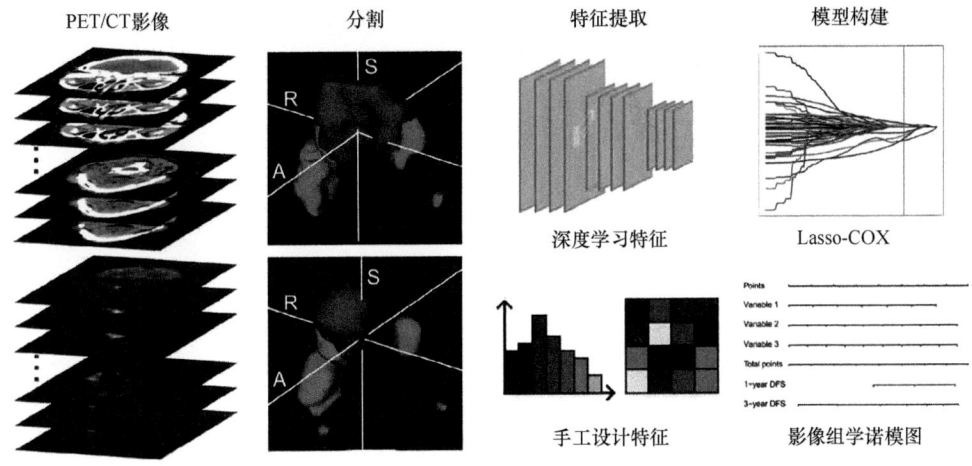

图 12-4 构建影像组学模型预测鼻咽癌患者治疗后的无进展生存期

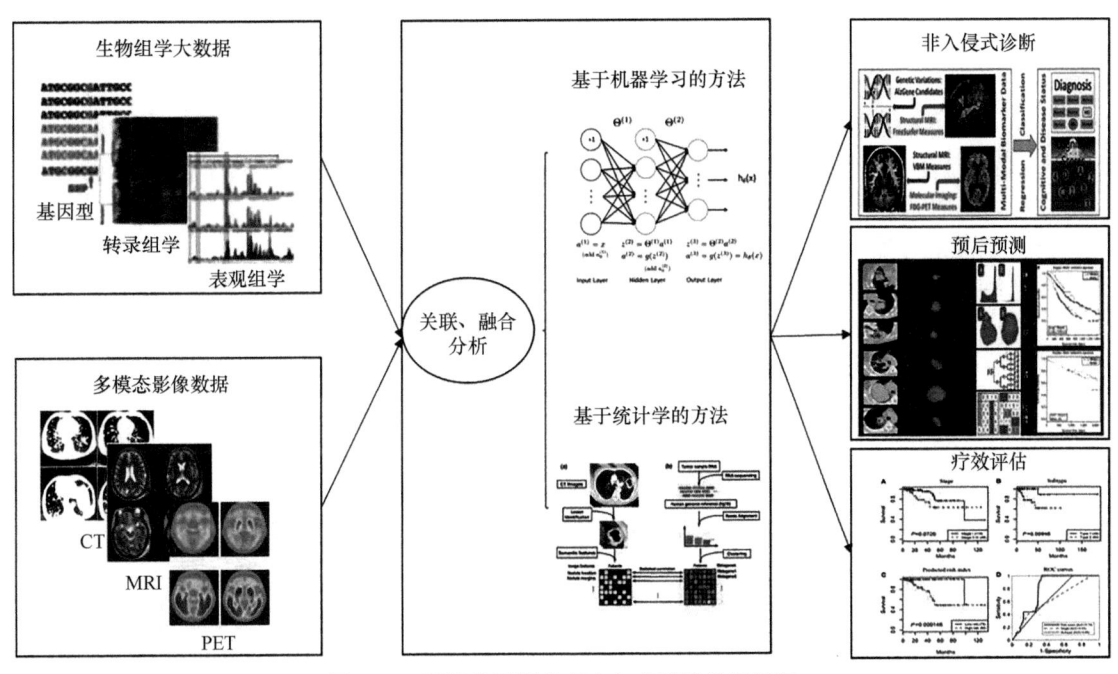

图 12-5 影像基因组学研究与应用整体框架图

近年来,影像基因组学在肿瘤和精神疾病等复杂疾病的研究领域不断发展,基因型与定量影像表型的关联分析研究已经证明了影像基因组学分析方法的有效性。根据动态 MRI 上肿瘤和周围实质的增强特征可以描述乳腺癌的三种病理亚型,并探讨这些亚型与预后和基因型的关系。有相关研究开发了一种影像组学特征来估计病理样本中基质 TIL 的百分比,并在外部验证数据集中进行验证。这一特征使患者能够分为两个亚组,这两个亚组与三阴性乳腺癌(triple-negative breast cancer,TNBC)患者的 RFs 显著相关,TIL 的存在对 TNBC 患者的预后有很大影响;另外还有学者使用无监督的分层聚类方法,利用可用的 microRNA 和 mRNA 表达数据,在 TCGA 数据库胶质母细胞瘤样本中识别由多参数 MRI 特征定义的新表型;构建了一种基于 CT 的影像组学特征来预测编码 E-钙黏着蛋白、Ki-67、VEGFR2 和 EGFR 的基因在胃癌患者中的表达状态。

对疾病治疗效果的评判也是影像基因组学临床应用的一个重要方向。恶性肿瘤具有高度异质性,即使是组织学类型、病理分期甚至分子分型都相同的癌症对放化疗的反应也不一定相同,目前尚无公认的可以有效预测癌症放化疗疗效的临床指标。肿瘤的表型与基因表达决定了肿瘤对放化疗的反应，影像基因组学的方法可以将癌症临床分期、分子分型和生物学因子等进行整合，对肿瘤的治疗反应及疗效进行评估。影像基因组学作为一种无创、可定量的方法，在临床上应用于疾病的疗效评估必将成为一种趋势。

第四节　发展趋势和挑战

虽然目前影像组学处理流程已经比较完善，但很多流程的优化仍是难题，如其中关键的分割算法改进仍非常具有挑战性，人工分割耗时耗力，自动分割鲁棒性和精度难以保证。一方面，随着深度学习浪潮的推动，基于深度机器学习的分析预测方法将是影像未来的发展方向之一，为预测准确率的提高提供了突破方向。另一方面，由于目前医院患者人数众多，影像学检查费时费力，影像组学也应尽可能与临床特征相融合，成为临床医师更加信赖和认可的方法，从真正意义上发展为一种辅助诊断的工具，提供便捷和放心的服务。

一、可重复性

RFs 的稳定性包括可重复性与可重现性，"可重复性"是指同一影像科医师使用相同 CT 扫描机器的相同扫描方案对同一扫描对象在短时间内进行多次 CT 扫描成像并获取其 RFs 的相同程度。"可重现性"是指不同影像科医师或不同 CT 扫描机器使用不同扫描方案对相同对象进行多次 CT 扫描成像并获取其 RFs 的相同程度。针对不同变异来源，如测试重测变异、机器间变异和机器内拍摄和重建参数变异等，一致性相关系数（concordance correlation coefficient，CCC）、和组内相关系数（intra-class correlation coefficient，ICC）、非对映体比例（diastereomeric ratio，DR）被计算用于量化不同 RFs 变异度大小。现阶段，影像组学和影像基因组学仍缺乏可重复性与可重现性，临床转化能力欠佳。通过后述方式可在一定程度上提升 RFs 可重复性。

二、影像获取及标准化

影像组学可应用于各种成像技术，包括 CT、MRI、PET、X 射线和超声检查。目前使用的采集技术种类繁多。此外，不同的供应商提供不同的图像重建方法，根据需要在每个机构设置。这不仅是多机构规模的问题，也是同一机构的问题。尽管在视觉分析中通常被低估或忽略，但不同采集和图像处理技术的使用可能会对影像组学产生重大影响，因为这是一个像素或体素水平的过程，可能会影响图像噪声，进而影响 RFs，影响不同的潜在病理学、范围或相关临床等因素。这些差异还可能导致独立数据集中的影像学分析结果不一致，这是影像组学在真实世界广泛应用的主要问题之一。

扫描期间变异与扫描后变异都来源于影像组学分析中影像机器、扫描参数和分析方法等的选择不同，不同医院使用的影像设备不同，其推荐的图像扫描方案也不同，市面上 RFs 提取软件众多。在研究中尽可能使用相同的影像机器、扫描参数和分析方法，可以极大程度地降低甚至消除这些变异来源带来的变异度，以提高稳定性。尽管对影像组学分析的全流程实现标准化并不现实，在研究过程中仍然可以通过尽可能规范图像采集流程与统一 RFs 提取软件，减少 RFs 变异来源，从源头上降低 RFs 变异度，提高稳定性。

目前尚未出现一种成熟完备的办法以完美解决该问题，在前瞻性研究中建立高质量的标准化影像图像扫描及重建方案依旧是现阶段影像组学研究规范化标准化的重点之一。此外，实现更高水平的自动化 ROI 分割，统一 RFs 的提取方法也是影像组学研究的重要步骤。在影像组学最优扫描方案的研究中，有学者以 RFs 稳定性为目标探索了像素大小和离散化参数的最优配置。并且 IBSI 已初步实现了不同 RFs 提取工具的标准化，不同来源 RFs 之间一致性明显升高。随着影像组学研究标准化规范化的进程，相信能够大幅提升未来影像组学研究的泛化性，并在临床上应用。

三、纹理及高通量特征的稳定性

RFs 来源广泛，尤其是纹理分析部分，最初是为非医学图像开发，被迁移至医学图像分析领域。其数学公式定义本身在应用于医学影像图像时，就可能会引入部分变异成分。既往有相关研究发现，RFs 可能与 ROI 体积或像素/体素数量相关，可以对 RFs 计算公式进行调整，即将原始 RFs 乘以或除以 ROI 体积等调整方式，从而剔除 RFs 定义中的变异成分，降低 RFs 变异度，提高稳定性。然而此类方法需要对 RFs 以及其产生变异的原理进行深入的分析，人工工作量较大，加之现阶段 RFs 数量庞大及其数量不断增长的趋势，故可考虑先从部分临床价值已被证实的 RFs 开始。

补偿性方法通过直接作用于影像图像或 RFs 数据分布，将不同来源的影像图像或 RFs 数据分布调整一致，降低甚至消除其中变异成分，使多中心数据联合应用得以实现。根据其进行补偿调整的对象不同，补偿性方法可分为数据分布调整和图像调整两种方法。

（一）数据分布调整

类似于基因组学，影像组学中也存在数据来源于不同实验室、不同实验操作人员甚至是不同批次试剂与不同实验时间等因素都会导致数据变异性高而稳定性不足的问题。对于这类问题，基因组学分析中已有较为成熟的处理方法，其中代表性方法有经验贝叶斯方法（即 ComBat 方法）。既往 CT、MRI 和 PET/CT 研究证明，该方法也能在影像组学分析中实现类似功能。ComBat 是一种数据导向的方法，分别针对每一个 RFs 进行调整，将不同扫描设置和参数提取条件下得到的同一 RFs 的数据分布调整一致，成功地转换了来自不同图像扫描方案的 RFs 数据分布，从而实现了降低 RFs 变异度、提高 RFs 稳定性的目标，同时还保留了它们的生物标志物属性并且能够提高分类准确度。

（二）图像调整

此类方法直接以医学影像图像为处理对象。对研究样本内图像扫描方案设置进行综合考虑，选择其中一种扫描方案得到的影像图像为调整的目标图像。通过图片滤镜和深度学习等方法，将研究样本内其余扫描方案得到的影像图像调整为类似目标图像，从而减少研究样本内影像图像变异度，提高影像图像中提取的 RFs 稳定性。其中，图片滤镜的方法根据待调整图像与目标图像计算其转化滤镜，将滤镜叠加至待调整图像上，使其与目标图像接近，目前该方法已在一些厂家的设备上表现出不错的效果，调整后得到的 RFs 变异度降低至可接受范围以内。深度学习以其优越的图像处理能力在众多模型方法中脱颖而出，其中 GAN 已在一定程度上实现图像调整，以增强影像组学分析稳定性与图像标准化工作，调整后图像得到的 RFs 稳定性提高。

四、特征选择与建模

筛选稳定 RFs 子集的方法以稳定性水平为目标对全部 RFs 进行筛选，在后续分析前剔除不稳定 RFs，从而提高影像组学分析结果稳健性。该方法既能剔除变异度高而稳定性低的 RFs，又能实现 RFs 降维，一举两得。在影像组学研究开展前进行预试验，通过体模试验或者测试重测试验，测量全部 RFs 在本研究变异来源下的变异度与稳定性，剔除变异度高而稳定性低的 RFs，筛选出稳定的 RFs 进行后续分析。在提高影像组学分析稳定性的同时实现参数降维，增强研究成果的有效性与泛化外推能力。

既往影像组学分析通过对重测变异、观测者间变异的研究，发现重测中表现更稳定的 RFs 对于观察者间变异也表现出更高的稳定性，故认为对于不同的变异来源，RFs 稳定性具有一定的可推广性。目前该策略多采用一致性分析作为筛选标准，已经在肺癌、宫颈癌和人体模型的 CT、MRI 和 PET/CT 研究中对部分有限变异来源使用。

五、多中心验证和数据共享

为提高影像组学研究报告质量，影像组学质量分数（radiomics quality score，RQS）被提出。RQS 从影像组学分析的全流程对影像组学研究质量进行评估并分项记分。在图像采集方面，RQS 鼓励影像组学研究对图像扫描方案进行完备的报告。在 RFs 稳健性方面，RQS 建议使用多重分割，可以是多次人工分割，也可以是多次算法软件分割；在研究前进行体模试验对 RFs 稳定性进行评估；在多个时间点进行图像采集，从而评估 RFs 的可重复性。在后续分析流程方面，RQS 鼓励进行参数降维、采用多变量分析、解释生物学意义、使用中位数或已报道过的阈值、报告鉴别效果、进行校准分析、进行前瞻性分析（该项能得到单项最高分 7 分）、建议进行验证（缺失验证将倒扣 5 分）、与金标准如 TNM 分期进行比较、进行临床效用分析如决策曲线分析、公开数据共享。通过推广 RQS 在影像组学研究中的使用，能够促进影像组学研究的规范化与发展，目前也已被大量期刊机构纳入。在投稿期间要求投稿人提交相关研究的标准化评分，包括诊断准确性研究、随机对照试验、系统性综述、Meta 分析、队列研究、病例对照研究和横断面研究。

影像图像数据共享对影像组学研究领域至关重要，已有多个影像图像数据库提供该功能。例如，癌症影像档案馆（TCIA）是一个开源开放的癌症影像数据库，能够为肿瘤科学研究和教育项目提供癌症医学影像图像。同时，TCIA 还能够提供数据集对应的临床信息和存在的基因表达数据链接，能够支持影像组学与基因组学联合研究。数据共享能够加强影像组学研究的规范性，帮助后续影像组学研究扩充数据量，增强影像组学研究效能。

思 考 题

1. 简述影像组学的概念。
2. 简述影像组学在医学领域的发展趋势以及它是如何改进临床医学的。
3. 针对不同的数据和研究目标，应如何选择合适的建模方法？如何对不同模型进行性能评估？
4. 简述影像组学在临床上常见的应用。
5. 除诊断外，您认为影像组学技术还可以在肺部疾病的治疗过程中扮演怎样的角色？
6. 探究多模态数据在影像组学的临床分析中的应用价值，了解多模态数据不同的融合方法，并浅谈方法之间的差异性。
7. 目前影像组学研究的前沿方向具体有哪些？它们在各自领域中存在哪些难点？
8. 简述深度学习在影像组学中具有怎样的未来性发展。
9. 简述如何提高 RFS 的可重复性和可重现性。

（单 飞 胡 芳 周凌霄 胡 娟）